Segunda Edição

Roteiro em Cirurgia Geral

Segunda Edição

Roteiro em Cirurgia Geral

Alcino Lázaro da Silva

Professor Emérito da Universidade Federal de Minas Gerais

ROCA

ISBN: 978-85-7241-664-1

CIP-BRASIL. CATALOGAÇÃO-NA-FONTE
SINDICATO NACIONAL DOS EDITORES DE LIVROS, RJ.

S578r

Silva, Alcino Lázaro da
Roteiro em cirurgia geral
/Alcino Lázaro da Silva. – São Paulo : Roca, 2007

Inclui bibliografia
ISBN: 978-85-7241-664-1

1. Cirurgia - Manuais, guias, etc.
I. Título.

06-3801.

CDD 617
CDU 616-089

2007

EDITORA ROCA LTDA.
Rua Dr. Cesário Mota Jr., 73
CEP 01221-020 – São Paulo – SP
Tel.: (11) 3331-4478 – Fax: (11) 3331-8653
E-mail: vendas@editoraroca.com.br – www.editoraroca.com.br

Impresso no Brasil
Printed in Brazil

Homenagem

Roberto
Alessandra
Carla
Beatriz
Patrícia
Marcelo
Leonardo

Amigo oculto, visível, presente.
Lá longe, em algum lugar do passado te encontrei.
Cativaste-me eternamente, e no
Infinito de nossas pequenas vidas
Nos comprometemos para sempre;
Onde o tempo não conta, onde os erros são perdoados
no amor!

Ana Maria
(Natal de 1988)

Epígrafes

Doutor,
Só no teu coração pode haver medicina
Porque toda a bondade é criação divina,
E divino serás se, momento a momento,
Buscares aplacar a dor e o sofrimento.
O Pai da Medicina este aforismo escreve:
"É longa a tua arte e tua vida é breve;
Para vires a luz que a verdade irradia,
Terás que tropeçar na vã filosofia".
Mas não será em vão! Exausto, vai em frente!
O que importa é lançar na terra uma semente,
Que outros hão de vir e lhe darão cultivo
Mantendo teu ideal eternamente vivo.
– A Sagrada Missão de fazer medicina
Com todo aquele amor que só Deus nos ensina!
Se com isto és feliz, sem a glória falaz,
És um bom sacerdote e podes ir em paz!

Vicente Felix de Queiroz
Faculdade de Medicina da USP

Honra ao médico por causa da necessidade,
Pois foi o altíssimo que o criou.
Toda a medicina provém de Deus,
E ele recebe presentes do rei:
A ciência do médico o eleva em honra,
Ele é admirado na presença dos grandes.
O senhor fez a terra produzir os medicamentos:
O homem sensato não os despreza.
Uma espécie de madeira não adoçou o amargor da água?
Essa virtude chegou ao conhecimento dos homens.
O altíssimo deu-lhes a ciência da medicina
Para ser honrado em suas maravilhas;
E dela se serve para acalmar as dores e curá-las;
O farmacêutico faz misturas agradáveis,

Compõe ungüentos úteis à saúde,
E seu trabalho não terminará,
Até que a paz divina se estenda sobre
A face da terra.
Meu filho, se estiveres doente não te descuides de ti,
Mas ora ao Senhor, que te curará.
Afasta-te do pecado, reergue as mãos
E purifica teu coração de todo o pecado.
Oferece o incenso suave e uma lembrança
De flor de farinha;
Faze a oblação de uma vítima gorda.
Em seguida dá lugar ao médico,
Pois ele foi criado por Deus;
Que ele não te deixe, pois sua arte te é necessária.
Virá um tempo em que cairás nas mãos deles.
E eles mesmos rogarão ao Senhor que mande por meio deles
O alívio e a saúde (ao doente) segundo a
Finalidade de sua vida.
Cairá nas mãos do médico.

Eclesiástico 38, 1-15

Avalia-se a habilidade, experiência e competência do cirurgião pela capacidade que tem de simplificar o ato operatório.

Se você pensa viver dez anos, plante uma árvore; se você pensa viver cinqüenta, plante uma semente; se você pensa viver cem anos, ensine!

Provérbios Orientais

O médico é superior à medicina. Quando a medicina acaba, o médico tem que continuar.

Antonio das Chagas Viegas – S. João Del Rey, 1959

Henriete Morineau disse, após uma ponte de safena, que o cirurgião, antes ou depois de uma operação, é o perfeito equilíbrio entre o risco e a segurança.

Qual o limite do cirurgião quanto à idade? A idade é formal e acadêmica. É o preconceito aritmético, segundo Buffon.

Vida é curta, e a Arte é longa; oportunidade, fugaz; experimento, perigoso; e julgamento, difícil.

Aquelas doenças que remédios não curam são curadas pela faca. Aquelas que a faca não cura são curadas pelo fogo. Aquelas que o fogo não cura devem ser consideradas incuráveis.

É melhor não dar tratamento em casos de câncer oculto: tratamento causa morte rápida, mas omitir tratamento é para prolongar a vida.

Hipócrates

... deveria ser jovem ou em idade média inicial, com uma mão forte e firme, habilidoso tanto com a esquerda quanto com a direita, com uma visão aguçada e limpa, e alma destemida; de longe, destituído de pena que enquanto ele deseja apenas curar seu paciente, ainda não é movido pelas lágrimas para ir rápido demais, ou cortar menos que o necessário...

Descrição de Celsus sobre o cirurgião perfeito

Os discípulos perguntaram-lhe: "Foi ele mesmo que pecou ou os seus pais?" Jesus respondeu: "Nem ele, nem seus pais. Mas também nele pode manifestar-se algo de Deus".

João, 9

Dois homens olham pela mesma janela, um vê a lama, e o outro vê as estrelas.

Frederick Langbridge

Quando você descobre algo de novo
Todos dizem que não é verdade
Quando você prova que é verdade
Todos dizem que não é importante
Quando você prova que é importante
Todos dizem que não é novo.

Montaigne

A Cirurgia é o oráculo onde a manipulação é precedida de duas mãos postas e voltadas para cima, orando e refletindo. Mãos que se dão, que se elevam, que oram, que refletem e que realizam.
Controlar
Integrar
Refletir
Universalizar
Responsabilizar
Gratificar
Intelectualizar
Amar

Homenagear a Cirurgia é orar de mãos postas, a fim de que elas repassem o intelecto, a mente, o espírito e o amor do Cirurgião para o seu mais próximo – o paciente!

O DOENTE DE SANTA CASA
Doente de Santa Casa, que desgraceira
De Segunda a Sexta-feira é cutucado, apalpado,
Sacudido, virado, quase liquidado
Por estudante tarado
Que junta na cabeceira.

Tiram sangue, botam sangue, exames de Raios X,
Agulha grossa na veia, tocam cateter no nariz.
Dão com martelo na perna, peteleco na barriga
Cada exame desgraçado, pra descobrir uma lombriga.

Diz 33 – "trinta e três".
Mais outra vez – "trinta e três"
E diz quatro, cinco, seis, setenta, noventa e seis.

E a todos que vão pedindo, vai o infeliz repetindo
– "trinta e três"
mais, – "trinta e três".

Doente de Santa Casa, que resistência brutal
Seu braço é mais picotado que bilhete da Central
Seu fígado é mais apalpado que broto no carnaval
Seu pulmão é mais ouvido que o Hino Nacional.

Doente de Santa Casa...
E se ele cai na besteira
De ter uma doença rara
Dessa que nem catedrático
Diagnostica de cara
Aí mesmo é que o infeliz
Sofre pra burro, não pára

Vem aluno, vem doutor,
Assistente professor,
Vem catedrático, reitor,

Leva o homem pro Congresso.
Doença pouco comum na Santa Casa é sucesso.

Se o caso é de abrir a barriga
Às vezes sai até briga
Pois tudo que é doutor
Que acaba de ser formado
Quer estrear o bisturi
No abdômen do coitado.

Mas no fim tudo se ajeita
Pois é achada a receita
Um que abre, outro que fecha
E o terceiro enfia a mecha.

Doente de Santa Casa...
Que alegria ele tem
Quando a enfermeira anuncia:
"O DOUTOR HOJE NÃO VEM"...

Anônimo

AS MÃOS DO CIRURGIÃO
Mãos afeitas tão só a fazer o bem,
mãos bondosas que envolvem de esperança
o corpo débil do paciente frágil,
mãos tão firmes nos talhos milimétricos,
mãos tão sensíveis nas sondagens fundas,
mãos ágeis na sutura em filigranas,
mãos tão cansadas do trabalho insano,
mãos de veias salientes da refrega,
mãos que revivem nossa humana vida,
ó mãos do Cirurgião, benditas sejam!
Se o poeta bendisse as mãos da Virgem,
"mãos que os lírios invejam, mãos eleitas
para aliviar de Cristo os sofrimentos",
– pois não é o doente um outro Cristo? –
assim quero louvar as mãos benditas,
mãos sábias de ciência, esforço e técnica,
mãos santas de bondade e de paciência,
mão milagrosas, mãos quase divinas,
mãos que prodígios tantos nos operam,
ó mãos do Cirurgião, benditas sejam!...

PAI NOSSO DO MÉDICO
Ó Pai Nosso que estais no Céu, que eu possa
ver em cada doente um Irmão meu.
Pela palavra, dádiva que é Vossa,
seja-me dado agir qual Cirineu.
Que o sentimento humano em mim só cresça,
e a ajuda do Senhor não me faleça.

Santificado seja o Vosso nome,
pela vida que dais às criaturas;
energia que nunca se consome,
e se transmite às gerações futuras.
A mantê-la ajudemos confiantes,
que a protegeis a todos os instantes.

Venha a nós Vosso Reino, desejado
Por Vosso Filho que também cuidou
de enfermos, e os de lepra até curou;
e de mortos a vida renovou.
A nossa pobre arte tem anseios
de prolongar a vida por seus meios.

Seja a Vossa vontade sempre feita,
assim na terra como o é no Céu;
e saiba eu ser humilde na desfeita,
quando de culpa me vier labéu.
Quem me julga não sabe quanto é forte,
o poder sobre a vida dado à morte.

E daí-me hoje o pão de cada dia
pelo trabalho de que cuido e amo;
e seja grato a quem em mim confia,
pois grandes recompensas não reclamo.
Que saiba socorrer-me da Ciência,
atento sempre à voz da Consciência.

Perdoai-me, ó Pai, invídia, erros e ofensas,
e eu queira perdoar quando ofendido.
Consolem-me alegrias, sempre intensas,
das vezes em que fui bem sucedido.
Na arte, a tentação jamais me assalte;

e, do Mau livre, a Fé nunca me falte.
Amém

Sylvio Miraglia

MONÓLOGO DO MÉDICO SIMPLES
SER MÉDICO,
É SER SOCIÁVEL:
Educado para cativar.
Cavalheiro para respeitar,
Prestativo para não se omitir,
Atento para vigiar,
Alegre para dar esperança,
Saudável para sobreviver,
Político para conviver,
Aberto para ouvir,
Companheiro para familiarizar-se,
Sorridente para amenizar,
Asseado para prevenir e
Sóbrio para vestir-se;

É TER PERSONALIDADE:
Reservado para calar-se,
Comedido para alimentar-se,
Discreto para beber,
Ambicioso para crescer,
Desconfiado para prevenir,
Amigo para libertar,
Bom para acalmar,
Caridoso para promover,
Paciente para tolerar,
Continente para não diversificar,
Tolerante para persistir,
Exemplar para ser imitado,
Moral para aceitar,
Ético para não ceder,
Autêntico para testemunhar,
Estóico para insistir,
Ponderado para aconselhar,
Equilibrado para dirigir,
Correto para não se corromper,
Prudente para escolher e
Tenaz para resistir;

É SER HUMANISTA:
Histórico para relembrar,
Humilde para rever,
Compreensivo para entender,
Altivo para reerguer-se,
Religioso para crer,
Piedoso para agradecer,
Espiritual para aprimorar-se,
Humano para proliferar,
Tradicional para continuar e
Reconhecido para homenagear;

É TER COMPETÊNCIA:
Preparado para não negligenciar,
Competente para não errar,
Quimérico para sonhar,
Abstraído para refletir,
Versátil para desdobrar-se,
Experiente para discernir,
Científico para pesquisar,
Estudioso para prosseguir,
Progressista para atualizar-se e
Claro para explicar;

É SER HOMEM:
Incisivo para decidir,
Vigilante para não sucumbir,
Personalizado para assumir,
Jovem para conduzir,
Corajoso para avançar,
Beligerante para resistir,
Trabalhador para produzir...
Enfim...
Não se julgar super-homem e cultivar a temperança!
Mas em sendo tudo isto,
Ser SIMPLES!

Colaboradores

Amaury P. de M. Procópio
Anestesiologista do Hospital Felício Rocho.

Eulália Francisca Coelho
Enfermeira do Hospital das Clínicas, Universidade Federal de Minas Gerais.

Geraldo Boaventura Leite Sobrinho
Professor Doutor do Departamento de Cirurgia da Universidade Federal de Minas Gerais.

Idalmo G. Duarte
Professor do Departamento de Cirurgia da Universidade Federal de Minas Gerais.

Maria da Glória Lelis Horta
Psicóloga do Instituto Mineiro de Oncologia.

Prefácio

O cirurgião, no trabalho cotidiano, desenvolve uma atividade que se apóia sobre uma base fundamentada no estudo e na experiência. Os procedimentos cirúrgicos que em geral se repetem aprimoram uma técnica cirúrgica a qual ele domina em favor do doente. Uma cirurgia bem indicada e executada rotineiramente por um cirurgião experiente fornece melhores resultados, imediatos e tardios. Vez por outra, o cirurgião necessita, durante o ato operatório, tornar-se também um estrategista e executar uma tática operatória que adapte determinado recurso técnico a uma condição nova a qual modifique o planejamento do pré-operatório.

Tática (do grego, *taktikê*) é a parte da arte (de guerra ou de cirurgia) que trata da disposição e da manobra das forças (durante o combate ou a terapêutica cirúrgica ou na iminência deles).

Estratégia (do grego, *strategía*) é a parte de planejar e executar movimentos e operações (de tropas ou de ato cirúrgico).

Como o cirurgião utiliza a rotina de uma técnica preferencial e, paralelamente vez por outra, um estratagema, ele não pode se escravizar.

Rota significa caminho, direção, rumo (do latim, *rupta*). Seus derivados são roteiro, rotina (Cunha, A. G., 1982).

Rotina (do francês, *routine*) significa hábito do caminho ou derivado de rota mais sufixo -ina (Cunha. A.G., 1982), "caminho já trilhado e sabido; prática constante; uso geral; hábito de proceder segundo o uso, sem atender aos progressos; costumes; hábito inveterado" (Fename, 1981).

Roteiro é o "itinerário ou descrição escrita dos pontos que é preciso conhecer para se fazer uma viagem; descrição de uma grande viagem; indicação metódica da situação de direção de caminhos; norma; regulamento" (Fename, 1981).

Da reflexão a respeito desses dois termos, conclui-se que o melhor deles é o *roteiro* (Norma). Ele se adapta melhor a um cirurgião que pensa de maneira contínua nos problemas a resolver e revê ou atualiza as sua condutas que não têm ainda solução definitiva.

A rotina esmaga, banaliza e põe viseiras, impedindo o mais salutar em cirurgia – rever condutas e resultados.

O roteiro fornece um caminho que é seguido, e que pode ser seguido por iniciantes sem tirar a sua abertura a novos conhecimentos, revisões, atualização (reciclagem) e até a aperfeiçoamentos.

O cirurgião deve sempre que possível submeter-se, em períodos variáveis para cada um e para cada tipo de atividade profissional, a um ou mais dos cursos:

- *Iniciação*: noções introdutórias de uma área do conhecimento (15h).
- *Atualização (reciclagem)*: reciclar; completar; ampliar conhecimentos, habilidades ou técnicas ou domínio de uma área especializada (30h).
- *Aperfeiçoamento*: completar ou ampliar habilidades técnicas ou domínio de uma área (180h).

A rotina fossiliza; o roteiro faz o melhor da experiência e agasalha o que de melhor deve ser acrescentado.

Por isso preferimos *Roteiro em Cirurgia Geral.* Caminho o qual seguimos, mas que pode ser modificado pela revisão dos resultados ou de algo superior emergente.

O AUTOR

Índice

SEÇÃO 2 – PRÉ, TRANS E PÓS-OPERATÓRIO

SEÇÃO 3 – DOENÇAS

SEÇÃO 1

Generalidades

978-85-7241-664-1

CAPÍTULO 1

Currículo Médico Simples

Alcino Lázaro da Silva

978-85-7241-664-1

No trabalho cotidiano, ao cumprir-se com as orientações pedagógicas do Colegiado de Curso, assim como da Direção, insensivelmente, emite-se opinião a respeito do que sonhamos e um pouco do que pensamos e refletimos sobre o ensino médico.

Há de se cuidar da qualidade do profissional, do número de formados e da condição técnico-científica das nossas escolas.

O médico precisa ser do tipo *terminal* e ter o compromisso com a prevenção, educação do povo, triagem consciente e assistência responsável.

É preciso para sua formação moral: bom berço, família estruturada, sociedade equilibrada, escola em convivência saudável e exemplo marcante dos professores. Esses são os valores ético-morais.

São necessários à sua formação técnica: sala de aula, laboratórios experimental e clínico, ambulatório, relacionamento respeitoso com a enfermagem, enfermaria, sala cirúrgica, arquivos, bibliotecas. Ou seja, os instrumentos de informação.

O currículo mínimo (Conselho Federal de Educação, CFE) tem que ser obrigatório para toda escola, uma vez que médico e paciente são os mesmos em qualquer lugar do mundo.

O currículo suplementar é que diferencia o país, a região, a universidade ou a área de influência de uma escola. Ele depende da Nosologia prevalente e regional ou do destino o qual se quer dar ao produto didático.

À entrada, o neófito deve fazer uma Revisão de Conceitos Biológicos e participar de um Treinamento Humano, Ambiental e de Etiqueta.

No currículo mínimo é preciso haver matérias básicas (raízes), matérias intermediárias indispensáveis (tronco) e matérias com vínculo clínico (galhos). No coroamento, há o Internato, florescendo o alvorecer de um médico que se inicia, bem orientado e qualificado em poucas, mas bem conduzidas matérias. No decorrer do Curso ou no exercício profissional consciente e responsável, ele se aprimorará e se adestrará, de acordo com seu interesse ou necessidade.

Para isso, há os galhos adventícios, ou melhor, as raízes adventícias. Elas nascem como apêndices dos galhos e descem ao solo em busca de apoio e mais nutrição. Aparecem em decorrência do crescimento dos ramos principais e da necessidade que vai surgindo, à medida que crescemos no aprendizado ou no exercício profissional. Essas raízes adventícias serão estudadas, no curso regular, como matérias optativas ou no ensino contínuo após a graduação.

Se o crescimento se faz profunda e rapidamente, e para que a copa do exercício profissional não se enfraqueça ou sucumba, deve-se dar atenção às raízes contrafortes. Elas surgem ao lado e na base do tronco para penetrarem o solo em busca de resistência e de nutrição.

Essa é a árvore da escolaridade médica. Simples. Básica. Objetiva. Mostra aos filósofos e estudiosos de currículos que *medicus naturae minister est* (o médico é o ministro da natureza) e que, segundo Heidegger, "o simples traz o enigma do que permanece" (Fig. 1.1).

Raízes básicas para o início e raízes em contrafortes para reciclagens. Tronco liso, altivo, inviolável e imutável, no qual têm lugar obrigatoriamente em qualquer escola do mundo a Patologia e Anatomia Patológica, Semiologia, Fisiopatologia, Problemas Médicos, Deontologia e Medicina Legal. Galhos sólidos, simples e poucos, nos quais as áreas indispensáveis à formação médica

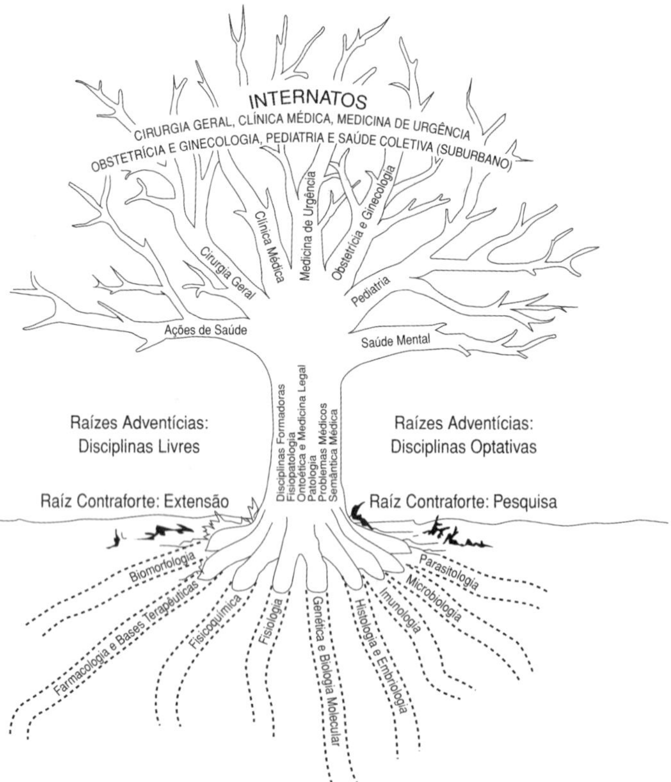

Figura 1.1 – Recepção: Relacionamento humano, cultural, ambiental e etiqueta (REHCAE).

978-85-7241-664-1

são estudadas de maneira rigorosa: Clínica Médica, Cirurgia Geral, Ginecologia, Obstetrícia, Pediatria, Urgências, Ações de Saúde e Saúde Mental (Psiquiatria). Há os galhos em que os alunos se misturam sob a forma de cinco internatos de Pediatria, Clínica Médica, Cirurgia Geral, Ginecologia-Obstetrícia e Rural (Suburbano).

A segunda pilastra, mais importante que a primeira (informação), é a formação. As disciplinas são:

- Artes cênicas, para bem representar.
- Artes plásticas, para exercitar o holicismo (holismo).
- Filosofia, para o exercício da razão.
- Língua Portuguesa, para expressar-se bem.
- Literatura, para comunicar-se claramente.
- Música, para transcender-se.
- Poesia, para a imaginação.

Outras formadoras acessórias:

- História, para cultivar a memória.
- Política, para o bem-estar dos pacientes.
- Jornalismo, para acompanhar o mundo contemporâneo.

Todas elas misturadas e bem entrosadas em um Centro de Convivência onde haverá o treinamento e o culto da tolerância.

No coroamento da escolaridade, cada região, cada escola, cada orientador ou cada aluno fará a escolha de matérias optativas, na medida em que forem necessárias à formação complementar de um médico previamente objetivado. Entre elas: Antropologia, Psicologia, Saúde Coletiva, Saúde Ocupacional, Medicina de Família, História da Medicina, Reforma Sanitária, Nutrição e Custos, Bases da Terapêutica, Terapêutica Tradicional Alternativa. Serviços Auxiliares Propedêuticos, Associação de Classe, Sistema Único de Saúde (Previdência), Centro de Convivência Sócio-Cultural (uma centena).

Nesse momento há a soberania da universidade, quando ela entende que além do médico, comum a todas escolas, há exigência de mais ação escolar. Isso tornará o profissional capaz de participar da área de influência da instituição, modificando o ambiente para melhor e promovendo o homem ponto de equilíbrio de uma natureza sadia.

Para que isso tudo funcione, são necessárias apenas algumas providências indispensáveis:

- A escola tem por objetivos: o médico, sem adjetivos e *terminal*, além da pós-graduação, se possível.

978-85-7241-664-1

- A escola menor será o modelo para um médico, e a escola maior será a formadora de grupo especializado.
- A preocupação maior no ensino-aprendizagem será o estudo dos princípios e bases fundamentais das matérias.
- O Colegiado de Curso (ou a Congregação) planejará um currículo mínimo e suplementar, usando os docentes com exclusivo interesse voltado ao ensino dos aspectos básicos da sua área de conhecimento. Os docentes mais diferenciados serão aproveitados como consultores ativos.

A assistência médica no país precisa ser regionalizada, séria, apolítica e orientada por escolas e associações.

978-85-7241-664-1

A assistência pelo médico, no Sistema Nacional de Saúde, tem que ser integral, contínua, participativa e personalizada.

É preciso personalizar o médico para valorizá-lo, comprometê-lo e obrigá-lo ao aprimoramento. Evitar-se-á que as Instituições tomem a culpa nos casos de negligência, omissão ou infortúnio médico.

O básico nos ambulatórios deve ser o primeiro atendimento, ou seja, a atenção primária à saúde. Responsabilizada. Não basta tratar sintomaticamente, é necessário saber depois a origem.

É preciso reestudar o objetivo e a função do Hospital de Clínicas. Em todo o Brasil, ele foi transferido para a universidade. O objetivo é integrar toda a área de saúde. O que se esquece é de que essa ação não foi planejada de maneira conveniente, impedindo que ele cumpra seu objetivo maior: *ser instrumento de ensino* nos serviços de saúde (enfermarias) e, sobretudo, nos ambulatórios centrais e periféricos.

É preciso hierarquizar o sistema. Ninguém comanda ou progride sem a hierarquia de competência. Ela deve ser didática, administrativa e intelectual.

Cabe à escola a responsabilidade de instalar, funcionar e aprimorar a educação contínua, em especial nas áreas básicas da medicina.

É indispensável o controle de qualidade. Quem deve desenvolver tal ação não são assembléias mistas de alunos neófitos ou de elementos com interesses político-partidários. Deve ser, em primeiro lugar, o aluno que faz o Internato Rural (Suburbano). Em seguida, o testemunho individual do egresso e os Colégios de Especialidades. Depois, em harmonia, a Associação Brasileira de Educação Médica (ABEM), Associação Médica Brasileira (AMB) e Federadas; Conselho Regional e Sindicatos.

A medicina atravessa períodos negativos, junto à sociedade e ao doente, por alguns motivos, entre os quais podemos citar:

- Maior demanda por parte do usuário.
- Maior número de médicos formados incompletamente para o exercício pleno do cotidiano.

978-85-7241-664-1

- Pressão exagerada da tecnologia que mistifica o médico, sem que ele possa utilizá-la na rotina a preços acessíveis.
- Médicos assoberbados com vários empregos para sobreviverem.

Com a crise econômica, moral e administrativa dos serviços de saúde e dos profissionais, a preocupação maior é o ganho e o poder.

O que é preciso cultivar então?

Numa situação como essa, lembro-me de alguns recursos:

- Qualificar-se no mínimo.
- Trabalhar, se possível, em menos locais e mais próximos.
- Fazer, no início, o que os mais adiantados não gostam ou não mais suportam.
- Ler humanismo, ainda que pouco, para amenizar nossos atos e atitudes.
- Ter lazer leve e periódico.
- Prevenir-se contra vício, libação e outros hábitos que comprometem a saúde.
- Por meio de plantões, conquistar o ambiente e iniciar relacionamento com a clientela.
- Atitudes carinhosas são indispensáveis e, às vezes, superam atitudes médicas, confortando e dando segurança aos doentes. Em algumas ocasiões, mais vale um sorriso, um afago ou uma visita extemporânea do que o ato médico mais acertado e atualizado.
- Ficar de plantão alcançável, ou seja, disponibilidade em favor do doente ou familiares.
- Ter um relacionamento educado com os familiares e doentes.
- Não negar informações corretas e verdadeiras, sem se perder em minúcias técnicas de afecções, evolução e condutas.

CAPÍTULO 2

Ensino da Cirurgia Geral

Alcino Lázaro da Silva

A Cirurgia Geral foi a base para o início do desenvolvimento dos métodos operatórios, além de ser o ponto de partida para uma especialidade segura e eficaz.

Com a observação, tempo e experiência ao longo dos séculos, o homem foi se firmando nos recursos técnicos e constituiu a Cirurgia. Os conhecimentos limitados obrigavam a improvisações técnicas em todas as áreas cirúrgicas, obtendo, assim, o alívio mais do que a resolução dos problemas.

Com o aprimoramento técnico, os avanços da tecnologia, o número maior de profissionais e o maior esclarecimento dos doentes, iniciou-se o processo de desmembramento da base inicial e única da Cirurgia. Grupos de procedimentos cirúrgicos afins constituíam uma especialidade e passaram a se desligar da Cirurgia Geral.

O processo foi-se desenvolvendo tanto, que o mercado de trabalho absorve atualmente mais o especialista do que o médico ou Cirurgião Geral. O Cirurgião Geral, entretanto, continua sendo o núcleo formador de qualquer sistema, por mais simples que seja, uma vez que isso exige um profissional polivalente em conhecimento e experiência horizontal.

Dentre os requisitos necessários, encontram-se: exercício da Cirurgia em hospitais gerais ou comunitários; atendimento de urgência, especialmente em Traumatologia; Cirurgia Oncológica; iatrogenias; complicações cirúrgicas graves abdominais; procedimentos cirúrgicos menores, em nível ambulatorial; cirurgia do aparelho digestivo e de parede abdominal.

São atividades, em certos aspectos, com procedimentos e objetivos muitas vezes diferentes ou diversos, mas que apresentam um denominador comum: a qualificação para executar procedimentos que envolvem as bases fundamentais das especialidades. Por exemplo, ao se realizar uma histerectomia alargada, somos obrigados, às vezes, a associar operações de cólon, intestino delgado e vias urinárias; ao se fazer uma ressecção extensa no pescoço, executamos operações fundamentais em nervos, vasos, ossos, partes moles e de vias aéreas superiores; ao realizar operação em esôfago, atuamos em estruturas abdominais, torácicas e cervicais. Esses exemplos poderiam estender-se ao tratamento das iatrogenias, complicações graves e Traumatologia. Fica por explicar a Cirurgia desenvol-

978-85-7241-664-1

vida em hospitais comunitários; realizadas em ambulatórios; e a do aparelho digestivo e parede abdominal. Essa última tem seus limites definidos e, em condições eletivas, ficou reservada, como clínica programada, para o Cirurgião Geral. A Cirurgia desenvolvida em pacientes de comunidades obriga o Cirurgião a intervir desde uma pequena sutura de pele até descompressão craniana por trauma com hematoma expansivo. Do mesmo modo, a desenvolvida em ambulatórios exige intervenções menores, das mais variadas, com o objetivo maior de fazer diagnóstico e, se possível, tratar.

Em termos práticos, o Cirurgião Geral executa procedimentos de toda especialidade por opção, após bom preparo ou por contingência intransferível, todas às vezes que há urgência, intercorrência transoperatória ou quando não se necessita de procedimento tecnológico, requintado ou complexo, realizado por especialista dotado de conhecimentos verticais. Sob o ponto de vista didático e formativo, é preciso distinguir na Cirurgia duas partes fundamentais: a que deve ser ensinada na graduação, denominada Bases da Cirurgia; e a que deve ser apreendida e desenvolvida pelo Cirurgião, para bem realizá-la, chamada Cirurgia Geral.

Não se pode dizer ensino de Cirurgia Geral em nível de graduação. Fala-se, isso sim, em formar um profissional qualificado a fim de desenvolver em Cirurgia as bases comuns a todas as especialidades, para um atendimento rotineiro na clínica cotidiana (Ferreira, 1987). O ensino da Cirurgia, portanto, precisa se preocupar com duas etapas distintas: a formação do aluno nos procedimentos mínimos (básicos) e indispensáveis para compor o médico; e uma etapa ulterior, tardia, árdua, difícil e progressiva, a qual dará ao médico as condições de treinamento para tornar-se um Cirurgião que possa resolver todos os problemas cirúrgicos encontrados na urgência, no hospital comunitário, na Oncologia, na iatrogenia, nas complicações pós-operatórias e nos hospitais de interior.

Esse é o grande desafio aos currículos escolares.

Na graduação, criar condições para as bases indispensáveis à formação do médico; na pós-graduação, treinar de maneira meticulosa o profissional para assumir o maior ônus e a maior quota do trabalho na Cirurgia Assistencial. Isso não se consegue senão por meio de residência, aperfeiçoamento, especialização, atualização e reciclagem.

978-85-7241-664-1

Compete-nos, portanto, em primeiro lugar e em primeira etapa formar bem o médico nas bases fundamentais da Cirurgia. Numa segunda etapa, num serviço de saúde bem estruturado, dinâmico e bem supervisionado, o estudo, treinamento e investigação lentamente vão qualificando, adestrando e ampliando a ação do médico que se prepara para o exercício da Cirurgia Geral. Não se faz um Cirurgião geral num programa de residência, sobre a qual há de se manter mais treinamento, mais cursos e mais oportunidades de adestramento e tirocínio.

O que Fazer na Graduação? (Tabela 2.1)

O Departamento ou a Comissão de Ensino assume o curso integralmente e o divide de modo didático, em seqüência, a saber:

978-85-7241-664-1

- Bases da Metabologia em Cirurgia.
- Anestesiologia.
- Propedêutica Cirúrgica.
- Clínica Cirúrgica.
- Procedimentos Cirúrgicos em Ambulatório.
- Traumatologia.
- Internatos.

A Ginecologia e a Obstetrícia paralelamente geram informações úteis, pois o exercício da medicina comunitária obriga o Cirurgião a intervenções rotineiras nessa área.

Parece-nos viável tal roteiro, mesmo nas escolas em que as ofertas hospitalares e de pesquisa carecem de mais recursos.

Tabela 2.1 – Formação do médico em Bases da Cirurgia

Ano	Período	Matéria	Dinâmica (aulas)
3º	5º	Bases da Metabologia em Cirurgia	Teórica Modelo Experimental Grupo de Discussão (GD)
	6º	Bases da Técnica Cirúrgica e da Anatomia	Teórica Cadáver Cão
4º	7º	Anestesiologia	Teórica Boneco (simulação) Bloco Cirúrgico
	8º	Propedêutica Cirúrgica	Teórica Ambulatório
5º	9º	Clínica Cirúrgica Procedimentos Cirúrgicos em Ambulatório (PROCEMA)	Teórica Enfermaria Bloco Cirúrgico
	10º (Internato)	Ginecologia e Obstetrícia	Teórica Ambulatório Plantões
		Traumatologia	Teórica Plantões na Urgência
6º	11º 12º (Internato)	Clínica Médica Pediatria Cirurgia Geral (6 meses)	Teórica Enfermaria Bloco Cirúrgico

Como Fazer?

O aluno aprende as Bases do Metabolismo para compreendê-las melhor nas alterações ocorridas em doenças e no pós-operatório; aprende e treina, em cadáveres e animais, as técnicas fundamentais; aprende a fazer uma indução anestésica e uma intubação correta, praticando em animal, boneco e em doentes na sala de cirurgia, e a Propedêutica e Clínica Cirúrgica são aprendidas nos ambulatórios e enfermarias. Os Procedimentos Cirúrgicos em Ambulatório (PROCEMA) são treinados em nível ambulatorial, na enfermaria e no bloco cirúrgico, e a Traumatologia dentro de um serviço de Pronto-socorro da própria escola ou em convênio. No programa de treinamento do aluno, deve haver obrigatoriamente as opções para estágios em Ginecologia, Obstetrícia, Pediatria, Clínica Médica, intercalados de acordo com escala, de forma a que todos o façam em regime de internato.

978-85-7241-664-1

Sobre tudo isso ou ao final, dependendo do arranjo entre a oferta de cada serviço e o mínimo de alunos com que somos compromissados, há o Internato em Cirurgia Geral. Aqui estarão aqueles que, na realidade, tornar-se-ão médicos de hospitais comunitários, de família; ou seguirão Residência em Cirurgia ou em especialidades cirúrgicas.

Quem Vai se Responsabilizar por esse Ensino?

O Colegiado de Coordenação Didática, após terem sido ouvidos os Departamentos (na atual reforma universitária), esquematiza um currículo médico no qual a Cirurgia se faz representar, seqüencialmente, pela Tabela 2.1.

O Departamento, informado a respeito da seqüência de disciplinas (ou de toda a matéria), carga horária e períodos correspondentes, responsabiliza-se por sua dinâmica.

Os professores são convocados, reunidos e distribuídos de acordo com a carga horária de cada um e o interesse de ensino. Em arranjo administrativo pode-se compor o interesse do ensino com o interesse do profissional de cada docente, atitude pouco obrigatória uma vez que o que se vai ensinar na graduação, naturalmente, pertence ao conhecimento de cada um, não importando a sua especialidade. Isso porque serão ministradas as Bases Fundamentais as quais todos os profissionais devem dominar.

Um recurso para motivar o docente, de modo a não exauri-lo em paciência e tolerância, é fazer um remanejamento periódico nos quadros das disciplinas. Evita-se a rotina mediocrizante, motiva-se o docente por novos conhecimentos ou recapitulações, evita-se o enfado e, com isso, a eficiência do ensino se fará sentir.

Os coordenadores serão profissionais mais experientes, que tenham liderança e autoridade, para que não haja equiparação de responsabilidade e certos descumprimentos de atividades.

A avaliação será feita, de forma obrigatória, por observações, provas de habilidades e de conhecimentos teóricos.

A aula teórica será ministrada pelos mais experientes, intercalados pelos menos experientes para seu treinamento. Os assuntos serão de caráter geral (fundamentos) e que não exijam demonstrações práticas.

Com essa seqüência, aparentemente teremos um médico com conhecimentos cirúrgicos suficientes para o exercício profissional geral em comunidades.

Procedimentos Cirúrgicos para Acadêmicos

- Auxiliar de Cirurgia maior: 2.
- Auxiliar de Cirurgia média: 1.
- Auxiliar de Cirurgia menor: 0,5.
- Execução de Cirurgia menor: 2.
- Toque retal: 0,5.
- Toque vaginal: 0,5.
- Cateterismo vesical: 0,5.
- Intubação traqueal: 1.
- Anestesia geral completa: 2.
- Anestesia local: 0,5.
- Cateterismo gástrico: 0,5.
- Punção venosa: 0,5.
- Injeção intramuscular: 0,5.
- Outros: 0,5 a 1.

978-85-7241-664-1

CAPÍTULO 3

Conceito de Cirurgião Geral e Cirurgia Geral

Alcino Lázaro da Silva

A necessidade do prestígio e da elevação na prática profissional do Cirurgião Geral é incontestável. Com o avanço tecnológico e o desenvolvimento conseqüente das especialidades, ele foi sendo substituído, transformando-se numa "ovelha perdida".[1] Esse fato tem preocupado os estudiosos de nossos currículos e as sociedades de cirurgiões, de modo que vale a pena transcrever frases do ACS Bulletin:

> *The discipline of general surgery remains the unifying force in surgical practice, education, and research.*
> *The developments that play upon the human state act also on surgery.*
> *The only factor that all could agree on was that general surgery was a broad-ranging discipline, difficult to define.*
> *We believe that even in today's world there is a real need for a well-trained, relatively broad-based surgeon.*[2]

A Cirurgia Geral inclui:

978-85-7241-664-1

- Conhecimento em Anatomia, Fisiologia, Metabolismo, Imunologia, Nutrição, Patologia, Cicatrização, Choque e Ressuscitação, Cuidado Intensivo e Neoplasia.
- Conhecimento relativo a diagnóstico, pré-operatório, técnica cirúrgica e pós-operatória em:
  - Procedimentos cirúrgicos em ambulatório.
  - Pele e anexos.
  - Tórax (parede).
  - Parede abdominal.
  - Aparelho digestivo e anexos.
  - Abdome e seu conteúdo.
  - Mama.
  - Cabeça e pescoço.

– Sistema vascular, excluindo coração, grandes vasos e intracraniano.
– Sistema endócrino.
– Trauma.

Pacientes críticos por complicações pós-operatórias na emergência, unidade intensiva, no trauma e na unidade de queimados.[3]

Clagett in the Churchill Lecture delivered before the Excelsior Surgical Society in 1971 discussed the over-all concept of general surgery and the specialties marvelously well. One statement of his seems particularly appropriate: I think one may aptly compare general surgery and the surgical specialties to a tree. General surgery makes up the roots and trunk of the tree, and the surgical specialties provide its branches. If the tree is to be healthy and strong, it must have deep roots, a sturdy trunk, and vigorously growing branches.

Hopefully, the subdued reply 'I'm just a general surgeon' will change to a clear, proud 'I am a General Surgeon![4]

La Cirugía General es la especialidad médico-quirúrgica que estudia, investiga y maneja en forma multidisciplinaria con otras especialidades, temas como el trauma, el shock, el balance hidroelectrolitico y ácido básico, la infección, la inmunología y la microbiología básicas, la nutrición y la cicatrización de los tejidos, y se ocupa además, de manera específica, del tratamiento quirúrgico de los tumores y demás enfermedades orgánicas, que comprometen en cuello la tiroides, las paratiroides, la mamaria, el bazo y las suprarrenales, el sistema vascular periférico y respiratorio, los procesos herniarios de las paredes abdominales y las lesiones quirúrgicas de los tejidos blandos. Dada la extensión de su campo de acción que debe ser cubierto desde el punto de vista docente se ha estimulado la creación de algunas subespecialidades con el ánimo de hacer más eficiente su práctica en los Centros altamente especializados, tales como la cirugía pediátrica, la cirugía torácica y cardiovascular, la cirugía plástica y reparadora, la cirugía endocrina, la cirugía proctológica y la cirugía maxilofacial y de la mano (Sociedade Colombiana de Cirurgia).

Cirurgião Geral é o médico com os conhecimentos da patologia, do diagnóstico e tratamento das enfermidades tratadas por procedimentos cirúrgicos, normalmente no que concerne às urgências. Deve sua formação prepará-lo para a execução das intervenções básicas de todas as especialidades de modo a poder eventualmente tratar doentes não transferíveis. Os limites de sua atuação, em extensão e profundidade, são ditados pelas ne-

cessidades e recursos de sua comunidade e pelas suas aptidões vocacionais. Seu exercício é compatível com o treinamento e prática de outra especialidade cirúrgica (Colégio Brasileiro de Cirurgiões).

978-85-7241-664-1

Cirurgia é um ramo da medicina que tem como finalidade o tratamento. Tratamento, entre outros significados, é o processo de curar, assim como terapêutica é a parte da medicina que usa os recursos para aliviar ou curar os doentes.

Je le pansay, Dieu le guarit (O médico trata e Deus cura) (A. Paré).

Curar = cuidar. Sarar = é a resolução da doença (o médico cura e a natureza sara).

Pode-se usar, portanto, o termo tratamento ou terapêutica para a atitude cirúrgica.

Quanto ao vulto, a Cirurgia pode ser:

- Mínima (cauterização).
- Pequena (exérese de pequenas lesões).
- Média (via de acesso e outro procedimento).
- Grande (via de acesso e procedimento complexo).
- Excepcional (uso de técnica superespecializada).

Quanto ao tempo:

- De extrema urgência (abrupta, imediata).
- De urgência (espera de algumas horas).
- Protraída (espera maior, sem descaracterizar a necessidade inadiável da intervenção).
- Eletiva (espera programada).
- Iterativa (repetida em espaços maiores).
- Iterativa-eletiva (repetida sob programação).

As variações de Cirurgia são:

- Cirurgia dependente: a cirurgia base obriga a uma segunda.
- Cirurgia complementar: associa-se à principal em decorrência da extensão da doença (colecistectomia, após esplenectomia na esferocitose).
- Cirurgia suplementar: associação à básica, podendo, no entanto, ser feita num segundo tempo (enxerto arterial mais simpatectomia).
- Cirurgia de proteção: derivação de fluxo para proteger sutura.
- Cirurgia secundária: é feita para facilitar a intervenção básica (histerectomia na cirurgia do reto).
- Cirurgia concomitante obrigatória: dermolipectomia na epidermólise de uma hérnia incisional que está sendo corrigida.

- Cirurgia oportuna.
- Cirurgia retirada (interromper).
- Cirurgia espiritual.
- Cirurgia endoscópica: intraluminar.
- Cirurgia laparoscópica: por laparoscopia (salpingotripsia).
- Cirurgia videolaparoscópica: por microcâmera.
- Cirurgia assistida: faz-se alargamento de uma incisão mínima para uma anastomose extracavitária.
- Cirurgia videoassistida: via de acesso maior ou convencional e uso da microcâmera (esofagectomia por via mediastinal).
- Cirurgia toracoscópica: por toracoscopia.
- Cirurgia de resgate: cito-redutora. Reabertura para ressecção, após tratamento oncológico:
  - Ressecção de metástases: pulmão e fígado.
  - Ressecção extensa na pelve.
- Cirurgia estagiada ou abreviada (*damage control*): reoperação planejada.
- Cirurgia salame: amputações sucessivas no mesmo membro.
- Cirurgia incidental: operação para facilitar outra ou prevenir: colecistectomia no transplante ou na hemolífica.
- Cirurgia adicional: operação em um só tempo para afecções concomitantes.
- Cirurgia coincidente: exérese de uma estrutura por via de acesso diferente.
- Cirurgia alargada: exérese da lesão, associada a tecidos com drenagem linfática locorregional.
- Cirurgia radical: envolve o órgão-base, tecidos e vísceras adjacentes.
- Cirurgia ultra-radical: estende a radicalidade, envolvendo mais de uma víscera ou áreas extensas (exenteração).
- Cirurgia redutora: retira-se parte do tumor para facilitar a radioterapia ou quimioterapia (chamada de higiênica, erroneamente) (*Debulking*).
- Cirurgia paliativa: alivia-se o paciente com um procedimento, em geral, descompressivo, deselegantemente chamada *higiênica*.
- Cirurgia para revisão oncológica ou vascular (*second-look*): reabertura da cavidade para reestadiar, após ressecção tumoral ou após ressecção intestinal por insuficiência vascular mesentérica.
- Cirurgia múltipla (mama).
- Cirurgia micrográfica: exérese; fazer cortes histológicos; não havendo margem, aumenta-se a ressecção; nova lâmina etc.

978-85-7241-664-1

REFERÊNCIAS BIBLIOGRÁFICAS

1. *Arch. Surg.*, v. 121, p. 385, 1986.
2. *Arch. Surg.*, p. 3-7, Jul. 1984.
3. *ACS Bull.*, v. 74, p. 7, Jun. 1989.
4. ROSS, F. P. *Surg. Gynec. Obst.*, v. 275, Feb. 1973.

CAPÍTULO 4

Operações para Acadêmicos – Internos (Orientadas)

Alcino Lázaro da Silva

- Nefrorrafia.
- Cistostomia.
- Cistorrafia.
- Punção e aspiração vesical.
- Exérese de cisto de escroto.
- Incisão e drenagem de abscessos de escroto.
- Biopsia de escroto.
- Biopsia de testículos.
- Correção cirúrgica de hidrocele.
- Cura cirúrgica de torção do testículo ou do cordão espermático.
- Exérese de cisto do cordão espermático.
- Vasectomia uni ou bilateral.
- Plástica de freio balanoprepucial.
- Postectomia.
- Incisão de prepúcio.
- Biopsia de pênis.
- Biopsia de linfonodo.
- Incisão e drenagem de linfonodo.
- Arteriorrafia.
- Biopsia (artéria e veia).
- Dissecação de veia.
- Dissecação de artéria.
- Excisão e sutura de lesão da boca.
- Incisão e drenagem de abscesso da boca.
- Sutura e ferida mucosa da boca.
- Incisão e drenagem de abscesso da parótida.
- Incisão e drenagem de abscesso lingual e sublingual.
- Excisão de lesão localizada.
- Biopsia de glândula salivar.

978-85-7241-664-1

978-85-7241-664-1

- Frenotomia lingual.
- Biopsia de língua.
- Dilatação da cárdia.
- Apendicectomia.
- Esvaziamento do megacólon.
- Incisão e drenagem de abscesso anal.
- Pliquectomia uni ou múltipla.
- Excisão de papila hemorroidária.
- Hemorróidas (anel elástico).
- Tratamento cirúrgico da trombose hemorroidária externa.
- Biopsia do fígado por laparotomia.
- Herniorrafia umbilical.
- Laparotomia exploradora.
- Paracentese abdominal.
- Ressecção de omento.
- Bartolinectomia.
- Ressutura de parede abdominal.
- Biopsia de vulva.
- Incisão e drenagem da glândula de Bartholin ou Skène.
- Episioperineorrafia (não obstétrica).
- Extirpação de lesão de vulva e períneo (eletrocoagulação, fulguração).
- Colpoperineorrafia não obstétrica.
- Cauterização ou diatermocoagulação do colo uterino.
- Biopsia de colo uterino.
- Curetagem diagnóstica com ou sem dilatação de colo.
- Salpingectomia uni ou bilateral.
- Ooforectomia uni ou bilateral.
- Parto com ou sem episiotomia.
- Cirurgia da prenhez ectópica.
- Cesariana.
- Retirada de corpo estranho da córnea.
- Blefarorrafia.
- Hordéolo e abscesso (drenagem).
- Biopsia de pálpebra.
- Biopsia de nariz.
- Retirada de corpo estranho do nariz.
- Biopsia de pele, tecido celular ou linfonodo subcutâneo.
- Excisão e drenagem de abscesso e panarício.
- Exérese de cisto dermóide.
- Excisão e sutura de hemangioma, linfangioma ou nevo.
- Excisão em cunha de lábio e sutura.
- Remoção cirúrgica de papiloma labial.

- Extirpação de unha.
- Biopsia de orelha.
- Queimadura de 1º grau em qualquer extensão da superfície corporal.
- Curativo de pequeno queimado em sala de operações.
- Luxação traumática escápulo-umeral (redução incruenta).
- Amputação de dedo (cada).
- Amputação ou desarticulação de pododáctilos.
- Redução incruenta de fratura do metatarsiano.
- Redução incruenta de fratura do pododáctilo.
- Biopsia de músculo.
- Punção lombar.
- Biopsia de nervo.

978-85-7241-664-1

CAPÍTULO 5

Residência em Cirurgia (Formação)

Alcino Lázaro da Silva

A formação profissional deve ser a característica da Residência. Não se deve preocupar com os avanços tecnológicos e requintes de cada especialidade. Deve-se investir na formação geral do jovem, fornecendo-lhe recursos para o aprendizado e treinamento em: prevenção; diagnóstico; terapêutica; orientação educacional do paciente; cultura ética e moral; espírito associativo; vivência e desenvolvimento da nossa responsabilidade como um dos líderes de uma comunidade; cultivo da religiosidade e humanismo. Enfim, na Residência deve-se transformar o médico num profissional competente, apto a resolver quase todos os problemas prevalentes de uma área de saúde.

Obtido esse desiderato, pode-se investir com sucesso absoluto na formação de um dos ramos mais importantes da Residência, a chamada Especialidade.

Com uma dose de ironia a qual não endossamos, I. Chaves afirmou que

> *a especialidade é a força expansiva do progresso, mas ela traz em si o geral da regressão intelectual e espiritual, e tudo que se ganha em profundidade é perdido em extensão.*

A Residência Médica é o melhor instrumento didático na formação de um profissional competente e idôneo, além torná-lo consciente de que no estudo está o seu aprimoramento. Isso se aplica, a nosso ver, na área de Cirurgia, razão de nosso trabalho.

Por que ela é o melhor instrumento, superior mesmo à graduação e à pós-graduação *stricto sensu*? Vejamos se é possível responder claramente a essa questão.

A Residência em Cirurgia propicia ao médico várias oportunidades:

- Trabalho intensivo.
- Trabalho descontraído, apesar de, às vezes, cansativo.
- Trabalho desinteressado a que o paciente possa oferecer economicamente.
- Trabalho humanizado porque o contato entre paciente e médico é muito estreito e prolongado.

978-85-7241-664-1

978-85-7241-664-1

- Trabalho consciente, pois os fatos são analisados e explicados com tempo suficiente para o início de amadurecimento clínico.
- Trabalho com estudo. Dada a necessidade de aprendizado, treinamento ou aprimoramento, o Residente se dedica mais ao estudo do paciente, possibilitando a ele ter mais dúvidas e obter mais recursos para esclarecê-las.
- Trabalho supervisionado porque há, por perto, pessoal mais experiente ou em formação, ambos úteis ao ensino. De um lado, aquele por ter vivido e estudado o tema; de outro, o Residente, por ter a preocupação de aprimoramento e melhor identidade com o seu mais próximo, que é o outro Residente.
- Trabalho sistemático, uma vez que num sistema organizado, o Residente entra numa dinâmica cujo roteiro facilita o aprendizado já que as coisas imutáveis, *pro tempore*, não precisam ser discutidas.

A convivência com o Residente resulta em aprimoramento bilateral. À medida que propiciamos aprendizado ou formação ao Residente, ele faz com que nos preocupemos com nossa atualização ou desvelo profissional.

Atualização, porque o bom Residente lê, estuda e consulta para fazer o melhor no que está aprendendo. Desvelo profissional, pois obriga-nos aos cuidados mínimos, sobretudo técnicos, resultando em benefício duplo para o doente e para nosso aprimoramento terapêutico. O melhor exemplo desse fato é o que chamo *ponto do Residente*. Quando é feita uma sutura, auxiliado por ele, terminamos conscientes de que está hemostática e hermética. Mesmo assim, ele vê um local na sutura e pergunta: "Não é melhor dar mais um ponto aqui?" Esse local corresponde a uma suspeita de solução de continuidade na sutura. Poderia parecer exagero tal preocupação, mas sempre respondendo à pergunta damos mais um ponto e garantindo o hermetismo da sutura, sob a visão do aprendiz responsável e preocupado com o melhor.

Pena que tenham feito na Residência, em alguns locais, duas modificações deletérias. Na primeira, ela foi transformada em objetivo de emprego pós-graduado, crônico, na falta de um mercado de trabalho imediato e rendoso (a lei que regulamenta o pagamento do Residente: nº 8.138 de 28 de dezembro de 1990, altera a lei de 1981).[1] Na segunda, agravando a primeira, fez-se do Residente uma mão-de-obra com todas as responsabilidades do ato médico, mas sem orientação.

É preciso fazer da Residência um estímulo ao aprimoramento e não um conserto da graduação, um emprego desorientado ou uma permanência mais prolongada pela dependência que se tem enquanto aluno de medicina.

Esse último fato é, também, muito perigoso porque ao passo que o objetivo é esconder-se sob a proteção da Residência, não se acaba com a dependência e não se preocupa com o fim maior que é o aprimoramento profissional, técnico, moral, ético e humanístico.

A Residência tem outra característica fundamental e importante na formação do caráter do jovem.

A convivência estreita e prolongada com os colegas desperta-lhe ou inspira-lhe o respeito mútuo, a troca de idéias nas horas incertas e o respeito pelo trabalho de cada um. Sendo assim, forma o desvelo ético pelas atitudes de cada um.

A convivência estreita com os orientadores inspira-lhe a tradição sadia, adquirindo, ao longo de dois a quatro anos, espelho para exemplo na sua vida profissional. A postura e a posição do orientador é tão ou mais importante que a do professor em nível de graduação. Dele partem os exemplos, as atitudes e as condutas. Todos esses parâmetros serão seguidos pelos jovens nas suas realizações profissionais. Isso é uma verdade irrefutável porque ninguém é capaz de iniciar-se ou formar-se de maneira isolada. Todo homem tem o seu espelho, calcado em um mais experiente que o precedeu. Ninguém começa nada sozinho! A criação é oportunidade rara e sempre há, consciente ou inconsciente, um fato pretérito que motiva novas criações com originalidade e intensidades diferentes.

978-85-7241-664-1

Duas outras atividades deveriam ser obrigatórias: o estudo da Língua Portuguesa e o estímulo à leitura para formação cultural geral (Fig. 5.1).

Nós temos nossos erros de linguagem. Este próprio texto, talvez, não suporte uma análise gramatical mais rígida. Há, no entanto, uma preocupação constante em se colocar no papel o melhor de nossa língua, tentando expressar o pensamento. Essa atitude propicia-nos aprendizado contínuo da língua. Em conseqüência, a redação melhora e as idéias são mais bem expressas e entendidas.

A leitura paralela de textos de literatura, poesia, ficção ou qualquer outra área de enriquecimento cultural amacia o comportamento do médico tornando-o mais arguto, atento, razoável e com cultivo de um melhor bom senso. O técnico puro não é capaz de atingir tal desiderato, pois seu campo de compreensão e entendimento é limitado e automatizado (robotizado). O técnico culto ou erudito indica e aplica melhor seu conhecimento especializado, uma vez que passa a enxergá-lo como uma peça a ser colocada num conjunto harmônico biopsicossócio-espirito-econômico-familiar, que nada mais é do que o corpo de nosso paciente.

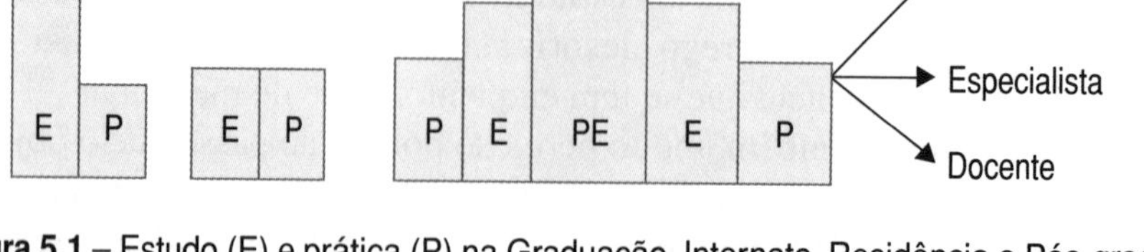

Figura 5.1 – Estudo (E) e prática (P) na Graduação, Internato, Residência e Pós-graduação *stricto-sensu* (PGSS).

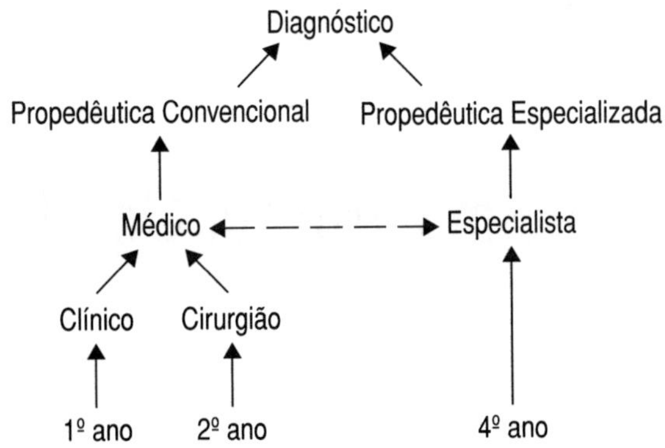

Figura 5.2 – Caminhos para o diagnóstico.

A leitura possibilita a harmonia do relacionamento com o doente, com o preceptor, com o orientador, com os colegas e com os paramédicos, tão importantes no sucesso de nossos atos médicos.

A leitura educa, tranqüiliza, humaniza e torna o profissional mais crítico para bem indicar seus atos médicos. Facilita o raciocínio a fim de melhor utilizá-lo em determinado tipo de doente num tempo oportuno e útil (Fig. 5.2).

978-85-7241-664-1

REFERÊNCIA BIBLIOGRÁFICA

1. BRASIL. Lei n. 8.138, 28 dez. 1990. Lei que regulamenta o pagamento de Residente. *Diário Oficial*, Brasília, 31/dez/1990.

CAPÍTULO 6

Residência em Cirurgia Geral

Alcino Lázaro da Silva

Residente:

- Estudo.
- Trabalho.
- Dedicação exclusiva.
- Perseverança.
- Persecução (raízes).
- Paciência.

978-85-7241-664-1

Cirurgia Geral:

- Primeiro ano:
  - Para especialização tecnicamente limitada (locorregional) (Urologia, Otorrinolaringologia, Oftalmologia, Neurologia).
- Segundo ano:
  - Cirurgião para comunidade.
- Terceiro ano:
  - Cirurgião Geral diferenciado ou especialidade tecnicamente abrangente (Plástica, Oncológica, Cardiovascular e Torácica).

Período:

- Primeiro ano:
  - Pequena cirurgia.
  - Urgência (doenças prevalentes, trauma menor).
  - Vascular Periférica.
  - Cirurgia de Superfície.
- Segundo ano:
  - Abdome, pescoço e tórax.
    - Parede, operações de porte médio, urgência (intercorrência, trauma maior).

978-85-7241-664-1

- Terceiro ano:
  - Abdome, pescoço e tórax.
    - Oncologia, operações especializadas.
      - Fígado, pâncreas e vias biliares.
- Quarto ano:
  - Diferenciação por área.

CAPÍTULO 7

Cirurgião Geral

Alcino Lázaro da Silva

Cirurgião Geral é o profissional que tem capacidade para desenvolver as seguintes habilidades: coordenar o atendimento na Traumatologia; atender às urgências, sobretudo as vitais; resolver os procedimentos menores em nível ambulatorial; tratar as afecções de parede e retroperitônio, bem como de superfície, nas quais é preciso trabalhar com tecidos ou órgãos de natureza e característica diversas; enfrentar as Iatrogenias e complicações que trazem envolvimentos multifários exigindo do Cirurgião mais versatilidade; fazer os procedimentos oncológicos que obrigam, às vezes, a ressecções, restabelecimentos de trânsitos e plásticas diversas, em especial as reparadoras, todos a um só tempo; e, finalmente, quando trabalha numa comunidade, clinica, opera, assiste a partos, corrige fraturas, toma todas as medidas urgentes e emergentes, além de fazer uma triagem consciente e eficaz.

Em resumo, o Cirurgião Geral é o que atende bem e de maneira eficaz às doenças prevalentes, sem instrumental especializado.

Se a população, carente ou não, depende em maior número da presença de um médico com essas características, resolve-se grande parte do problema investindo-se na sua formação profissional.

Três esforços precisam ser realizados no intuito dotar a comunidade da proteção de um profissional qualificado e voltado ao seu interesse. O primeiro é fazer com que a previdência aprimore e estimule a área geral no atendimento à população. O segundo é que o ensino médico se organize a fim de atender a essa demanda. O terceiro é o represtígio social e econômico como estímulo à qualificação de maior número de profissionais na área geral.

Uma vez que há a qualificação desejada, ocorrerão benefícios: atendimento a maior número de paciente; solução rápida e objetiva de muitos problemas que se procrastinam quando dentro de especialidades; custo operacional menor; giro mais ágil no atendimento; retorno mais rápido ao trabalho e à sociedade; mais produção; mais progresso e um encaminhamento mais racional ao profissional especialista.

O exercício da Cirurgia, além de resolver o problema, exige resultados positivos, prevenção de complicações imediatas e tardias e, sobretudo, prevenção de acidentes e iatrogenias.

978-85-7241-664-1

978-85-7241-664-1

Esses fatores estão intimamente ligados à imprudência e incompetência.

A perícia é adquirida com treinamento; treina-se no laboratório. A prudência consegue-se experimentando; experimenta-se no laboratório. A competência obtém-se treinando, experimentando, observando e refletindo. Torna-se competente para o exercício em *anima nobili*, no laboratório e na biblioteca.

Em seguida ou paralelamente, o exercício profissional vai enriquecendo o acervo cultural daquele que investe no experimento, nas dúvidas e desafios do cotidiano clínico.

Experimento e clínica são, portanto, indissociáveis no ensino, na pesquisa e no exercício profissional. Os princípios são os mesmos, uma vez respeitados aqueles específicos para o ser humano.

Esse caminho deveria ser exigido, senão obrigatório, para todo Cirurgião. Treinando em bonecos, cadáveres, animais de porte pequeno e até grande. Quais as vantagens? Aprender a respeitar o animal e lembrar-se de que há princípios éticos controlando também esse exercício; adestramento mais descontraído; estímulo à investigação, além do simples treinamento técnico; menor tempo para preparo psicomotor, pois há a possibilidade de intensificá-lo; benefício para o doente quando o Cirurgião mudar para a atividade clínica; compromisso e hábito de retornar à experimentação quando houver dúvida clínica; postura mais amena, partindo do fato de que o tratamento com o animal pequeno treina o profissional para atitudes delicadas, além da prática menos traumática com os tecidos porque se inicia no tecido jovem e delicado.

O vínculo experimental à Cirurgia é indissociável quando o Cirurgião inicia-se nele ou mantém o fluxo idéia – dúvida – experimentação.

CAPÍTULO 8

Cirurgião Geral. Especialista?

Alcino Lázaro da Silva

978-85-7241-664-1

Introdução

Há um interesse geral em especializar-se em várias áreas da Cirurgia. Observa-se uma tendência na qual o Cirurgião Geral procura também o seu lugar após os vários desmembramentos da Cirurgia Geral. Nos centros maiores, em que as especialidades são fatos incontestes, observa-se que a Cirurgia Digestiva remanesce nas habilidades do Cirurgião Geral. Com isso, o lógico seria fazer dele um especialista em Cirurgia Digestiva. A semântica me deixou em dúvida porque se confundem, no Brasil, Cirurgia Gastroenterológica, Cirurgia Digestiva e Cirurgia do Aparelho Digestivo. Na dúvida optei pela última. A razão maior se deve ao fato de que nesse setor, e sob esse último nome, as habilidades devem ser desenvolvidas: no aparelho digestivo, na parede que o recobre, em suas glândulas anexas e orifícios. Assim sendo, no propósito de diferenciar-se, ao Cirurgião Geral caberia uma atividade profissional com habilidades mínimas esquematizadas neste manual.

Bases da Técnica Cirúrgica: Princípios Fundamentais

- Operações fundamentais realizadas no tórax, abdome, orifício anal, boca e pescoço.
- Fisiopatologia das doenças digestivas.
- Bases da Metabologia Digestiva.
- Capacidade em diagnosticar as doenças prevalentes.
- Bases da Endoscopia Digestiva.

Operações a Serem Executadas, cujo Treinamento Efetivo se Concretizará no Exercício Profissional

Na parede:

- Traqueostomias.
- Dissecção de veia superficial.

- Cateterismo de veia.
- Exposição da cavidade bucofaríngea.
- Cervicotomia(s).
- Toracotomia(s).
- Laparotomia(s).
- Exposição da cavidade anorretal.
- Acesso ao retroperitônio e mediastino.
- Acesso às lojas infra-diafragmáticas.

978-85-7241-664-1

Na afecção:

- Ressecção de tumores de parede abdominal.
- Biopsia intrabucal e de faringe.
- Queiloplastia parcial.
- Glossectomia parcial.
- Exérese de cisto e fístula tireoglosso.
- Tireoidectomia parcial e total (é uma glândula de origem e função também digestiva).
- Parotidectomias.
- Exérese de glândula submandibular.
- Esofagostomia cervical.
- Esofagectomia transmediastinal.
- Gastrostomia.
- Gastrectomia parcial.
- Gastrectomia total.
- Gastrectomia total alargada.
- Gastrectomia total radical.
- Gastroplastias.
- Vagotomias.
- Hiatoplastias diafragmáticas.
- Valvuloplastias esofagogástricas.
- Miotomias.
- Piloroplastias.
- Colecistostomia.
- Colecistectomia.
- Coledocotomia.
- Papilotomia biliopancreática.
- Papiloesfincteroplastia.
- Hepatectomia regrada.
- Duodenopancreatectomia cefálica.
- Pancreatectomia caudal.

- Anastomose biliodigestiva.
- Anastomose pancreatodigestiva.
- Anastomose gastrojejunal.
- Ressecção de divertículos digestivos.
- Enterectomia.
- Jejunostomias.
- Ileostomias.
- Enteroplicatura.
- Cecostomia.
- Colostomias.
- Hemicolectomia.
- Colectomia.
- Proctocolectomia.
- Amputação abdominoperineal.
- Retopexias.
- Interposições de segmento entérico.
- Hemorroidectomias.
- Drenagem de lojas perianais.
- Esfincterotomias perianais.
- Fissurectomia anal.
- Abaixamentos entéricos endoanais.
- Esplenectomia.
- Esplenectomia regrada.
- Tratamento de varizes de esôfago.
- Anastomoses venosas do sistema porta.
- Exérese de tumores e cistos retroperitoneais.
- Exposição de veia cava abdominal.
- Omentectomias.
- Omentoplastias.
- Drenagens cervicais.
- Drenagens torácicas.
- Drenagens abdominais:
  - Ântero-laterais.
  - Pélvicas.
- Tratamento da obstrução intestinal.

Duas Alternativas

Se introduzido diretamente num serviço especializado, em quatro anos, é provável que participe de todos os procedimentos.

Se tiver uma residência bem feita em cirurgia geral, basta-lhe um ou dois anos.

978-85-7241-664-1

Locais de Treinamento

978-85-7241-664-1

- Hospital geral ou serviço especializado, funcionante e com orientação profissional e científica bem fundamentadas.
- Pronto-socorro.
- Hospital de Oncologia (abdome e cabeça-pescoço).
- Técnica Cirúrgica e Experimental.

A especialidade tem lugar em centros populacionais maiores porque, fora dali, cabe ao verdadeiro Cirurgião Geral todo o trabalho de rotina.

CAPÍTULO 9

Curva de Aprendizado

Alcino Lázaro da Silva

Iniciei-me e estou me formando em Cirurgia numa só filosofia. No começo, tinha o compromisso de acompanhar a evolução clínica de pacientes operados e em leitos. A seguir, veio a Instrumentação e, nesse aspecto, sempre preferi fazê-lo para Cirurgiões mais experientes, a despeito de mais apertos técnicos e emocionais. A iniciação em campo foi como segundo-auxiliar. Daí, para primeiro-auxiliar. Seguiu-se a oportunidade de ser o Cirurgião, auxiliado por um mais experiente. Em seqüência, assumimos como Cirurgião responsável por tudo e, finalmente, operamos com pessoas que podiam prosseguir o ato operatório, garantindo maior segurança ao paciente.

Essa escola ou escada hierárquica tem um resumo: hierarquia de competência.

Quando já nos julgávamos Cirurgiões, próximos ao que sonhávamos, surgiu a videolaparoscopia. Nossa consciência não deixou que nos arrojássemos em campo, de maneira direta, sem que cumpríssemos a hierarquia de competência.

Recomeço. Conheci o aparelho (não o adquiri na busca do pioneirismo). Assisti a algumas operações de um Cirurgião com vivência na nova via de acesso (mínima). Fui assistir à demonstração experimental. Fiz um curso prático-experimental. Entrei em campo com dois vividos. Assumi parte dos tempos operatórios. Completei, depois, o tempo operatório. Quem sabe, atualmente, os auxiliares poderão ser de menor experiência! Deito-me tranqüilo e não humilhado, com a consciência de ainda não ter presenciado acidentes graves ou iatrogenias incontornáveis. Isso é curva de aprendizado.

Principiis obsta; sero medicina parata. Cum mala per longas convaluere moras (opõe-te aos começos, isto é, resiste desde o começo, recorre-se tarde ao medicamento quando o mal tomou forças em virtude da longa demora) (*Remédios do Amor*, Ovídio).

A videolaparoscopia trouxe um frenesi.

O tempo, como grande juiz, começa a definir melhor as posições, indicações e restrições, e até mesmo as contra-indicações.

É preciso, agora, mudar sem delongas o conceito de alguns os quais em reuniões científicas apresentam a melhoria de seus resultados com base na experiência adquirida em campo operatório e em ser humano.

978-85-7241-664-1

Isso não é curva de aprendizado. É experiência *in anima nobili*, sem ter passado pelos Comitês de Ética, com base na lei do Conselho Nacional de Saúde, Resolução 196 de 10 de outubro de 1996.

Vi Cirurgiões jovens adquirirem aparelhos, iniciarem suas atividades após uma pequena e rápida viagem ao exterior ou a outro centro em desenvolvimento e, diretamente, dirigir-se ao bloco cirúrgico para operação em ser humano.

Em via biliar, por exemplo, a literatura autêntica diz que os Cirurgiões que se arrojaram sem o preparo técnico hierárquico fizeram o recomeço de toda história secular, atribulada e sacrificada da Cirurgia Biliar. Todos os problemas, desacertos, iatrogenias, acidentes, infortúnios (para não dizer erros) foram revividos e, alguns deles, comunicados verbalmente ou por escrito. Sabe-se da filosofia de vida de que "quando se esquece o passado, corre-se o risco de repeti-lo".

Em virtude de atualmente a videolaparoscopia aparecer como opção em vários centros e até nos locais mais simples ou longínquos, é preciso refletir e adotar, se não obrigar, a um treinamento hierárquico, crescente, amadurecido.

O residente deve, portanto, participar das discussões e do ambiente operatório. Observar. Viver. Aprender a manipular o material como um todo. Entrar em campo de forma lenta e progressiva a fim de, sob supervisão, iniciar seu exercício como Cirurgião.

Para quem não tem tempo ou quer iniciar seu aperfeiçoamento de forma mais rápida, os Comitês e as Comissões de Ética precisam, por dever de ofício, exigir o trânsito no laboratório experimental.

Pensando nisso e preocupado-se com tal eventualidade, foi proposto, no início das experiências, que o sistema vídeo fosse institucionalizado, nessa linha político-administrativa. O hospital teria a comissão responsável pelo ensino-aprendizagem de vídeo e gerenciaria as pretensões dos iniciantes, daqueles em desenvolvimento e dos experientes, na qualidade de participantes do treinamento hierarquizado.

Compete a nós, que já vivemos mais no exercício, a assunção dessa responsabilidade. O jovem que opta pela Cirurgia Geral, não é jactancioso, pretensioso ou orgulhoso. Pelo contrário, quando ele sente que está orientado e amparado, torna-se humilde e quer fazer o melhor. E o faz bem, porque nesse mister da videolaparoscopia ele tem mais desenvoltura do que os maduros. Ele sabe manipular videojogos, e os reflexos já estão fixados em sua base.

978-85-7241-664-1

Parte da responsabilidade do que ocorreu em desacerto não se debita aos jovens. Debita-se à universidade, que não assumiu para experimentação tão logo surgiu a proposta. Deve-se ao sistema de saúde, o qual não hierarquizou e institucionalizou o novo procedimento. Todos podem fazer o que querem, o que julgam legítimo e o que para cada um é facultado fazer, por não haver hierarquia de competência no sistema de saúde e na universidade. Debita-se à indústria, que viu nesse caminho o lucro fácil e rápido, e o fez bem, de modo que fascinou e promoveu o nascimento e a estabilidade do mercado. Como a universidade se retraiu, não arrojou, não facilitou a oportunidade de investir em planos pilotos e protocolos, todos se viram liberados e adquiriram no balcão o maquinário e instrumental para o exercício a qualquer modo; do experiente ao astuto.

Tempora mutantur, et nos in illis (os tempos mudam e nós mudamos com eles).

Nós, professores universitários e mais vividos, devemos dedicar mais atenção a essa atividade de via de acesso mínima que trouxe, quando bem indicada e executada de forma experiente, grandes benefícios para os pacientes.

O aprendizado deve ser contínuo e crescente; a doença precisa ser bem estudada; a indicação tem que ser pertinente e a execução melhor ainda.

O ensino, a aprendizagem e o controle necessitam ser permanentes. A universidade (no protocolo e na experimentação), as Sociedades de Cirurgia e as Associações e Hospitais de Ensino devem ficar de atalaia e disponíveis para fornecerem oportunidade a todos, no treinamento e no aprimoramento. Isso porque a natureza humana é falível quando tem um propósito, e o adquire mesmo sem o tempo hábil. Não basta demonstrar que se preparou, é preciso mostrar que sabe fazer. Caso contrário, a história será repetida: *Lupus pilum mutat, non mentem* (o lobo muda o pêlo, não a índole).[1]

REFERÊNCIA BIBLIOGRÁFICA

1. *Acta Cirúrg. Bra.* v. 14, n. 3, 1999.

BIBLIOGRAFIA COMPLEMENTAR

1. DE TURRIS, S. V. et al. Curva de aprendizado. *J. Am. Coll. Surg.*, v. 194, n. 5, p. 65-73, 2002.
2. LÁZARO DA SILVA, A. Cirurgia geral e o sistema de saúde. *Rev. Col. Bras. Cir.*, v. 24, n. 1, p. 3, jan./fev. 1997.
3. LÁZARO DA SILVA, A. Cirurgia laparoscópica. Institucionalização. *GED,* v. 2, n. 1, p. 2, 1993.
4. LÁZARO DA SILVA, A. Cirurgia videolaparoscópica. *GED*, v. 13, n. 1, p. 11, jan./mar. 1994.
5. LÁZARO DA SILVA, A. Cirurgia videolaparoscópica e parede abdominal. *J. Bras. Méd.*, v. 69, n. 2, p. 151, 1995.
6. LÁZARO DA SILVA, A. Controvérsia. Correlação cirúrgica da hérnia inguinal – via de acesso tradicional ou laparoscópica? *Rev. Goiana Méd.*, v. 41, n. 1, p. 57-58, 1996.
7. LÁZARO DA SILVA, A. Editorial. Cirurgia laparoscópica para hérnias inguinais. *Rev. Col. Bra. Cir.*, v. 19, n. 3, 1992.
8. LÁZARO DA SILVA, A. Hérnia do hiato diafragmático. *Boletim CBC*, v. 30, n. 103, p. 45-46, 1999.
9. VOITK, A. J. *Can. J. Surg.*, v. 41, p. 446, 1998.

CAPÍTULO 10

Propriedades da Cirurgia Videolaparoscópica

Alcino Lázaro da Silva

978-85-7241-664-1

- Tempo aumentado de operação correta e padronizada.
- Menor trauma ao tecido.
- Anestesia geral e de atenção mais apurada.
- Via de acesso mínima.
- Ópticas de 0 a 30°.
- Utilização de duas dimensões, perdendo-se a noção de profundidade.
- Movimentos independentes da visão das mãos.
- Visão direta das pinças e não das mãos.
- Campo aumentado de tamanho.
- Iluminação mais clara e permanente.
- Visão indireta do campo operatório.
- Não se usa o recurso táctil dos dedos e palma da mão.
- Campo espacial diferente.
- Movimentos espelhados no uso das pinças (nodar, por exemplo).
- Possibilidade de hemostasia mais rigorosa, pela observação aumentada de vasos menores.

CAPÍTULO 11

Avaliação das Faculdades de Medicina

Alcino Lázaro da Silva

A faculdade de medicina é o centro das atenções e investimentos para formação médica de qualidade e eficiência.

Ela tem que avaliar, e bem, seu aluno e precisa ser avaliada de cinco em cinco anos.

Para que a avaliação não a prejudique e sim desenvolva, é necessário fazê-la de forma democrática, impessoal e instrutiva.

A avaliação será, portanto:

- Por auto-avaliação à custa de seu corpo docente (e técnico-administrativo?).
- Pelo aluno em curso, de acordo como seu nível curricular e a sua curva de aprendizado.
- Pelo médico (aluno egresso) que pode comparar o aprendido com a demanda da sociedade e a sua capacidade de resolução.
- Pela Associação de Classe, sociocultural e que conhece, convive e tem a responsabilidade de gerir e gerenciar a educação contínua, nesse caso, afinada com as faculdades de medicina.
- Por um sistema superior (a exemplo do que faz a Coordenadoria de Aperfeiçoamento de Pessoal de Ensino Superior [CAPES] junto à pós-graduação), oficial, representativo e assessor do Ministério da Educação (poderia denominar-se Conselho Superior de Avaliação das Escolas Médicas [COSAEM]) (Fig. 11.1).

Com isso, ao passo que a faculdade torna-se obrigada a rever seus conceitos, sua dinâmica e seus recursos, adquire o trunfo e a força de reivindicar melhor amparo financeiro para o seu desenvolvimento.

O médico, por sua vez, ao passo que faz a avaliação da escola médica, é avaliado, individual e sigilosamente pela Associação e pelas Sociedades especializadas, as quais têm a finalidade precípua de avaliar o médico para as áreas básicas do exercício profissional (Cirurgia, Clínica Médica, Ginecologia e Obstetrícia, Pediatria, Saúde Mental e Prevenção). As Sociedades especializadas prestarão orientação, agrupando os médicos especialistas.

978-85-7241-664-1

978-85-7241-664-1

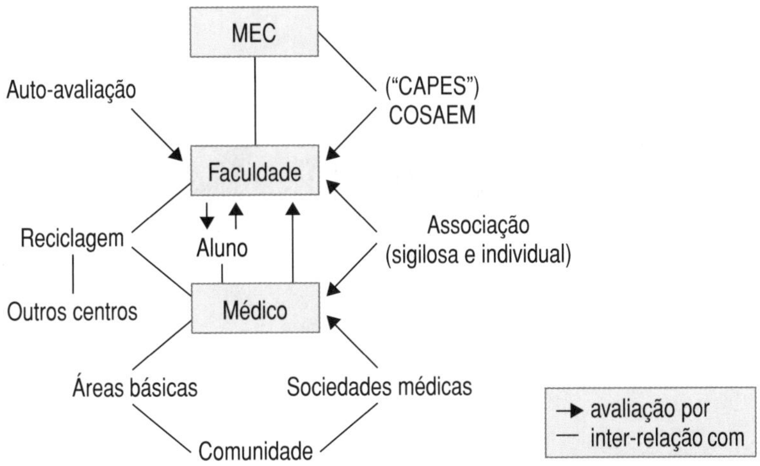

Figura 11.1 – CAPES = Coordenadoria de Aperfeiçoamento de Pessoal de Ensino Superior; COSAEM = Conselho Superior de Avaliação das Escolas Médicas; MEC = Ministério da Educação e Cultura.

Essa condição obriga o profissional a procurar com freqüência a reciclagem de seus conhecimentos, na faculdade de origem ou em centros diferenciados dentro da expectativa de cada um. A reciclagem, melhorando os conhecimentos, propiciará ao médico melhor condição de reivindicar dos órgãos responsáveis a qualidade desejada para desenvolver o seu trabalho.

Isso fará com que a Associação se fortifique, seja mais coerente com seus objetivos e responsabilidades e se torne mais eficaz. Tanto que terá o compromisso de não só avaliar a faculdade, mas enviar ao COSAEM suas conclusões.

Com a avaliação que o COSAEM obrigatoriamente fará e com a informação sigilosa recebida da Associação Médica, haverá subsídios mais amplos no intuito de assessorar o Ministério de Educação e Cultura (MEC) em sua orientação técnica, administrativa e financeira, quando não centralizadora, das faculdades de medicina.

CAPÍTULO 12

Anestesia para Cirurgia Videolaparoscópica

Amaury P. de M. Procópio

É importante, até se adquirir maior experiência, ter extrema cautela ao se fazer a indicação de um procedimento laparoscópico. O Cirurgião e o Anestesiologista devem conhecer perfeitamente as alterações pulmonares, hemodinâmicas, gástricas, ácido-básicas que ocorrem, em maior ou menor proporção, durante o procedimento cirúrgico. Em função da insuflação do CO_2 intraperitoneal e das alterações de posição da mesa de cirurgia, deve-se, antes de tudo, submeter cada paciente a uma rigorosa avaliação clínica. Essa avaliação de preferência deverá contar com uma participação conjunta do Cirurgião, do Clínico e do Anestesiologista, com a finalidade de determinar o estado físico (Associação Americana de Anestesiologia, [ASA]), o risco cardiológico (Goldman) e a avaliação pulmonar do paciente.

978-85-7241-664-1

A cirurgia videolaparoscópica, por outro lado, é em geral bem sucedida em pacientes ASA 1 ou 2, refletindo todas as vantagens que a fizeram ocupar o atual lugar de destaque. Complicações cirúrgicas e não cirúrgicas, inclusive a morte, podem advir quando a indicação não obedece os critérios de avaliação referidos anteriormente, além de cerca de 3 a 5% das intervenções cirúrgicas por videolaparoscopia se transformarem em laparotomia.

Considerações Anestésicas (Quadros 12.1 e 12.2)

A anestesia para cirurgia laparoscópica implica em:

- Monitoração clínica e instrumental da estabilidade hemodinâmica e respiratória.
- Relaxamento muscular adequado.
- Controle das excursões diafragmáticas.
- Analgesia trans e pós-operatória.
- Rápida recuperação pós-anestesia.

Quadro 12.1 – Fatores clínicos de risco para deiscência[1]

- Obesidade
- Diabetes melito
- Terapia com corticosteróides
- Aumento da pressão intra-abdominal (por exemplo, grandes ascites)
- Imunossupressão
- Isquemia
- Infecção (local ou a distância)
- Tosse crônica
- Posicionamento de uma incisão paralela a uma cicatriz vertical de uma cirurgia prévia (pode resultar em uma incisão relativamente isquêmica, que será vulnerável à deiscência)
- Idosos
- Indivíduos debilitados e desnutridos
- Fatores locais (da ferida): presença de hemorragia, infecção, uso excessivo de material de sutura e má técnica cirúrgica

As alterações provocadas no organismo pelo procedimento laparoscópico estão principalmente relacionadas com:

- Alterações no sistema respiratório.
- Alterações no sistema cardiovascular.
- Insuflação e absorção de CO_2.
- Embolia gasosa.
- Refluxo gastroesofágico.
- Hemorragia, enfisema subcutâneo.
- Dor, náuseas e vômitos pós-operatórios.

Alterações Pulmonares (Quadros 12.3 e 12.4)

978-85-7241-664-1

A laparotomia convencional provoca alterações na função pulmonar no período pós-operatório, diminuindo a capacidade vital, forçando o volume expiratório no primeiro minuto, além de a capacidade residual funcional e PaO_2 poderem não retornar aos níveis basais durante três ou mais dias após a cirurgia.

Quadro 12.2 – Incidência de deiscência de ferida cirúrgica[1]

- Incidência geral: 0,5 a 3% (média 2,6%)
- Incidência paciente < 45 anos: 1,3%
- Incidência paciente > 45 anos: 5,4%
- Incidência laparotomia em condições benignas: 2%
- Incidência laparotomia em cancerosos > 5%.

Quadro 12.3 – Efeitos da anestesia geral sobre a respiração[1]
Alterações mecânicas: • Paresia do músculo diafragma (possivelmente por inibição do reflexo da respiração da inervação vagal, esplâncnica e simpática) • Redução de 20 a 50% dos valores pré-operatórios: – Diminuição da capacidade residual funcional (CRF) – Diminuição da capacidade vital (CV) – Diminuição do volume de reserva expiratório – Diminuição da capacidade inspiratória
Alterações ventilação/perfusão (V/Q): • Imediatamente após a cirurgia ocorre a diminuição de 10 a 30% do oxigênio sangüíneo, em decorrência da ventilação inadequada de áreas que estão bem perfundidas

978-85-7241-664-1

A insuflação de CO_2 intraperitoneal pode ter várias conseqüências: atelectasia pulmonar, diminuição da capacidade residual funcional (CRF) e alta pressão de *peak* das vias aéreas.

Em conseqüência da elevação da pressão intra-abdominal e absorção de CO_2, ocorrem aumentos na pressão venosa central de até $10cmH_2O$, no CO_2 arterial de até 10mmHg e no CO_2 alveolar de até 8mmHg.

Essas alterações são menos acentuadas na colecistectomia laparoscópica, na qual as pressões de insuflação são bem menores, cerca de 10 a 15mmHg contra 20 a 40mmHg na cirurgia ginecológica laparoscópica.

Muitos Anestesiologistas preferem a anestesia geral com intubação endotraqueal e ventilação controlada para prevenir tais complicações respiratórias. A

Quadro 12.4 – Alterações pós-operatórias que ocorrem na função ventilatória após cirurgia abdominal superior[1]
Mudanças precoces: • Diminuição da CV para 50 a 60% do valor pré-operatório • Não há mudança na ventilação/min: – Diminuição do volume corrente (VC), em média de 25% – Aumento da freqüência respiratória em 20% • Posição supina por si só já é responsável por uma redução de 10 a 20% nos volumes pulmonares pós-operatórios
Mudanças entre 16 e 24h de pós-operatório: • Diminuição da CRF em cerca de 30%* • Diminuição do volume residual (VR) de aproximadamente 30%

* CRF = capacidade residual funcional retorna a 90% do valor pré-operatório próximo ao 5º DPO. CV = capacidade vital.

ventilação controlada pode ajudar a prevenir hipercarbia, acidose respiratória, hipoxemia resultante da absorção de CO_2, aumento na pressão intra-abdominal e diminuição na CRF.

978-85-7241-664-1

Embolia Gasosa pelo Dióxido de Carbono

O CO_2 é bastante solúvel no sangue e prontamente absorvido pela vasculatura esplâncnica. A absorção de pequenas quantidades desse gás, penetrando na circulação, em geral não acarreta maiores conseqüências. Se grandes quantidades são absorvidas através de canais venosos abertos ou se o fluxo sangüíneo esplâncnico é reduzido por excessivas pressões intra-abdominais ou vasoconstrição periférica, poderá ocorrer sério comprometimento respiratório e hemodinâmico. Alguns sinais da embolia gasosa são: inicialmente, queda súbita e profunda na pressão sangüínea, arritmia cardíaca, alterações dos sons cardíacos, cianose, edema pulmonar e aumento do $ETCO_2$. Como a embolia gasosa depende fundamentalmente da insuflação de altas pressões intra-abdominais, ela ocorre com maior freqüência na laparoscopia ginecológica, cujas pressões de insuflação são bem maiores do que na colecistectomia laparoscópica (20 a 40mmHg *versus* 13 a 18mmHg).

O primeiro passo é desinsuflar o pneumoperitônio a fim de auxiliar na manutenção de boas condições hemodinâmicas, e colocar o paciente na posição de Durant (decúbito lateral esquerdo com a cabeça abaixo do nível do átrio direito). Em seguida, obter rápido acesso venoso central, se já não tiver sido realizado, de modo a aspirar o ar do átrio direito pelo cateter. Deve-se, no entanto, procurar fazer o diagnóstico diferencial com as outras causas de colapso vascular: hemorragia, embolia pulmonar, infarto do miocárdio, pneumotórax, pneumomediastino, pressão intra-abdominal excessiva e reflexo vagal, principalmente.

Manter uma vigilância constante por meio do ecocardiograma (ECG); pressão sangüínea; sons cardíacos e $ETCO_2$ para um diagnóstico precoce e rápido tratamento, de modo a evitar como conseqüência uma parada cardíaca e morte do paciente.

Alterações no Sistema Cardiovascular (Tabela 12.1 e Quadro 12.5)

A posição de Trendelenburg reversa ou recúbito (proclive) utilizada para colecistectomia laparoscópica acarreta vários efeitos hemodinâmicos. O represamento venoso gravitacional que ocorre resulta em diminuição do retorno venoso, com subseqüente queda do débito cardíaco e pressão sangüínea arterial.

A insuflação de CO_2 aumentando a pressão intra-abdominal pode provocar a compressão da aorta se a pressão de insuflação atinge valores suficientemente elevados, assim como a compressão da veia cava inferior pela excessiva pressão intra-abdominal. O grau de alterações hemodinâmicas depende diretamente da volemia do paciente. Uma reposição de 10 a 20mL/kg de cristalóide, antes de

Tabela 12.1 – Efeitos cardiovasculares de alguns agentes anestésicos[1]

	Halotano	Enflurano	Óxido nitroso	Éter	Fentanil
Pressão arterial	↓	↓	–	–	↓
Freqüência cardíaca	–↑	↑	↓	↑	↓
Contratilidade miocárdica	↓↓	↓	↓	↓	–
Resistência vascular sistêmica	↓↓	↓	↑	↓	↓
Débito cardíaco	↓	↑	↓	–	↑*

* O débito cardíaco (DC) pode diminuir em decorrência da capacidade de produzir venodilatação.

tudo, recomporá o volume intravascular e minimizará essas alterações hemodinâmicas. Os pacientes saudáveis na maioria das vezes toleram bem essas variações, porém aqueles com função cardiovascular comprometida podem ser muito vulneráveis, mesmo sob circunstâncias ideais.

Arritmia cardíaca pode resultar de acidose respiratória e do estímulo do sistema nervoso simpático, muito embora hipoxia e estimulação vagal também contribuam. A incidência de hipercarbia e hipoxemia é reduzida pela anestesia geral com intubação endotraqueal e ventilação controlada. Alguns trabalhos destacam que a ventilação controlada com bloqueio neuromuscular está associada a menor morbidade pós-operatória do que a ventilação espontânea em pacientes entubados.

Em qualquer dos casos, a manutenção de normocarbia deve ser orientada pelo uso de um capnógrafo, que auxilia, inclusive, na detecção de embolia por CO_2, indicada por uma transitória e rápida elevação do $ETCO_2$. O uso do estetoscópio esofágico pode ser muito útil na detecção de alterações no padrão dos sons cardíacos, o que indicaria uma embolia gasosa. Se disponível e de maior precisão, utilizar o eco-Doppler com o sensor localizado no segundo espaço intercostal direito, paraesternal, a fim de monitorar os sons cardíacos, detectando de modo instantâneo qualquer alteração que deverá ser rapidamente pesquisada. Além disso, um ecocardiograma (ECG), monitoração de pressão arterial não invasiva e oxímetro de pulso devem ser usados. Monitoração mais invasiva deve ser avaliada para pacientes com estado físico acima do ASA 2.

978-85-7241-664-1

Quadro 12.5 – Alterações cardiovasculares causadas pela analgesia espinal[1]

- Interrupção dos impulsos nervosos simpáticos aos vasos sangüíneos sistêmicos e interrupção dos reflexos barorreceptores que controlam a pressão arterial
- Diminuição da resistência vascular periférica total
- Diminuição do débito cardíaco: dilatação venosa e "represamento" (*pooling*) do sangue; diminuição do retorno venoso
- Bradicardia resultante do bloqueio dos impulsos "aceleradores" para o coração ou da diminuição da liberação endógena de norepinefrina das terminações nervosas simpáticas, portanto reduzindo a contratilidade miocárdica

O uso transoperatório de narcóticos para colecistectomia é até certo ponto controverso, pois a morfina, a meperidina e o fentanil podem provocar espasmo do esfíncter de Oddi, dificultando a visualização da porção distal do colédoco durante uma colangiografia transoperatória. Sugere-se, no entanto, administrar doses pequenas para auxiliar na analgesia, durante a cirurgia. Se houver necessidade de remover o espasmo, poderá ser utilizado glucagon (1mg intravenoso).

Anestesia Regional

A anestesia epidural torácica com um bloqueio segmentar de torácica 2 a lombar 1 (T2-L1) é preconizada por alguns com vantagens (paciente acordado, com reflexos de vias aéreas preservados, e recuperação mais rápida). A insuflação de CO_2 causa uma irritação no diafragma, provocando náuseas e vômitos e dor referida ao território de inervação do frênico (cervicais 3 a 5 [C3 a C5]; região infraclavicular; ombros e pescoço) a qual não é bloqueada pela anestesia epidural, necessitando para o seu alivio sedação intravenosa. Essa anestesia, por sua vez, dependendo da intensidade passará a não preservar os reflexos de proteção de vias aéreas, podendo ainda provocar depressão respiratória e hipercarbia. Além desse aspecto, há de ser levada em consideração a hipotensão arterial importante, provocada pelo bloqueio simpático e dificultando ainda mais o controle do paciente. Afora isso, o desconforto para o paciente acordado pode ser insuportável. Pode-se fazer o bloqueio dos nervos intercostais associado à narcose inalatória com intubação endotraqueal e ventilação controlada ou assistida. O uso de halotano é evitado por sua interação com as catecolaminas. A diminuição do uso de narcóticos é desejada, em virtude de serem considerados, junto com o óxido nitroso, os responsáveis pela alta incidência de náuseas e vômitos pós-operatórios (42 a 55%), o que leva à pesquisa de vários meios para contornar esse problema, incluindo: metoclopramida pré-operatória, cateter nasogástrico ou orogástrico, droperidol, entre outros.

978-85-7241-664-1

REFERÊNCIA BIBLIOGRÁFICA

1. CORREA, P. C. R .P. *Rev. Med. MG*, v. 4, n. 4, p. 40, 1994.

CAPÍTULO 13

Nutrição*

Alcino Lázaro da Silva

Avaliação do Estado Nutritivo

A manutenção de um estado nutritivo adequado é essencial para a conservação da saúde e para seu restabelecimento, quando ela for alterada em conseqüência de traumas acidentais, intervenções cirúrgicas ou enfermidades.

H. Gofferge e W. Fekl encontraram 51,2% de pacientes com deficiência nutricional e Bistrain e Blacburn, confirmavam esses dados em doentes cirúrgicos. O estado nutritivo pode melhorar de forma duradoura com um tratamento nutricional adequado.

978-85-7241-664-1

Fatores de Risco que Podem Levar a um Estado de Desnutrição

História Clínica

- Enfermidade ou intervenção cirúrgica grande.
- Náuseas e vômitos.
- Diarréia.
- Cirurgias relacionadas ao aparelho digestivo.
- Câncer.
- Problemas circulatórios.
- Enfermidades das artérias coronárias.
- Enfermidade crônica do aparelho digestivo.
- Hepatopatia crônica.
- Nefropatia crônica.
- Diabetes.
- Insuficiência cardíaca.
- Hiperlipidemia.
- Hipertensão.
- Atraso mental.

* Colaboração: Supporte Produtos Nutricionais Ltda.

- Transtornos neurológicos.
- Insuficiência pancreática.
- Paralisia.

História Farmacológica

- Antibióticos.
- Anticonvulsígenos.
- Agentes hipotensores.
- Esteróides catabólicos.
- Agentes antineoplásticos.
- Contraceptivos orais.
- Vitaminas.

História Alimentar

- Anorexia.
- Abuso do álcool.
- Dificuldades para mastigar ou engolir.
- Ingestão inadequada de nutrimentos.
- Dietas reduzidas ou caprichosas.
- Freqüente alimentação fora de casa.
- Falta ou deficiente ingestão de nutrimentos.

História Socioeconômica

- Baixo nível socioeconômico.
- Meios inadequados à preparação da alimentação.
- Meios inadequados à conservação do nutrimento.
- Incapacidade de se alimentar sozinho.

Sinais Indicativos de Desnutrição

978-85-7241-664-1

- *Cabelo*: sem brilho, seco, fino, descolorido, duro, cai com facilidade. Manchas mais escuras ou mais claras.
- *Rosto*: inchado. Face escura e olheiras. Pele seca. Glândulas parótidas hipertróficas.
- *Olhos*: sem brilho e membranas secas, demasiadamente pálidas ou avermelhadas. Manchas triangulares, cinzento-brilhantes, na conjuntiva. Comissuras palpebrais vermelhas e fissuradas. Anel hiperêmico (congestionado) em torno da córnea.
- *Lábios*: vermelhos e inchados, em especial nas comissuras.
- *Língua*: inchada, áspera, purpúrea, com chagas inchadas ou papilas anormais.
- *Dentes*: faltam ou sobressaem de maneira anormal. Mostram-se cariados ou com manchas escuras. Gengivas esponjosas, tendentes a sangrar.
- *Pescoço*: glândula tireóide hipertrófica.

- *Pele*: seca, escamosa, inchada, escura, com manchas mais claras ou escuras, algumas semelhantes a machucaduras. A pele apresenta-se escura e tensa.
- *Unhas*: em concha, quebradiças e acanaladas.
- *Estado físico*: emagrecido, desaparecimento do tecido adiposo, visão do arcabouço ósseo, freqüência cardíaca superior a 100, coração hipertrófico, ritmo anormal, pressão arterial elevada. Hepatoesplenomegalia. Hemorragias (músculo-esquelético).
- *Sistema nervoso*: o paciente encontra-se irritado e confuso, ardência e formigamento nas mãos e pés, perda da sensação de equilíbrio e diminuição dos reflexos no tornozelo e no joelho.

O peso corporal em relação à altura é o parâmetro mais utilizado, desde que Broca disse que o *Peso Ideal* é aquele que, em quilos, excedia em centímetros o metro de altura. Atualmente, muitos autores preferem o *Peso Ótimo*.

- Peso Broca ou Ideal (kg) = altura (cm) – 100.
- Peso Ótimo em homens (kg) = Peso ideal (Peso ideal – 52) × 0,2.
- Peso Ótimo em mulheres (kg) = Peso ideal (Peso ideal – 52) × 0,4.

Perímetro Muscular do Braço

É o valor de referência da massa muscular, calculado a partir do perímetro do braço, medido em seu ponto médio localizado entre o acrômio e o olécrano. Para tanto, deve-se flexionar o antebraço. Mede-se no braço esquerdo nos indivíduos destros e vice-versa nos canhotos.

$$\text{PMB (cm)} = \text{PB (cm)} - (7 \times \text{prega tricipital [cm]})$$

Considerando PMB = perímetro muscular do braço; PB = perímetro do braço.

A espessura da dobra do tríceps é medida em milímetros. Empregando-se a fórmula antes citada, deve-se transformar em centímetros.

Tanto o perímetro do braço quanto a dobra cutânea do tríceps devem ser medidos com o braço relaxado, sem que a fita métrica aperte a pele do enfermo e sustentando-se a dobra cutânea com os dedos polegar e indicador com o calibre situando a 1cm dos dedos na vertical, de maneira que abarque toda a espessura da pele e a tela subcutânea, porém, não o músculo (Tabelas 13.1 a 13.3).

Tabela 13. 1 – Tabela de valores do perímetro muscular do braço (cm)

	Valores médicos normais	90% do normal	80% do normal	70% do normal
Homens	27,8 – 22,8	22,7 – 20,2	20,1 – 17,7	< 17,7
Mulheres	25,5 – 20,9	20,8 – 18,6	28,5 – 16,2	< 16,2

Dados de Blackburn.

978-85-7241-664-1

Tabela 13. 2 – Tabela de valores da dobra do tríceps (mm)

	Valores médicos normais	90% do normal	80% do normal	70% do normal
Homens	13,7 – 11,3	11,2 – 10	9,9 – 8,8	< 8,8
Mulheres	18,1 – 14,9	14,8 – 13,2	13,1 – 11,6	< 11,6

Dados de Blackburn.

Tabela 13. 3 – Valores do perímetro branquial (cm)

	Valores médicos normais	90% do normal	80% do normal	70% do normal
Homens	29,3	26,3	23,4	20,5
Mulheres	28,5	25,7	22,8	20

Dados de Blackburn.

978-85-7241-664-1

Índice Creatinina/Altura

A eliminação de creatinina em 24h representa um parâmetro de laboratório muito útil para apreciar a massa muscular e a massa corporal sem gordura. A excreção de creatinina, metabólito último, depende apenas da massa muscular, de modo que partindo do valor considerado normal segundo a superfície corporal do paciente (Peso Ótimo, segundo a altura) seria uma excreção teórica de 23mg de creatinina por kg de Peso Ótimo.

$$\text{Índice creatinina/altura} = \frac{\text{Eliminação de creatinina na urina em 24h}}{\text{Eliminação ótima de cretatinina em 24h}} \times 100$$

Valor da Massa Muscular

Massa muscular (kg) = eliminação de creatinina na urina de 24h (g) × 20

Proteínas

Nos casos de nutrição protéica deficitária, além da redução da massa muscular, é produzida também uma diminuição da concentração das proteínas viscerais.

Para diagnosticar precocemente as alterações agudas do equilíbrio protéico, proteínas plasmáticas de vida média biologicamente curta e de alta taxa de retorno são determinadas.

- Colinesterase: vida média de aproximadamente 24h.
- Pré-albumina: vida média de 50h. É o parâmetro especialmente sensível no déficit protéico agudo.

Tabela 13.4 – Avaliação do grau de desnutrição

Parâmetro	Normal	Leve	Médio	Grave
Índice de creatinina (%)	110 – 90	89 – 80	79 – 70	70
Albumina g/100mL	3,5	3,5 – 3	2,9 – 2,5	2,5
Pré-albumina mg/100mL	18	17 – 16	15 – 14	14
Colinesterase U/L	3.000	3.000 – 2.000	2.800 – 2.200	2.200
Recontagem de linfócitos/mm^3	1.200	1.200 – 1.000	900 – 800	800

978-85-7241-664-1

- Proteína ligada ao retinol (retinol): vida média de < 24h.
- Transferrina: vida média de cinco dias a sete dias.
- Soro-albumina: vida média de 19 dias. Graças à sua vida média relativamente grande, é um bom parâmetro de avaliação do grau de gravidade das situações crônicas de carência protéica. Se o número é inferior a 3g/100, cabe esperar alterações da imunidade (Tabela 13.4).

Estado Imunológico

Tanto a má-nutrição protéica quanto a proteicocalórica apresentam transtornos imunológicos secundários, e essa clara repercussão sobre a *imunidade celular* pode ser detectada com *provas de sensibilidade cutânea* ou também com o estudo da *transformação linfoblástica dos linfócitos*. As provas dérmicas se realizam no lado palmar do antebraço e as reações cutâneas são lidas em 24, 48 e 72h.

Emprega-se 0,1mL de antígeno correspondente à diluição adequada.

- Tuberculina derivado protéico purificado (PPD, *purified protein derivative*) 5UI em 0,1mL.
- Varidasa/estreptoquinasa/estreptodornasa 1/4UI em 0,1mL.
- Candidina 1/1.000.
- Tricofitina 1/1.000.

Se a extensão da reação cutânea é maior que 5mm em uma das três provas, considera-se integral a reação imunológica celular.

Balanço Nitrogenado

O balanço nitrogenado (BN) é um coeficiente simples e prático para expressar a relação entre o nitrogênio ingerido e o excretado e, dessa forma, avaliam-se os efeitos metabólicos do metabolismo protéico. É a concepção *Net Protein Utilization* (NPU) dos americanos.

$$\% \text{ NPU} = \frac{\text{Nin} - (\text{Nca} - \text{Nob})}{\text{Nin}} \times 100$$

978-85-7241-664-1

Sendo NPU = *Net Protein Utilization*; Nin = nitrogênio ingerido; Nca = nitrogênio catabolizado; Nob = nitrogênio eliminado obrigatoriamente = 0,1g × Peso Ótimo.

BN = N administrado (g/24h) – N excretado (g/24h)

- N ingerido = N ingerido na dieta.
- N excretado = eliminado por fezes ou suor + N excretado pela urina.
- N excretado por suor = 2g/24h.
- N excretado pela urina = N uréico + N não uréico.
- N excretado por urina não uréico = 2g/24h.
- N excretado por urina uréica = uréia (g/L) × urina 1/24h;
  uréia (g/L) × 0,46.

BN = N ingerido – (3 + 5 + 6)

Uma vez calculado o Balanço Nitrogenado, pode-se avaliar o ganho ou a perda protéica, partindo dos seguintes dados:

- 100g de proteína = 16g de nitrogênio.
- 1g de nitrogênio = 100/16 = 6,25g de proteína seca.

Sabendo-se que o peso da proteína magra úmida (massa muscular) é igual a cinco vezes o peso da proteína seca, é possível calcular o ganho ou a perda de proteína a partir do Balanço Nitrogenado.

g de massa muscular = 5 × 6,25 × (N ingerido – N excretado)

Técnicas de Nutrição Enteral

Uma das vantagens que a nutrição enteral tem sobre a parenteral é, sem dúvida, a simplicidade de sua utilização. Com os preparos disponíveis na atualidade, a nutrição enteral tornou-se de fácil manejo e seu uso está ao alcance de qualquer Centro Hospitalar.

Vias de Administração

A passagem de um cateter de nutrição através das narinas até o estômago ou intestino é a via que geralmente se emprega quando as circunstâncias permitem. Desse modo, evita-se a intervenção cirúrgica, e essa via é com freqüência bem tolerada quando cateteres de pequeno calibre e flexíveis são utilizados.

Os cateteres nasogástricos são introduzidos com facilidade e sua colocação se verifica sem problemas.

A colocação do cateter nasoentérico exige o uso de cateteres de calibre maior e com lastro de mercúrio, de modo que são introduzidos no estômago e passam ao intestino com os movimentos peristálticos. Essa passagem exige algum tempo, cerca de 24h na maioria dos pacientes. A confirmação da colocação correta deve ser feita por radiologia.

Vias Cirúrgicas

Faringostomia

Introduz-se um cateter DobbHoff por via nasogástrica e, com uma "manobra digital" na faringe, apóia-se o cateter no nível do seio piriforme o qual, com uma incisão de 1cm na pele, é exteriorizado utilizando-se uma pinça de Kocher.

978-85-7241-664-1

Esofagostomia

Consiste na introdução de um fino cateter no nível do esôfago cervical, também pouco utilizada.

Gastrostomia

Técnica muito utilizada em suas distintas variedades. Não há necessidade de usar grossos cateteres de Foley, senão o mesmo tipo de cateteres nasogástricos com um 8Fr.

Jejunostomia

Indicada no período pós-operatório imediato. Utilizando uma agulha de calibre 16, de 3 polegadas de comprimento, pratica-se um túnel subseroso na face antimesentérica do jejuno. Antes de penetrar no interior do intestino, introduz-se um cateter de *sylastic* por meio de uma agulha até o interior do intestino; ao longo de 10 a 15cm extrai-se a agulha, o cateter é fixado com uma sutura em bolsa e o intestino preso ao peritônio parietal, no ponto de saída para o exterior.

Introdução dos Cateteres para Nutrição Enteral

A introdução dos diversos cateteres é muito fácil com pacientes conscientes e dispostos a cooperar.

Em troca, a introdução de cateteres em pacientes inconscientes ou pouco cooperadores pode requerer a utilização de estiletes de arame. Outro método para facilitar a introdução consiste em utilizar um cateter Levin de 16Fr como condutor. Segundo esse método, os extremos de ambos os cateteres são inseridos na metade de uma cápsula de gelatina. Os dois cateteres passam ao estômago do paciente. Continuamente injeta-se, com força, água no cateter de nutrição; a cápsula de gelatina se dissolve e então o cateter de Levin é retirado, deixando em seu lugar um pequeno cateter flexível.

Para introduzir-se o cateter pode-se seguir a seguinte seqüência:

1. Explicar o procedimento ao paciente.
2. Lavar as mãos.
3. Levantar 90° a cabeceira da cama ou fazer com que o paciente se sente ao lado da cama. A posição em decúbito lateral é a menos aconselhável, porém, pode ser indicada para pacientes incapazes de sentar-se. A intubação não deve ser feita enquanto o paciente jaz deitado de costas, a menos que ele levante a cabeça.
4. Examinar as fossas nasais em busca de possíveis obstruções. Ordenar que o paciente tape alternativamente cada orifício nasal e respirar. O orifício mais desembaraçado deve ser utilizado para a introdução.
5. Examinar o cateter para ver ser apresenta bordas ásperas ou afiladas em seu extremo distal, assim como se os orifícios de saída estão fechados ou obstruídos.
6. Determinar a profundidade aproximada da inserção. O método tradicional para a introdução nasogástrica consiste em medir a distância do extremo do nariz ao lóbulo da orelha e daí ao apêndice xifóide do esterno. Todavia, para Hason, um método mais exato seria marcar os 50cm terminais no cateter nasogástrico e, em continuação, tomar a medida habitual nariz-orelha-xifóide (NOX). O comprimento do cateter a ser introduzido seria determinado pelo ponto médio entre o segmento de 50cm e o segmento NOX. Qualquer que seja o método utilizado marque a distância com fita adesiva ou, se o cateter está pré-marcado, anote a marca mais próxima da distância total.
7. Se desejável, lubrifique o cateter com um lubrificante hidrossolúvel em seus primeiros 10cm.
8. Impulsione-se com suavidade o cateter pelos condutos nasais, orientando-o para baixo e para trás até a marca da orelha. Quando o cateter chegar à nasofaringe, imprime-se um giro de 180° e solicitado ao paciente que engula. Se necessário, um pequeno gole de água pode facilitar a deglutição. Um leve estímulo na garganta pode estimular o reflexo de deglutição no paciente inconsciente.
9. Faz-se passar o cateter até introduzir o segmento desejado, sem forçar jamais o avanço contra possíveis resistências. Em tal caso, o cateter deve ser retrocedido e empurrado novamente ou completamente retirado.
   A colocação acidental do cateter na traquéia pode provocar tosse ou aflição no paciente consciente, ao passo que o inconsciente pode tornar-se cianótico. Quando cateteres de pequeno diâmetro são utilizados, esses sintomas podem não ser observados de forma imediata.
   Em geral, o paciente consciente ficará incapacitado para falar quando o cateter se encontrar na laringe. Aconselha-se combinar um sinal com a mão,

978-85-7241-664-1

do qual se utilizará o paciente para indicar ao operador que se detenha quando estiver sendo molestado e tendo dificuldade para respirar.

10. Verificar a colocação do cateter da seguinte maneira:
    a. Aspirar o conteúdo gástrico mediante uma seringa. Observar as características do aspirado para comprovar que se trata de suco gástrico. Um método consiste em verificar a acidez do pH com papel de tornassol.
    b. Introduzir cerca de 10cc a 15cc de ar no cateter com uma seringa, auscultando ao mesmo tempo os ruídos gástricos com um estetoscópio. A presença de ar no estômago produz ruído surdo.
    c. Pode-se confirmar a colocação com radiografias quando o cateter é radiopaco. Todos os cateteres introduzidos para nutrição nasoentérica deveriam ser examinados com radiografias para confirmar sua posição. É necessário dar tempo para que o cateter passe pelo piloro antes de radiografar.
11. Fixar com firmeza o cateter com fita adesiva, porém sem pressionar as narinas.

Tipos de Cateteres

Os cateteres tradicionais, fabricados de borracha ou policloreto de vinila (PVC) (tipo Levin), apresentam em geral um tamanho maior (16 a 18Fr). Infelizmente, esse tipo de cateter continua sendo utilizado mesmo provocando irritações excessivas ao paciente, podendo inclusive causar necrose por pressão, esofagite e úlcera de esôfago.

O PVC se torna rígido quando exposto aos mucos digestivos e pode tornar necessária a troca semanal do cateter.

O grande diâmetro dos cateteres compromete o trabalho do esfíncter gastroesofágico, de modo que podem aumentar as possibilidades de refluxo gástrico e aspiração para árvore respiratória. Surgiram cateteres confeccionados em poliuretano (DobbHoff), muito flexíveis e de pequeno diâmetro (8Fr).

O de 43 polegadas pode servir para a nutrição nasogástrica ou nasoentérica em função do seu comprimento. Possui contrapeso de mercúrio que permite a passagem do cateter espontaneamente do estômago para o intestino quando necessário. O lastro de mercúrio contribui também para fixar o cateter introduzido. Tanto esse como o bulbo é radiopaco.

Modos de Administração

A administração em doses intermitentes das soluções nutrientes implica a administração rápida da fórmula, com uma seringa ou outro recipiente impulsionador. Em geral, nutre-se o paciente com um volume de 300 a 400mL de nutrimentos de quatro a seis vezes ao dia, poucos minutos por vez. Os nutrimentos administrados por esse método são mal tolerados e podem dar lugar a náuseas, diarréia, aspiração, distensão e cólicas. Esse método é muito usado, entretanto, dados os seus inconvenientes, deve ser evitado.

978-85-7241-664-1

Quando a nutrição é intermitente, gota a gota, rápida ou acelerada, suprimem-se alguns dos problemas referidos. Dessa forma, introduz-se o volume do preparo prescrito durante um período de 20 a 30min. Contudo, a tolerância pode ser má em alguns casos, mas permite ao paciente maior liberdade de movimentos entre as alimentações.

A nutrição por gravidade também pode administrar-se em gota a gota contínua, durante um período de 16 à 24h. Contudo, a velocidade do fluxo do gotejamento pode ser desigual, razão a qual é preciso controlá-la (aproximadamente a cada 30min). O uso de uma bomba é recomendável porque é possível manter uma velocidade de gotejamento constante. De todas as formas, para adquirir plena segurança convém controlar a cada hora a velocidade do gotejamento. Alguns centros recomendam comprovar a posição do cateter pelo menos a cada vez em que se recoloca a bolsa e revisar o resíduo gástrico cada 2 a 4h. Os nutrimentos aplicados diretamente no duodeno distal ou no jejuno proximal devem ser administrados sempre em infusão por bombeamento contínuo, a fim de prevenir a síndrome de esvaziamento rápido.

978-85-7241-664-1

A pele que rodeia o cateter deve ser limpa todos os dias, com água quente e um sabão neutro. O vazamento do suco gástrico ou intestinal sobre a pele, somado a tensão produzida pelo cateter, pode traduzir-se em irritação e escoriação. Por conseguinte, convém inspecionar a pele buscando indícios de vazamento ou infecções, eritema, edema ou lesões, e qualquer drenagem de líquido deve ser limpa imediatamente. Se necessário, aplicar gaze ao redor do cateter.

É comum que seja dada alta ao paciente, mesmo ele estando submetido a uma alimentação por gastrostomia ou jejunostomia. Tanto a enfermeira quanto o médico têm a responsabilidade de instruir ao enfermo e seus familiares técnicas de administração corretas e a importância de manter uma ingestão de alimentos uniforme e exata.

Cuidados com a Boca

Os cuidados com a boca do paciente alimentado por cateter constituem um aspecto importante da atenção diária da enfermeira. Alguns pacientes não podem ingerir líquidos pela boca, caso contrário poderia apresentar náuseas e irritação das mucosas. Além disso, pacientes cateterizados respiram pela boca, de maneira que os lábios se ressecam e fissuram.

Algumas atenções reduzirão em parte esses problemas. O paciente precisa ser encorajado a respirar pelo nariz, sempre que pode. Para impedir que os lábios fissurem, vaselina pode ser aplicada. Quando permitido, os pacientes poderão mascar goma ou chupar balas duras ou gelo, para aumentar a salivação. A enfermeira pode ajudar os pacientes cateterizados a escovarem os dentes pela manhã e antes de dormir. A escova elimina os resíduos que pode macular-se nos dentes, ao mesmo tempo em que estimula a circulação nas gengivas. Os bochechos com soluções salinas quentes aliviam a secura e a ardência faríngea. Os pacientes inconscientes ou que têm a boca particularmente seca precisam de uma atenção mais freqüente, possivelmente a cada 2h.

Cuidados com as Fossas Nasais

Deve-se prestar uma constante atenção às fossas nasais a fim de prevenir a formação de crostas e úlceras resultantes de irritação pelo cateter. É preciso limpar suavemente ambos os orifícios ao menos uma vez por dia, com algodão umedecido em água quente ou com um lubrificante hidrossolúvel. Essa operação de limpeza suprirá as secreções secas e favorecerá o bem-estar do enfermo. O orifício pelo qual se introduziu o cateter deve ser inspecionado durante a limpeza diária em busca de qualquer sinal de necrose ou hemorragia.

A irritação e a necrose por pressão nos orifícios nasais são reduzidas ao mínimo com os cateteres mais macios de poliuretano. Para favorecer o bem-estar do paciente, os orifícios nasais devem ser limpos como rotina diária.

Complicações: Etiologia, Prevenção e Tratamento

Alterações Hidroeletrolíticas

São as complicações particularmente perigosas da nutrição por cateter. A desidratação pode ser resultado de uma diarréia excessiva, um excesso de proteínas ingeridas ou por uma diurese osmótica.

A chamada *síndrome de nutrição por cateter* consiste em desidratação, hipernatremia, hipercloremia e azotemia, podendo ser conseqüência de uma ingestão excessiva de proteínas somada a uma introdução insuficiente de líquido. Entre os sintomas incluem-se confusão e graus involutivos de consciência. A síndrome pode ser prevenida controlando-se o nível de eletrólitos no soro e no hematócrito. Essas provas devem ser repetidas diariamente até que os valores se normalizem. Pode ocorrer diurese osmótica com desidratação hiperosmolar, hiperglicêmica e não cetônica. Convém verificar a glicosúria e cetonúria a cada 4h, avaliando-se a resposta terapêutica.

É imprescindível que o pessoal da enfermaria proceda a um registro das entradas e saídas, a fim de controlar o balanço hídrico.

O ingresso de líquidos compreende os que são ingeridos pela boca ou por cateter, e os líquidos intravenosos. As perdas se compõem do líquido excretado com a urina e as fezes e as perdas insensíveis que têm lugar com a transpiração e a evaporação nos pulmões – (aproximadamente) 800mL/dia em pacientes apiréticos e mais de 1.000/mL em pacientes febris ou hiperventilação. O ingresso de líquidos deve ser mais ou menos equivalente às perdas.

A densidade da urina reflete sua concentração, de forma que se deve obter esse parâmetro pelo menos uma vez com cada dose de nutrimento. A densidade normal da urina permanece entre 1.003 e 1.030. Um valor elevado indica que a urina está concentrada e é reflexo de depleção ou desidratação.

978-85-7241-664-1

Por outro lado, se o paciente produz quantidades abundantes de urina, a densidade será baixa.

Pneumonia por Aspiração

A seleção certa do cateter e sua posição correta são fatores importantes a considerar. Os cateteres de calibre grosso reduzem a perviedade do esfíncter gastroesofágico, aumentando o risco de refluxo gástrico. Existe o risco de aspiração em pacientes muito debilitados, em coma ou submetidos a analgesias profundas. Elevando-se a cabeça do paciente a um ângulo de 30° durante a nutrição e nos 30min seguintes ou utilizando-se um gota a gota contínuo nas 24h, reduz-se ao mínimo a possibilidade de regurgitação, mas não justificaria uma atitude despreocupada.

Diarréia

Pode aparecer quando se apresenta uma série de fatores, isolados ou em conjunto, entre os quais figuram a contaminação bacteriana, a sobrecarga osmolar, a intolerância à lactose, um baixo nível de albumina sérica e uma farmacoterapia simultânea.

A contaminação alimentar é prevenida garantindo-se a limpeza durante a preparação, conservação e administração dos nutrimentos. Trocando a bolsa de alimento e os tubos a cada 12 a 24h também se reduz o risco de propagação bacteriana. A introdução de uma solução hiperosmolar no interior do intestino pode ser responsável pela diarréia. Para nivelar a osmolaridade da solução nutriente, os capilares das vilosidades cedem água por difusão. As conseqüências são timpanismo, hipermotilidade e diarréia. A diluição inicial das soluções hiperosmolares, com um aumento gradual de sua concentração em função do tolerável pelo paciente, ajudará a eliminar o problema. Por outro lado, a administração de nutrimentos em gota a gota contínuo durante 24h permite ao intestino adaptar-se à constante sobrecarga osmolar.

A intolerância à lactose pode ter sua origem numa deficiência primária de lactase ou ser uma conseqüência transitória da enfermidade. A freqüência de intolerância à lactose e os sintomas derivados dela é medianamente elevada em qualquer população, e se aproxima dos 90% nas populações negras e orientais adultas. A lactose não digerida provoca uma sobrecarga hiperosmolar no intestino, o qual precipita a síndrome de esvaziamento rápido, tal como se descreveu. O tratamento se baseia no emprego de nutrimentos sem lactose.

A albumina sérica é um fator importante para manter a pressão osmótica coloidal que, por sua vez, aumenta a capacidade de absorção dos capilares das vilosidades. Por conseguinte, níveis baixos de albumina em soro reduzem a capacidade de absorção das vilosidades, acarretando má absorção e diarréia.

A administração parenteral de albumina pode servir para remediar o problema, sempre que são administrados ao mesmo tempo nutrimentos enterais diluídos, com o objetivo de não se utilizar indevidamente albumina para criar energia.

978-85-7241-664-1

A farmacoterapia é outra possível causa da diarréia. Uma vez impossível suprir ou substituir os medicamentos, pode-se esperar que a diarréia continue. O uso de agentes antidiarréicos pode ser eficaz (exemplo, codeína).

Obstipação

Esse é outro problema que costuma surgir em pacientes alimentados com cateter há muito tempo. As soluções alimentícias existentes são confeccionadas para deixar escasso resíduo e, certamente, pode-se prever a freqüência dos movimentos intestinais seja reduzida.

Transtornos Gastrointestinais

Alguns transtornos registrados durante a nutrição com cateter incluem náuseas, espasmos abdominais e meteorismo. Esses problemas podem ser evitados administrando-se as fórmulas corretas em um gota a gota contínuo nas 24h, aumentando-se a quantidade pouco a pouco conforme a tolerância do paciente. Se a ingestão de nutrimentos está atrasada, não se deve procurar recuperar o tempo perdido. Pelo contrário, deve-se manter a velocidade de fluxo adequada. Se o paciente experimenta náuseas, é necessário interromper a ingestão e comprovar os resíduos gástricos. A náusea pode ser aliviada interrompendo-se a ingestão durante cerca de 1h ou reduzindo a velocidade. Se a causa das náuseas é uma distensão gástrica, a deambulação, quando possível, pode ajudar.

Não esquecer da possibilidade de nutrir o paciente no nível do duodeno e jejuno e ao mesmo tempo realizar uma aspiração gástrica por outro cateter: esse sistema é perfeitamente permissível e resolve muitas situações incômodas.

Deve-se interromper a nutrição quando há vômitos ou suspeita de obstrução ou redução da motilidade gástrica. Os resíduos superiores a 150mL de conteúdo de suco gástrico indicam provavelmente que o esvaziamento do estômago está retardado. A dor epigástrica ou no quadrante superior direito, sintomas diversos, progressivos, no abdome ou um resíduo gástrico volumoso são sinais de risco.

Monitoração e Lista de Verificação

Ao se iniciar uma administração pela primeira vez ou intermitente:

- Verificar a posição do cateter.
- Verificar a quantidade de resíduo (se é de 150mL, considerar as possíveis razões de atraso no esvaziamento gástrico).
- Comprovar a velocidade do gotejamento por gravidade.
- Comprovar a velocidade do gotejamento por bomba.
- Comparar sinais vitais, incluídos pressão arterial, temperatura, pulso e respiração.

978-85-7241-664-1

- Determinar a glicosúria e cetonúria de 4 em 4h.
- Avaliar o balanço hídrico cada 8h.
- Trocar a bolsa e os tubos do equipo a cada 12h.
- Pesar diariamente.
- Avaliação laboratorial mais ou menos freqüente, de acordo com cada caso.

Nível de Atividade

Dentro do possível, deve-se animar o paciente alimentado por cateter a manter o nível de atividade anterior a do cateter. No princípio, será preciso estimular esses pacientes para que se movam e mudem de posição, já que eles temem que qualquer movimento provoque o deslocamento do cateter.

Para os pacientes que podem andar, alimentados em gota a gota contínuo, são muitas as bombas peristálticas que podem funcionar com pilhas durante certo tempo. Por essa razão, é perfeitamente possível que o paciente mova-se pela habitação, a menos que esteja contra-indicado pela doença; desse modo, ele conservará a sensação de independência.

Ao paciente inconsciente ou imobilizado precisa se mover a cada 2 ou 3h, a fim de se prevenir as complicações de repouso prolongado (escaras, pneumonia, contrações musculares, etc). Enquanto durar o regime alimentar, a enfermeira deverá estar constantemente ligada ao bem-estar psicológico do paciente, assim como de seu estado fisiológico. Ele será considerado uma pessoa com problemas, preocupações e temores particulares.

Implicações Psicossociais da Nutrição por Cateter

Precauções especiais para satisfazer os requisitos psicológicos e sociais do paciente submetido à nutrição entérica precisam ser adotadas. Junto ao estresse motivado pelas moléstias físicas que justificam o cateter, a hospitalização e a enfermidade em si fazem com que a pessoa cateterizada se veja privada dos aspectos religiosos, sociais e culturais, os quais durante toda sua vida têm acompanhado a alimentação. Ainda que se logrem satisfazer as necessidades nutricionais dos pacientes, a dieta perde seu aspecto, gosto e cheiro familiares. Tem sido comprovado que a sensação de sede, a incapacidade de saborear o alimento e a ânsia frustrada por certos alimentos constituem as queixas mais freqüentes e perturbadoras em relação à nutrição por cateter.

978-85-7241-664-1

Por outro lado, o paciente pode se sentir escravizado ao equipo de nutrição e adquirir consciência do aspecto que oferece aos demais – com um tubo introduzido pelo nariz. Convém estimular a movimentação ativa do paciente. A fisioterapia ou terapêutica ocupacional contribuirão também para que o paciente se mantenha ativo.

A intervenção do paciente na experiência de nutrição por cateter pode resultar de grande utilidade. Os procedimentos e as razões da nutrição por cateter devem ser explicados o mais detalhadamente possível. O paciente ficará estimulado a fazer perguntas. Ensinar-se-á a colaborar, atentando para o equipo e colocando o nutrimento. A família deve ser informada sobre os progressos do doente, que será constantemente orientado.

Ainda que os pacientes não possam saborear as fórmulas administradas por cateteres, às vezes é psicologicamente aconselhável adicionar aromatizantes às soluções ou um alimento que goze de suas preferências.

978-85-7241-664-1

Nutrição Enteral no Domicílio

Uma vez tratada a fase aguda da doença ou estabilizadas as condições gerais, a permanência no hospital apenas para a nutrição enteral é desnecessária, além de ser dispendiosa e roubar tempo ao paciente, à sua família e ao hospital. Na planificação de alta deve-se instruir o paciente e sua família a respeito de possíveis complicações da nutrição por cateter, assim como o caminho a seguir caso apareçam tais complicações.

Alguns Pacientes Podem Receber Apoio Nutricional Domiciliar

- Pacientes com doenças do sistema nervoso central com dificuldades de deglutição, como acidentes vasculares cerebrais e outras.
- Preparo nutricional pré-operatório domiciliar.
- Pacientes com câncer de cabeça e pescoço.
- Pacientes submetidos a cirurgias para ressecção de esôfago.
- Pacientes submetidos à cirurgia bucomaxilofacial.
- Pacientes politraumatizados.
- Pacientes com afecções que impossibilitam a absorção adequada de nutrimentos.
- Doenças intestinais inflamatórias, como doença de Crohn e retocolite ulcerativa inespecífica.
- Síndrome do intestino curto após a fase aguda.
- Fístulas digestivas no período de recuperação, sem infecções associadas.
- Período pós-operatório de cirurgias digestivas para restabelecimento do estado nutricional ou tratamento de complicações cirúrgicas.
- Síndrome de má absorção secundária a enterite por irradiação.
- Ascite pancreática sem evidências de infecção ou outras complicações.
- Insuficiência hepática crônica com desnutrição e encefalopatia.
- Insuficiência pancreática crônica com desnutrição associada e intolerância a triglicérides de cadeia longa.
- Câncer, quando a desnutrição contribui para o sofrimento do paciente.
- Infecção por vírus da imunodeficiência humana (HIV/síndrome da imunodeficiência adquirida, SIDA).

- Insuficiência respiratória crônica com desnutrição calórica e de músculos respiratórios.
- Distúrbios de comportamento alimentar.
- Orientação nutricional na gravidez ou hiperêmese gravídica.
- Senilidade.

Cirurgia

Nas intervenções abdominais de grande porte pode-se inserir um fino cateter por agulha no jejuno ou então na passagem do cateter nasoenteral. Esse procedimento se aplica especialmente a:

- Doentes desnutridos.
- Os submetidos a intervenções programadas ou de urgência do trato intestinal superior e das vias pancreáticas ou biliares, assim como quando o cirurgião quer deixar em repouso a parte alta do tubo digestivo, onde foram praticadas suturas ou anastomoses.
- Pacientes com tumores malignos intra-abdominais e que possivelmente serão submetidos à quimioterapia ou radioterapia.

Essa técnica tem permitido a nutrição pós-operatória precoce com o emprego de dietas especiais.

Quando o doente estiver em condições de iniciar a alimentação oral não se deve interromper de imediato a alimentação enteral e sim mesclá-las.

As dietas enterais, pela absorção em nível jejunal superior e por não formarem resíduos, têm sido utilizadas com freqüência no pré-operatório de doentes a serem submetidos à cirurgia do cólon.

Os portadores de doenças intestinais inflamatórias (ileíte de Crohn, retocolite ulcerativa e pancreatites) também foram bastante beneficiados com o advento das formulações para nutrição enteral.

O campo de aplicação da nutrição enteral é muito amplo, tanto em cirurgia quanto na área clínica (Quadros 13.1 e 13.2).

978-85-7241-664-1

Quadro 13.1 – Indicações da nutrição enteral (cirurgia)
• Preparo pré-operatório de doentes desnutridos • Pós-operatório complicado • Operações de grande porte • Preparo para cirurgia dos cólons • Doenças inflamatórias do intestino • Paciente com grande queimadura (mais de 50%) • Câncer • Politraumatizado • Síndrome do intestino curto, etc.

Quadro 13.2 – Indicações da nutrição enteral em clínica médica	
• Comas	• Oncologia
• Hepatologia	• Desnutrição crônica
• Nefrologia	• Anorexia nervosa, etc.

Enteropatias Inflamatórias e Colites Ulcerosas

As enteropatias inflamatórias do intestino delgado do tipo ileite de Crohn e a retocolite ulcerativa comportam um elevado potencial de infecção, a qual manifesta-se com toda clareza na formação de abscessos e fístulas ou no aparecimento de exacerbações tóxicas.

O risco de infecções constitui um ônus à operação cirúrgica e com relativa freqüência se verificam imperfeitas cicatrizações.

O segundo ônus é o transtorno geral do estado nutritivo, mais vezes como resultado de distúrbios de digestão ou assimilação defeituosa e, em outros casos, a conseqüência do esgotamento e apatia pelo mesmo processo infeccioso.

Um fator fundamental que condiciona, agravando as perspectivas operatórias, é o catabolismo protéico o qual pode chegar à caquexia nos piores casos. Há uma redução apreciável de uns 30% inferior ao Peso Ótimo, com diminuição das proteínas totais e, em particular, da fração de albumina que, com freqüência, rebaixa o limite crítico operatório de 3g e também aumenta as concentrações de uréia e creatinina.

Em primeiro lugar, são afetadas as proteínas de vida média curta, as minoritárias e as enzimáticas tão necessárias à defesa do organismo. Essa persistência do mesmo grau de desintegração catabólica dá lugar para que, passados alguns dias, apareça um déficit da albumina, de vida média biologicamente maior. Se essa situação coincide com o pré ou pós-operatório, tal carência nutricional pode repercutir gravemente sobre o resultado da operação.

A combinação do balanço de nitrogênio negativo e o desenvolvimento da infecção, ao potenciar-se seus efeitos de modo recíproco, obscurecem as perspectivas cirúrgicas, ficando ameaçadas as suturas operatórias e a generalização da infecção.

Sob essas premissas, alguns autores elaboraram o conceito de "exclusão funcional", mediante a alimentação com dietas elementais com objetivo de preparar o paciente para a operação. Existem motivos suficientes para confirmar a estabilização da enfermidade evitando sua progressão, e nenhuma dúvida sobre a melhoria dos parâmetros nutricionais.

A supressão de resíduos facilita uma excelente preparação do intestino frente à operação e no pós-operatório. O tratamento pré-operatório até a véspera da intervenção e no pós-operatório imediato produz uma mudança impressionante na evolução da intervenção cirúrgica.

978-85-7241-664-1

Hepatologia

Em portadores de cirrose hepática, a administração de soluções de aminoácidos demonstrou, em numerosas ocasiões, melhorar o padrão plasmático de aminoácidos, diversos parâmetros da função hepática, balanço nitrogenado e encefalopatia hepática.

Essas observações foram também constatadas nos estudos com dietas orais, as quais contêm pequenas quantidades de aminoácidos aromáticos e maiores quantidades de aminoácidos de cadeia ramificada. A intolerância às proteínas é uma característica dos hepatopatas, porque o fígado desempenha uma função fundamental no processamento de outros tecidos dos nutrimentos requeridos para sua função normal; por esse motivo, a má-nutrição calórico-protéica está presente em todos os pacientes com enfermidade avançada no parênquima hepático. Um dos maiores problemas da hepatologia clínica é que, às vezes, se impõe a restrição da ingestão de proteínas nos pacientes cirróticos e mal nutridos, para melhorar ou evitar a aparição de encefalopatia hepática.

A nutrição enteral surge como uma alternativa viável e mais fisiológica. Com ela se consegue:

- Inibição competitiva da absorção intestinal de metionina e aminoácidos aromáticos.
- Melhoria nos desequilíbrios dos perfis de aminoácidos plasmáticos e na síntese de falsos neurotransmissores cerebrais.
- Estimulação da síntese protéica, de máxima importância para o mesmo fígado.
- Melhoria da encefalopatia hepática em virtude da competição dos aminoácidos neutros no transporte ativo por meio da barreira hematoencefálica.
- Melhorar o estado imunológico.

978-85-7241-664-1

Não há contra-indicação no estado de coma, porém a administração se realiza no nível de duodeno ou jejuno, para evitar a regurgitação e com o enfermo ligeiramente inclinado.

Emprega-se a nutrição enteral junto com as medidas habituais: neomicina, enema, lactulosa, etc.

Depois de demonstrada a inocuidade desse tratamento nutricional, por não provocar encefalopatia hepática nos enfermos de cirrose é a única maneira de proporcionar um apoio nutritivo adequado e tão necessário.

Insuficiência Renal Aguda e Crônica

É a observação clínica na qual os pacientes urêmicos tendem a perder peso, assim como sofrer perda de sua massa muscular. É amplamente conhecido que os pacientes urêmicos são capazes de reutilizar o nitrogênio da uréia endógena para síntese dos aminoácidos não essenciais e proteínas, sempre que recebem pequenas quantidades de aminoácidos essenciais e nitrogênio total. Quando administrados menos de 4g de nitrogênio diariamente, em forma de proteínas de alto valor biológico e suplementadas com aminoácidos essenciais, os pacientes não só diminuíram seu nitrogênio uréico hemático como conseguiam um balanço nitrogenado positivo.

978-85-7241-664-1

Desde que se administrem as necessidades mínimas diárias de aminoácidos essenciais, a reutilização da uréia pode chegar a 78% na síntese de aminoácidos não essenciais, utilizando, desse modo, o nitrogênio de sua própria uréia para a síntese protéica.

Após a hidrólise da uréia endógena, tem lugar o amoníaco pela urease bacteriana no nível intestinal.

Existem numerosos fatores a serem tomados com respeito à nutrição em insuficiência renal:

1. Consumo total de nitrogênio (proteínas).
2. Proporção entre o nitrogênio total e os aminoácidos essenciais.
3. Proporção relativa entre os aminoácidos essenciais.
4. Aporte energético.

A fórmula de aminoácidos, nas proporções de aminoácidos essenciais e acrescentando não só histidina como também a tirosina, normaliza as anomalias intracelulares de aminoácidos.

Oncologia

Nos enfermos neoplásicos, a carência de proteínas se deve, em parte, à má-nutrição induzida pela localização especial da neoplasia; caso dos carcinomas de esôfago, cárdia e antropilórico e, por outro lado, ao catabolismo da própria enfermidade tumoral.

É do conhecimento de todos o estado de caquexia tumoral. Desconhece-se o mecanismo etiopatogênico do estado nutricional deficitário de raiz específica que afeta aos neoplásicos.

As causas de má-nutrição nesses enfermos são múltiplas e, de modo algum, podem explicar-se somente por ingestão insuficiente ou má-assimilação. Sobre o catabolismo induzido pela neoplasia, sobrepõe-se como fator agravante a carência nutricional condicionada pela terapêutica.

O crescimento tumoral no homem não é acelerado mediante nutrição artificial, porém nos últimos anos proliferam as comunicações a respeito dos efeitos negativos da nutrição deficitária sobre o resultado terapêutico dos tumores.

Foi Dudrick quem assinalou a importância do aporte de uma dieta calórica alta e rica em proteína como complemento do tratamento antineoplásico por meios cirúrgicos, quimioterápicos e radioterápicos. Com base em investigações clínicas e experimentais, há um aumento de tolerância frente a determinados agentes quimioterápicos, uma melhoria na imunocompetência e uma indubitável mudança favorável na qualidade de vida dos pacientes neoplásicos, já que se comprovou uma melhor resposta do tumor frente ao tratamento com citostáticos.

A administração da nutrição enteral aos pacientes carcinomatosos é disponibilizar ao organismo os elementos nutritivos necessários, sendo uma vantajosa alternativa da nutrição parenteral e deixando de lado o risco de produzir sépsis e infecções micóticas, que encontram terreno propício nesses enfermos.

A nutrição enteral transfere aos pacientes um estado de maior resposta frente aos agentes terapêuticos; à supressão até onde seja possível dos efeitos secundários do tratamento cirúrgico, radiográfico e radioterápico; à potenciação da eficácia dos citostáticos e à melhoria na qualidade de vida.

978-85-7241-664-1

CAPÍTULO 14

Características dos Adoçantes

Alcino Lázaro da Silva

978-85-7241-664-1

A Tabela 14.1 mostra um resumo dos adoçantes de uso mais comum, que podem ser consumidos por indivíduos portadores de diabetes melito e suas principais características.

978-85-7241-664-1

Tabela 14.1 – Adoçantes de uso mais comum

Edulcorante adoçante	Poder adoçante	Uso comercial	Palatabilidade	Contribuição calórica	Consumo máximo diário	Desvantagens
Sorbitol	0,5 – 0,7 vezes superior à sacarose	Veículo umectante presente em balas, sorvetes e doces cremosos	Na forma cristalina causa efeito refrescante na língua	Sim	Não especificado	Ação laxativa e diurética em dose > 30g – 70g/dia
Aspartame	120 – 220 vezes superior à sacarose	Adoçante pó e líquido, balas, pudins, gelatinas, chocolates, refrigerantes, sorvetes, iogurtes e biscoitos	Doçura semelhante à sacarose	Insignificante	40mg/kg	Perda da doçura em altas temperaturas Proibido a fenilcetonúricos
Estévia	300 vezes superior à sacarose	Adoçante pó e líquido, achocolatados	Sabor residual	Insignificante	5,5mg/kg	–
Sacarina	200 – 700 vezes superior à sacarose	Adoçante pó e líquido, refrigerantes, pudins e gelatinas	Doçura de percepção tardia Sabor residual amargo, metálico	Não	5mg/kg	Qualidade do sabor Aumento do consumo de sódio
Ciclamato	30 – 140 vezes superior à sacarose	Associado aos mesmos produtos que contêm sacarina	Doçura de lenta percepção Sabor residual amargo e persistente	Não	11mg/kg	Qualidade do sabor Aumento do consumo de sódio
Acesufamex	125 – 250 vezes superior à sacarose	Adoçante pó e líquido, refrigerantes e chocolates	Doçura de rápida percepção	Não	9mg/kg	Baixa disponibilidade no mercado
Sucralose	400 – 800 vezes superior à sacarose	Adoçante pó	Doçura de rápida percepção	Não	15mg/kg	Alto custo

CAPÍTULO 15

Diabetes e Cirurgia*

Alcino Lázaro da Silva

Cirurgia Eletiva

Diabetes Insulino-dependente (Tipo 1)

Pré-operatório

- Internar dois ou três dias antes da operação.
- Estabilizar o controle glicêmico.
- Dosar a glicemia (usando tira diagnóstica e glicosímetro), mantendo a glicemia de jejum menor que 140mg/dL e as outras entre 70mg/dL e 180mg/dL.
- Em pacientes com mau controle, internados na noite anterior à cirurgia, suspender a insulina subcutânea (SC) e iniciar o *esquema para infusão de insulina e glicose.*

Intra-operatório

- Programar a operação sempre para o período da manhã.
- Se a glicemia de jejum for maior que 180mg/dL, adiar a operação até que ela esteja menor que 180mg/dL.
- Suspender o desjejum e a insulina SC independente da hora da operação.
- Iniciar a infusão de glicose + insulina + cloreto de potássio pelo menos 1h antes da operação (ver esquema a seguir) ou pela manhã, quando a operação precisar ser realizada à tarde.
- Dosar a glicemia: em jejum, no pré e no pós-operatório. Ajustar a medicação.

Pós-operatório

- Dosar a glicemia a cada 2 ou 4h. Ajustar a insulina de acordo.
- Dosar o K^+, se possível, a cada 6 ou 8h.

* Adaptado de Alberti, K. G. M., 1982.

978-85-7241-664-1

- Continuar a infusão de insulina + glicose até a primeira refeição; então, reinstituir a insulina pré-operatória com a primeira dose subcutânea uma hora antes de acabar a infusão.

Esquema para Infusão de Insulina e Glicose

- Adicionar 16U* de insulina + 10mEq K^{+}** a 500mL de glicose 10%.
- Infundir na velocidade de 100mL/h.
- Modificar a infusão da seguinte maneira:
  - Se a glicemia for maior do que 180mg/dL: aumentar a insulina em 4U em 500mL de glicose 10%; medir a glicemia 2h depois; aumentar mais 4U sempre que necessário.
  - Se a glicemia for menor do que 90mg/dL: diminuir a 4U de insulina; medir a glicemia 2h depois; diminuir 4U sempre que necessário.

Diabetes Não Insulino-dependente (Tipo 2)

978-85-7241-664-1

Pequenas Cirurgias – Pré-operatório

Pacientes controlados somente com dieta:

- Se a glicemia de jejum for menor do que 140mg/dL, tratar como não diabético.
- Se a glicemia de jejum for maior do que 140mg/dL, tratar como diabético insulino-dependente (usando sempre insulina humana regular).

Pacientes controlados com droga oral:

- Suspender biguanidas dois a três dias antes da operação.
- Se a glicemia estiver elevada, tratar com sulfoniluréia de ação rápida, tipo glibenclamida, gliclazida ou glipizida.
- Se a glicemia de jejum no dia da operação for menor do que 140mg/dL, omitir a terapêutica, tratando como não diabético e evitando infusão de glicose.
- Se a glicemia de jejum for maior do que 140mg/dL, tratar como diabético insulino-dependente. Suspender a insulina no momento da 1ª refeição pós-operatória.
- Recomeçar o antidiabético oral.

---

* Obesidade, hepatopatias, infecção grave e esteróides aumentam as necessidades de insulina.

** 1/2 ampola de KCl a 19,8%.

Grandes Cirurgias

Observação: internar dois a três dias antes da operação. Caso não seja possível e se a glicemia for maior do que 140mg/dL, tratar com infusão de insulina e glicose, na noite anterior à operação.

Pacientes controlados apenas com dieta:

- Se a glicemia de jejum for menor do que 140mg/dL tratar como diabético insulino-dependente no dia da operação.
- Se a glicemia de jejum for maior do que 140mg/dL, estabilizar com insulina, três vezes ao dia, nos dias pré-operatórios.

Tratar, em ambos os casos, como diabéticos insulino-dependentes com o *esquema de insulina e glicose* no dia da operação.

Pacientes controlados com droga oral:

- Suspender biguanidas ou sulfoniluréias.
- Se a glicemia de jejum for maior do que 140mg/dL, estabilizar com insulina, três vezes ao dia.
- Usar o *esquema para infusão de insulina e glicose* no dia da operação.

Cirurgia de Emergência

Com freqüência há descompensação metabólica. É aconselhável atrasar o quanto possível a operação para medidas de hidratação (com NaCl e KCl) e insulinoterapia (10U intramuscular [IM] e depois 6U IM a cada hora até que a glicemia esteja próxima de 200mg/dL). Então, seguir o *esquema para infusão de insulina e glicose*.

Esquema para infusão de insulina e glicose

- Adicionar 16U de insulina + 10mEq K^+ e 500mL de glicose 10%.
- Infundir na velocidade de 100mL/h.
- Modificar a infusão da seguinte maneira:
  - Se a glicemia for maior do que 180mg/dL: aumentar a insulina em 4U em 500mL de glicose 10%; medir a glicemia 2h depois, aumentar mais 4U sempre que necessário.
  - Se a glicemia for menor do que 90mg/dL: diminuir 4U de insulina; medir a glicemia 2h depois; diminuir 4U sempre que necessário.

Notas: Para que eventuais casos futuros de resistência ou alergia à insulina sejam evitados, (inclusive com graves episódios de choque anafilático) recomenda-se que em toda e qualquer cirurgia seja utilizada exclusivamente insulina humana.

Todas as dosagens de glicose devem ser feitas com tiras diagnósticas em seus respectivos glicosímetros para que se obtenham rápidos resultados.

978-85-7241-664-1

CAPÍTULO 16

Cirurgia Geral em Paciente de Alto Risco

Alcino Lázaro da Silva

978-85-7241-664-1

- Conceito:
  - Cirurgia geral.
  - Alto risco.
- Setores:
  - Grandes Temas de Metabologia e Infecções.
  - Aparelho digestivo e glândulas anexas (Cirurgia do Aparelho Digestivo).
  - Urgência (todas as especialidades).
  - Apoio a Cuidado Intensivo.
  - Complicações interespecializações.
  - Oncologia cirúrgica.
  - Cirurgia diagnóstica: em ambulatório, introdução à cirurgia, cirurgia de superfície, procedimentos cirúrgicos indispensáveis ou necessários (Cirurgia Plástica).
  - Cirurgia endócrina (Urologia e Cirurgia do Pescoço).
  - Cirurgia do retroperitônio (Urologia).
  - Cirurgia de parede não estética: hérnias, abdominoplastias (Cirurgia Plástica).
  - Amputações (Cirurgia Vascular, Ginecológica, Ortopédica).
- Fatores de risco:
  - Tipo de operação.
  - Idade.
  - Obesidade.
  - Estado nutricional.
  - Diabetes.
  - Hiper e hipotireoidismo.
  - Insuficiência supra-renal.
  - Gravidez.
  - Infecções.
  - Psiquismo.
  - Mais de uma doença.
  - Uso de medicamentos.

- Tromboembolia.
- Emergência
- Urgência.
- Cardiopatias.
- Nefropatias.
- Hepatopatias.
- Lesões na via biliar.
- Pancreatopatia.

- Cirúrgico e Clínico:
  - Doenças:
    - Metabólica.
      - Hidroeletrolítica.
      - Ácido-básica.
      - Hemácias (O_2).
      - Diabetes.
    - Nutricional – proteínas (Imunologia).
    - Nefropatia crônica.
    - Pneumopatia:
      - Bronquiectasias.
      - Infecção.
      - Síndrome de angústia respiratória aguda (SARA).
      - Obstrução (doença pulmonar oclusiva crônica [DPOC]).
    - Hepatopatia:
      - Função comprometida.
      - Icterícia (rim).
    - Neuropatia:
      - Consciência
      - Mobilidade física
    - Infecção:
      - Geral.
      - Localizada.
    - Vasculopatia:
      - Flebite.
      - Varizes.
    - Coagulopatia.
    - Úlceras de pele.
    - Doenças pós-operatórias (Leriche).
      - Infecção:
        - Geral.
        - Superficial (celulite).
        - Localizada (abscesso).

978-85-7241-664-1

    ▲ Peritoneal:
        ❖ Localizada.
        ❖ Generalizada.
    ▲ Pleural (empiema)
  ◆ Fístulas (deiscências).
  ◆ Evisceração.
  ◆ Casos de solução difícil.
  ◆ Casos irrecuperáveis.
  ◆ Heróicos.
– Do idoso.

Tabela 16.1 – Classificação do estado físico de acordo com a Sociedade Americana de Anestesiologia

Estado físico	Descrição
1	Normal
2	Doença sistêmica leve
3	Doença sistêmica grave não incapacitante
4	Doença sistêmica grave em constante tratamento
5*	Moribundo com expectativa de vida por 24h com ou sem operação

* Inicia-se a inclusão de número 6.

Quadro 16.1 – Desempenho físico (escala de Karnofsky)

- Normal/sem queixas: 100
- Capaz de atividades normais; sinais e sintomas menores da doença: 90
- Atividade normal com esforço: 80
- Pode se cuidar; incapaz de atividade normal ou fazer trabalho ativo: 70
- Necessita ocasionalmente de assistência, mas capaz de fazer quase todas as suas necessidades fisiológicas: 60
- Requer assistência considerável e cuidados médicos freqüentes: 50
- Incapacitado, necessita cuidados especiais e assistência: 40
- Incapaz totalmente, necessário hospitalização, mas a morte não é iminente: 30
- Muito doente; necessária hospitalização mais tratamento ativo e de suporte: 20
- Moribundo: 10
- Morte: 0

978-85-7241-664-1

CAPÍTULO 17

Ensino da Oncologia em Nível de Graduação

Alcino Lázaro da Silva

978-85-7241-664-1

O doente tem uma oportunidade – a primeira!

O médico que trabalha em Oncologia conhece bem a tão repetida e pouco exercida frase: "tratamento do câncer é uma atitude interdisciplinar".

Por que repetida e não cumprida? Repete-se o que se ouve e faz-se o que se aprende.

Nos currículos de medicina no nível da graduação, a Oncologia é tratada – se o é – de uma forma fragmentária. Os professores ou departamentos interessados (ou mais motivados) colocam no elenco das matérias tópicos sobre câncer relacionados à sua área. Dali o aluno segue a sua busca de créditos e em outra área, repete-se a mesma atitude. A idéia é a de que não há uma seqüência lógica, científica, hierarquizada e humanística no diagnóstico e tratamento do câncer. Qualquer um poderia atuar desde que tivesse sido o primeiro. Outra mensagem transmitida ao aluno é a do especialista que recebe o paciente já submetido a um tratamento, de modo que não seria essa atitude a primeira e mais acertada. Resta-lhe, então, propor sua alternativa já com reservas quanto a resultados, além de criticar a anterior como não oportuna ou não hierárquica. A idéia que permanece com o aluno é de desordem terapêutica na área do câncer, dependente mais de concepções particulares ou preferências segundo o conhecimento de cada um.

Outro aspecto que deforma a idéia do aluno é a de que o paciente é tratado por quem o recebe primeiro.

Para complicar mais ainda o processo didático aplicado a jovens, como é o caso do aluno de graduação, vez por outra ele se depara com outro problema grave no tratamento ou no diagnóstico do câncer. É a iatrogenia!

Ele vê um sarcoma de útero operado, com remanescência local, e informa-se de que deveria ter sido feito antes, durante ou após, a quimioterapia. Ele observa a exérese de uma lesão ulcerada da pele mostrando uma histopatologia sem margem de segurança, porque foi feito em regime ambulatorial como uma cirurgia de somenos importância, sem a visão oncológica de radicalidade e interdisciplinaridade. Ele enxerga uma exérese sigmóide-retal somada a um abaixamento de cólon; logo após, uma irradiação inoportuna determina necrose de segmento abaixado, seguindo-se de fístulas ou estenoses, ao tempo em que ele aprende que a radioterapia tem seu uso controverso no tratamento do adenocarcinoma sigmóide-retal.

Esses aspectos levam-nos a refletir sobre o ensino da Oncologia na graduação.

Quanto à necessidade de sua presença no currículo obrigatório, ninguém pode duvidar, uma vez que se observam estatísticas nas quais o câncer está entre os quatro primeiros responsáveis por óbitos.

Em virtude desse fato, solicitamos às faculdades de medicina do Brasil que respondessem a um simples inquérito. Entre as 76 consultadas, 45 enviaram suas respostas de maneira pronta e cortês.

Analisando-se as respostas e agrupando-as na medida do possível, encontramos a Oncologia como:

- Matéria lecionada em disciplinas especializadas: em 23 das 45 faculdades.
  - Períodos em que se trata a matéria: do 3º ao 12º: 13/23.
- Matéria lecionada nos Departamentos de Clínica Médica ou Cirurgia: 9/45.
  - Períodos em que se trata a matéria: do 5º ao 12º: 5/9.
- Carga horária em três faculdades: 40h a 50h/ano; 64h e 160h.
- Não há disciplina (4/45):
- Existe a disciplina (41/45):
  - 7º período: 60h.
  - 6º ano: 200h.
  - 4º ano: 75h/5 créditos.
  - 4º período:
    - 15h.
    - 60h.
    - 60h.
- Disciplina optativa (3/45):
  - 9º período:
    - 45h/2 créditos.
    - 45h.
  - 7º período: 75h.

Ao aluno não compete aprender ou adestrar-se a fim de tratar afecções neoplásicas. Compete a ele aprender a doença, os meios diagnósticos, os recursos preventivos e orientar-se como dar o caminho certo ao paciente com neoplasia maligna.

Como já mencionado, ele precisa aprender as afecções mais prevalentes; fazer o diagnóstico utilizando os métodos clínicos e auxiliares vigentes; buscar, a todo custo, o aprendizado e a divulgação dos métodos preventivos e bem orientar o paciente para um tratamento adequado.

Esse trabalho é realizado por pessoas experientes ou nos setores competentes em instituições especializadas em Oncologia. Sendo assim, obviamente, não há necessidade de ensinar, no nível de graduação, como tratar.

978-85-7241-664-1

O quê ensinar, então?

Para tal, são necessárias algumas exigências:

- Criar no currículo mínimo uma disciplina de Oncologia.
- Ementa contendo as bases fundamentais da Oncologia, visando à prevenção e ao diagnóstico.
- Disciplina interdepartamental ou interserviços de saúde.
- Disciplina filiada à direção da escola ou à comissão de ensino de graduação ou ao departamento mais afim, que coordenará sua ministração por meio de programa interdepartamental em seqüência lógica e didática não especializada.
- Se no local houver instituição especializada, seria útil estabelecer um convênio no qual o aspecto didático não interferisse no quotidiano terapêutico, mas que possibilitasse ao aluno viver a instituição.

Os docentes seriam pessoas envolvidas com a área oncológica não de modo unilateral, porque a coordenação seria interdisciplinar.

Num regime básico intersetorial (em Oncologia não há serviço, não há especialidade; há setor locorregional), o curso seria ministrado em prevenção e diagnóstico (*Oncopredi*) (Tabela 17.1).

Um roteiro programático poderia conter os seguintes temas:

- Biologia molecular.
- Biologia celular.
- Carcinogênese.
- Fatores co-carcinogênicos.
- Epidemiologia.
- Noções de prevenção.
- Lesões pré-cancerosas.
- Patogênese (displasias).
- Patologia dos blastomas:
  - Benignos em geral.
  - Malignos em geral.
- Nódulo neoplásico.
- Metástase.
- Marcadores tumorais.
- Bases diagnósticas.
- Biopsias. Bases fundamentais.
- Estadiamento e nomenclatura: tumor, nódulo e metástase (TNM).
- Patologia dos blastomas de:
  - Sistema nervoso.
  - Cabeça e pescoço.

978-85-7241-664-1

– Pele.
– Ossos e partes moles.
– Tórax e mediastino.
– Aparelho digestivo.
– Glândulas digestivas anexas.
– Retroperitônio (embrionários).
– Linfoproliferativos.
– Útero e anexos.
– Vulva e vagina.

978-85-7241-664-1

Tabela 17.1 – Biologia tumoral: duas hipóteses divergentes

Halsted	Fisher
1. Os tumores disseminam-se de forma ordenada, definida e baseada em considerações mecânicas	1. Não há um padrão ordenado de disseminação das células tumorais
2. Os tumores atravessam os vasos linfáticos para os linfonodos, por disseminação direta e por extensão, justificando a dissecção em bloco	2. Os tumores atravessam os vasos linfáticos por embolização, desafiando o mérito da dissecção em bloco
3. O linfonodo positivo é um indicador da disseminação tumoral e um instigador da doença	3. O linfonodo positivo é indicador de uma relação tumor-hospedeiro, que permite o desenvolvimento de metástases, em vez de ser um instigador de doença metastática
4. Os linfonodos regionais são barreiras à passagem de células tumorais	4. Os linfonodos regionais não são barreiras efetivas à passagem e disseminação de células tumorais
5. Os linfonodos regionais são de importância anatômica	5. Os linfonodos regionais são de importância biológica
6. A corrente sangüínea é de pequena importância como rota de disseminação tumoral	6. A corrente sangüínea é de considerável importância na disseminação tumoral, uma vez que há uma íntima relação entre a rede hemática e a rede linfática
7. O tumor é uma entidade autônoma de seu hospedeiro	7. As complexas relações entre o tumor e o hospedeiro afetam cada faceta da doença
8. O câncer de mama operável é uma doença locorregional	8. O câncer de mama operável é uma doença sistêmica
9. A extensão e as *nuances* da cirurgia são fatores dominantes na evolução da doença	9. Variações na terapia locorregional parecem não afetar substancialmente a sobrevida
10. Nenhuma consideração é dada a multicentricidade tumoral	10. Focos tumorais multicêntricos não são o necessariamente de câncer clínico

  - Sistema urinário e supra-renal.
  - Sistema genital masculino.
  - Mama.
  - Tireóide.
- Planejamento terapêutico.
- Princípios de cirurgia do câncer.
- Bases da imunologia.
- Bases da imunoterapia.
- Bases da quimioterapia.
- Quimioterápicos.
- Bases das irradiações.
- Bases da radioterapia.
- Bases da perfusão.
- Isótopos, *laser*, termoterapia.
- Bases fundamentais da reconstrução pós-operatória.
- Reabilitação física e funcional (próteses).
- Noções de iatrogenia.
- Etipopatogênese e prevenção da dor em Oncologia.
- Aspectos psicológicos do paciente.
- Paciente (terminal) fora de possibilidade terapêutica de cura.
- Enfermagem em oncologia.
- Nutrição em oncologia.
- Infecção.
- Documentação.
- Bases do Controle Terapêutico (preservação, seguimento).
- Núcleos Comunitários para combate ao Câncer.
- Registro Nacional de Tumores.
- Campanha Nacional de Combate ao Câncer.

As alternativas para o início e dinâmica de uma disciplina são várias:

- O departamento mais afim assume a coordenação e, por convite, acrescenta a participação de docentes de outros departamentos nos quais a doença oncológica é menor.
- Vários departamentos se reúnem, escolhem um coordenador qualificado e titulado e compõem o programa comum.
- A direção da faculdade assume a disciplina e designa um coordenador qualificado e titulado que convidará professores dos vários departamentos para colaborarem.
- O colegiado do curso médico assume a disciplina segundo os critérios anteriormente citados.
- A faculdade faz convênio com Instituição de Câncer, a qual facilitará o acesso dos professores junto aos pacientes.

978-85-7241-664-1

CAPÍTULO 18

Traçadores de Câncer (Marcadores)

Alcino Lázaro da Silva

Tabela 18.1 – Traçadores estritos

Testes	Indicação: como monitores terapêuticos
CA-125	Ovário
CA-19-9	Reto, cólon, pâncreas, fígado, estômago, eventualmente pulmão
Calcitonina	Células medulares da tireóide (parafoliculares)
CEA	Reto, cólon, linha mediana (teratomas)
CA-153	Mama
PAP	Próstata
PSA	Próstata

CA = antígeno carboidratado; CEA = antígeno carcinoembrionário; PAP = fosfatase alcalina prostática; PSA = antígeno prostático específico.

Tabela 18.2 – Traçadores eventuais

Testes	Indicação: como monitores terapêuticos
α-1-fetoproteína	Hepatocelular primário, hepatoblastoma, teratoblastoma Embrionário gonadal
β-HCG	Mola hidatiforme, corieopitelioma, neo de ovário (mulher não gestante), neotesticular (em homem)
Catecolaminas	Medular da supra-renal (feocromocitoma), neuroblastoma
Frações *kappa* & lâmbda	Mieloma
Gastrina	Gastrinoma (antro e pâncreas) – proliferação de células cromafins no pâncreas, nas ilhotas: células não beta (Zollinger-Ellison)
17-HO-corticos-teróides	Neocortical (supra-renal)
17-cetosteróides	Neocortical (supra-renal)
Ácido-5-hidroxi-indolacético	Carcinóide (argentafinoma)
EB-vírus	Burkitt (linfoma)
HVA	Neuroblastoma

Continua

978-85-7241-664-1

Tabela 18.2 – Traçadores eventuais (*Continuação*)

Testes	Indicação: como monitores terapêuticos
Imunoglobulinas monoclonais (IgG)	Mieloma
Imunoglobulinas monoclonais (IgM)	Waldentröm
Insulina	Insulinoma
5' nucleotidase	Metástases hepáticas
Prolactina	Neo-hipofisário
Serotonina	Carcinóide (argentafinoma)
VMA	Feocromocitoma; neuroblastoma

EB-vírus = vírus de Epstein-Barr; β-HCG = gonadotrofina conônica humana β; HVA = ácido homovanílico; VMA = ácido vanilmandélico;

978-85-7241-664-1

CAPÍTULO 19

Câncer

Alcino Lázaro da Silva

É decorrente da hereditariedade, de fatores genéticos, ambientais e dietéticos.

Entre os fatores não declarados na rotina dos livros, julgamos que têm importância como geradores, mantenedores ou desencadeadores (co-fatores) as seguintes condições:

- Alimentação industrializada (câncer de cólon).
- Dia-gástrico (horário alimentar) desrespeitado (câncer gástrico).
- Distribuição errônea dos alimentos no tempo e durante o dia (gastrite, úlcera).
- Alimentação não sazonal.
- Baixa ingestão de alimentos naturais (hortaliças e cereais).
- Hiperalimentação seletiva (excesso carnes – câncer de esôfago).
- Excesso de ingestão de gorduras e frituras (câncer de cólon).
- Atividades físicas e mentais ininterruptas (queda de imunidade).
- Horário irregular de trabalho e alimentação (distúrbios neuro-hormonais – câncer de mama).
- Ansiedade no dia-a-dia (queda de imunidade).
- Uso abusivo e contínuo de irritantes do tecido (câncer de boca por álcool e fumo).
- Má higiene (câncer de boca e esôfago).
- Desacertos afetivos (queda de imunidade).
- Conflitos interiores (queda de imunidade).
- Informação médica deformada ou mal feita (queda de imunidade).
- Cultura paramédica inapropriada ou impertinente (mídia sem controle de especialistas no assunto).
- Síndromes hipocondríacas neoplásicas (queda de imunidade).
- Cancerofobia (queda de imunidade).
- Inaceitabilidade do diagnóstico definitivo, que é tido pelo doente como atestado de óbito antecipado.

978-85-7241-664-1

Anexo

Câncer

Não vimos como foi o início.
Mas teve um início.

Talvez tenha sido uma frase
aceita de forma errada,
da qual o corpo
não conseguiu libertar-se.

Talvez tenha sido um engano
cometido na escolha
de uma rua deserta
num final de tarde.

Talvez aquele espaço
sendo invadido dia após dia,
sem freio nenhum.

Talvez a vontade maternal
não cumprida.

Talvez a vontade filial
não preenchida.

Com certeza houve uma falha
minha,
sua,
ou da vida.

Se multiplicou
sem freios,
transgrediu regras,
não demarcou limites...

... embora tenhamos buscado o ilimitado
para modificar esse caminho final
que nunca entendemos...

Thelma Prado Moraes

978-85-7241-664-1

CAPÍTULO 20

Atuação do Psicólogo em Psicooncologia

Maria da Glória Lelis Horta

A área de atuação do Psicólogo em Psicooncologia é mais abrangente do que podemos supor à primeira vista.

Desde a prevenção até a detecção, diagnóstico, tratamento, reabilitação e etapa final da doença (terminalidade), o Psicólogo pode e deve atuar junto ao paciente, sua família e equipe de saúde.

978-85-7241-664-1

Atuação na Prevenção

O Psicólogo atua no sentido da alteração na escolha de estilos de vida e no comportamento pessoal relacionados a incidência de câncer.

Estilos de vida:

- Consumo de drogas.
- Tabagismo.
- Tipo de alimentação.
- Conduta sexual.
- Forma de lidar com o estresse.

Mudanças de comportamento de alto risco bem como mudanças de atitude em relação ao câncer.

Atuação no Diagnóstico

- Facilitar o ajustamento psicológico do paciente e de sua família, quando da comunicação do diagnóstico.
- Colaborar com a equipe médica no planejamento da comunicação do diagnóstico, respeitando as características emocionais de cada paciente.
- Assessorar a equipe de saúde para lidar com as possíveis reações emocionais do indivíduo.

- Colocar-se à disposição do paciente, da família e da equipe de saúde, para facilitar o processo de decisão acerca das opções do tratamento.

Atuação na Reabilitação

- Levar o paciente a utilizar formas eficientes de lidar com a doença, a fim de minimizar episódios de depressão e ou ansiedade.
- Colaborar com a solução de problemas potencialmente modificáveis: náusea, vômitos, dor, ansiedade e insônia.
- Orientar a família no sentido de lidar de forma adequada com as reações emocionais do paciente.
- Colaborar com o paciente na reorganização de seu estilo de vida, bem como na resolução de problemas impostos pela doença.
- Assessorar a equipe de saúde para lidar com as reações emocionais do paciente.

978-85-7241-664-1

Atuação do Psicólogo na Etapa Final

- Promover o bem estar do paciente, diante do contexto da doença e da iminência de morte.
- O foco nessa etapa é a qualidade de vida.
- Identificar as necessidades emocionais do paciente e sua família, além de delinear estratégias de intervenção apropriada às suas condições físicas e emocionais na etapa final da doença.
- Facilitar o manejo do estresse da equipe de saúde, em virtude do atendimento de pacientes terminais.

Etapas Emocionais do Indivíduo diante de uma Enfermidade Grave

- Negação.
- Revolta.
- Barganha.
- Depressão.
- Aceitação.

Essas etapas são vivenciadas pelo paciente, familiares e equipe de saúde. *Ajudar um indivíduo a morrer é tão importante quanto ajudá-lo a nascer.*

CAPÍTULO 21

Testemunho de uma Paciente

Alcino Lázaro da Silva

978-85-7241-664-1

Faz mais ou menos vinte e quatro horas que eu deixei o São Lucas. Percorri as ruas, já bem conhecidas, mas achei-as novas; descobri pormenores aos quais nunca havia me atentado antes – nas árvores, no jeito das pessoas e das lojas. Mas era porque eu estava numa grande alegria de viver.

Hoje decidi escrever aos amigos; a correspondência estava atrasada. Mas quem disse que pude começar? Fiquei com vontade de escrever primeiro a meus dois médicos, os quais considero meus dois novos amigos: você e Dr. Sérgio, pois sinto necessidade de dizer a vocês muita coisa e não conseguirei fazê-lo no consultório.

A primeira delas é que nunca esquecerei sua atenção comigo. Penso que sua maneira de ser "profissional" é um jeito de ser amigo. E, desde a primeira vez que cheguei ao seu consultório, um tanto assustada, desanimada, constrangida – até este momento tranqüilo no qual escrevo – acredito ter caminhado bastante. Destaco, em particular, um momento: quando, depois da operação, o Sr. disse que havia extraído meu útero, confesso que no primeiro instante senti-me um pouco triste, "agredida" em minha integridade feminina. Mas seu modo de falar era tão fraterno (não encontro outro adjetivo) e fez com que sentisse vontade de abraçá-lo, chorar e agradecer.

É que a vida policia demais nossos gestos mais espontâneos; os gestos e olhares os quais mais revelariam nosso "eu" ficam sempre faltando. E agora sou incapaz de encontrar qualquer palavra de agradecimento; todas me parecem banais e pobres demais.

A menos que eu dissesse: "Dr. Alcino, eu queria ser para sempre sua irmã". Aliás, é mesmo uma espécie de vocação de "irmã universal" que sinto em mim. Percebo que comungo profundamente com as coisas com a maior facilidade, nunca me contento com a palavra dita, com o fato; estou sempre em busca de uma comunhão mais radical, mais longínqua. Sou incapaz de olhar uma flor sem pensar na raiz – e nunca pego uma semente sem ver a árvore. Parece que, de maneira contínua, as coisas estão entrando em mim, transformando-se em mim. Vivo constantemente consciente do "estar em comunhão com". É assim que me sinto no mundo.

Por que escrevo isso hoje? Nem sei bem. Mas amanhã vou a seu consultório tirar os pontos. O senhor vai dizer que está tudo ótimo. A operação poderá ter sido algo que ficou para o passado. Mas sei que não será assim; na realidade, ela me modificou de modo profundo. Não sei como reagem os outros pacientes seus, só sei que foi muito libertadora para mim a experiência de estar inconsciente nas mãos de outros, de precisar dos outros, de confiar nos outros concretamente.

Para nós, freiras, é tão fácil confiar apenas em palavras! Percebo que tombaram algumas de minhas máscaras, cascas: o cerne está mais livre.

Esse modo de escrever deve ser tão contrário a sua linguagem científica! Desarrumado, difícil de acompanhar. Mas em resumo é isso: O Sr. foi para mim mais importante do que pensa ter sido.

Agora, devo terminar. E sei que "as conversas nunca deviam terminar se tiveram razão de começar".

E com essa louvação a meu Deus: "Ele estendeu sua mão poderosa e me restituiu a alegria de viver. Enviou-me um mensageiro cirurgião – e fiquei para sempre mais feliz".

Sua Irmã.

(Belo Horizonte, 20/4/77)

978-85-7241-664-1

CAPÍTULO 22

Princípios Gerais da Cirurgia do Câncer

Alcino Lázaro da Silva

978-85-7241-664-1

Introdução

- Conceito da Cirurgia do Câncer.
  - Abordagem centrípeta do foco (monobloco).
  - Precocidade:
    - Diagnóstico.
    - Tratamento.
  - Radicalidade.
    - Posição da Cirurgia no tratamento local e sistêmico do câncer (redutora).
    - Posição do paciente perante a sociedade (marginalização).

Diagnóstico

- Precoce e definitivo.
- Tipos:
  - Préoperatório (biopsias).
  - Transoperatório:
    - Biopsia.
    - Terapêutica.
  - Estadiamento.
    - Clínico.
    - Cirúrgico com abertura de cavidades.

Avaliação das Condições do Paciente

- Clínica.
- Psíquica (diante das mutilações cirúrgicas).
- Laboratorial.
- Radiográfica.
- Imunológica.

Fisiopatologia da Metástase

- Linfática (permeação, embolia e linfangite neoplásica).
- Hematogênica.
- Contiguidade.
- Continuidade.
- Celômica (intracavitária).
- Implantação (manuseio).
- Intraluminar.
- Iatrogênica.
- Trajeto de biopsias.

978-85-7241-664-1

Planejamento do Ato Cirúrgico

- Local.
- Locorregional.
- Cavidades.
- Programação e preparo de tubos, enxertos e próteses.

Fundamentos da Cirurgia

- Proteção clínica contra a disseminação.
  - Uso de substâncias citostáticas e citolíticas.
    - Diluídas em soro (por meio de compressas).
    - Vias enteral e bucal.
    - Lavagem da cavidade.
  - Radioterapia pré ou pós-operatória.
  - Radioterapia mais quimioterapia.
  - Imunoterapia.
- Proteção cirúrgica contra disseminação.
  - Oclusão da luz dos segmentos digestivos, com cadarços, a montante e a jusante do tumor.
  - Ligaduras dos pedículos, iniciando-se pelas veias.
  - Cirurgia com ressecção em monobloco.
  - Abordagem do tumor principal em último tempo.
  - Cuidados com luvas e materiais contaminados com células tumorais.
  - Recobrir o tumor com compressa ou plástico.
  - Uso de antiblásticos (mostarda) ou citolíticos (hipoclorito de sódio).
- Margem de segurança nas ressecções.
  - Epitélio (média 1 a 5cm).
  - Vísceras ocas (até 7cm).
  - Vísceras sólidas (lobectomia).

- Linfadenectomia concomitante (esvaziamento).
- Polirressecável.
- Clipagem da área operada para orientar radioterapia.

Cirurgia Diagnóstica

- Biopsia.
  - Endoscópica.
  - Cirúrgica: incisão longe da lesão (desprezar instrumentos).
  - Resultado histopatológico duvidoso; repetir biopsia.
  - De congelação em membros. Manter o garrote até o resultado histopatológico. Na amputação, cortar acima do torniquete.
  - Por agulha: não puncionar órgãos muito vascularizados.
  - Cauterizar o trajeto.
- Laparotomia.
  - Falha de propedêutica.
  - Metástases ocultas (intraperitoneal, hepática ou retroperitoneal).
  - Antes de executar: hemipelvectomia, pneumectomia (câncer brônquio) ou esofagectomia.
  - Em linfomas (doença de Hodgkin).
  - Tumor de retroperitônio. Retirar o linfonodo suspeito à linfografia ou randomizar à direita e à esquerda da aorta.
- Toracotomia.
  - Linfoma.
  - Câncer de esôfago.
- Mediastinotomia.
  - Tumor de timo.
  - Linfomas.
- Laparoscopia
  - Laparotomia de revisão oncológica (*second-look*).

978-85-7241-664-1

Cirurgia Curativa

Avaliar:

- Extensão da doença.
- Agressividade biológica.
  - Histologia.
  - Envolvimento linfático.
  - Envolvimento adjacente.
  - Invasão linfocitária.
- Estado geral.

- Estado imunológico.
  - Marcadores tumorais.
    - Antígeno carcinoembrionário (CEA) (fígado, pulmão, mamas, rins).
    - Alfafetoproteína (AFP) (fígado, células germinais, estômago, pâncreas).
    - Imunoeletroforese.
    - Gastrina (síndrome de Zollinger-Ellison e gastrite atrófica).
    - Insulina (insulinoma).
    - Calcitonina (câncer medular tireóide).
    - Hormônio paratireóideo (adenomas, câncer, hiper).
    - Tireoglobulina (não medular da tireóide).
    - Fosfatase ácida prostática (próstata, eritrócitos).
    - Perfil imunológico e derivado protéico purificado (PPD).

978-85-7241-664-1

Cirurgia Radical Racional

A cirurgia radical ou alargada é sempre uma indicação no câncer ressecável. Ela deve ser discutida ou protelada quando:

- Há maior risco de óbito que de cura (esôfago, pâncreas) (risco benefício).
- Se a mutilação for grave e o paciente não aceita em princípio.
- Se há risco de deteriorização da doença (disseminação hematogênica por manuseio ou implante de células).
- Caso seja possível obter resultado igual com outras medidas conservadoras (o esvaziamento lomboaórtico, no seminoma, que é sensível a radioterapia, é uma grande cirurgia).

Cirurgia Não Curativa

Objetivos:

- Eliminar sintomas graves.
- Prevenir complicações.
- Prolongar a vida.
- Apoio psicológico.

Indicação:

- É mais grave do que a cirurgia curativa.
- Desobstrução (intestino delgado, via biliar, ureter): interna, externa.
- Cateterizar artéria para quimioterapia – perfusão extracorpórea (membros) – infusão arterial (fígado).
- Diminuir massa tumoral para quimioterapia (cirurgia redutora).
- Reduzir as metástases por exérese do tumor primário (rim, neuroblastoma).

978-85-7241-664-1

- Hemorragia grave.
- Descompressão (laminectomia).
- Hiperesplenismo secundário (esplenectomia).
- Higienizar (úlceras infectadas e necrobióticas).
- Cirurgia endócrina: ovário (câncer de mama); testículo (câncer de próstata), supra-renal (câncer de próstata e mama); hipófise (câncer de mama e tireóide).
- Cirurgia de reposição alimentar (gastrostomia, jejunostomia).

Tratamento das Metástases

- Localizada (L) sem propagação.
- Propagada (P) por continuidade.
- Regional (RG) sem continuidade (mesma região).
- Remota (RM) com propagação a distância.
- Difusa (D) disseminada.

Cirurgia de Dor

Indicação:

- Conforto do paciente.
- Se a limitação da atividade compensar pelo alívio da dor.
- Prevenir ação de drogas.
- Insucesso terapêutico.

Fisiopatologia:

- Invasão de perióesteo
- Distensão de periósteo.
- Invasão dos nervos.
- Neuroma de amputação.
- Dor fantasma.
- Reflexo visceromotor.

Operações:

- Laminectomia (descompressão).
- Simpatectomia (para dor de origem visceral).
- Interrupção de nervos periféricos – bloqueio.
  - Raiz dorsal: rizotomia.
  - Trato espinotalâmico lateral: cordotomia.
  - Tálamo: talamotomia.

- Aliviar ansiedade e sofrimento em relação à dor (não elimina a sensação de dor): lobotomia, leucotomia, cingulotomia, secção frontotalâmica.
- Infiltrações (esplâncnica, celíaca).

Reconstrução

- Depende dos fatores:
  - Local.
  - Extensão.
  - Perda de substância.
  - Possibilidade de cura.
  - Idade.
  - Estado geral.
  - Disponibilidade de pele, cartilagem, prótese.
- Divisão de etapas:
  - Imediata e temporária.
  - Imediata e definitiva.
  - Tardia.

Operações Fundamentais

- Pequenas operações.
- Excisão local.
- Excisão limitada.
- Excisão alargada (evisceração).
- Excisão em continuidade (esvaziamento).
- Excisão alargada em continuidade, em dois campos ou em um ou dois tempos (esvaziamentos).
- Excisão com exérese parcial de órgão vital ou segmento importante à sobrevida e à função (radical).
- Excisão ultra-radical.
- Exenteração.
- Amputações.
- Hemicorporectomia.
- Tumor ressecável: cirurgia oncológica.
- Tumor operável: cirurgia paliativa.

Critérios de Inoperabilidade

- Irressecabilidade (infiltrando estruturas vitais).
- Metástase a distância.
- Infiltração linfática inacessível.

978-85-7241-664-1

- Estado geral do paciente.
- Sarcomas e melanomas malignos centrais avançados.
- Competência e preparo do Cirurgião.

Requisitos do Cirurgião

- Conhecimento:
  - Anatomia.
  - Patologia.
  - Técnica cirúrgica.
  - Cirurgia reconstrutora.
- Versatilidade técnica.
- Domínio de táticas.
- Bom treinamento.
- Coragem.
- Humanismo.
- Boa saúde.

Criar, desenvolver e dinamizar o aspecto multidisciplinar no tratamento da neoplasia maligna.

978-85-7241-664-1

Prognóstico

- Fazer sempre com reservas, baseado em estatística.
- Nunca dizer o tempo de sobrevida para o doente.

Seguimento

Mais importante para avaliar o tratamento executado e a biologia do tumor.

A vida do paciente oncológico depende do primeiro atendimento.

"Mão de ferro numa luva de veludo" (*Une main de fer dans un gant de velours*).

CAPÍTULO 23

Estádio (Estadiamento) do Câncer

Alcino Lázaro da Silva

- Estádio: campo, período, medida itinerária (44 × 25m); estado.
- Estágio (do latim, *stadiu*; do francês, *estage*, *étage*): aprendizagem, situação transitória, tempo.

Considerando T = extensão do tumor primário; N = presença de nódulos em linfonodos regionais; M = presença de metástases a distância. A adição de números indica a extensão da doença: T0, T1, T2, T3, T4; N0, N1, N2, N3 e M0, M1.

A classificação pode ser:

- Clínica (pré-tratamento): TNM ou c TNM.
- Histopatológica (pós-cirúrgica): p TNM (pT, pN, pM).

Nos tumores múltiplos, simultâneos num órgão, o tumor principal será classificado como T. A multiplicidade (m) ou o número aparecerá entre parênteses. Exemplos: T_3 (m) ou T^3 (4).

Na classificação do tumor, há:

- TX: tumor primário não pôde ser avaliado.
- T0: não se evidenciou o primário.
- Tis: carcinoma *in situ*.
- T1, 2, 3, 4: tamanho crescente ou extensão local do tumor primário.

Na classificação do linfonodo regional há:

- NX: não pôde ser avaliado.
- N0: ausência de metástase regional.
- N1: linfonodo homolateral com 3cm ou menos na maior extensão (metástase linfonodal).
- N2: homolateral de 3 a 6cm; múltiplos homolaterais menores que 6cm cada um; bilaterais ou contralaterais menores que 6cm cada um.

978-85-7241-664-1

- N_2a: linfonodo único homolateral entre 3 e 6cm.
- N_2b: linfonodos homolaterais múltiplos menores que 6cm.
- N_2c: linfonodos bilaterais ou contralaterais menores que 6cm.
- N3: linfonodo com mais de 6cm.

Na classificação da metástase, há:

- MX: não pôde ser avaliada.
- M0: ausência a distância.
- M1: metástase a distância.

Acrescenta-se uma abreviatura, dependendo do local acometido (pulmão, osso, etc.).

Na classificação histopatológica, basta colocar o "p" antes das especificações mencionadas anteriormente.

Na graduação (G) histopatológica, há:

978-85-7241-664-1

- GX: grau de diferenciação não pôde ser avaliado.
- G1: bem diferenciado.
- G2: moderadamente diferenciado.
- G3: pouco diferenciado.
- G4: indiferenciado.

Há símbolos descritos:

- Símbolo y (minúsculo): classificação realizada durante ou após terapêutica multimodal inicial (y TNM ou yp TNM).
- Símbolo r: relativo a tumores recidivantes (r TNM ou rp TNM).
- Fator-C (fator de certeza): classificação de acordo com os métodos diagnósticos usados:
  - C1: obtido pelos meios diagnósticos padrões (exame clínico, radiografia, endoscopia).
  - C2: meios diagnósticos especiais (radiografia especial, tomografia, ultra-sonografia (US), ressonância magnética nuclear (RMN), angiografia, endoscopia, biopsia, citologia).
  - C3: por exploração cirúrgica, biopsia e citologia.
  - C4: por cirurgia definitiva e histopatologia da peça.
  - C5: por necropsia.

Na classificação clínica aparece o C1, 2 e 3, na histopatológica o câncer à microscopia.

Classificação de tumor residual (R):

- RX: não pôde ser avaliado.
- R0: ausência.

- R1: residual microscópico.
- R2: residual macroscópico.

Grupamentos por estágios:

- Há 24 categorias de TNM (4T, 3N e 2M). Elas definem a extensão anatômica aparente da doença. O carcinoma *in situ* fica no estádio 0 (zero) e, com metástase a distância, fica no estádio 4.
- Entre os estádios 1 e 4 aparecem as letras A, B, C, etc., como subdivisões da evolução de cada fase. Elas variam entre os tumores, a partir dos que não aparecem até os com subdivisões múltiplas.
- O tumor ressecável é operável; nem todo operável é ressecável. A operabilidade depende mais do paciente que do tumor, e a ressecabilidade depende mais do tumor que do paciente.

978-85-7241-664-1

CAPÍTULO 24

Território do Paciente Hospitalizado

Alcino Lázaro da Silva

978-85-7241-664-1

O Ministério da Saúde (1978) determina o seguinte com relação à área física em enfermarias e quartos hospitalares:

- A profundidade das enfermarias não deve permitir a colocação de mais de três leitos paralelos à janela.
- Nos quartos e enfermarias são exigidos, como mínimos, os seguintes espaços: 50cm entre o leito e a parede paralela, 150cm entre o pé do leito e a parede ou outro leito fronteiriço e 100cm entre dois leitos.
- São consideradas áreas mínimas por leito:
  - Quarto de 1 leito: 9m^2 por leito.
  - Quarto de 2 leitos: 7m^2 por leito.
  - Quarto de 3 leitos: 6,50m^2 por leito.
  - Quartos de mais de 3 leitos: 6m^2 por leito.
  - Quartos e enfermarias devem ter como medida linear mínima 2,50m.
  - Somente a cabeceira de leito poderá ser encostada à parede.
  - Em enfermarias, o maior número de leitos permitidos é seis, com sanitários individuais.
- Enfermarias com mais de quatro leitos devem ser previstas somente em hospitais de grande porte, porque permitem pouca flexibilidade na utilização dos leitos.

Essa preocupação tem vários fundamentos, entre eles:

- Ordem.
- Funcionalidade, em especial do trabalho da enfermagem.
- Higiene.
- Ambiente saudável e psicologicamente positivo, para que o doente se sinta numa área que lhe "pertence".
- Menos participação nos problemas dos outros pacientes, com os quais convive na hospitalização.

O objetivo central dessa medida foi também respeitar a unidade do paciente criada mentalmente por ele, ao receber o seu espaço físico.

Esse espaço é tão importante que o desrespeito a ele, com atos de transferência de leitos, retirada de móveis, aberturas de portas ou janelas, traumatiza ou modifica o comportamento do doente. A interpretação dada pelo próprio paciente é de ele que foi invadido em propriedade física, para não dizer em sua intimidade.

Quando um indivíduo é internado em um hospital, ele descobre que a determinação de espaço já é feita pelo próprio hospital e que seu território tem limites. Se for um paciente acamado, o território praticamente corresponde ao seu próprio leito.

Todo indivíduo requer um espaço. Tanto o estabelecimento de um limite quanto a sua defesa são componentes essenciais do comportamento humano e é um fato da vida cotidiana.

Todas as pessoas tendem a manter uma distância característica entre si e os outros, denominada *distância pessoal*. Ela pode ser maior ou menor dependendo do relacionamento entre os indivíduos envolvidos na interação, o que estão fazendo, e a atitude de um em relação ao outro.

Os ocidentais utilizam quatro zonas de distância em suas interações. Uma delas é a distância íntima, cuja amplitude varia de zero a 45cm.

A violação da distância pessoal é uma intrusão na fronteira do Eu da pessoa, o que pode constituir uma ameaça à estabilidade do indivíduo.

É praticamente impossível prover atendimento médico e cuidados de enfermagem sem entrar no território e espaço pessoal do paciente. Isso pode ser uma fonte de incômodo para o paciente, embora seja permissível ao papel do enfermeiro.

Considerando que a distância mínima ente dois leitos paralelos é de 100cm, certamente considera-se que 50cm pertencem ao território de cada um dos pacientes. Se esses pacientes e mesmo seus visitantes se movimentarem nessa área, penetrarão no território alheio. Se a movimentação for concomitante, a interação se dará a uma *distância íntima*.

A doença torna o indivíduo mais dependente no atendimento de suas necessidades. Tal dependência será maior quando há restrição ou impedimento na locomoção. Para manter a sua individualidade, o ser humano necessita de independência a qual está relacionada de maneira estrita à auto-afirmação.

Independência, auto-afirmação, autoconceito, privacidade e outras necessidades dos pacientes não sendo plenamente atendidas poderão influenciar em seu comportamento ou suas reações.

Diante do exposto, considera-se de grande importância a aquisição de conhecimento a respeito do território hospitalar, a fim de que o médico e o enfermeiro possam prestar ao doente um cuidado mais efetivo no atendimento às necessidades médico-psicossociais.

978-85-7241-664-1

Quem vive num ambiente hospitalar ou viveu de maneira transitória, mas com interesse, sabe das dificuldades de caracterização e conceituação desse problema. Há vezes, ou dias, em que se observa uma demanda maior em relação à capacidade física e aos recursos humanos, por mais que eles se desdobrem. Nesses momentos, em Pronto-socorro, quando o número e a gravidade dos doentes são altos, o território, ou seja, o espaço físico, passa a ser o vazio de um insensível corredor. E é aí que muitas vezes os profissionais precisam atuar, porque acima da preocupação psicológica, fisiológica ou social, há uma vida em perigo e ela passa a ser a grande prioridade.

Não se invalida, com isso, possível trauma psíquico decorrente de tais condições provisórias ou alternativas. Muito menos se esquece da reação gélida e negativa a qual um doente, quando lúcido, demonstra ao entrar na unidade intensiva. Ou da frieza com que se refere quando obtém ordem de transferência de um Centro de Tratamento Intensivo (CTI) para um quarto ou enfermaria. A impressão que resta – apesar de respeitosa e reconhecida – de sua vida salva é a de um espaço sem limites nítidos ou até insuficiente à sua individualidade, onde não se conta ou não se identifica noite, dia, horas ou até minutos.

Essas considerações vêm a propósito quando nos lembramos de certas atitudes adotadas por parte da equipe de saúde. Elas, muitas vezes, são desenvolvidas pelos menos avisados, sem preocupações com sua importância. Por exemplo:

- Assentar no leito do paciente para descanso, conversa ou exame mais descontraído.
- Colocar os pés nas grades da cama ou na escada anexa.
- Colocar objetos, maletas, papéis, sobre o leito, no pé ou cabeceira.
- Abordar o paciente, com cigarro na boca ou entre os dedos.
- Fazê-lo sem roupa apropriada, que, no caso, a melhor é o branco que mostra o médico sempre limpo.

978-85-7241-664-1

Essas e outras atitudes podem gerar no paciente uma reação de hostilidade para com o médico e, em conseqüência, uma imagem negativa da figura de um homem que tem a grande responsabilidade de preservar a saúde ou tratar suas alterações.

Essa advertência ou lembrança cabe bem a todos nós e, especialmente, aos acadêmicos que não têm, às vezes, a facilidade de conviver com profissionais os quais adotam, por princípios, a conduta de respeito a tais valores.

CAPÍTULO 25

Grupos de Discussão no Internato (Roteiro)

Geraldo Boaventura Leite Sobrinho
Alcino Lázaro da Silva

Objetivos Gerais

O grupo de discussão (GD) visa a duas metas principais: o aprendizado e a verbalização daquilo que é aprendido.

Para melhor aproveitamento, o aluno deverá ir para o GD já tendo estudado cada item do objetivo específico.

Foram selecionados 16 temas de interesse geral da Cirurgia.

Objetivos Específicos (alguns Temas)

Primeiro Pré-operatório

O aluno deverá saber:

- Importância do exame clínico no pré-operatório; avaliação dos sistemas respiratório, cardiovascular e renal.
- Exames laboratoriais de rotina, variações da normalidade e a relação com a cirurgia.
- Preparo psicológico do paciente.
- Condicionamento do paciente para o pós-operatório.
- Preparo imediato: depilação, banho, esvaziamento da bexiga, lavagem intestinal, dieta, pré-anestésico, hidratação.

978-85-7241-664-1

Segundo Pré-operatório

O aluno deverá saber:

- Como fazer o preparo pré-operatório de pacientes diabéticos (compensado e descompensado).

- Conduta com paciente em uso de corticóide.
- Preparo de cólon.
- Preparo de paciente com hipertireoidismo.
- Preparo de paciente com doença pulmonar oclusiva crônica (DPOC).

Primeiro Pós-operatório

O aluno deverá saber:

- Cuidados gerais com paciente: saída da sala de cirurgia, tomada de dados vitais, posição no leito, dieta, quais solicitações fisiológicas fazer ao paciente.
- Cuidados com drenos, sondas e cateteres.
- Nutrição parenteral: necessidades básicas diárias de H_2O, Na^+, Cl^-, K^+ e glicose.

Segundo Pós-operatório

978-85-7241-664-1

O aluno deverá saber as principais complicações que aparecem no pós-operatório:

- Febre: causas e cronologia de aparecimento.
- Complicações pulmonares: atelectasia, insuficiência respiratória aguda (IRA), pneumonia.
- Complicações renais: insuficiência renal, infecção.
- Complicações cardiovasculares: hipotensão, choque, parada cardíaca, acidentes tromboembólicos.
- Complicações com o aparelho digestivo: transtorno do apetite, íleo, úlcera de estresse, vômitos.

Infecção em Cirurgia e Uso de Antibiótico

O aluno deverá conhecer as causas que predispõem a infecção cirúrgica (local e sistêmica), os principais agentes etiológicos, diagnóstico da infecção cirúrgica e tratamento; os antibióticos mais utilizados, via de administração e dosagens; antibióticos preventivos, quando e como.

Esôfago

O aluno deverá conhecer as manifestações clínicas das doenças esofágicas; as principais doenças cirúrgicas como esofagites, megaesôfago e tumores; as principais cirurgias do esôfago e as suas indicações.

Estômago e Duodeno

O aluno deverá fazer uma revisão da anatomia e fisiologia gástrica; saber as principais manifestações clínicas das doenças gástricas; caracterizar ritmo e periodicidade; saber a evolução e complicações da úlcera cloridropéptica; os meios propedêuticos utilizados para diagnóstico de afecção gástrica (radiográficas, endoscópicas e teste de secreção); quando indicar entre os diversos tipos de vagotomias.

Tumores do Estômago

O aluno deverá conhecer incidência, sintomatologia, tipos histológicos, vias de disseminação, principais tipos e locais de metástases, diagnóstico (propedêutica radiográfica e endoscópica, sangue oculto nas fezes), tratamento e condições após gastrectomias.

Hemorragia Digestiva Alta

O aluno deverá saber conceituar melena e hematêmese; hemorragias digestivas altas e baixas e as principais causas.

Deverá ser capaz de fazer um atendimento a um paciente com hemorragia digestiva (HD) seguindo as prioridades de cada caso.

Saber também como tratar o choque, o uso de cateter nasogástrico (CNG), a utilidade dos estudos endoscópico e radiológico, além de saber utilizar os diversos tipos de tratamento com critério: antiácidos; cateter de Sengstaken-Blakemore; bloqueadores de bomba de prótons e H_2; realimentação e indicações cirúrgicas.

978-85-7241-664-1

Intestino Delgado

O aluno deverá fazer uma revisão da anatomia e fisiologia do intestino delgado.

Conhecer as malformações mais freqüentes: atresias, má-rotação e divertículo de Meckel.

Saber conceito, diagnóstico e tratamento da doença de Crohn.

Conhecer a sintomatologia, o diagnóstico e o tratamento dos tumores.

Obstrução Intestinal

O aluno deverá saber:

- Conceito de íleo.
- Diferença entre íleo funcional e mecânico (obstrutivo).
- Causas de íleo funcional mecânico.
- Fisiopatologia de obstrução intestinal.
- Propedêutica; sinais radiográficos.
- Tratamento – uso de cateter nasogástrico.
- Tratamento de distúrbios hidroeletrolítico e concomitantes.
- Uso de cateter de Müller-Abott.
- Tratamento cirúrgico.

Intestino Grosso

O aluno deverá saber as principais manifestações clínicas das doenças de intestino grosso, propedêutica (radiografias, exame proctológico, exame parasitológico,

978-85-7241-664-1

pesquisa de sangue oculto). Conhecer as principais doenças cirúrgicas: megacólon, diverticulose, pólipos, tumores, retocolite e as principais operações.

Pâncreas

O aluno deverá realizar uma revisão primária da anatomia e fisiologia pancreáticas. Saber utilizar a propedêutica, amilase, Ca^{++}, lipase, exames radiográficos, tomografia e a arteriografia.

- Conceituar as pancreatites crônica e aguda e as principais causas de cada uma.
- Conceituar cisto e pseudocisto pancreáticos.
- Saber as indicações de cirurgia na pancreatite aguda e pancreatite crônica e que operações serão feitas no pâncreas.
- Conhecer as manifestações clínicas dos tumores da cabeça e cauda do pâncreas.
- Conceituar a síndrome de Zollinger-Ellison.

Fígado e Vias Biliares

O aluno deverá saber:

- Interpretar as provas de função hepática.
- Reconhecer a sintomatologia das doenças das vias biliares.
- A propedêutica radiográfica.
- Realizar radiografia simples de abdome.
- Realizar colangiografia oral.
- Realizar colangiografia intravenosa.
- Realizar colangiografia retrógrada.
- Realizar colangiografia transparieto-hepática.
- Realizar colangiografia laparoscópica.
- Realizar ecografia.
- Realizar diagnóstico das icterícias.

Tireóide

O aluno deverá conhecer:

- Clínica das doenças da tireóide.
- Propedêutica utilizada:
  - Captação.
  - Mapeamento.
  - Dosagem de triiodotironina (T3), tirotoxina (T4) e hormônio estimulante da tireóide (TSH, *thyroid stimulating homone*).
  - Teste de supressão e estímulo.

- Clínica, diagnóstico e tratamento do hipertireoidismo.
- Diagnóstico e tratamento dos nódulos.
- Diagnóstico e tratamento dos tumores.
- Principais complicações da cirurgia.

Hipertensão Porta

O aluno deverá conhecer a anatomia do sistema porta e vias hepatófugas; etiologia; fisiologia; propedêutica; complicações e tratamento do paciente com ou sem sangramento, além das primeiras complicações no pós-operatório.

978-85-7241-664-1

CAPÍTULO 26

Normas Gerais para o Grupo de Discussão

Alcino Lázaro da Silva

Ambulatório (Normograma)

978-85-7241-664-1

- Registro.
- Resumo do quadro clínico.
  - Exemplo: há seis meses com adenopatia cervical, unilateral, supra-hióidea, direita = emagrecimento. Há quatro meses com disfonia e tosse incaracterística = dispnéia.
- Diagnóstico provável ou definitivo.
  - No exame anterior: câncer de laringe, câncer de hipofaringe, câncer da base da língua?
- Conduta.
  - No exemplo anterior: exame otorrinolaringológico + biopsia com pinça própria.
- Tratamento
  - No exemplo, confirmado o diagnóstico de câncer de laringe: laringectomia + esvaziamento cervical direito + radioterapia.

Enfermaria (Normograma)

- Identificação.
- Resumo do quadro clínico.
- Exames complementares importantes para confirmação do diagnóstico.
- Indicação cirúrgica.
- Cirurgia a realizar ou realizada.

Grupo de Discussão (Normograma)

- Caso clínico com radiografia.
- Discussão de caso, incluindo:
  - Diagnóstico diferencial.
  - Indicação cirúrgica.

  - Conduta.
  - Qual cirurgia.
- Etiofisiopatogenia.
- Quadro clínico (sinais e sintomas).
- Propedêutica (exames complementares).
- Tratamento (clínico e cirúrgico).

978-85-7241-664-1

CAPÍTULO 27

Rotina da Sala Operatória*

Eutália Francisca Coelho

Verificar no livro de registros ou similar no qual se tem o hábito de marcar as operações, quais os números e tipos de cirurgias serão realizados naquele dia.

- Se foi confirmado sangue, radiografias e corte de congelação.
- Fazer escala do pessoal necessário para cada sala operatória (SO).
- Verificar a reserva de O_2.
- Ver se o instrumental está em ordem, assim como se os aparelhos elétricos estão em bom funcionamento.
- Fazer pedido de roupas, compressas etc., à Central de Esterilização, de acordo com o número de cirurgia, e também provisão para uma ou duas emergências.
- Ver a medicação e o estoque de entorpecentes – quando gastos, providenciar troca conforme exigência da farmácia do hospital.

Horário da Sala Operatória

Isso é importantíssimo para o bom andamento do serviço. A enfermeira e os auxiliares deverão estar uniformizados dentro do bloco pelo menos 10min antes do horário normal.

Como Entrar no Bloco Cirúrgico

Uniformizado. Todos os pertences particulares ficam no vestiário do hospital.

Ante-sala do Bloco ou Vestiário

- Vestir quimono ou macacão (médicos: macacão ou jaleco e calça).
- Calçar botas (propé).
- Máscara e gorro.

978-85-7241-664-1

* Este capítulo já está superado em relação à tecnologia, pois hoje impera o material descartável. Mantenho-o, no entanto, em virtude de seus princípios básicos.

Nota: é ideal que a roupa seja toda esterilizada. É de uso *exclusivo* dentro do Bloco Cirúrgico.

Os propés foram instituídos na doce utopia de que diminuiriam o risco de contaminação. Há um fato que não se pode negar: os sapatos são a parte mais suja e contaminada de nosso corpo e vestes. Acredito que a utilidade do propé se faz na área da higiene. A troca do sapato por tamanco ou similar acarretaria ao bloco mais um local de concentração de bactérias, pois não são descartáveis, além de exigirem cuidados na manutenção e limpeza (anti-sepsia).

O ideal seria que os sapatos fossem retirados antes da entrada no bloco e colocado o propé. Isso não é fácil de ser executado e desguarneceria o Cirurgião, protegido apenas por um pano mais espesso, correndo-se o risco até de resfriá-lo.

Em suma, é melhor deixar que o propé continue a ser usado por medida higiênica, salvo se o Cirurgião adotar a guarda e a limpeza de um sapato no seu armário.

978-85-7241-664-1

Montagem da Sala Operatória

Retirada do pó com compressa embebida em um germicida (Duocide® bruto ou a 2%, podendo utilizar germicida e aproveitar o tetraborato de sódio que é trocado do material de corte a cada 8 dias). Limpar móveis, marmorites, focos, borracha de O_2.

O material instrumental corresponde àquela cirurgia e seus acessórios. Usar pinças esterilizadas e abrir os pacotes usando técnica específica.

Material completo para o Anestesista.

Montar a sala de desgermação usando: um pacote de capotes (quatro a cinco), incluindo compressas e campo duplo. Pacotes de luvas, 7; 7,5 e 8. Recipientes de escovas em formalina ou solução esterilizante e dois vidros com pinças esterilizadas (solução germicida até quase o gargalo do vidro). Suporte contendo Soapex® ou Fisohex®. Suporte contendo Sterylderme® a 1% ou similar (exemplo, álcool iodado a 2%; Germ Hand® – principalmente se a água não for estéril). A circulante amarra os capotes.

Nota: após a desgermação e quando tiver tempo, deixar essa sala pronta para receber outra equipe de cirurgiões. Usar técnica específica para a montagem da sala.

Sala de Recepção do Paciente

(Importante como recebê-lo.)

- *Identificar o paciente.*
- Recebê-lo e ajudá-lo a passar para a maca da SO.
- Observar se o prontuário veio junto com ele.

978-85-7241-664-1

- Verificar no prontuário os dados vitais – temperatura, pulso, respiração (TPR) e pressão arterial (PA).
- Cuidar principalmente dos drenos (em especial no tórax – ver se está bem pinçado e não elevá-lo acima do paciente). Cuidados com o soro, sangue, etc.
- Averiguar se foi administrado o pré-anestésico; caso contrário, avisar ao anestesista.
- Verificar se foram retirados dentes artificiais e se o paciente não está de camisola ou pijama de náilon (evitar acidente com bisturi elétrico). As vestimentas devem ser de algodão. O bloco necessita também ter roupas para os pacientes utilizarem durante as operações.
- Verificar se foi feita a depilação do local a ser operado de maneira conveniente.
- Observar se ele está com curativo ou bolsa de colostomia e trocá-los.
- Verificar os bolsos e retirar as jóias.
- Perguntar se o paciente urinou.

Nota: alguns desses cuidados são feitos na enfermaria, porém, passam despercebidos.

Na Sala Operatória

Ajudar o paciente a passar da maca à mesa operatória – os mesmos cuidados com drenos, sondas, cateteres, soro, etc.

- Caso não esteja com soro, ligá-lo, observando o tipo de operação e fugindo das articulações. O soro deve ficar sempre no lado oposto do Cirurgião, para que o Anestesista não seja incomodado no momento de injetar as soluções.
- Anti-sepsia do local com escova e Soapex® ou Fisohex®. Escovar bem a área e desengordurá-la com álcool (éter) até a pele ficar limpa.
- Cobrir com compressa esterilizada.
- Cateter uretral: se conveniente, passá-lo antes de colocar o paciente em posição para a cirurgia. Em seguida, fazer complementação se necessário. Introduzir cateter nasogástrico. Equipos estéreis devem ser usados para essas complementações.
- Efeito psicológico sobre o paciente.

Nota: se a enfermeira for abordada pelo paciente, ela deverá atendê-lo com cortesia e, se possível, solucionar da melhor maneira possível suas perguntas. Caso contrário, deixá-lo de repouso. Demora demasiada para o início da operação; barulho com instrumental e palestras em voz alta traumatizam o paciente. Deve-se fazer o máximo de silêncio.

Posições

Cuidado com exposição desnecessária do corpo do paciente.

As posições variam de conformidade com o tipo de operação:

- *Decúbito lateral*: flexionar a perna em contato com o colchão e a outra em extensão. Entre elas deve-se colocar um coxim ou travesseiro, evitando trauma ou queimadura por longo tempo de operação. Isso traz, também, conforto ao paciente. Essa posição é usada em cirurgia torácica, de rim, etc. Sob o paciente, coloca-se saco de areia ou coxim próprio da mesa operatória. Fixar o paciente com esparadrapo.
- *Decúbito ventral*: cuidado com as partes moles. Olhos – utilizar rodilha protetora, pomada oftálmica (evitar hematomas sobre eles). Mamas – operações de longo prazo podem traumatizá-las. Procurar protegê-las, assim como para o caso do pênis. Respiração – usar coxim ou campos dobrados sob os ombros –; pedir ao Anestesista para auxiliá-lo.
- *Ginecológica ou de litotomia*: colocar perneiras de metal e protegidas por panos. Coloca-se coxim sob as articulações. Abaixo da nádega, utilizar coxim ou campo dobrado para facilitar a movimentação do Cirurgião. Utilizar a posição de Trendelenburg forçada, porém de forma suave; usar ombreiras.
- *Braços*: evitar tração sobre eles. Evitar as articulações ao puncionar veias para soros.
- *Pele*: cuidado para que não permaneça em contato com plástico, principalmente se estiver molhado de anti-séptico.
- *Placa de bisturi elétrico*: deve estar bem ajustada à pele (panturrilha, nádega ou outro músculo, dependendo do campo de cirurgia); evitar a passagem de corrente elétrica para o paciente ajustando-a de maneira adequada, impedindo que a placa se molhe com álcool-iodado.

978-85-7241-664-1

Anestesias

- *Local*: deixar o paciente ciente e orientá-lo sobre o efeito desse tipo de anestesia. Ter atenção com o paciente.
- *Geral*: o Anestesista é responsável pelo paciente antes, durante e após a anestesia. Auxiliá-lo no início do procedimento.

Importante: A enfermeira circulante deverá ser acompanhada do Anestesista até o leito do paciente. *Motivo*: poderá ocorrer emergência no transcurso sala de cirurgia-leito como parada respiratória, cardíaca e também paciente agitado. É indispensável a presença do Anestesista nessas circunstâncias. A cabeça do paciente deve estar voltada para o lado.

Registro

Registrar no livro as operações realizadas naquele dia. Anotar todos os dados correspondentes às cirurgias, como o nome do Cirurgião, auxiliares, anestesia, Anestesista, operação, início e término, assim como dados do paciente: nome, idade, número do prontuário, classe, diagnóstico, toda medicação feita, diurese durante o ato cirúrgico e informações referentes à cirurgia. Particulares e institutos, além de fazerem anotações devem, no próprio bloco, registrar o material gasto (medicação, luvas, gazinha, fios, etc.). Pedir para que o Cirurgião e o Anestesista assinem e em seguida enviar o relatório para a contabilidade do hospital.

Material Retirado (Espécime)

Colocar o material retirado em um recipiente contendo formol a 10% – rotulá-lo.

Enviá-lo ao laboratório, acompanhado do pedido *anatomopatológico.*

Nota: O rótulo deve conter o nome do paciente, nome da peça, clínica e leito.

Término da Cirurgia

Uma vez que há outra operação a seguir na mesma sala, a circulante pode providenciar o preparo do local, sem ocasionar problemas para a cirurgia anterior. Retirar o máximo de coisas que não serão mais usadas na operação seguinte.

- Preparar a anestesia para próxima cirurgia.
- Cuidar para avisar à enfermeira sobre o próximo paciente.
- Ajudar os médicos a retirarem os capotes.
- Completar os curativos.
- Ajudar o Anestesista a passar o paciente da mesa para a maca e levá-lo à enfermaria.
- Atentar aos cuidados anteriores em relação aos drenos, soros, etc. O vidro do dreno de tórax deve conter 200cm^3 de soro fisiológico e tampa bem fixada, além de pinçado com duas pinças fortes.

Retorno à Enfermaria

Colocar as pinças bem abertas, válvulas, borrachas de aspiradores e tampas num recipiente contendo água morna e um desincrostante (Detergex®, Marcos 88® ou similar; uma colher medida para cada litro de água). O material de corte deve ser separado para não danificar o corte.

Seringas são separadas dos êmbolos e colocadas em outro recipiente.

978-85-7241-664-1

978-85-7241-664-1

Da mesma forma, as luvas devem ser depositadas em recipiente contendo solução de Lysoform® a 2% ou Duocide® a 2%, a fim de remover o odor de sangue. Embebê-las por dentro e por fora.

Nota: essa solução pode ser feita com antecedência e, à medida que a luvas forem sendo retiradas, colocá-las nesse líquido.

- Levar todo o material para a sala de *expurgo*.
- Fazer a trouxa da roupa e compressas separadas. Ter cuidado na possibilidade de haver pinças agarradas nos campos. É desagradável e também perigoso para os funcionários da lavanderia, maquinário e antieconômico.
- A limpeza do chão deve ser feita com desincrostante para retirada do sangue. Usar Lysoform® ou Duocide® a 2% ou similar (Ter-syl® a 3%).
- Pulverizar a SO com Duocide® – mesa de cirurgia, teto, focos etc.

Nota: no fim do expediente, pulverizar todo o bloco cirúrgico com Duocide bruto e colocar tapete na entrada do bloco com solução a 2%.

- Material de anestesia: traquéia corrugada, *Takaoka* e vaporizador (lavá-lo com éter anestésico a fim de evitar crostas e secá-lo com O_2). Passá-los em compressas com solução desinfetante e recolocá-los no armário respectivo.
- Deixar a sala pronta para receber outra operação de emergência.

Sala de Expurgo

- Lavar bem o material, utilizando sabão e água corrente (caso seta usado desincrostante, despreza-se o sabão e utiliza-se a escova para limpeza total das grelhas).
- Fazer as caixas e pacotes, empregando as técnicas corretas. Ver a relação do material no livro indicado para isso.
- Colocar o material na estufa e encaminhá-lo à autoclave para esterilização central, acompanhado do livro de registro e anotação correspondente realizada pela pessoa que o recebeu.

Nota: para evitar que o material seja extraviado, é interessante que ele seja devolvido pela própria pessoa que o levou, não deixando para o plantão seguinte.

Lembrete: é importante lembrar como é feita a esterilização na estufa:

- Colocar o material logo após a estufa atingir 160°C.
- Esperar atingir novamente (queda do calor decorrente do resfriamento externo) os 160°C.
- Após essa temperatura ter sido atingida, iniciar a contagem de 1h e marcar no livro indicado o início e término da esterilização, além da assinatura.

Nota: a fim de evitar queda na corrente elétrica, durante a contagem do tempo e para que ele não seja interditado ou esquecido, deve-se deixar uma luz acesa para chamar atenção caso ocorra falta de energia. Caso isso aconteça, reiniciar a esterilização; que é feita na estufa por condução de calor, de modo que o material poderá ser fechado. Quanto ao material esterilizado em autoclave, pacotes não devem ser apertados nem frouxos. Esse procedimento é feito por penetração do vapor, de modo que o material deve ficar bem aberto.

Isso também acontece na esterilização com pastilhas de formol e soluções.

Material de Corte

No fim do expediente, esse material é colocado bem aberto na solução esterilizante. Verificar se está bem coberto pela solução (solução tetraborato de sódio). Somente usá-la no espaço mínimo de 12h (emergência, 4h no mínimo).

978-85-7241-664-1

Material de Anestesia

Tubos, máscaras, cabo de laringoscópio, lâminas e conexões, após bem lavados e enxugados, precisam ser colocados em pastilhas de formol.

Nota: os tubos devem ser passados em talco para proteção contra gases de formol em excesso. O cabo do laringoscópio raramente é lavado, em virtude de ser mantida a pilha, exceto quando está muito sujo. Deve-se retirar as pilhas. Em geral, passa-se uma compressa úmida e usa-se pastilha de formol para esterilização.

No dia seguinte, o material que permaneceu na formalina deve ser muito bem lavado em água corrente, a fim de evitar traqueítes em decorrência do formol. Pode-se usar Fisohex® ou Soapex® para complementação da assepsia. Na falta desses produtos, utilizar álcool-iodado a 2%. Enxugar tudo em compressas ou campo estéril e colocá-los no armário de anestesia. Essa esterilização é feita de pessoa para pessoa.

Nota importante: prepare esse material como se o preparasse para si mesmo. Melhor seria se fosse esterilizado em autoclave.

Provisão

Fios, categutes (Sertix®) – não sendo envelope e sim em tubos – deverão ser desengordurados e colocados em pastilhas de formol. Usar solução de álcool simples em 1L e 100mL de formol a 40%.

Nota: tubos e envelopes necessitam ser colocados dentro de vidros contendo pastilhas de formol e retirados com pinça estéril. Caso os vidros sejam contaminados, devem apresentar um aviso para chamar a atenção (por exemplo: contaminado, data e hora).

- Observar o armário de material cirúrgico.
- Verificar os medicamentos e soluções usadas, assim como soluções de emergência: adrenalina, cedilanide, premarim, veritol, efortil, gelfoam, soluções eletrolíticas, etc.

978-85-7241-664-1

Operação Séptica (Contaminada)

Seria importante ter sempre duas circulantes – uma na área contaminada e a outra na área não contaminada. *Lembrete*: o resto de soluções de anestesia (tionembutal, fentanil, inoval, etc.) são desprezados em casos de câncer e de operação *contaminada*. Outra alternativa seria ter outra sala exclusiva para essas operações, com todo material necessário. Caso isso não seja possível, após a operação todo material deve ficar dentro da sala.

Como Começar a Operação Contaminada

Deve haver duas circulantes: uma fora e outra dentro da área contaminada. *Importante*: não disseminar bactérias.

- Deixar o mínimo de material dentro da SO – retirar tudo que puder antes de abrir a cavidade.
- Evitar entradas e saídas desnecessárias, solicitando tudo a mais para a circulante externa.

Nota: deve-se fazer uma provisão relativa do material a ser gasto (exemplo: fios, soro, etc).

O mínimo de pessoal dentro da SO.

- Manter fechados as portas da SO e os armários (caso houver).
- Terminada a cirurgia, toda a roupa e material devem permanecer dentro da sala.
- Os cirurgiões devem deixar toda roupa utilizada, botas, etc., dentro da sala e vestir outras à saída.
- Levar o paciente para a enfermaria e, em seguida, fazer o pacote de roupa da maca.

Volta da enfermaria – a maca é colocada dentro da sala com toda a roupa que foi para a enfermaria.

A circulante externa já deve ter preparado as soluções desinfetantes e desincrostantes (como mencionado no capítulo anterior).

Nota: caso esse procedimento ainda não tenha sido realizado, a circulante da área contaminada deve preparar essas soluções antes de entrar na sala, enchendo também a bomba de jato contínuo (na falta disso, usar bomba de detergente).

- Entrar na SO e proceder da mesma forma em relação ao material – pinças, tesouras, etc.

Nota: no caso de plantão diurno, é possível cobrir pinças e tesouras até mesmo sobre a mesa instrumental, contanto que tudo seja muito bem espalhado. Um plantão noturno dificulta esse procedimento, uma vez que a higiene é realizada somente algum tempo depois, o que torna o sangue mais fixo ao material.

- Abrir os campos, inclusive os da maca, e as compressas, um a um, bem espalhados.
- Abrir o lixo, espalhando-o sobre o campo.
- Colocar luvas, seringas (soltos os êmbolos), látex, cateteres bem imersos em solução.

Nota: atenção para que as luvas fiquem bem cheias e para que as borrachas de aspiradores fiquem com a solução atingindo toda extensão de suas paredes.

Nota: as bactérias permanecem onde há bolhas de ar.

Nota: a solução, no caso de operação contaminada, deve ser mais forte do que a anterior, realizada somente para facilitar a saída do sangue e desinfetar. Nesse caso, a solução é germicida. Exemplo: Duocide® – duas colheres de sopa para 1L de água ou solução Lysoform® a 10% – 1L de água para 100cm^3 de Lysoform® bruto. O Duocide® pode ser 200cm^3 para 10L de água, ou Ter-syl® a 3%.

- Espalhar também o material de anestesia.
- Colocar solução dentro dos aspiradores; as tampas devem ser colocadas em solução e retiradas do suporte.
- Pulverizar tudo com Duocide bruto, jato contínuo. Pulverizar todos móveis, teto, mesa de cirurgia, maca e colchões de um lado e de outro. Piso e embaixo dos móveis. Pulverizar de cima para baixo.

Nota: em uma sala de $4 \times 4 \times 3$m, utilizar aproximadamente 240cm^3 de Duocide®.

Nota: após bem pulverizada, fechar a sala deixando dentro dela bomba e roupas antes vestidas. *Lembrete*: havendo somente uma bomba, antes de entrar na sala, deve-se pulverizar todo o bloco cirúrgico, pois a bomba, após entrar dentro da sala, fica contaminada. Após 2h com Duocide® bruto, o local já está pronto e considerado asséptico – isento de bactérias. Remover tudo para sala de expurgo como já explicado.

Nota: resto de material cirúrgico, gazes, compressas, etc. devem ser montados para reesterilização. Panos de pacotes precisam ser enviados à lavanderia. A peça cirúrgica retirada do paciente deve ficar na sala dentro de um recipiente tampado até depois da desinfecção, em solução de formol a 10%. Em seguida,

978-85-7241-664-1

enviá-la ao laboratório de anatomia patológica. Caso não tenha o Duocide ou similar, utiliza-se em substituição o formol a 40% na esterilização do ambiente, de campos, compressas, pinças, material de borracha e sondas e luvas em Lysoform® a 10%. Essa esterilização é mais longa; no mínimo 6h de exposição. *Lembrete*: no caso de plantão noturno, o material de emergência deve permanecer dentro do armário apropriado. Os outros armários não devem ser abertos para que o movimento do dia seguinte não seja alterado. O material de corte também fica nesse armário. Para que, à noite e de modo que facilite a limpeza no dia posterior, se possa agir da seguinte maneira: ao invés de espalhar os campos e compressas, abrir e pulverizar os campos depois de se certificar de que não há alguma pinça presa a eles, e colocá-los um a um sobre o outro após o procedimento ter sido realizado. Com as compressas procede-se da mesma forma.

Limpeza Geral

Recomendada a cada oito dias, no mínimo, realizar uma boa limpeza das paredes, vidros, teto, pisos e portas.

- Retirar todos os móveis dos lugares e fechar bem os armários.
- Material utilizado: de limpeza em geral – sabões, geléias próprias, desincrostantes, Ter-syl® a 3%, solução de Duocide® a 2% (10L de água para 200cm^3 de Duocide®), etc.
- Rodo, panos e baldes (dois). Preparar essas soluções para a servente e fazer supervisão da limpeza.
- Em seguida, pulverizar com Duocide® bruto ou similar todo o bloco, colocando os móveis em seus lugares.
- Deixar o bloco fechado durante uma a duas horas como em operação contaminada.
- Balde, vassoura, panos, etc. devem ser de uso exclusivo dessa unidade. Após a limpeza, a servente deverá ferver os panos de chão utilizando um desincrostante, e eles devem permanecer sempre enxutos.
- Pulverizar rodos e vassouras com Duocide® e guardá-los no lugar apropriado.

978-85-7241-664-1

Nota: atenção especial deve ser dada ao depósito de lixo, jogando fora o conteúdo diariamente e pulverizando-o com Duocide® bruto. Lavá-lo quando necessário.

Esterilização de Material

Caneta de bisturi elétrico não deve ser colocada dentro da água.

- Limpá-la, usando compressa úmida. Quando há sangue preso, utilizar água oxigenada.

- Limpar o fio, protegendo-o a fim de não fazer tração e evitando rebentá-lo.
- Pastilha de formol devem ser colocadas em um recipiente próprio.
- Inserir as canetas e, junto a elas, um algodão um pouco úmido (facilita a vaporização dos gases).
- Após 24h, sendo aquecidas, podem ser usadas (ideal 48h). *Aquecimento*: cuidado com os fios para evitar derretimento. *Maneira prática*: colocar na estufa a 100°C e desligá-la após 5 a 10min.

Troca de Soluções

Germicidas utilizados: Germekil®, tetraborato de sódio, Sterylderme® a 10% no álcool, Zefirol®, etc.

- O recipiente deve ser esterilizado todas as vezes em que a solução for trocada.
- Material bem aberto.
- Solução em um nível dois dedos acima do material. Colocar rótulo com data, hora e assinatura.

Durabilidade: Germekil® (trocá-lo como os demais germicidas), conforme o manuseio do material, cor e depósito, pode variar de oito dias a um mês para troca dessa solução. Como a base do tetraborato de sódio é o formol, é uma solução muito volátil, sendo necessário trocá-la a cada oito dias, no máximo. *Atenção*: cateteres e polietilenos devem ter suas paredes completamente cheias dessas soluções (Germekil® e Sterylderme® ou Zefirol®), pois nos espaços vazios ficam bactérias. Deve-se colocar esse material em posição vertical (polietileno e cateteres) dentro da solução. Também é possível usar uma seringa para aspirar todo o ar contido e injetar a solução dentro dos cateteres. *Lembrete*: cateteres e politilenos, antes de serem colocados na solução esterilizada, devem ser colocados numa solução desincrostante, levemente aquecida, para retirar os detritos. Após lavá-los bem com água corrente, imergi-los na solução esterilizante.

Nota: todas essas soluções são irritantes. Antes do uso, os materiais devem ser bem lavados com soro fisiológico ou água destilada. O material de corte também deve ser lavado antes do uso. *Importante*: logo após lavar e enxugar o material de corte, o Instrumentador deve passar a cuba para a circulante, a fim de não confundir esse soro com aquele utilizado para molhar as compressas para a cirurgia.

978-85-7241-664-1

Móveis e Material – Cuidados

Maca e mesa de operação: a mesa deve ser desinfetada e o lençol trocado sempre que mudar o paciente. Lubrificar as rodas, sempre que necessário.

Quando a maca do Centro Cirúrgico ou qualquer outra trouxer o paciente da enfermaria, deve-se, ao entrar na sala de operação, proteger as rodas usando fita adesiva (isso evita a contaminação externa dentro da sala). O mesmo deve ser feito quanto à mesa de operação quando há troca de lençóis e lubrificação, incluindo todas as molas. Deve-se fazer essa lubrificação de mês em mês.

- Material cirúrgico: deve ser lubrificado no máximo a cada 15 dias (óleo mineral ou similar), observar grelhas e parafusos.
- Fios elétricos, tomadas e extensão de luz: verificar sempre e solicitar revisão.

Foco: cuidado na remoção; trocar lâmpadas quando necessário. Bateria e lanternas: providenciar manutenção de carga e pilhas.

- Aspiradores: atenção! Quando aspirar grande quantidade de líquido, não deixar passar do nível, evitando atingir o motor. Os vidros devem ser bem lavados e com cuidado. Usar escova longa e deixar um pouco de solução no aspirador, a fim de evitar odores. Isso também deve ser feito com os vidros de secreção gástrica e diurese.
- Aparelho de bisturi elétrico: observar sempre, ao desligá-lo, se o termostato está no nível zero, a fim de que na próxima ligação não force o transformador. Observar se a placa ou eletrodo foi bem ajustado à pele do paciente.

Armários

Necessitam ser limpos a cada oito dias com solução germicida e o material deve ser enviado com data vencida para reesterilização. Na rotina, considera-se dez dias para data vencida quando os armários não são hermeticamente fechados. Caso contrário, a data poderia atingir 15 dias.

Nota: seria ideal que todos procedessem da seguinte forma em relação ao material colocado no armário (reesterilização constante traz danos ao material, em especial borracha, luvas): o material que veio da esterilização fica embaixo do posterior.

Aviso Importante

Qualquer material que sair emprestado ou para conserto deve ser anotado no livro de ordens e ocorrências, assim como avisos de qualquer natureza.

Não é permitido empréstimo de material de anestesia, a não ser em caso de emergência.

Todo pessoal do bloco deve estar a par da roupa que a servente leva: máscaras, gorros, pacotes de campo, capas de luvas, quimonos. Uma lista deles é feita para a lavanderia.

Pessoas gripadas e com qualquer infecção na pele não podem entrar no Bloco Cirúrgico.

978-85-7241-664-1

CAPÍTULO 28

Dinâmica da Cirurgia Geral

Alcino Lázaro da Silva

978-85-7241-664-1

Objetivos

- Permitir que o médico recém-formado se torne um profissional qualificado em Cirurgia Geral.
- Dar suporte ao curso de pós-graduação.
- Introduzir o interessado em pesquisa científica.

Organização

Período de treinamento. Dois anos em regime de tempo integral e dedicação exclusiva.

Reuniões clínicas:

- Do serviço.
- De atualização (escala anexa).

Visitas aos pacientes.

Redação dos trabalhos: durante os dois anos, publicar dois trabalhos em revistas médicas ou redigir duas monografias no âmbito de conhecimento à sua escolha.

Ao final de cada ano entregar dez laudos de necropsias dos quais tenha participado, e relatórios de dissecação em cadáver ou operação em animais.

Programar as reuniões de atualização.

Poderá participar voluntariamente das atividades científicas da pós-graduação.

Avaliação anual:

- Uma prova escrita semestral a respeito dos temas das reuniões de atualização.
- Freqüência ao serviço.
- Monografia ou trabalho aceito para publicação.
- Laudos de Anatomia Patológica.

- Observância das normas e regulamentos do serviço, e escala de atividades predeterminadas.

Direitos

- Férias anuais (escala feita no início da residência).
- Outros benefícios: de acordo com as normas da Comissão da Residência.

Atribuições

Gerais

- Comparecer às reuniões clínicas, de atualizações e visitas aos pacientes.
- Preparar as papeletas para apresentação ou altas nas visitas ou reuniões (normas do Hospital de Clínicas).
- Obedecer rigorosamente às escalas de ambulatório e pequena cirurgia.
- Uso obrigatório, durante a permanência no serviço, de uniforme branco.
- As condutas operatórias planejadas nas reuniões apenas serão mudadas após consultas ao coordenador ou preceptor.
- Os plantões serão individuais. Os plantonistas não podem ausentar-se, mesmo que substituído um pelo outro. Devem consultar-se mutuamente nos casos urgentes ou complicados.
- A equipe médica deverá estar na sala operatória (SO) até as 7h30min. A inobservância desse item implica na suspensão automática da cirurgia.
- As cirurgias só poderão ser realizadas com a equipe que tenha um professor, residente 2 (R_2) ou pós-graduando.
- Retirada de pontos, cateterismo, punções e curativos deverão ser feitos pelo residente responsável pelo paciente e não pela enfermagem.
- Solicitar orientação aos docentes do serviço ou consultores de outras clínicas sempre que o caso exigir.
- Examinar, prescrever e anotar a evolução de seus pacientes, diariamente.
- Providenciar os exames complementares de seus pacientes.
- Vigilância dos casos graves, os quais deverão ser transferidos ao plantonista de uma maneira pormenorizada.
- Fazer sumário de alta.
- Dar plantão conforme escala prévia.
- Prescrição até as 7h30min.

Do Residente 1

Revisão dos pacientes recém-internados e de alta, junto com o R_2, para apresentação ao preceptor nas reuniões e visitas aos pacientes.

978-85-7241-664-1

Do Residente 2

- Supervisionar e colaborar com as atividades do residente 1 (R_1), pelas quais é co-responsável.
- Supervisionar de maneira direta e, quando necessário, assumir os pacientes mais graves.
- Supervisionar as condutas mais difíceis realizadas pelo R_1.
- Revisão, à tarde, em conjunto com o R_1, dos pacientes recém-internados e de alta a serem oportunamente apresentados ao preceptor dos Residentes.

Do Plantão e do Sobreaviso

- Permanecer no serviço durante o plantão, atendendo ao solicitado pelo corpo de enfermagem.
- Atender às interconsultas.
- Atender aos pacientes em retorno ao serviço para controle pós-operatório, retirada de pontos, etc., anotando a conduta no prontuário.
- Prescrever o preparo e pré-anestésico para os pacientes a serem operados.
- Confirmar se as prescrições foram seguidas, se o sangue pedido foi reservado, se o corte de congelação foi marcado, etc., até as 20h.
- Atender e dar andamento nos casos de urgência, solicitando a presença ou orientação de plantão em sobreaviso, preceptores, docentes do serviço ou consultores de outras clínicas, para o atendimento clínico ou cirúrgico.
- Responder pelo chefe do serviço na sua ausência, comunicando os fatos de forma oportuna.

O sobreaviso deverá ficar em local de fácil acesso ou por telefone.

Do Cirurgião

É responsável por tudo que ocorre na operação e por suas conseqüências.
A ele compete:

- Planejar a operação e executá-la com técnica aprimorada.
- Tomar as decisões táticas que forem exigidas no decorrer da intervenção.
- Realizar todos os atos fundamentais da operação: exposição, mobilização, ato cirúrgico principal e as reparações após exéreses.
- Usar, na execução da operação, o bisturi, a tesoura, o escopro, o bisturi elétrico, a agulha, etc.
- Comandar e manter a ordem.

Do Primeiro Auxiliar

- Cumprir as determinações do Cirurgião.
- Fazer descrição da cirurgia.

- Pedir exame anatomopatológico.
- Registrar no livro da SO o diagnóstico e a operação executada.
- Prescrever o pós-operatório imediato.
- Toque de peça (dissecação da peça operatória).
- Cuidar para que o operado chegue à sala de cirurgia, preparado para a intervenção.
- Ter capacidade para substituir o Cirurgião em caso de necessidade.
- Intervir no campo operatório, pinçando, expondo o campo e dando nós (nodar).

Pode ainda ser atribuída, ao Primeiro Auxiliar, a tarefa de abrir e fechar as cavidades craniana, torácica e abdominal.

Do Segundo Auxiliar

- Enxugar, afastar e cortar os fios.
- Dar nós ocasionalmente.
- É responsável pelo bom funcionamento do aspirador e bisturi elétrico.
- É responsável pela intubação venosa com polietileno, sempre que necessário.
- Deve fazê-la antes de iniciada a intervenção.

Do Instrumentador

- Providenciar com antecedência o material necessário.
- Preparar a mesa antes que cheguem os outros membros da equipe.
- Dispor o material nas mesas de maneira constante, para não perder tempo em procurá-lo.
- Pedir o material necessário à enfermeira. Servir ao Cirurgião e ao Primeiro Auxiliar.
- Repor o material sempre no mesmo lugar.
- Respeitar a assepsia.
- Auxiliar no campo operatório, se necessário.
- Ficar responsável pela peça e material retirados para exame.

978-85-7241-664-1

Leito Móvel

O plantonista recebe o paciente, examina-o, confirma a indicação cirúrgica e faz o pedido de marcação de cirurgia, entregando-o à secretária do serviço, até as 9h. Ela fará a escala com rodízio entre os residentes.

O internamento do paciente será feito na manhã do mesmo dia, pelo plantonista que tomará todas as providências para a realização da cirurgia.

A cirurgia só poderá ser realizada até as 15h com presença de um R_2 na sala.

No dia seguinte, o cirurgião revê o paciente e, se julgá-lo em boas condições, faz a prescrição e recomendações de que deverá chamar ou procurar o plantonista do serviço em caso de dúvidas.

O paciente retornará ao serviço, no dia marcado, para curativo ou retirada de pontos.

As cirurgias em leitos móveis somente serão realizadas à tarde.

Se o paciente não for operado conforme escala, deverá ter alta e preparar-se para nova data.

O Cirurgião entregará à secretária a papelada completa de seu paciente.

Residente de Clínica Médica

- Apresentar o caso na reunião clínica.
- Entregar para a secretária a identificação completa do paciente.
- Saber do plantonista a orientação no pré-operatório.
- Solicitar com antecedência a radiografia transoperatória e o sangue.
- O pré-operatório de véspera será feito pelo Residente de plantão.
- O pós-operatório na Enfermaria de Clínica Médica será feito pelo Residente responsável pelo doente, orientado, se for o caso, pelo Cirurgião ou plantonista.

Rotina das Reuniões Clínicas

Quinze minutos antes, os senhores Residentes devem colocar no quadro negro os seus nomes na escala dos apresentadores.

Assinar o livro de presença e aguardar o início da reunião.

O Residente que não tiver seu nome no quadro negro ficará impossibilitado de apresentar seus casos.

O atraso será computado como falta.

Roteiro da reunião:

- Comunicações do Coordenador.
- Resumo de publicações atualizadas pelo corpo docente (escala prévia).
- Apresentação dos pacientes pelos Residentes.
- Só serão operados os casos apresentados nas reuniões, exceto urgências.
- O apresentador irá propor a alta (papeleta completa, organizada e visada pela secretária do serviço), colocará em discussão os casos que necessitam orientação e proporá pacientes para intervenções cirúrgicas.

Visita às enfermarias para exame dos pacientes internados.

978-85-7241-664-1

Operações para Residentes

- Lombotomia.
- Nefrectomia total.

- Pielolitotomia.
- Drenagem de abscesso renal ou perirrenal.
- Ureterolitotomia.
- Cistolitotomia.
- Correção cirúrgica de cistocele.
- Correção cirúrgica de fístula vesicoentérica.
- Biopsia de próstata.
- Incisão e drenagem de abscesso prostático.
- Correção cirúrgica de varicocele.
- Orquiectomia unilateral.
- Biopsia de epidídimo ou deferente.
- Amputação de pênis.
- Arteriografia dos membros.
- Pericardiocentese.
- Safenectomia externa radical.
- Excisão de glândula sublingual.
- Excisão de glândula submaxilar.
- Glossectomia parcial.
- Esofagorrafia torácica.
- Esofagostomia.
- Tratamento cirúrgico de megaesôfago.
- Tratamento cirúrgico de varizes esofágicas.
- Gastrectomia com ou sem vagotomia.
- Gastroenteroanostomose.
- Piloroplastia com ou sem vagotomia.
- Colectomia parcial.
- Jejunostomias.
- Enterectomia.
- Colostomia.
- Redução de volvo por laparotomia.
- Ileostomia.
- Incisão e drenagem de abscesso ísquio-retal.
- Tratamento cirúrgico do íleo meconial.
- Tratamento cirúrgico da peritonite meconial.
- Anastomose biliodigestiva.
- Colecistostomia.
- Coledocostomia com ou sem colecistectomia.
- Hepatorrafia.
- Pancreatoenterostomia.
- Esplenectomia.
- Drenagem de abscesso subfrênico.
- Herniorrafia com ressecção intestinal (estrangulada).

978-85-7241-664-1

- Herniorrafia incisional.
- Herniorrafia inguinal (unilateral).
- Ressutura da parede abdominal.
- Colpoperineoplastia anterior e posterior.
- Traquelectomia (amputação, conização).
- Histerectomia total.
- Cesariana com histerectomia.
- Enucleação de globo ocular.
- Antrotomia de mastóide.
- Retirada de corpo estranho de ouvido.
- Cauterização de cornetos.
- Tamponamento nasal posterior.
- Incisão e drenagem de abscesso periamigdaliano.
- Amigdalectomia com adenoidectomia.
- Drenagem de abscesso faríngeo.
- Retirada de corpo estranho da faringe.
- Laringoscopia direta com biopsia.
- Enxerto livre de pele total.
- Excisão e sutura com plástica em Z.
- Excisão e drenagem de fleimão.
- Tratamento cirúrgico de polidactilia não articulada.
- Tarsorrafia.
- Exérese de cisto branquial.
- Exérese de cisto tireoglosso.
- Exérese de cisto sacrococcígeo e plástica .
- Curativo em pacientes com queimaduras médias em sala de operações.
- Curativo em pacientes com queimaduras grandes em sala de operações.
- Redução incruenta de luxação do cóccix.
- Punção de esterno para biopsia de medula óssea.
- Tratamento cirúrgico da artrite piogênica escapuloumeral.
- Biopsia de úmero.
- Amputação no nível de braço.
- Amputação de antebraço.
- Redução incruenta das fraturas dos ossos do antebraço.
- Amputação no nível dos metacarpianos.
- Amputação de coxa.
- Imobilização provisória do membro superior.
- Imobilizações provisórias do membro inferior e quadril.
- Aparelhos gessados do membro inferior (para marcha ou não).
- Bota gessada com salto ou não.
- Craniotomia exploradora com ou sem biopsia.
- Craniotomia descompressiva.

978-85-7241-664-1

978-85-7241-664-1

- Amputação no nível do pé.
- Redução incruenta de fratura de metatarsiano.
- Ressecção de cisto sinovial.
- Tratamento conservador de fratura da extremidade (inferior de fêmur com aparelho pelvipodálico).
- Tratamento conservador de fratura no nível da extremidade superior do fêmur ou da cavidade cotilóide com aparelho gessado.
- Desarticulação do joelho.
- Amputação da perna.
- Biopsia de osso da perna.
- Tratamento conservador de fratura dos dois ossos da perna.
- Tratamento conservador da osteomielite do osso da perna.
- Amputação no nível do tornozelo.
- Laminectomia descompressiva.
- Simpatectomia lombar unilateral.
- Redução incruenta de fraturas do tornozelo.

Conceitos

- *Saúde (equilíbrio)*: perfeita adaptação do organismo ao ambiente em geral.
- *Normal*: média de várias observações de um parâmetro, a partir da estatística.
- *Lesão*: alteração morfológica dos tecidos.
- *Fisiopatologia*: estudo de função dos órgãos lesados.
- *Semiologia*: estudo dos sinais e sintomas. Prefere-se semântica.
- *Doença*: é a falta de adaptação ao ambiente físico, psíquico e social. Sente-se mal (sintomas) e apresenta alterações orgânicas (sinais).
- *Afecção, enfermidade*: igual à doença.
- *Patologia*: estudo da doença, englobando etiologia, patogênese e anatomia patológica.
- *Patologia*: estudo da compaixão, da ajuda, o que resulta em empatia.
- *Patologia geral*: estuda os aspectos comuns às diferentes doenças (causa, mecanismo, lesão, alteração funcional).
- *Patologia especial*: doença de órgão ou sistema ou doenças agrupadas por suas causas (por exemplo, fungos ou radiações).

Cirurgia em Nível Ambulatorial

O nome correto não poderia ser Cirurgia Ambulatorial, porque "cirurgia não anda". Prefiro denominar *Cirurgia em Nível Ambulatorial*, ou *Procedimentos Cirúrgicos em Ambulatório* (PROCEMA).

Ela sempre existiu sob o nome de *pequena cirurgia*. A diferença é que, agora, há uma preocupação socioeconômico-médica em estimulá-la e desenvolvê-la.

Trata-se de um setor da Cirurgia. Parte dela se faz no bloco cirúrgico e parte em nível ambulatorial. É um grande instrumento de ensino e treinamento na graduação. Não é, pois, matéria (a matéria é Cirurgia). Não é disciplina (a disciplina é Técnica Operatória). É um setor operacional, cujo dividendo maior é atender a mais pacientes de forma simples e a ensinar e treinar. Sendo assim, uma disciplina deve ministrar os princípios fundamentais e operacionais, no ambulatório. A disciplina poderia ser a Técnica Operatória, por exemplo.

Como é um exercício de cirurgia (operação), os requisitos indispensáveis devem ser: Propedêutica, Clínica Cirúrgica e Bases e Fundamentos da Técnica Operatória.

Se ela for colocada como disciplina, frustram-se todos: o Departamento, o coordenador, os professores e, quem sabe, os alunos. Ela tem de ser um dos exercícios de uma disciplina de Cirurgia. Não pode ser o local de trabalho de professores que não se integram, não participam completamente da vida da escola e nem daqueles às vezes omissos. Não é castigo administrativo para Cirurgião.

Uma disciplina de Cirurgia deve, inclusive, ter o treinamento em nível ambulatorial. Com ele e o de enfermaria, prepara-se melhor o Cirurgião Geral.

Valor da Pesquisa Clínica ou Experimental para o Estudante de Medicina

O aluno de medicina deve introduzir-se na pesquisa clínica ou experimental por vários motivos, entre outros:

- Treinamento manual (habilidade).
- Incrementar a sensibilidade no trato com os pacientes e na manipulação de animais, quando há procedimentos dolorosos.
- Respeitar os códigos e conceitos contemporâneos, que devem pautar toda investigação, de qualquer natureza ou grau.
- Disciplinar-se, adquirindo ou enriquecendo-se com a metodologia de uma pesquisa.
- Velar pela reserva das observações feitas, tão úteis na relação médico-paciente.
- Refinar o espírito crítico, aprendendo a selecionar leituras, a incorporar conhecimentos e a fazer julgamentos das informações que se ouve, se vê ou se lê.
- Tornar-se associativo ao tempo em que se é obrigado a dividir trabalho, reflexão, idéias ou propostas de pesquisas.
- Acostumar-se a trabalhar em equipe, repartindo o que se faz ou recebendo o que está em andamento.
- Aprender a aceitar atribuições de acordo com tendências ou aptidões, ou interesses da pesquisa.

978-85-7241-664-1

- Desenvolver a curiosidade, tão importante para o exercício clínico.
- Treinar em desenvolver questões e em indagar-se.
- Apurar a necessidade de buscar orientação em problemas não resolvidos ou de difícil solução.
- Incorporar a idéia de dar seqüência a sugestões ou trabalhos em desenvolvimento.
- Procurar a causa das coisas por indagações, sugestões, criação de idéias e inquietações.
- Cultivar a humildade tão necessária à tolerância no insucesso.
- Enaltecer a seriedade no que faz e pensa.
- Santificar o compromisso com a verdade.

978-85-7241-664-1

SEÇÃO 2

Pré, Trans e Pós-operatório

978-85-7241-664-1

CAPÍTULO 29

Cuidados Gerais

Alcino Lázaro da Silva

978-85-7241-664-1

Preparo Pré-operatório

- Exame físico completo.
- Exame de laboratório.
  - Eritrograma, leucograma, plaquetas, tempo de sangria, tempo de coagulação, tempo de protombina, tempo de tromboplastina parcial (especial).
  - Creatinina, glicemia, urina, fezes parasitológicas.
- Radiografia de tórax.
- Análise do risco cirúrgico:
  - Exame clínico.
  - Ecocardiograma.

Preparo Pré-operatório Imediato

- Jejum superior a 6h.
- Depilação regional (no trajeto da incisão), imediatamente antes da operação. A infecção do sítio operatório é 2,5% após depilação com lâmina, 1,4% com aparelho elétrico e 0,9% sem a remoção dos pêlos. Feita 12h antes pode atingir 12,4%; e 2h antes, 4,5%.
- Banho completo.
- Reservar sangue – quando necessário.
- Enfaixar os músculos inferiores ou usar meias compressivas.
- Cirurgia de porte médio e grande: cateter vesical de demora, instalado antes da operação (no bloco).
- Os pacientes sem cateter vesical devem esvaziar a bexiga antes de irem para o bloco cirúrgico.
- O prontuário e todos os exames complementares devem acompanhar o doente ao bloco cirúrgico.
- Equilibrar o paciente metabólica e hidroeletroliticamente.
- Solicitar os exames necessários para o ato operatório: radiografias, histológico de corte em congelação, gasometria, glicemia, etc.
- Tratamento das verminoses (Tabela 29.1).

Tabela 29.1 – Drogas utilizadas no tratamento das helmintíases intestinais

Droga	Mecanismo de ação	Indicações	Contra-indicações
Albendazol	Impede a absorção de glicose pelo parasito	Ascaridíase, tricuríase, ancilostomíase, oxiuríase, estrongiloidíase, teníase	Não estão ainda bem definidas
Cambendazol	Inibe a enzima fumarato redutase	Estrongiloidíase	Gravidez
Levamizol	Bloqueio da enzima fumarato redutase e neuromuscular	Ascaridíase	Gravidez
Mebendazol	Inibe a captação de glicose e de aminoácidos	Ascaridíase, tricuridíase, oxiuríase, ancilostomíase, estrongiloidíase, teníase	Gravidez
Pamoato de pirvínio	Bloqueio da captação de glicose nos vermes anaeróbios e da cadeia respiratória nos aeróbios	Enterobíase	Gravidez
Piperazina	Bloqueio neuromuscular hiperpolarizante	Ascaridíase	Gravidez
Pamoato de pirantel	Bloqueio neuromuscular despolarizante; inibe a colinesterase	Ascaridíase, enterobíase, ancilostomíase	Epilepsia, insuficiência renal
Praziquantel	Inibição do fluxo iônico nas membranas celulares do parasito	Teníase	Gravidez, hepatopatias e lactentes
Tetramizol	Bloqueio da enzima fumarato redutase e bloqueio neuromuscular despolarizante	Ascaridíase	Gravidez
Tiabendazol	Bloqueio da enzima fumarato redutase	Estrongiloidíase	Doenças renais e hepáticas, gravidez

978-85-7241-664-1

Para Emagrecimento, não Usar

- Açúcar.
- Doces.
- Refrigerantes.
- Cerveja (chope).
- Bebidas destiladas.
- Guloseimas (bala, bombom, sorvete, confeitos).
- Farinha de trigo (é permitido o trigo integral).
- Polvilho.
- Maisena.
- Araruta.
- Arrozina.
- Arroz branco (é permitido o integral).
- Fubá fino (creme).
- Leite e derivados (exceto coalhada sem soro e queijo).
- Batatas (tubérculos).
- Gelatina em pó (é permitida em folha).
- Creme de milho.
- Gorduras frescas.
- Frituras.
- Carnes gordas.
- Conservas em latarias (são permitidos os legumes).
- Carnes em excesso.

Pós-operatório Imediato

- Nas primeiras 4h o paciente deve permanecer em jejum, após as quais deve-se especificar a dieta.
- Dados vitais: devem ser monitorados continuamente até a estabilização do doente. Para o paciente consciente e estável, os dados podem ser verificados a cada 4h.
- Temperatura a cada 6h.
- Os cateteres e drenos devem ser protegidos de contaminação. Os drenos de tórax devem ser mantidos em selo d'água e em posição inferior ao leito.
- Cateter de Hickman, no subcutâneo para nutrição parenteral total.
- A ferida operatória pode ser protegida com curativo durante o primeiro dia pós-operatório.
- Diurese. Anotar as micções ou o volume de bolsa coletora.
- Prescrever medicação para:
  - Dor – em uso contínuo, no primeiro dia.
  - Náusea e vômitos, caso necessário.
  - Febre superior a 37,5°C.

978-85-7241-664-1

- Medicação específica quando necessário: antibióticos, cardiotônicos, diuréticos, etc.
- Cuidados respiratórios.
- Especificar a posição do paciente no leito.
- Soroterapia – especificar o esquema de acordo com as perdas e necessidades básicas do doente.
- Hemoterapia se for necessário.
- A descrição pormenorizada da cirurgia deverá ser incluída no prontuário antes de o paciente sair da sala operatória.
- Solicitar todos os exames complementares que forem necessários.
- Enfaixamento do abdome tão logo o paciente se reautonomize.
- Mobilização precoce.

978-85-7241-664-1

Pré-operatório Especial

Pneumopatia

- Interromper o fumo para todos os doentes.
- Estimular o exercício respiratório e ensinar a tosse controlada.
- Broncodilatadores, se necessário.
- Fluidificar as secreções pulmonares por meio de micronebulização.
- Tratar toda e qualquer infecção.
- Caminhadas pela madrugada em locais com árvores.
- Drenagem postural.
- Percussão torácica (tapotagem).
- Estimular a ingestão de líquidos.
- Fisioterapia.
- Antibioticoterapia preventiva em três doses.
- Os exames específicos são:
  - Radiografia de tórax em póstero-anterior e lateral com ou sem esôfago contrastado.
  - Espirometria.
  - Dosagem de gases arteriais.
  - Avaliação cardiológica.

Cardiopatia

- Exame clínico rigoroso.
- Pesquisa de doenças anteriores na esfera cardiovascular.
- Verificar medicamentos em uso e o tempo.
- Controle rigoroso da pressão arterial.
- Eletrocardiograma e ecocardiograma em situações especiais.
- Contra-indica-se cirurgia eletiva quando houver infarto recente, insuficiência cardíaca congestiva, defeitos de condução e hipertensão não controlada.

978-85-7241-664-1

Nefropatia

- Exame clínico rigoroso.
- Pesquisa de uso de medicamentos, edemas, hipertensão, antecedentes urinários.
- Em casos especiais, podem ser solicitados os seguintes exames:
  - Eletrólitos, concentração de sódio urinário, gases arteriais.
  - Ultra-som abdominal.
  - Arteriografia renal seletiva.
  - Urografia excretora.
  - Biopsia renal.
- Os cuidados especiais são:
  - Tratar toda e qualquer infecção.
  - Controle rigoroso de diurese.
  - Correção dos desvios hidroeletrolíticos e ácido-básicos.
  - Hemodiálise às vésperas, caso o paciente se utilize dela.

Anemia

Deve ser corrigida em todos os casos. As opções terapêuticas são:

- Sulfato ferroso por via oral.
- Transfusão de concentrado de hemácias.
- Transfusão de eritropoietina.
- Dieta rica em ferro.
- Acrescentar alimentos ácidos à dieta dos pacientes com hipoacidez gástrica.
- Vitamina B_{12} por via parenteral em pacientes com deficiência de fator intrínseco.

Icterícia

- Controle da coagulação e das funções hepáticas e renais.

Diabetes

- Tratar toda e qualquer infecção.
- Tratar eventuais feridas até a sua cicatrização completa.
- Controle rigoroso da glicemia.
- Dieta adequada.
- Em casos especiais, pesquisar a glico-hemoglobina.
- Controle de diurese.
- Controle do uso de hipoglicemiantes orais e substituí-los pela insulina no pré-operatório imediato.
- Administrar 100g de hidrato de carbono por dia, que deverão ser compensados pela insulina.
- Equilibrar o paciente em todos os parâmetros hidroeletrolíticos e metabólicos.

- Deve-se ter cuidado especial para o doente não entrar em hipoglicemia, que é mais perigosa do que a hiperglicemia.
- Manter o paciente em hiperglicemia discreta (entre 100 a 200mg%).
- Cuidado com os desequilíbrios metabólicos e hidroeletrolíticos provocados pela cirurgia e anestesia.

O nível de glicose pode ser controlado pela glicemia ou glicosúria:

- Hormônio tireóideo: manter.
- Insulina: manter.
- Uso de drogas.
  - Anticoagulante: heparina (subcutânea). Seu antídoto é a protamina ou plasma fresco. Cumarínicos (via oral). Como a sua ação é mais lenta deve-se combatê-lo, também, lentamente. Administrar vitamina K_1 intramuscular (IM) ou transfusão de plasma fresco ou congelado.
  - Reserpina: espolia as catecolaminas e por isso traz hipotensão grave. Se possível, deve ser suspensa 15 dias antes da cirurgia. Se for urgência, usar medicamentos simpaticomiméticos.
  - Os inibidores da monoaminoxidade podem provocar hipertensão grave e coma. A meperidina potencializa essa ação. Ambos devem ser suspensos.
  - O uso de corticóides por um período superior a dez dias, até seis meses antes da operação, traz o risco de hipofunção supra-renal. Para evitar tal possibilidade, pode-se recorrer ao seguinte esquema, com a hidrocortisona:
    - 100mg, duas vezes ao dia, na véspera, IM.
    - 100mg, horas antes, IM.
    - 100mg, diluídos em soro fisiológico durante a operação.
    - 100mg na noite após a operação, IM.
    - 100mg a cada 12h, IM, nos três primeiros dias pós-operatórios e diminuir progressivamente até sua completa suspensão.

978-85-7241-664-1

Cuidados Gerais no Pós-operatório Não Complicado

A dieta oral será restabelecida dentro de padrões observados para anastomoses no aparelho digestivo, estado nutricional do doente e retorno do peristaltismo eficaz.

Em geral, a realimentação faz-se entre um (24h após), na sutura de coto apendicular; e oito dias, na sutura esofágica.

Se não houver anastomose, a realimentação deve ser o mais precoce possível. Deve ser prudente, progressiva, paulatina e crescente, na qualidade e densidade. Na suspeita de fístula o jejum será mantido, até esclarecimento ou atitude terapêutica corretiva ou derivativa.

As dietas por cateteres já estão padronizadas. Elas são específicas para tipos de doentes e níveis de introdução dos cateteres. São divididas em fases que se diferenciam pela qualidade e quantidade.

Anastomoses do Aparelho Digestivo

O controle da hermeticidade se faz por alguns parâmetros:

- Radiografia com solução baritada diluída para 20% ou iodo para anastomoses altas.
- Observação rigorosa do peritônio, por exame físico e distensão abdominal, após anastomoses intra-abdominais.

Se houver evidência de fuga para dentro da serosa não usar bário, pois ele produz serosite hiperplástica fibrosante crônica de solução impossível.

Quando a secreção se exterioriza na parede abdominal, a fístula pode ser confirmada através do azul de metileno ou carmim, por via oral.

Medicamentos

O ato operatório é um trauma que mobiliza imediata e continuamente os recursos biológicos (imunorreparativos) para corrigir os distúrbios provocados nos tecidos.

Os medicamentos usados são:

- *Analgésicos*: leves (aspirina), moderados (diclofenaco) e potentes (morfina). Os analgésicos mais potentes são necessários apenas em presença de complicação ou grande ansiedade. A dor ocorre principalmente na ferida operatória (inervação) ou é conseqüente de obstrução e distensão de alça fechada ou irritação peritoneal. O paciente com dor deve ser observado com mais cuidado, procurando detectar de maneira precoce eventuais complicações. Os analgésicos devem ser usados como terapêutica e não como preventivos.
- *Antipiréticos*: aspirina ou metilmelubrina. Devem ser usados de forma terapêutica e não preventiva. Estabelece-se a dosagem se a temperatura ultrapassar 37,5°C. Só se administra antipirético se a febre for sintomática. Se presente, deve ser observada e controlada por um tempo para informar-se sobre o seu valor e a sua origem. Febre pode indicar desidratação, infecção e reabsorção de elementos estranhos, entre outros fenômenos.
- *Sedativos*: utilizados apenas quando o paciente está sob controle. Não sedar um paciente que apresenta complicações e sobre a qual o médico não tem absoluto controle. Se possível, preferir a via oral. A ansiedade no paciente decorre de três fatores mais importantes: dor; excesso de estímulo por visitas, manuseio ou barulho; e falta de presença ou visita do médico.
- *Antibióticos*: uma técnica cirúrgica bem conduzida, após boa indicação e seguindo-se a uma anti-sepsia rigorosa, em geral dispensa o seu uso. Se houver risco elevado de infecção, pode optar-se pelo antibiótico preventivo. Seu uso deve ser imediatamente antes, durante e logo após o ato cirúrgico. Se for administrado depois que o organismo lançou mão de re-

978-85-7241-664-1

cursos próprios, isolando a área operada, lá ele não chega em dose suficiente. As infecções localizadas resolvem-se com repouso, cuidados gerais, observação clínica e calor local. Não se utiliza antibiótico em serosa, em cavidades e topicamente. O cuidado com as reposições, além de curativos bem feitos, dispensam essa atitude.

- *Antieméticos*: se houver náusea ou vômito. É importante, no tratamento, procurar a causa do distúrbio.
- *Outros medicamentos*: serão usados se preciso, dependendo do ato cirúrgico e da evolução do paciente.

Faixas

São recursos úteis e satisfatórios. O enfaixamento com imobilização relativa dá conforto, segurança e diminui a dor natural de um movimento. Não se deve imobilizar a ponto de impedir as funções mais importantes como: deambular, respirar livremente, exonerar secreções. O enfaixamento será de compressão moderada e mudado periodicamente ou desfeito para exame da ferida operatória.

Esparadrapo

Não é utilizado a não ser para fixar curativos e faixas. O contato prolongado com a pele provoca irritação, intolerância, úlcera de pele, incômodo, dor local ou após a retirada, prurido e umidade. A umidade facilita a lesão de pele e infecção. A ferida deve ficar exposta se não estiver sangrando, supurada ou secretando. Não acredito até seja demonstrado, experimentalmente, que porções pequenas de esparadrapo, sobre incisão suturada, a imobilize, comprima e previna hipertrofias ou quelóides. Como se imobilizará ou comprimirá, com fitas colocadas regionalmente, uma estrutura viva, dinâmica e renovadora? O que vale, isso sim, é sutura nos seus dois princípios mais nobres: subcutâneo e planos profundos bem reparados e sem tensão.

Cateterismo Vesical

Na prescrição deve-se sempre deixar a alternativa de alívio e se preciso. O cateterismo, sobretudo se realizado por inexperto, traumatiza, facilita infecção e gera novos procedimentos. Antes de utilizá-lo, se a uretra ou região estiverem distantes da área operada, tranqüilizar o paciente, isolá-lo de visitas e colocar sobre o hipogástrio bolsa de água quente envolvida em toalha. Se houver necessidade de alguns poucos cateterismos de alívio, deixar o de demora, com cateter mais delicado até o paciente se reautonomizar. Retirá-lo logo que for possível.

Dados Vitais

A observação dos dados vitais é importante para a segurança no pós-operatório imediato e para a tranqüilidade. Devem ser anotados em folha própria, conforme exemplo, em anexo.

978-85-7241-664-1

Independentemente da anotação da enfermagem, o médico responsável deve conferi-lo. Há interpretações, às vezes, diversas, dependendo da preocupação do profissional.

Cateterismo Nasogástrico

Deve-se preferir a palavra cateterismo à sondagem. Sonda, no sentido estrito, é um dispositivo sem luz que se usa para estudar trajetos. O cateter (tér) possui luz.

O cateterismo deve ser usado somente em situações de indicação precisa. Não se utiliza preventivamente, por ser incômodo e gerar complicações como faringite, otite média, refluxo gastroesofágico, esofagite aguda e lesões de trajeto, sobretudo na asa e septo nasais.

Suas indicações resumem-se em controle e tratamento de vômitos, drenagem de secreção produzida em excesso ou em estase no estômago-duodeno, controle de distensão e estase, e diminuir a aerofagia.

Se possível, deve ser passado enquanto o doente está anestesiado. O calibre será o menor possível desde que não haja necessidade de controlar estase exagerada. Por ser plástico ele é mais rígido e imoldável que o de borracha; daí o seu incômodo.

978-85-7241-664-1

Deve ser aspirado, delicadamente, em períodos variáveis, porém regulares. Na dúvida de obstrução, injetar pequena quantidade de ar ou soro fisiológico.

Os cuidados mais importantes são: hidratação, higiene bucal para se evitar desidratação e contaminação que podem provocar parotidite; fixação de modo a evitar contato do cateter com a asa do nariz, resultando em úlcera e necrose precoce; evitar a permanência prolongada em apenas um decúbito; antiácidos ou bloqueadores dos receptores H_2 devem ser administrados, quando o cateterismo for prolongado; deixar ligado a um sistema aberto; retirá-lo, após seu fechamento bem tolerado por no mínimo 12h.

Cateterismo Venoso

Quando se prevê uso de veia, por tempo maior, coloca-se um tubo plástico no interior da veia, ao qual é ligado o fluxo medicamentoso. O cateter fino e maleável permite mobilização e não se perde facilmente. Se persistir mais que cinco dias, deve ser trocada a veia periférica. Se o cateter é central, pode-se esperar mais tempo, desde que não surja dúvida a respeito de sua eficácia ou contaminação.

O curativo em torno do cateter colocado em veia periférica é não oclusivo, e em veia central é oclusivo. Esse é o consenso e por isso deve ser respeitado. Creio, no entanto, que esse seja um ponto a ser revisto. Não me parece muito certo de que um curativo previna infecção, em se tratando de um cateter que é muito manuseado por pessoas de níveis diferentes, em horas de disponibilidade mais diversas.

Há cateteres especiais de longa permanência: de Broviac (silicone com segmento extravascular e anel de dácron para fixá-lo) e de Hickman (diâmetro maior e dois anéis de dácron – entrada na veia e saída na pele).

Dreno Torácico

O Cirurgião deve ser responsável por ele. O pneumotórax pelo risco de óbito imediato e a infecção pelo perigo de um empiema assustam ao mais cuidadoso.

O dreno deve estar em sistema fechado (selo d'água), de modo que os vidros devem ser fixados sempre em um nível inferior ao do doente. Se houver necessidade de aspiração, ela deverá ser delicada. O uso de bomba de aspiração deve ser vigiado para evitar desequilíbrio cardiotorácico.

Os critérios para sua retirada são: drenagem inferior a $100cm^3$, risco de infecção, dor local ou referida, drenagem insuficiente, má posição, infecção no orifício, reexpansão pulmonar, tolerância a fechamento por mais de 24h.

Após a retirada do dreno em expiração máxima, dois recursos mantêm a integridade da pleura: um curativo oclusivo colocado imediatamente após a retirada ou nodamento de um ponto em U, deixado quando se coloca o dreno.

Atenção Respiratória

Para melhorar a ventilação é importante a hidratação correta, aspiração de secreções, oxigenação eficaz, eliminação de secreções. Isso se faz por estímulo respiratório e à tosse, drenagem postural, tapotagem, fisioterapia local e regional, mobilização precoce, mudança de posição no leito, redução da viscosidade, uso de fluidificantes (mucolíticos, micronebulização).

O oxigênio é útil se usado com indicação precisa e intermitente. Se houver dependência contínua dele, pode haver problemas não diagnosticados. Seu uso prolongado retira o nitrogênio alveolar o qual previne atelectasias.

Cuidados com a Colostomia (Ileostomia)

O principal cuidado é o uso de bolsa coletora, cuja apresentação comercial é a mais variada possível. A escolha depende de alguns requisitos: preço, disponibilidade, adaptabilidade, tolerância da pele, praticabilidade, aspectos psicológicos do paciente.

A Previdência Social fornece, gratuitamente, um determinado padrão de bolsas para uso de seus associados. Nós temos uma participação, com orgulho, nessa conquista cujo instrumento foi o trabalho e o entusiasmo da Sra. Cândida Carvalheira, nossa cliente. A portaria foi publicada em 21 de junho de 1978, MPAS 1113.

A pele deve estar limpa e desengordurada com água e sabão, éter ou benzina. Passa-se tintura de benjoim, espera-se secar e coloca-se a bolsa, fixando-a pela face adesiva. O orifício da bolsa será recortado de acordo com o diâmetro da estomia, ficando alguns milímetros por fora de sua borda mucosa. Ela será esvaziada por vários recursos: troca (evitar nos primeiros dias para não lesar a pele); abertura de torneira na extremidade de um dos tipos de bolsa; perfuração num dos ângulos inferiores e adaptação de um cateter que será ligado a um vidro; retirada da bolsa (as de borracha), lavagem, secagem e recolocação. As

978-85-7241-664-1

bolsas de borracha são fixadas por cintos e não por adesão (colagem). A pele deve ser depilada com cremes apropriados. Não se deve fazer a raspagem, porque provoca lesão da pele.

A limpeza da pele ulcerada pelo líquido extravasado ou pelo material de contato da bolsa deve ser feita com soro fisiológico ou água boricada. Seca-se a pele e em seguida aplicam-se protetores, como pó isolante de Karaya, pasta de alumínio (melhor), pasta de Lassar, cimento branco borrifado (salpicar, polvilhar).

A higiene, como a retirada ou a troca da bolsa, deve ser feita em horários de menor funcionamento intestinal: à noite ou após o desjejum e seu funcionamento conseqüente.

A pele que estiver pouco irritada e pruriginosa fica menos molesta com a aplicação de talco sobre a área.

O cheiro desagradável pode ser controlado com dieta, em parte evitando-se, carnes, ovo, peixe, condimentos, repolho, cebola etc.

Usa-se bolsa descartável. A adaptação deve ser hermética o máximo possível. É necessária a ingestão de medicamentos como clorofila, comprimidos de 100mg, quatro vezes ao dia; subnitrato de bismuto, 500mg, duas vezes ao dia; e carvão vegetal ativado, um a dois comprimidos, três vezes ao dia (cuidado: ambos são constipantes).

Cirurgia no Pescoço

Os cuidados especiais nas cirurgias cervicais são:

- Curativos diários a partir do primeiro dia pós-operatório.
- Verificar funcionamento de dreno.
- Observar nutrição dos retalhos: se estão bem colocados, se não há hematomas sob eles, etc.
- Solicitar hematimetria e proteinograma a partir do primeiro dia pós-operatório nas grandes cirurgias e repeti-los semanalmente.
- Para os pacientes submetidos a grandes operações iniciar alimentação por cateter com 2.000cal a partir do primeiro dia pós-operatório (PO), aumentando 300cal por dia até atingir 3.000.
- Aspirar a cavidade bucal dos pacientes operados de boca ou da faringe e aplicar uma solução anti-séptica como permanganato de potássio – 1 por 40.000 – ou solução de fucsina.
- Retirar paciente do leito para estimular a tosse a partir do primeiro dia PO.
- Administrar atropina a todos os pacientes que tenham sutura intrabucal ou da faringe na dose de 1/4mg a cada 8h a partir do dia da operação.
- Os pacientes submetidos a grandes operações, em particular naquelas em que há continuidade entre o campo operatório cervical e as cavidades

978-85-7241-664-1

bucais ou faríngeas, receberão antibioticoterapia a partir do dia da operação: gentamina na dose de 1mg/kg cada 8h e ampicilina na dose de 30 a 50mg/kg/dia.
- Nos pacientes com sutura bucal ou faríngea, o cateter nasogástrico deverá ser retirado somente após a inexistência de fístulas.
- O dreno de aspiração contínua é retirado e o paciente terá o pescoço enfaixado, após a negativação da secreção aspirada, o que ocorre por volta do quinto ao sétimo dia PO.
- Os pacientes submetidos a pequenas intervenções receberão alta no primeiro ou no segundo dia PO, se as condições clínicas permitirem e voltarão ao ambulatório para retirar os pontos ou fazer curativos, quando necessários.
- Os pacientes submetidos a esvaziamento cervical em cuja peça esteja constatada a presença de linfonodos comprometidos, deverão ser encaminhados para completar o tratamento com radioterapia ou quimioterapia pós-operatória.

978-85-7241-664-1

O Vírus da Imunodeficiência Humana e o Uso de Drogas Injetáveis

Estratégias para o uso mais seguro de drogas (em ordem decrescente).

- *Parar de injetar – usar outros métodos.*
  - Aumentar o acesso aos programas de tratamento voluntário e serviços de apoio.
  - Sugerir alternativas para o uso de drogas injetáveis, tais como fumar, ingerir ou inalar.
- *Usar agulhas e seringas novas, descartá-las com segurança.*
  - Aconselhar a não partilhar, pedir emprestada ou emprestar agulhas e seringas e outros materiais usados para preparar drogas.
  - Organizar serviços de troca de agulhas (em que o equipamento utilizado pode ser trocado por outro novo) sob a responsabilidade de projetos de aproximação, farmacêuticos ou médicos.
- *Limpar agulhas e seringas usadas.*
  - Se o equipamento precisa ser utilizado novamente, ele deve ser limpo para tornar sua reutilização mais segura.
- *Como limpar o equipamento usado.*
  - Quando há água sanitária disponível.
    - *1a*: imediatamente após o uso, a agulha e a seringa devem ser lavadas com cuidado com água fria para remover todo o sangue visível antes que coagule.
    - *1b*: esvaziar a seringa em pia, ralo ou num recipiente separado. Repetir o processo.

  - *2a*: encher a seringa com água sanitária de uso doméstico, não diluída, sugada pela agulha em uma xícara ou outro recipiente. Deixar pelo menos 30s.
  - *2b*: esvaziar a seringa como descrito anteriormente. Repetir o processo.
  - *3a*: para enxaguar, encher a seringa com água fria.
  - *3b*: esvaziar a seringa como descrito.
- Quando não houver água sanitária disponível, usar água fria com sabão ou água misturada com algum detergente, e enxaguar pelo menos duas vezes com água limpa. Quando não houver água sanitária, detergente ou sabão, encher e esvaziar com água limpa três ou quatro vezes, sacudindo vigorosamente.
- Se a seringa for de vidro, esterilizá-la assim como a agulha, colocando-as em água fria, aquecendo a água e deixando-a ferver por 15min. A maioria das seringas de plástico não resiste à fervura.

978-85-7241-664-1

CAPÍTULO 30

Fios

Alcino Lázaro da Silva

História

- Susruta (600 a.C.): algodão, couro, casca de árvore, cabelo.
- Celsus (100 d.C.): refere-se à ligadura de vasos.
- Galeno (século II d.C.): não havendo seda, escolhia-se o menos putrescível (categute que se solta do vaso).
- Ayur-Voda (200 d.C.): primeira referência à sutura intestinal, as bordas são aproximadas e uma formiga preta grande é colocada a pinçar os tecidos; quando as suas mandíbulas abraçam as bordas, corta-se a cabeça – precursora dos grampos.
- Aegineta (700 d.C.): cabelo.
- *Hieronymus Fabricius Ab Aquapendente*: ouro.
- Paré (1560): ligava os vasos ao invés de queimá-los.
- Physick (1816): reintroduz o categute.
- Lister (1869): seda embebida em ácido carbólico e anti-sepsia.

Requisitos de um Bom Fio

- Ser de fácil esterilização.
- Ser inerte.
- Manter nós seguros.
- Resistir às infecções.
- Ser absorvível.
- Ser de fácil manuseio.
- Ser aplicável a todas operações.
- Não ter atividade eletrolítica.
- Não ter atividade alergênica.
- Não ter agente cancerígeno.
- Ser de baixo custo.
- Ter resistência igual ou superior à estrutura suturada.

978-85-7241-664-1

Classificação

- Absorvíveis (10 a 60 dias).
  - Categute simples.
  - Categute cromado.
    - Sertix.
  - Categute extracromado.
  - Categute colargolado.
  - Categute protorgolado.
  - Tendão de canguru.
  - Fáscia lata.
  - Membrana de alantóide.
  - Membrana de cartilagem.
- Inabsorvíveis.
  - Orgânicos.
    - Seda (Isencap [isenta de capilaridade]).
    - Linho.
    - Algodão.
    - Crinas:
      - Cavalo.
      - Florença (bicho da seda).
  - Sintéticos.
    - Náilon:
      - *Nylon yarn*.
      - *Nylon net*: mononáilon.
    - Vínion.
    - Márlex.
  - Metálicos.
    - Prata e ouro (caros).
    - Bronze (mal-tolerado).
    - Tântalo e aço (ótimo, resistente, não óxido) (Aciflex).

978-85-7241-664-1

Fios Absorvíveis (Categute)

Características: estéril, resistência tênsil (à tensão), absorção segura (varia com a cromagem), flexibilidade (melhora com álcool, água, soro, fervura), medida (para cálculo de tensão e quantidade de proteínas a serem reabsorvidas), não irrita os tecidos (cromado irrita), lisura, cor clara e uniforme, número certo de fibras torcidas, comprimento certo.

Selecionar o tipo para cada sutura.

Outros fios: canguru (ortopedia e hérnias), fáscia (cedeu lugar a *living fascial graft*), alantóide (nervos e tendões com proteção, dura-máter e articulações).

Categute – palavra anglo-árabe que significa *cordão da vida* ou *Kitstring* ou *Kit gut*.

978-85-7241-664-1

Fios Cirúrgicos

Os materiais de sutura podem classificar-se atendendo a múltiplos aspectos.

Segundo sua Origem

- Naturais.
  - Origem animal:
    - Categute.
    - Seda.
    - Crina de Florença.
    - Tendão de canguru.
    - Fáscia lata.
    - Membranas não adesivas.
  - Origem vegetal.
    - Linho.
    - Algodão.
  - Origem mineral.
    - Aço.
    - Prata.
- Sintéticos.
  - Poliamidas.
    - Poliésteres.
    - Polidioxanona.
    - Ácido poliglicólico.
    - Poliglactina 910.
    - Polipropileno.
    - Polietileno.

Segundo sua Capacidade Lesional

- *Traumáticos*: o fio não é incorporado à agulha e deve ser colocado no momento da sutura.
- *Atraumáticos*: são apresentados junto a listas com indicações para seu uso, e o fio é unido à agulha.

Segundo sua Permanência no Organismo

- Reabsorvíveis.
  - Categute.
  - Ácido poliglicólico.

978-85-7241-664-1

  - Poliglactina 910.
  - Polidioxanona.
- Não absorvíveis.
  - Algodão.
  - Linho.
  - Aço.
  - Prata.
  - Seda.
  - Poliamidas.
  - Poliésteres.
  - Polipropileno.

Tempo aproximado de reabsorção:

- Categute normal: 6 a 7 dias.
- Categute médio cromado de 10 a 12 dias.
- Categute cromado: de 15 a 20 dias.
- Ácido poliglicólico: de 90 a 120 dias.
- Poliglactina 910: 70 dias.
- Polidioxanona: 180 dias.

Segundo o Acabamento e a Manipulação Industrial

Apresentam-se como fios únicos muito finos, uniformes e homogêneos em seu aspecto externo e na secção.

- Monofilamento.
  - Polidioxanona.
  - Polipropileno.
  - Poliamidas.
  - Metálicas.
- Multifilamento.

União de vários fios monofilamentados, trançados ou torcidos, o que os torna mais flexíveis, manipuláveis e resistentes.

- Torcido.
  - Categute.
  - Linho.
  - Seda.
  - Aço.
  - Poliamida (Supramid).

- Trançado.
  - Seda.
  - Poliésteres.
  - Poliamida (náilon).
- Recoberto.
  - Ácido poliglicólico.
  - Poliglactina 910.
  - Poliamida (Supramid).
  - Poliésteres.

Ligaduras e Nós

- Coto único.
  - Sem pinça.
  - Com pinça.
- Coto duplo.
  - Com pinça.
  - Sem pinça.
- Em alça.
- Com pinça de curva (Mixter).
- Em profundidade.
- Sob tensão.
- Nós de porco.
- Instrumental.
- Cotos látero-laterais.
  - Simples.
  - Travado.
- Drenos (fixar).
- Em U de reserva (drenos).
- Fixar cateteres (com esparadrapo).
- Dupla laçada (provisória).
- Com cadarço e pedaço de borracha (provisória).
- Nó de cirurgião.
- Nó de marinheiro.
- Nó de cavalo.
- Nó simples.

Grampeadores

Aço e Titânio

1. TA Linear.

978-85-7241-664-1

978-85-7241-664-1

- Roticulador.
  - Articula.
  - Roda.
- Premium Poly CS 57.
- Jolly Grenn Giant 4,8.
- Little Bry Blue 3,5.
- White 30 – Vascular.

2. GIA 60,80.
   - GIA 75 absorvível.
3. EEA: enteroentero.
   - CEEA: curvo enteroentero. Calibres: 21, 25, 28, 31.
   - Purstring™ (*Purse string*) 45, 65.
4. PLDS (Clipes): *Powered Ligation Division Sistemic*.
   - Premium Surgical Lig.
   - Polysurgical clip (absorvível).
5. Assunto em desenvolvimento rápido, com novidades a cada período.

CAPÍTULO 31

Guia de Doses de Anestésicos Locais

Alcino Lázaro da Silva

Observações:

As doses preconizadas na Tabela 31.1 são recomendações internacionais. Astra Suécia. Doses diferentes dessas ficam a critério do médico Anestesiologista.

A concentração recomendada para a epinefrina para todos os casos é de 1:200.000.

Indicação aprovada de acordo com a monografia publicada em 11/12/91 (Diário Oficial da União).

Tabela 31.1 – Guia de doses de anestésicos locais

Técnica anestésica regional	Procedimento	Anestésico local	(%)	Dose *mL*	Dose *mg*
Anestesia infiltrativa	*Analgesia pós-operatória*	Marcaína	0,25	5 – 60	12,5 – 150
		Marcaína	0,5	5 – 30	25 – 150
	Cirurgia: herniorrafia, sutura perineal, etc.	Marcaína	0,25		
			0,5	5 – 20	12,5 – 100
		Xilocaína + epi	0,5	100	500
			1	25 – 50	250 – 500
	Amigdalectomia	Xilocaína + epi	0,5	25 – 30	125 – 150
			1	25 – 30	250 – 300
Bloqueio intercostal	*Analgesia pós-operatória*	Marcaína ± epi	0,5	2 – 3mL por nervo até um total de 10 nervos	
Bloqueio de gânglio estrelado	*Bloqueio simpático* para diagnóstico	Marcaína ± epi	0,25	10 – 20	25 – 50
		Xilocaína ± epi	1	5	50
Bloqueio do plexo braquial	*Cirurgia dos membros superiores*	Marcaína ± epi	0,25	20 – 40	50 – 100
			0,5	15 – 30	75 – 150
		Xilocaína + epi	1	15 – 20	150 – 200

978-85-7241-664-1

Tabela 31.1 – Guia de doses de anestésicos locais (*Continuação*)

Técnica anestésica regional	Procedimento	Anestésico local	(%)	Dose mL	Dose mg
Bloqueio de nervo digital	*Cirurgia de dedos e artelhos*	Xilocaína	1	2 – 5	20 – 50
Raquianestesia ou subaracnóidea	*Cirurgias em geral* até 1h de duração	Xilocaína pesada	5	0,5 – 2	25 – 100
	RTU de próstata	Marcaína pesada	0,5	3 – 4	15 – 20
	Cirurgia do abdome inferior				
	Histerectomia	Marcaína pesada	0,5	3 – 4	15 – 20
	Herniorrafia	Marcaína pesada	0,5	3 – 4	15 – 20
	Perineoplastia	Marcaína pesada	0,5	2 – 3	10 – 15
	Hemorroidectomia	Marcaína pesada	0,5	2 – 3	10 – 15
	Safenectomia	Marcaína pesada	0,5	3 – 4	15 – 20
	Enxerto fêmoro-poplíteo	Marcaína pesada	0,5	3 – 4	15 – 20
	Cirurgia ortopédica				
	Prótese total do quadril	Marcaína pesada	0,5	3 – 4	15 – 20
	Fratura da cabeça do fêmur	Marcaína pesada	0,5	3 – 4	15 – 20
	Prótese total do joelho	Marcaína pesada	0,5	3 – 4	15 – 20
	Amputação abaixo do joelho	Marcaína pesada	0,5	3 – 4	15 – 20
Epidural lombar	*Cirurgias em geral*	Marcaína ± epi	0,5	15 – 20	75 – 100
		Xilocaína + epi	1	20 – 30	200 – 300
			2	15 – 20	300 – 500
	Bloqueio simpático para uso em diagnóstico	Marcaína + epi	0,25	10 – 20	25 – 50
		Xilocaína + epi	1	5 – 10	50 – 100
	Obstetrícia				
	Parto vaginal	Marcaína	0,5	15 – 20	75 – 100
	Cesariana	Marcaína ± epi	0,5	20	75 – 100
	Analgesia pós-operatória	Marcaína	0,5	Dose inicial 10mL; doses adicionais de 3 a 8mL, a cada 6h. A dose depende do número de segmentos que se deseja anestesiar e da idade da paciente	

Continua

978-85-7241-664-1

Tabela 31.1 – Guia de doses de anestésicos locais (*Continuação*)

Técnica anestésica regional	Procedimento	Anestésico local	(%)	Dose mL	Dose mg
Epidural torácica	*Cirurgias em geral*	Marcaína + epi	0,5	6–10	30–50
		Xilocaína + epi	2	15–20	300–400
	Analgesia pós-operatória	Marcaína ± epi	0,5	6–10	30–50
		Xilocaína + epi	1	20–30	200–300
Epidural caudal	*Cirurgias em geral*	Marcaína ± epi	0,5	15–20	75–100
		Marcaína ± epi	0,25	15–40	37,5–100
Bloqueio pudendo	*Obstetrícia*	Marcaína	0,25	5–10	12,5–25
		Xilocaína	1	10	100

epi = epinefrina; RTU = ressecção transuretral.

978-85-7241-664-1

CAPÍTULO 32

Descrição da Operação – Técnica Operatória

Alcino Lázaro da Silva

978-85-7241-664-1

Quadro 32.1 –

Nome: ______________________________ Leito: __________

Diagnóstico pré-operatório: ______________________________

Diagnóstico transoperatório: ______________________________

Operação proposta: ______________________________

Operação realizada: ______________________________

Cirurgião: ______________________________ Data: __________

Cirurgião: ______________________________

Auxiliares: ______________________________

Anestesia: __________ Anestesista: __________ Duração: __________

Posição: ______________________________

Preparo do campo

a) Anti-sepsia ____________________

b) Colocação dos campos esterilizados

Relatório: a) Via de acesso

b) Órgãos e lesões

c) Tática e técnica

d) Síntese

____

____

____

____

____

____

__________ , ______ de ______________ de 200 ___

Cidade

____

Assinatura do Médico

CAPÍTULO 33

Pós-operatório

Alcino Lázaro da Silva
Geraldo Boaventura Leite Sobrinho

Imediato

Quando o paciente depende de aparelhos, instrumentos ou medicamentos para sobrevivência, logo após o fim da operação (um a três dias).

Mediato

Quando o paciente está sob controle clínico para reequilíbrio de suas funções ou estabilização física e metabólica (uma semana a um mês).

Tardio

Quando os parâmetros clínicos e laboratoriais retornam à homeostase.

Roteiro para Alta

- Condições de alta.
- Exame físico.
- Prescrição.
- Evolução.
- Descrição da cirurgia.
- Evolução pós-operatória.
- Evolução pós-operatória em impresso próprio para pesquisa.
- Prontuário preenchido.
- Preencher cartão de retorno.
- Receita (se necessário).
- Para pacientes operados e em pesquisa, recomendações devem ser observadas.

978-85-7241-664-1

Detecção Epidemiológica de Microorganismos em Infecções Nosocomiais

Legionella pneumophyla, *Pseudomonas* spp., *Pseudomonas aeroginosa* e outros microorganismos são identificados e isolados.

Outros como *Staphylococcus epidermidis*, *Staphylococcus aureus*, *Enterococcus faecalis*, *Pseudomonas aeroginosa* e *Candida albicans* são ubiquitárias na natureza e exigem melhor estudo.

Os métodos utilizados para identificação são antibiograma, *resistotyping*, *biotyping*, *serotyping*, *bacteriocin-typing*, *phagetyping* e métodos moleculares com a tecnologia do ácido desoxirribonucléico (DNA), tais como *plasmid analysis*, *restriction endonuclease analysis of plasmid DNA probes* e *pulsed field electrophoresis of chomosomal DNA*.

978-85-7241-664-1

978-85-7241-664-1

Evolução Pós-operatória

Nome: ______________________________ Registro: ____________________

Diagnóstico: ____

Operação realizada: ______________________________ Data: ______________

Dias de pós-operatório													
Evento \ Hora													
	Pulso												
	Pressão												
	Ausculta												
Sistema respiratório	Inspiração												
	Palpação												
	Freqüência												
	Ausculta												
Aparelho digestivo	Inspiração												
	Palpação												
	Peristaltismo												
	Náuseas												
	Vômitos												
	Icterícia												
	Flatos												
	Fezes												
Balanço hídrico	Retenção de urina												
	Diurese												
	Sudorese												
	Perspiração												
	Estado das mucosas												
	Perda total												
	Administração total												
Drenos	Cateter gástrico												
	Abdominal												
	Tórax												
	Colédoco												
	Perineal												
	Subcutâneo												
Outros	Estado da ferida												
	Retirada dos pontos												
	Deambulação												
	Antibiótico												
	Temperatura												
	Circunferência abdominal												
	Dor												
	Edema												
	Icterícia												

Figura 33.1 – Evolução pós-operatória.

Nome: ____________________

Sinais vitais

Data	Hora	Tempe-ratura	Pulso	Freqüência respiratória	Pressão arterial	Pressão venosa central	Observações

978-85-7241-664-1

Figura 33.1 – Evolução pós-operatória (*Continuação*).

Folha de Pós-operatório

Nome: ______________________________ Leito: ____________________

Operação: ____

Cirurgião: ____

Anestesia Geral ☐ Local ☐ Outra ____________

Data do mês															
Dia de pós-operatório		1	2	3	4	5	6	7	8	9	10	11	12	13	14

Hidratação parenteral Tipo															
Solução															
Volume															

Jejum															
Dieta líquida/semilíquida															
Livre															

Volume urinário															
Cateterismo vesicular															

Prescrição de medicamentos; antibiótico, analgésico, etc. Constar via de administração e dose.

________															
________															
________															
________															

Deambulação. Movimento no leito: passivo = 0; ativo = +; assentado = ++; andou = +++; andou com ajuda = 0; não andou = 00.

Drenagem. Cateter gástrico; dreno de tórax; dreno de colédoco; cateter vesical de demora; dreno da cavidade abdominal. Constar volume e tipo de líquido drenado.

Diversos: oxigenoterapia.

Sistema respiratório. Aspiração de secreções orofaríngeas, nebulização, drenagem postural, exercício respiratório, cânula orofaríngea.

Aparelho digestivo. Tipo de dieta: normo, hipo ou hipercalórica. Normo, hipo ou hiperprotéica, etc. Alimentação através de cateter gástrico, jejunostomia, gastrostomia.

________															
________															
________															

Figura 33.2 – Folha do pós-operatório.

978-85-7241-664-1

Exame do Doente

A. Queixas Subjetivas

Gerais: dor, cefaléia, mal-estar, soluço, sudorese, febre, etc.
Sistema respiratório: tosse, expectoração, dispinéia, etc.
Sistema circulatório: palpitações, dor precordial, etc.
Aparelho digestivo: anorexia, náusea, vômitos, hematêmese, melena, pirose, meteorismo intestinal, constipação, diarréia, etc.
Sistema nervoso: insônia, tremores, dormência, etc.
Sistema genitourinário: dificuldade de micção, etc.

______															
______															
______															
______															
______															

B. Exame Objetivo

Ectoscopia: postura, fácies, estado psíquico, estado de nutrição; cianose; pele e mucosas visíveis: cor, grau de umidade, etc. úlcera de decúbito.

______														
______														
______														
Temperatura														
36,9°C; 38-38,9°C Manhã														
37-37,9°C; 39-40°C Tarde														

978-85-7241-664-1

Sistema respiratório. Inspecção. Freqüência (F): eupnéia = 0; bradipnéia = +; taquipnéia = ++. Amplitude (A): normal = 0; superficial = +; profunda = ++; acidótica (Kussmaul) = +++. Rítmo (R): eurrítmico = 0; arrítmico = + (Cheyne-Stokes; periódica); tiragem = ++; dispnéia = +++.

F																		
A																		
R																		

Palpação. Vibrações vocais normais = 0; diminuídas = +; aumentadas = ++; atrito pleural = +++.
Percussão: normal = 0; macicez = +++; submacicez = ++; timpânico = +.
Ausculta: normal = 0; murmúrio vesicular diminuído = +; aumentando = ++; abolido = +++; roncos = R; sibilos = S; estertores crepitantes = EC; estertores subcrepitantes = ESC; estertores de bulhas médias = EBM; finas = EBF; grandes = EBG.

P ___	R ___															
P ___	E ___															
A ___	G ___															
___	I ___															
___	Ã ___															
___	O ___															

Sistema circulatório. Pressão arterial.
Pulso, freqüência (F) (constar o número): bradisfigmia = +; taquisfigmia = ++. Amplitude (A): normal = 0; diminuída = +; aumentada = ++; filiforme = +++. Ritmo (R): eurrítmico = 0; arrítmico = +.

F																		
A																		
R																		

Figura 33.2 – Folha de pós-operatório (*Continuação*).

Ausculta. Intensidade (I): normofonéticas = 0; abafamento = +; aumento = ++; sopros = SS-SD. Ritmo (R): normorrítmicas = 0; arrítmicas = +. Freqüência (F) = normal = 0; bradicardia = +; taquicardia = ++.

I																		
R																		
F																		

Pesquisar tromboflebite. Edema. Dor à dorsiflexão do pé.

Aparelho digestivo. Abdome

Inspecção (I): sem anormalidade aparente = 0; distensão discreta = +; intensa = ++; localizada = 0.

Palpação (P): a) flácido = 0; tenso = +; espasmo muscular (defesa) = +++. b) Dor: não dolorosa = 0; discreta = +; intensa = ++; à descompressão brusca = +++.

Percussão (P): normal = 0; timpanismo = +; submacicez = ++; macicez = +++.

Ausculta (A): movimentos peristálicos presentes = 0; ausentes = +.

REGIÃO________ I															
________ P															
________ P															
________ P															
________ A															

SGU________															
SN________															
SEnd________															

SGU = sistema genitourinário; SN = sistema nervoso; SEnd = sistema endócrino.

Incisão

Curativo: limpo = 0; com sangue = +; com serosidade = ++; com pus = +++; sem curativo = ++++.

Estado da Incisão

A) Sem anormalidade aparente = 0; infecção discreta = +; nos pontos = ++; intensa = +++; abscesso = ++++; linfangite = +++++.

B) Drenagem: espontânea = E; cirúrgica = C; serosa = +; serossanguinolenta = ++; sanguinolenta = +++; purulenta = ++++.

C) Retirada dos pontos: total = T; parcial = P.

D) Cicatrização: primeira intensão; segunda intensão.

A																		
B																		
C																		

Figura 33.2 – Folha de pós-operatório (*Continuação*).

978-85-7241-664-1

978-85-7241-664-1

Diversos: dreno subcutâneo; hematoma; deiscência parcial ou total; má coaptação das bordas; evisceração; eventração; cicatriz viciosa; quelóide; enfisema subcutâneo; fístula; irritação por suco digestivo; necrose.

____
____
____

Observações

Exames complementares no pós-operatório. Recuperação. Óbito-causa, necropsia, etc.

____
____
____
____
____

Resumo das Complicações Pós-operatórias

____
____
____
____

Alta

Médico que deu a alta: ______________________ Pré-operatório: ☐
Data: ______________________ Pós-operatório: ☐
Permanência no hospital: ______________________ Total de dias: ☐

Curado

Não curado
1 Melhora ☐
2 Piora ☐
3 Inalterado ☐

Óbito ☐

Condições do paciente na ocasião da alta ______________________
Queixas subjetivas ______________________
____
____

Peso ______________________
Diversos. Estado geral. Estado da cicatriz. Alimentação. Capacidade para o trabalho, etc.
Receita ______________________
____
____

Controle pós-operatório. Data da volta, motivo, etc. ______________________
____

(Cidade), ______________________

____
Assinatura do Médico

Figura 33.2 – Folha de pós-operatório (*Continuação*).

Evolução Pós-operatória Diária

Cirurgia dia: ______________________________

Figura 33.3 – Evolução pós-operatória diária.

978-85-7241-664-1

Condições de Alta

Paciente: ______________________________ Registro: ______________________________

____

Médico (Residente) responsável

978-85-7241-664-1

Figura 33.4 – Condições de alta.

CAPÍTULO 34

Transfusão de Sangue

Alcino Lázaro da Silva

Os recursos são:

- Papa (concentrado) de hemácias.
- Papa de hemácias pobre em leucócitos.
- Plasma fresco.
- Plasma fresco congelado.
- Plasma expansor.
- Sangue total fresco.
- Sangue total congelado.
- Crioprecipitado.
- Concentrado de leucócitos.
- Concentrado de plaquetas.
- Derivados do plasma:
  - Imunoglobulinas.
  - Albumina.
  - Fatores de coagulação concentrados.
- Exsangüinitransfusão.
- Hemoperfusão de órgãos doadores.
- Aféreses (linfocitoaférese, retirada do linfócito T).
- Transfusões de troca.
- Injeção intraperitoneal em crianças com desnutrição grave, imediatamente após o sangue ter sido retirado da mãe.

Os critérios são:

- Usar sangue total somente em perdas volêmicas que comprometam a hemodinâmica.
- Repor somente o necessário para corrigir deficiências específicas.

Perdas menores (dependendo do tipo e estado geral do paciente) de até 1.000cm^3 podem dispensar uso de sangue. Entre 1.000cm^3 e 2.500cm^3 de perda, repõe-se com papa de hemácias. A hemorragia pode ser dividida em: leve (500cm^3

978-85-7241-664-1

ou 10%), moderada (1.000cm^3 ou 20%), grave (1.500cm^3 ou 30%), muito grave ou de grande risco (2.000cm^3 ou 40%) e fatal (2.500cm^3 ou 50%).

As anemias graves não são corrigidas com medicamentos em um pré-operatório rápido. É necessária correção com papa de hemácias.

As anemias crônicas, dependendo da etiologia e da cirurgia a ser executada, permitem intervenções com mais segurança que as agudas. Se as perdas fugirem às expectativas, há que se transfundir.

As anemias em pacientes portadores de neoplasias, com cirurgia marcada, devem ser corrigidas. O mesmo vale para os submetidos à quimioterapia. Os riscos da reposição são menores do que seguir os tratamentos em pacientes neoplásicos e anêmicos.

Se possível, deve-se transfundir em pacientes acordados. As reações são percebidas mais precocemente.

Administrar em baixa velocidade. Há vantagens, uma vez que a sobrecarga cardíaca é prevenida e as reações adversas são percebidas precocemente.

Além de 3h, para uma reposição, há o risco de colonização bacteriana.

A rapidez só é necessária para plaquetas, plasma fresco e crioprecipitado.

Se não houver contra-indicação, em se administrar transfusão (a 40°C não acarreta problemas se for lenta e em veia periférica), não aquecer o frasco (danos aos elementos). Imergir o tubo condutor, além do frasco, numa água morna, como uma serpentina de fogão (20°C).

Preferir o plasma à albumina, quando for possível. É mais eficiente e mais barato.

A reposição com sangue total só é aceitável em casos de hemorragia aguda, com comprometimento hemodinâmico.

Sendo obrigatória a reposição, ainda assim é preciso ponderar sobre o seu risco-benefício.

Anemias graves apresentam-se com freqüência em pacientes portadores de neoplasias irressecáveis ou até inoperáveis. Nesse caso, a condição de vida é deplorável. Vale a pena o risco da transfusão para fornecer relativo conforto com melhora de oxigenação ao paciente. O final de vida é mais humanizado.

A recuperação diante de uma anemia grave, em paciente cirúrgico, é difícil com os medicamentos indispensáveis (ferro, ácido fólico, vitamina B_{12}). A medula óssea eleva a hemoglobina, por dia, em até 0,3%, se não estiver bloqueada por doença ou droga.

Exemplo: homem, 1,70m de altura, 70kg de peso corporal e 80cm^3 de sangue por quilograma de peso. Aproximadamente 5.600cm^3, o volume sangüíneo circulante.

978-85-7241-664-1

Papa de Hemácias (Concentrado)

Em frascos contendo 300cm^3, há 200cm^3 de hemácias e poucos antígenos e anticorpos plasmáticos. É indicada na reposição por perdas totais (exceto nas fulminantes) e na correção de anemias graves.

Papa de Hemácias Pobre em Leucócitos

Utiliza-se em pacientes que apresentam reações febris a transfusões anteriores e nos candidatos a transplantes.

Plasma Fresco Congelado

Como traz todos os fatores de coagulação e 8g de albumina, aplica-se aos pacientes com deficiências na coagulação e no nível protéico. Pode, excepcionalmente, compor com a papa de hemácias para reposição volêmica.

Deve ser descongelado lentamente. Não aquecer.

Plasma Expansor

Indicado para repor volume, albumina (8g a cada 200cm^3) e os fatores estáveis de coagulação. Ele é deficiente em fatores lábeis.

Crioprecipitado

É composto por: fibrinogênio, fator 3, e fibronectina concentrada. Indica-se para hemofílicos, em sépsis e traumas extensos, além de queimaduras (fibronectina). Não aquecer. Injetar rapidamente.

Concentrado de Leucócitos

Indicado em neutropenia que não se espera recuperar em 72h; infecções graves; aplasia de medula; infecções graves resistentes a antibióticos. O limite aceitável é de 1.000/mm^3; não pode ser associado a anfotericina B e pode produzir reação febril.

Concentração de Plaquetas

Indicada nos sangramentos por trombocitopenia e trombocitopatia, bem como durante propedêutica invasiva nesses pacientes. Uma unidade (50cm^3) para cada 8kg de peso, injetada rapidamente.

Complicações

Transmissão de doenças: Chagas, hepatites, citomegalovírus, sífilis, malária, brucelose, toxoplasmose, infecções bacterianas e síndrome da imunodeficiência adquirida (SIDA).

978-85-7241-664-1

978-85-7241-664-1

Reações

Hemólise (intra e extravascular), febre, alergia, anafilaxia, sobrecarga circulatória, embolia gasosa e gordurosa, hemossiderose, púrpura trombocitopênica, doença de enxerto *versus* hospedeiro, hemodiluição transfusional.

CAPÍTULO 35

Auto-hemotransfusão

Alcino Lázaro da Silva

Logo que a proposição tomou forma na literatura, iniciamos o uso desse procedimento dentro do Hospital das Clínicas, no serviço de Cirurgia Geral (CAD), em torno de 1976, com a ajuda dos Residentes. Foi necessário um contato pessoal e explicativo, junto aos colegas do Banco de Sangue no início, superando dificuldades técnicas e resistências do ambiente e enfermagem. Hoje é uma realidade das mais promissoras e seguras, e já com estudos em nosso meio.

Os requisitos mais importantes são: indicação para transfusão; aceitação do paciente; higidez na área hematológica e sistemas afins; condição física satisfatória; afecção, cujo tratamento cirúrgico não demandará reposições volumosas de sangue (extracorpórea, cirurgia de aneurismas, exenterações, etc.); tempo para espera de cirurgia (de 3 a 20 dias); colheita e estocagem rigorosas; pacientes sem distúrbios de crase sangüínea, volêmica ou nutricional.

Basta o entendimento com o Banco de Sangue para a realização segura e plena do procedimento.

A reposição é feita somente no próprio doador, se indicada. O sangue é perdido quando não utilizado.

978-85-7241-664-1

CAPÍTULO 36

Hidratação no Pós-operatório

Alcino Lázaro da Silva

Introdução

978-85-7241-664-1

Em geral, as necessidades diárias de líquidos e eletrólitos não são alteradas pela cirurgia de médio porte, e a capacidade diminuída em processar cargas hidroeletrolíticas pela resposta ao trauma é compensada pela necessidade de sódio e água para recompor o edema traumático.

Composição Corporal

O maior componente isolado do organismo humano é a água. Constitui de 55 a 70% do peso corporal. A mulher tem uma proporção maior de tecido gorduroso o qual é pobre em água, ao passo que o homem tem mais massa muscular com alto conteúdo hídrico. O idoso tem menor proporção de água.

A água corporal é dividida em *líquido extracelular* (20% do peso corporal) que se subdivide em compartimentos intersticial (15%) e intravascular (5%), e *líquido intracelular* (40% do peso corporal).

Indivíduos normais ingerem, aproximadamente, 2.000cm^3 a 2.500cm^3 de água (35cm^3 por kg) na forma líquida ou em comida. Outros 300cm^3 são ganhos na oxidação de carboidratos, proteína e gordura (água endógena).

A ingestão de água é controlada pela sede. A hipertonicidade do plasma estimula osmorreceptores a aumentarem a liberação do hormônio antidiurético (HAD). Esse hormônio, por sua vez, altera a permeabilidade dos túbulos renais com maior reabsorção de água (Quadro 36.1).

Quadro 36.1 – Necessidades básicas diárias

• Água: 25 – 40cm^3/kg	• Na^+: 80 – 100mEq/60kg
• Calorias: 25 – 30cal/kg	• K^+: 50 – 80mEq/60kg
• Carboidratos: 2g/kg	• Mg^{++}: 5 – 10mEq/60kg
• Proteínas: 0,9 – 1,9g/kg	• Ca^{++}: 8 – 10mEq/60kg
• Gorduras: 2g/kg	• Fosfato: 50 – 50mEq

Tabela 36.1 – Concentração: principais eletrólitos (plasma)

Perdas	Água (cm^3)	Sódio (mEq)	Cloreto (mEq)	Potássio (mEq)
Urina	± 1.500	150	90	40
Insensível	± 1.000	0	0	0

A perda de água ocorre por quatro vias: urina e fezes (mensuráveis) e evaporação pelo trato respiratório e pele (perdas insensíveis). A medida é de aproximadamente 250cm^3 nas fezes e 750cm^3 como perdas insensíveis (75% através da pele e 25% pelos pulmões) (Tabela 36.1).

O volume de secreções gastrointestinais é de aproximadamente 8.000cm^3 ao dia (saliva, suco gástrico, bile, suco pancreático e secreção intestinal). Desse volume, apenas 250cm^3 são excretados nas fezes e o restante é reabsorvido pelo intestino delgado e cólon (Tabela 36.2).

O volume urinário é a diferença entre a ingestão + água endógena e a soma das perdas insensíveis + água nas fezes, em geral de 800cm^3 a 1.500cm^3 por dia.

O sódio é o principal íon e componente osmótico do compartimento extracelular, desempenhando importante papel na manutenção do volume vascular circulante. O potássio é o principal componente do compartimento intracelular (Tabela 36.3 e Quadros 36.2 e 36.3).

Tabela 36.2 – Perdas gastrointestinais mEq/L/24h

	Na^+	K^+	Cl^-	NCO_3^-	Volume
Suco gástrico (acidez elevada)	20 (10 – 30)	10 (5 – 49)	120 (80 – 150)	0	1.000 – 9.000
Suco gástrico (acidez baixa)	80 (70 – 140)	15 (5 – 40)	90 (40 – 120)	5 – 25	1.000 – 2.500
Suco pancreático	140 (115 – 180)	5 (3 – 6)	75 (5 – 95)	80 (60 – 110)	500 – 1.000
Bile	146 (130 – 160)	5 (3 – 12)	100 (90 – 120)	35 (30 – 40)	300 – 1.000
Intestino delgado	100 (80 – 150)	5 (2 – 8)	105 (60 – 125)	30 (20 – 40)	1.000 – 3.000
Íleo distal e ceco	80 (40 – 135)	8 (5 – 3)	145 (20 – 90)	30 (20 – 40)	1.000 – 3.000
Fezes diarréicas	120 (20 – 160)	25 (10 – 100)	90 (30 –180)	45 (30 – 50)	500 – 1.700

978-85-7241-664-1

Tabela 36.3 – Concentração: principais eletrólitos (plasma)

	mEq/L	
Eletrólitos	***Médio***	***Variação***
Na^+	140	138 – 145
K^+	4	3,5 – 5
Ca^{++}	5	4,8 – 5,5
Mg^{++}	2	1,8 – 2,5
Cl^-	103	97 – 105
HCO_3^-	27	26 – 30

A ingestão diária normal de sódio é de cerca de 50 a 110mEq. A principal função do sódio é controlar e distribuir a água pelos compartimentos, pelo efeito da osmolaridade. A ingestão de cloretos é de 85 a 145mEq e a de magnésio de 15 a 25mEq.

Um indivíduo normal ingere de 40 a 80mEq de potássio por dia, sendo que 98% do íon permanece no compartimento intracelular. A quantidade de potássio extracelular, apesar de pequena, é essencial para as funções nervosas, cardíacas e musculares. As concentrações séricas podem não refletir o conteúdo corporal

Quadro 36.2 – A necessidade diária dos principais eletrólitos (sem perdas anormais)

- Sódio: 1 a 1,5mEq/kg peso (± 80mEq)
- Potássio: 1mEq/kg peso (± 50mEq)
- Cálcio: 5mEq
- Magnésio: 4mEq
- Cloro: 2mEq/kg

Para se converter em mEq/L a concentração (C) de um íon fornecido em mg% utiliza-se a seguinte fórmula:

$$\text{mEq/L} = \frac{\text{C (mg\%)} \times 10 \times \text{valência}}{\text{peso atômico}}$$

Quadro 36.3 – Transformação de mg% em mEq/L

$$\text{mEq/L} = \frac{\text{mg\%} \times 10 \times \text{valência}}{\text{peso atômico}}$$

$$\text{mEq/L} = \frac{\text{mg\%} \times 10}{\text{mEq/g}}$$

$$\text{mEq/L} = \frac{\text{peso atômico}}{\text{valência}}$$

978-85-7241-664-1

Tabela 36.4 – Equivalente (peso atômico) e peso molecular. Principais eletrólitos

	Valência	Equivalente	Peso molecular
H^+	1	1	1
Na^+	1	23	23
K^+	1	39	39
Ca^{++}	2	20	40
Mg^{++}	2	12	24
Cl^-	1	35,5	35,5
HCO_3^-	1	61	61
$SO_4^=$	2	48	96
HPO_4	2	28	96

do íon. Na acidose, o potássio (K) é transferido do compartimento intra para o extracelular e os níveis sérios não se correlacionam com as concentrações do K intracelular (Quadros 36.2 e 36.3; Tabela 36.4).

978-85-7241-664-1

Fatores que Modificam as Necessidades Hidroeletrolíticas

Febre: aumenta as necessidades basais de água em grande parte como resultado da hiperventilação e sudorese com evaporação aumentada. Um paciente com 38,5 a 39,5°C exigirá cerca de 500cm^3 adicionais de água por dia.

Temperatura ambiente: o calor e a sudorese excessiva aumentam as necessidades basais de água no adulto em 500cm^3 para cada 5°C acima de 30°C de temperatura ambiente. Pacientes muito obesos têm perda de água substancialmente aumentada pelo suor excessivo, necessitando reposição adicional.

Metabolismo alterado: pacientes com hipertireoidismo consomem grandes quantidades de tecido corporal produzindo maiores volumes de água endógena e, concomitantemente, perdem mais água por sudorese excessiva e evaporação respiratória.

Pacientes com hipotireoidismo, edema nutricional ou cardíaco, com alterações da função renal e idosos têm menor necessidade basal de água.

Perdas anormais: além das perdas fisiológicas, há as perdas anormais que devem ser consideradas na reposição hidroeletrolítica. Incluem as perdas externas e perdas funcionais pelo seqüestro patológico de líquido dentro do corpo.

Os eletrólitos variam de concentração nas diferentes porções do aparelho digestivo em virtude de a reposição ser calculada de acordo com o local da perda (vômito; diarréia; fístula de delgado, pâncreas e via biliar, etc.).

Essas perdas anormais devem ser repostas *adicionalmente* às necessidades basais (Tabela 36.5).

Quando os líquidos, intersticial ou intravascular, são seqüestrados para uma região do corpo, forma-se o terceiro espaço. Pelas alterações hemodinâmicas e hidroeletrolíticas decorrentes do processo patológico, esse conteúdo não é dis-

Tabela 36.5 – Tipo de líquido a ser utilizado nas principais perdas (reposição por litro perdido)

Tipo de líquido	Reposição por litro			
	SF (cm_3)	*SGI* (cm_3)	*KCl* (*mEq*)	$NaHCO_3$
Suor	250	750	5	–
Suco gástrico (depende pH)	500	500	20	–
Suco pancreático	400	600	5	90
Bile	750	250	5	45
Ileostomia	750	250	10	22
Diarréia	300	700	35	45

SF = soro fisiológico; SGI = soro glicosado isotônico.

978-85-7241-664-1

ponível para restaurar o volume plasmático diminuído. Deve ser rigorosamente aspirado e reposto volume a volume.

Ocorre em queimadura, peritonite, infecção de tecidos moles, obstrução intestinal, íleo funcional e, em menor grau, nas feridas cirúrgicas recentes. Se o volume seqüestrado for significante, avalia-se a necessidade da reposição monitorando-se o quadro hemodinâmico, a pressão venosa central e o volume urinário.

Aplicação Clínica

O objetivo da administração de líquidos e eletrólitos por via parenteral é evitar deficiências e distúrbios da homeostase quando, por qualquer motivo, há incapacidade do paciente em receber através do aparelho digestivo, devendo-se sempre levar em consideração três itens: necessidades basais, perdas anormais e deficiências ou excessos.

Necessidades Basais

Calorias

O adulto necessita de 20 a 30cal/kg de peso corporal por dia. As necessidades basais de carboidratos são preenchidas por 1,5 a 2g de glicose/kg/dia. Assim, 100 a 150g de glicose por dia reduzirão à metade a mobilização de aminoácidos do músculo esquelético em jejum por menos de cinco dias.

Nos pacientes que permanecem em jejum por maior período e nos debilitados, com grande trauma, infecção e disfunção gastrointestinal prolongada, é necessário suporte nutricional, seja através de hiperalimentação parenteral ou enteral.

- 1g glicose = 4kcal.
- 1g proteína = 4kcal.
- 1g gordura = 9kcal.

Vitaminas

A vitamina C é essencial para a cura das feridas cirúrgicas. É atóxica, barata e de fácil administração. A reserva orgânica vale por alguns dias, a partir do que 200mg/dia não permitirão que ela se esgote.

Pacientes idosos, com doença gastrointestinal e doenças crônicas do fígado devem receber complemento vitamínico B, importante na oxidação de glicose e cura de feridas.

Vitamina K deve ser administrada por via parenteral, em pacientes ictéricos e naqueles sob antibioticoterapia de amplo espectro. Ela se torna eficaz dois a três dias após o início, porque antes é metabolizada no fígado.

978-85-7241-664-1

Esquema de Hidratação

De uma forma prática, utilizamos o seguinte esquema de hidratação no pós-operatório de um paciente adulto normal, de 70kg, na ausência de desidratação, deficiência de sal e perdas anormais:

- Soro glicosado a 5%: 1.500cm^3.
- Soro fisiológico (0,9%): 1.000cm^3.
- Cloreto de potássio (10%): 30cm^3.
- Soro glicosado (a 50%): 200cm^3.
- Vitamina C: uma ampola (200mg).
- Vitaminas do complexo B: uma ampola (se necessário).

O soro fisiológico pode ser substituído por 35cm^3 de solução de cloreto de sódio a 20%, completando-se o volume final com soro glicosado a 5%.

Esse volume dever ser ministrado de maneira contínua nas 24h (Quadro 36.4).

Quadro 36.4 – Cálculo de gotejamento
• Microgotas/min = $\frac{\text{V (volume)}}{\text{T (tempo em horas)}}$
• 1 gota = 3 microgotas
• Número de gotas/min = $\frac{\text{Volume de solução em cm}^3}{3 \times \text{nº de horas}}$

Quadro 36.5 – Correção de anemia
• 10cm^3 de sangue total/kg (5cm^3 de papa de hemácias) aumentam 10% no valor da Hb
• 1.000cm^3 de sangue total/70kg aumentam 2 a 3g% de Hb
• 300cm^3 de concentrado de hemácias aumentam 1 a 1,5g% de hemoglobina

Hb = hemoglobina.

Tabela 36.6 – Regra das sete administrações de líquidos

Volume (cm^3)	Gotas/min	Nº de frascos (24h)
500	7	1
1.000	14	2
1.500	21	3
2.000	28	4
2.500	35	5
3.000	42	6

A supervisão constante das condições de hidratação e dos eletrólitos é essencial para avaliar qualquer modificação que se faça necessária.

O gotejamento por minuto pode ser calculado, também, dividindo-se o volume total por 70.

O sangue deve ser reposto sob controle clínico rigoroso (indicação) e se não houver outra alternativa (Quadro 36.5).

Desequilíbrio Hidroeletrolítico (Tabelas 36.7 e 36.8)

Hiponatremia

Pode ser provocada por uma perda do sódio corporal como em vômitos, diarréia e fístulas digestivas (hiponatremia primária) ou por excesso de água em relação ao sódio (hiponatremia secundária ou intoxicação hídrica). Esse distúrbio é na maior parte das vezes iatrogênico, resultante de: administração de água isenta de eletrólitos; rápida administração de água em situações de oligúria; secreção inapropriada de hormônio antidiurético; ingestão excessiva de água.

Os sintomas estão relacionados com os níveis de concentração do sódio plasmático e com a velocidade do desenvolvimento do distúrbio. Graus moderados são bem tolerados e clinicamente assintomáticos. Quando a concentração de sódio está abaixo de 120mEq/L, os principais sintomas são neurológicos, como confusão mental, convulsões, náuseas e vômitos por edema cerebral.

O tratamento da hiponatremia primária é realizado com reposição de sal e volume com especial cuidado com a reserva cardíaca.

A deficiência de sódio é calculada na fórmula: Deficiência = (Na normal – Na paciente) × (peso corporal × 0,6). O peso corporal multiplicado por 0,6 corresponde à água corporal total.

Deve-se inicialmente repor em infusão lenta metade da deficiência encontrada com solução de cloreto de sódio hipertônica, e o restante nas 48h seguintes com solução isotônica.

O tratamento da hiponatremia secundária (intoxicação hídrica) consiste em restrição da ingestão de água. Em casos muito graves a diurese osmótica com macromoléculas (manitol) pode ser necessária.

978-85-7241-664-1

Tabela 36.7 – Composição das soluções para o uso parenteral

Composição por 1.000cm³	Na (mEq)	K (mEq)	Cl (mEq)	Ca (mEq)	Mg (mEq)	SO_4 (mEq)	HCO_3 (mEq)	Lactato	Osmolaridade
Soro fisiológico (NaCl 0,9%)	154		154						Iso
Soro glicosado a 5%									Iso
Soro glicosado a 10%									Hiper.
Ringer	147	4	156	5					Iso
Ringer lactato	131	4	110	3				28	Iso
Haemaccel®	145	5,1	163	12,5					Iso
Glicofisiológico 5%	154		154						Hiper.
Dextran 40/glicosado				1					Iso
Dextran 40/fisiológico	154		154	1					Iso

Hiper. = hiperosmolaridade; iso = isoosmolaridade.

Hipernatremia

É em geral iatrogênica e produzida pela administração de sódio em excesso com relação à água ou decorrente da incapacidade de excretar uma carga de sódio (insuficiência cardíaca, desnutrição). Os sintomas consistem em sede acentuada, aumento de peso (líquido extracelular) e edema.

978-85-7241-664-1

Tabela 36.8 – Composição das soluções para o uso parenteral

Composição por 10cm³	Na (mEq)	K (mEq)	Cl (mEq)	Ca (mEq)	Mg (mEq)	SO_4 (mEq)	NH_4 (mEq)	H_2PO_4 (mEq)	HCO_3 (mEq)
$NaHCO_3$ a 10%				12					12
KCl 10%		1,4	13,3						
KCl 19,1%		25	25						
$MgSO_4$ 10%					8	8			
$MgSO_4$ 50%					40	40			
NaCl 20%	34		34						
Ca Cl_2 10%			34	17					
Gluconato de cálcio 10%				4,5					
NH_4Cl 25%				50			50		
$KH_2PO_4$25%		14						14	
K_2HPO_4 10%		40						20	

O tratamento consiste na restrição de sódio e administração lenta de cloreto de sódio hipotônico a 0,45% quando necessário. O uso cuidadoso de diuréticos e digitalização podem ser indicados. Se a osmolaridade do líquido extracelular é reduzida muito rapidamente (por exemplo, infusão de soro glicosado isotônico) podem ocorrer convulsões e coma secundários a edema cerebral.

Hipopotassemia

As causas mais freqüentes de hipopotassemia são as perdas digestivas (vômito, diarréia, fístula) e urinárias (diuréticos; hiperaldosteronismo); alcalose; uso de glicose mais insulina e falta de reposição.

O cálculo da deficiência se faz por meio da fórmula: Deficiência = (K normal – K paciente) × 0,4 peso corporal.

Os pacientes com depleção de potássio estão sujeitos ao desenvolvimento de impulsos atriais ectópicos e outros sinais de intoxicação digitálica. Observa-se ao ecocardiograma (ECG) depressão de ST, baixa voltagem, onda T achatada ou invertida, alargamento de quimioterapia. Pode ocorrer em alguns pacientes: íleo funcional e distensão abdominal.

Na hipopotassemia moderada (K maior que 2,5mEq/L), em paciente com integridade do trato gastrointestinal, a reposição deve ser de preferência por via oral. Se o distúrbio for grave (K menos que 2,5mEq/L) a reposição deve ser por via parenteral, até 450/mEq/dia, sendo 20mEq/h em solução salina fisiológica caso o débito urinário esteja satisfatório. Deve-se ainda corrigir a alcalose e interromper ou modificar o uso de diuréticos.

978-85-7241-664-1

Hiperpotassemia

O excesso de potássio costuma estar associado à insuficiência renal, sendo potencializado por destruição tecidual, depleção de sódio e cálcio. Deve-se, ainda, à administração excessiva, acidose, transfusões maciças de sangue conservado, sépsis e grandes doses de penicilina cristalina.

O ECG mostra alterações que se acentuam com a elevação do potássio sérico: onda T apiculada, baixa amplitude de P e alargamento progressivo do QRS até a fibrilação ventricular.

A manipulação desse distúrbio na presença de insuficiência renal consiste em promover a transferência do potássio para o compartimento intracelular e aumentar a excreção. Todo paciente que apresente evidência de cardiotoxicidade hiperpotassêmica deve ser imediatamente tratado com gluconato de cálcio a 10% (que neutraliza o K), 10cm^3 até de 15 em 15min até 10g. É a medida de ação mais rápida, permitindo que outros meios terapêuticos possam ser empregados.

O uso de bicarbonato de sódio está indicado, sobretudo, quando há acidose concomitante, promovendo a transferência do potássio para o compartimento intracelular e diminuição dos níveis séricos.

Solução polarizante de glicose hipertônica (350cm^3 de soro glicosado isotônico mais 150cm^3 de glicose hipertônica a 50%) e 20 unidades de insulina simples também promovem a entrada do potássio para dentro das células e tem seu início de ação após 30min.

Essas medidas imediatas podem ser seguidas da administração de resinas trocadoras de íons por via oral ou através de enemas.

Se não houver diminuição dos níveis séricos após essas medidas a diálise será necessária.

Hipocalcemia

Ocorre na pancreatite aguda, infecções maciças de partes moles, fístulas, hipoparatireoidismo, hipoproteinemia. Os sintomas são: formigamento, reflexos exaltados, tetania, convulsão. Combate-se com a utilização de gluconato ou cloreto de cálcio pela veia.

Hipercalcemia

Ocorre no hiperparatireoidismo e metástases ósseas. Os sintomas são: cansaço, anorexia, perda de peso, cefaléia, sede, polidipsia, poliúria e até torpor ou coma.

A expansão do extracelular nas deficiências de volume pode atenuar por diluição. Na função renal normal, 4 a 5L de soro fisiológico associado a furosemida (natriurético) baixa alguns gramas de cálcio.

Hipomagnesemia

O magnésio é intracelular. A dieta diária contém 20mEq. É mais excretado pelas fezes. Há baixa nos casos de desnutrição; perda crônica gastrointestinal; nutrição parenteral sem reposição de magnésio; alcoolismo crônico; pancreatite aguda e hiperaldosteronismo primário. A correção é feita por 80mEq de sulfato de magnésio em 1L de solução salina ou glicosada, em 4h, monitorando-se o coração.

Hipermagnesemia

Aparece na hipofunção renal quando antiácidos são utilizados. Há depressão do sistema nervoso central (SNC) e distúrbios de condução ao eletrocardiograma. Os casos graves devem ser tratados com diálise.

Em média, repõe-se de 50 a 100mEq de sódio e 40 a 60mEq de potássio por dia. O potássio aparece a 10% com 13,3mEq nas ampolas. A ampola de NaCl a 20% contém 3,4mEq/cm^3 de sódio. A ampola de KCl a 19,1% contém 25mEq/cm^3 de potássio.

Distúrbios Ácido-básicos

Existem duas causas principais de alteração ácido-básica: *respiratórias*, resultantes de anormalidades da excreção de CO_2; e *metabólicas*, decorrentes de

978-85-7241-664-1

Quadro 36.6 – Valores sangüíneos arteriais normais para estudo de equilíbrio ácido-básico

• pH = 7,35 a 7,45	• Bicarbonato = 21,3 a 24,8mEq/L
• pCO_2 = 34 a 45mmHg	• pO_2 = 80 a 105mmHg
• BE = –2,3 a +2,3mEq/L	

BE = excesso de base.

anormalidades da produção, ingestão ou excreção de íons hidrogênio. As perturbações em uma das duas categorias geralmente provocam compensação secundária, parcial, pelo outro sistema (Quadro 36.6).

Acidose Metabólica

Definida como um conjunto de condições que, sem alterações compensadoras, tenderiam a uma redução do pH sangüíneo.

As causas podem ser divididas em quatro grupos principais:

- Produção aumentada de ácidos (cetose com metabolismo gorduroso aumentado, hipoxia celular com acidose lática).
- Excreção diminuída de íons hidrogênio (disfunção renal por fluxo sangüíneo diminuído na hipovolemia, insuficiência cardíaca e renal).
- Perda de base resultante de desidratação com perda de sódio na diarréia, fístulas digestivas, etc.
- Ingestão aumentada de ácido, em geral iatrogênica.

A compensação de acidose metabólica é simultaneamente respiratória e renal, sendo o quadro clínico dominado pela doença subjacente. A respiração é aumentada em freqüência e profundidade (do tipo Kussmaul).

Observa-se em laboratório o excesso de base (BE, *base excess*) abaixo de –2, refletindo a alteração primária: conteúdo de CO_2, concentração de bicarbonato e pH baixos.

A compensação respiratória leva à queda de pCO_2 e o potássio sérico se eleva.

A quantidade de bicarbonato a ser reposta em miliequivalentes (mEq) é:

$$HCO_3 = 0{,}3 \times \text{peso corporal (kg)} \times \text{diferença de bases em mEq/L.}$$

O tratamento é orientado no sentido da causa subjacente. A própria acidose só necessita de correção quando se torna mais grave (pH menor que 7,25) ou dificulta o tratamento da doença-base.

O bicarbonato de sódio é utilizado para a correção, utilizando-se a fórmula (peso corporal × 0,3 × BE) para se calcular a quantidade necessária de bicarbonato em miliequivalentes. A metade da dose a ser infundida é dada de imediato

978-85-7241-664-1

e o restante é fornecido lentamente, com dosagens repetidas do pH sangüíneo e do potássio sérico que pode cair de maneira pronunciada.

Alcalose Metabólica

É uma condição que tenderia a elevar o pH sangüíneo na ausência de alterações compensadoras. As causas comuns de alcalose metabólica são uma perda de ácido corporal (vômito, uso de cateter nasogástrico), excesso de base (uso incorreto de antiácidos) e perda de quantidades significantes de potássio (uso de diuréticos, diarréia).

O BE é superior a + 2, refletindo distúrbio primário: o conteúdo de CO_2 e a concentração de bicarbonato estão aumentados e o pH geralmente está elevado.

A alcalose resultante da perda de cloreto exige a administração simultânea de cloreto de sódio e cloreto de potássio. Em casos graves, raras vezes há a necessidade de usar soluções acidificantes que apresentam riscos ao paciente.

978-85-7241-664-1

Acidose Respiratória

A retenção de CO_2 produz, na ausência de mecanismos compensadores, uma queda do pH sangüíneo. A compensação em geral é parcial e observa-se além da queda do pH (distúrbio primário) uma elevação do pCO_2 e um aumento compensador do conteúdo total de CO_2 e concentração de bicarbonato. As determinações dos gases arteriais e pH são diagnósticas.

As causas são: hipoventilação resultante da obstrução das vias aéreas, pneumotórax, atelectasia, pneumonia, toracotomias, laparotomias, fraqueza muscular, uso inadequado de respiradores ou uso de medicamentos que deprimem a respiração, e desvio arteriovenoso em segmentos pouco ventilados dos pulmões.

O princípio básico do tratamento é garantir uma ventilação adequada com perviedade das vias aéreas (intubação endotraqueal, traqueostomia se necessário), administrar oxigênio e assistência respiratória de acordo com a necessidade.

Alcalose Respiratória

A alcalose respiratória é uma redução primária no pCO_2 (distúrbio primário) – o conteúdo de CO_2 e a concentração de bicarbonato mostram-se baixos e o pH, na maior parte das vezes, é elevado.

As causas são várias e incluem: febre, lesão do SNC, septicemia, dor e causas iatrogênicas (intoxicação por salicilatos, hiperventilação em respiradores).

Um grau brando de alcalose respiratória é observado em grande número de pacientes em pós-operatório imediato, os quais se recuperam sem tratamento.

A alcalose respiratória grave tem mau prognóstico em razão das causas subjacentes, de modo que o tratamento deve ser orientado nesse sentido.

Tabela 36.9 – Soluções para hidratação. Soluções fisiológicas

Apresentação comercial	Concentração	
Soro fisiológica 0,9%	*500mL* 77mEq Na^+ / Cl^-	
Ringer	*500mL* 73,5mEq Na^+ 78mEq Cl^- 2mEq K^+ 2,5mEq Ca^{++}	*1.000mL* 47mEq Na^+ 156mEq Cl^- 4mEq K^+ 5mEq Ca^{++}
Ringer lactato	*500mL* 116,5mEq Na^+ 55mEq Cl^- 2mEq K^+ 1,5mEq Ca^{++} 14mEq HCO_3^-	*1.000mL* 233mEq Na^+ 110mEq Cl^- 4mEq K^+ 3mEq Ca^{++} 28mEq HCO_3^-

Quadro 36.7 – Soluções de eletrólitos

Cloreto de sódio
NaCl 20% – 10mL – uma ampola – 34mEq Na^+
17mEq Cl^-

Cloreto de potássio
KCl 10% – 10mL – uma ampola – 13,4mEq Cl^- / K^+

Bicarbonato de sódio
$NaHCO_3$ 5% – 250mL – um frasco de 1mL = 0,6mEq Na^+ / HCO_3^-

$NaHCO_3$ 8,4% – 10mL – uma ampola de 1mL = 1mEq Na^+ / HCO_3^-

Gluconato de cálcio (10%)
10mL – uma ampola – 4,5mEq de Ca^{++}

Sulfato de magnésio
$MgSO_4$ 10% – 10mL – uma ampola – 8mEq Mg_2^+ / SO_4^-

978-85-7241-664-1

Tabela 36.10 – Reposição básica para perdas resultantes de febre, temperatura ambiente e hiperventilação*

Reposição adicional (por 24h)	Febre (°C)	Temperatura ambiente (°C)	Freqüência respiratória/min
Nenhuma	38,4 ou menos	30 ou menos	35 ou menos
500mL de água	38,4 – 39,4	30 – 35	Mais de 35 irpm
1.000mL de água	39,5 ou mais	35 ou mais	–

* As correções são aditivas; por conseguinte, um paciente com febre de 38,8°C (+500mL), em uma temperatura ambiente de 30°C (+500mL) necessita de uma correção total de mais 1.000mL de água.
irpm = incursões respiratórias por minuto.

CAPÍTULO 37

Composição das Soluções Parenterais Disponíveis

Alcino Lázaro da Silva

1. Solução fisiológica de cloreto de sódio – solução salina normal:
   - Composição: cada 100cm^3 contém 0,85g de cloreto de sódio e água destilada qsp (Na 14,5mEq; Cl 14,5mEq).
   - Apresentação: frascos de 250, 500 e 1.000cm^3.
2. Solução isotônica de dextrose a 5% – solução isotônica de glicose:
   - Composição: cada 100cm^3 contém 5g de dextrose e água destilada qsp (20cal).
   - Apresentação: frascos de 250, 500 e 1.000cm^3.
3. Solução de dextrose a 10% – solução de glicose a 10%:
   - Composição: cada 100cm^3 contém 10g de dextrose e água destilada qsp (40cal).
   - Apresentação: frascos de 250, 500 e 1.000cm^3.
4. Solução de dextrose a 25% – solução de glicose a 25%:
   - Composição: cada 100cm^3 contém 25g de dextrose e água destilada qsp (100cal).
   - Apresentação: frascos de 500cm^3.
5. Solução de dextrose a 30% – solução de glicose a 30%:
   - Composição: cada 100cm^3 contém 30g de dextrose e água destilada qsp (120cal).
6. Solução de dextrose a 50% – solução de glicose a 50%:
   - Composição: cada 100cm^3 contém 50g de dextrose e água destilada qsp (200cal).
   - Apresentação: frascos de 10, 20, 250 e 500cm^3.
7. Dextrose a 5% em solução salina normal – glicose a 5% em solução fisiológica:
   - Composição: cada 100cm^3 contém 5g de dextrose, 0,85g de cloreto de sódio e água destilada qsp (Na 14,5mEq; Cl 14,5mEq) (20cal).
   - Apresentação: frascos de 250, 500 e 1.000cm^3.

978-85-7241-664-1

8. Dextrose em solução fisiológica – glicofisiológica isotônica:
   - Composição: cada 100cm^3 contém 4g de dextrose, 0,234g de cloreto de sódio e água destilada qsp (16cal, Na 3,99mEq; Cl 3,99mEq) (20cal).
   - Apresentação: frascos de 500 e 1.000cm^3.
9. Solução 1/3 salina – isotônica:
   - Composição: cada 100cm^3 contém 0,28g de cloreto de sódio, 3,33g de dextrose e água destilada qsp (Na 4,8mEq; Cl 4,8mEq) (13,3cal).
   - Apresentação: frascos 500mL.
10. Dextrose a 10% em solução salina normal – glicose 10% em solução fisiológica:
    - Composição: cada 100cm^3 contém 10g de dextrose, 0,85g de cloreto de sódio e água destilada qsp (Na 14,5mEq; Cl 14,5mEq) (40cal).
    - Apresentação: frascos de 250, 500 e 1.000cm^3.
11. Solução fisiológica de Ringer – solução isotônica de três cloretos:
    - Composição: cada 100cm^3 contém 0,86g de cloreto de sódio, 0,03g de cloreto de potássio, 0,03g cloreto de cálcio e água destilada qsp (Na 14,7mEq; K 0,4mEq; Ca 0,4mEq; Cl 15,5mEq).
    - Apresentação: frascos de 250, 500 e 1.000cm^3.
12. Solução fisiológica de Ringer com dextrose a 5% – solução de Ringer com glicose a 5%:
    - Composição: cada 100cm^3 contém 0,86g cloreto de sódio, 0,03g de cloreto de potássio, 0,03g de cloreto de cálcio, 5g de dextrose e água destilada qsp (Na 14,7mEq; K 0,4mEq; Ca 0,4mEq; Cl 15,5mEq) (20cal).
    - Apresentação: frascos de 250, 500 e 1.000cm^3.
13. Solução de Ringer-Locke:
    - Composição: cada 100cm^3 contém 0,8g de cloreto de sódio, 0,02g de cloreto de potássio, 0,02g de cloreto de cálcio, 0,02g de bicarbonato de sódio, 0,1g de glicose e água destilada qsp.
    - Apresentação: frascos de 500 e 1.000cm^3.
14. Solução fisiológica para lavado cirúrgico:
    - Composição: cada 100cm^3 contém 0,85g de cloreto de sódio e água destilada qsp.
    - Apresentação: frascos de 500 e 1.000cm^3.
15. Solução de Ringer lactato – solução de Hartmann modificada:
    - Composição: cada 100cm^3 contém 0,3g de lactato de sódio anidro, 0,6g de cloreto de sódio, 0,03g de cloreto de potássio, 0,02g de cloreto de cálcio e água destilada qsp (Na 13mEq; K 0,4mEq; Ca 0,3mEq; Cl 10,9mEq; HCO_3^- 2,8mEq por transformação metabólica do lactato).
    - Apresentação: frascos de 250, 500 e 1.000cm^3.

978-85-7241-664-1

16. Solução D-sorbitol a 50%:
    - Composição: cada 100cm^3 contém 50g de D-sorbitol e água destilada qsp.
    - Apresentação: frascos de 50 e 100cm^3.
17. Solução de Darrow – potássio – sódio – lactato:
    - Composição: cada 100cm^3 contém 0,4g de cloreto de sódio, 0,26g de cloreto de potássio, 0,59g de lactato de sódio e água destilada qsp (Na 12,2mEq; K 3,5mEq; Cl 10,4mEq; HCO_3^- 5,3mEq por transformação metabólica do lactato).
    - Apresentação: frascos de 250, 500 e 1.000cm^3.
18. Solução de lactato de sódio 1/6 molar:
    - Composição: cada 100cm^3 contém 1,86g de lactato de sódio anidro e água destilada qsp (Na 16,7mEq; HCO_3^- 16,7mEq por transformação metabólica de lactato).
    - Apresentação: frascos de 250, 500 e 1.000cm^3.
19. Solução de D-manitol a 20%:
    - Composição: cada 100cm^3 contém 20g de D-manitol e água destilada qsp.
    - Apresentação: frascos de 100, 250 e 500cm^3.
20. Solução de bicarbonato de sódio 1/6 molar:
    - Composição: cada 100cm^3 contém 1,4g de bicarbonato de sódio e água destilada qsp (Na 16,7mEq; HCO_3^- 16,7mEq).
    - Apresentação: frascos de 250, 500 e 1.000cm^3.
21. Solução de bicarbonato de sódio a 7%:
    - Composição: cada 100cm^3 contém 7g de bicarbonato de sódio e água destilada qsp (HCO_3^- 83,3mEq; Na 83,3mEq).
    - Apresentação: frascos de 100cm^3.
22. Solução de bicarbonato de sódio molar:
    1cm^3 = 1mEq HCO_3^- e 1mEq$_3$ Na.
    - Composição: cada 100cm^3 contém 8,4g de bicarbonato de sódio e água destilada qsp.
    - Apresentação: frascos de 100cm^3.
23. Solução de acetato de potássio molar:
    1cm^3 = 1mEq acetato e 1mEq de K.
    - Composição: cada 100cm^3 contém 9,8g de acetato de potássio e água destilada qsp.
    - Apresentação: frascos de 100cm^3.
24. Solução de cloreto de potássio molar:
    1cm^3 = 1mEq Cl e 1mEq K.
    - Composição: cada 100cm^3 contém 7,45g de cloreto de potássio e água destilada qsp.
    - Apresentação: frascos de 100cm^3.

978-85-7241-664-1

25. Solução de D-manitol a 15%:
    - Composição: cada 100cm^3 contém 15g de D-manitol e água destilada qsp.
    - Apresentação: frascos de 250, 500 e 1.000cm^3.
26. Solução de frutose a 10% – solução de levulose a 10%:
    - Composição: cada 100cm^3 contém 10g de levulose e água destilada qsp (40cal).
    - Apresentação: frascos de 500 e 1.000cm^3.
27. Solução para diálise peritoneal com 2% de dextrose:
    - Composição: cada 100cm^3 contém 0,560g de cloreto de sódio, 0,425g lactato de sódio, 0,005g de cloreto de magnésio, 0,022g de cloreto de cálcio, 2g de dextrose e água destilada qsp (Na 13,4mEq; Cl 10,1mEq; Ca 0,4mEq; Mg 0,11mEq; HCO_3^- 3,8mEq por transformação metabólica do lactato).
    - Apresentação: frascos de 1.000cm^3.
28. Solução para diálise peritoneal com 7% de dextrose:
    - Composição: cada 100cm^3 contém 0,560g de cloreto de sódio, 0,425g de lactato de sódio, 0,005g de cloreto de magnésio, 0,022g de cloreto de cálcio, 7g de dextrose e água destilada qsp (Na 13,4mEq; Cl 10,1mEq; Ca 0,4mEq; Mg 0,11mEq; HCO_3^- 3,8mEq por transformação metabólica do lactato).
    - Apresentação: frascos com 1.000cm^3.
29. Solução eletrolítica balanceada – solução isoplasmática:
    - Composição: cada 100cm^3 contém 0,5g de cloreto de sódio, 0,075g de cloreto de potássio, 0,64g de acetato de sódio, 0,079g de citrato de sódio, 0,037g de cloreto de cálcio, 0,031g de cloreto de magnésio e água destilada qsp (Na 14mEq; K 1mEq; Mg 0,3mEq; Ca 0,5mEq; Cl 10,3mEq; acetato e citrato 5,5mEq).
    - Apresentação: frascos de 250, 500 e 1.000cm^3.
30. Dextran 40 a 10% em solução fisiológica:
    - Composição: cada 100cm^3 contém 10g de dextran de peso molecular (p.m.) 40.000, 0,85g de cloreto de sódio e água destilada qsp (Na 145mEq/L; Cl 145mEq/L).
    - Apresentação: frascos de 500cm^3.
31. Dextran 40 a 10% em dextrose a 5%:
    - Composição: cada 100cm^3 contém 10g de dextran de p.m. 40.000, 5g de glicose e água destilada qsp (200cal/L).
    - Apresentação: frascos de 500cm^3.
32. Dextran 70 a 6% em solução fisiológica:
    - Composição: cada 100cm^3 contém 6g de dextran de p.m. 70.000, 0,85g de cloreto de sódio e água destilada qsp (Na 145mEq/L; Cl 145mEq/L).
    - Apresentação: frascos de 500cm^3.

978-85-7241-664-1

33. Solução acidificante sistêmica – solução cloroamoniada:
    - Composição: cada 100cm^3 contém 10g de dextrose, 0,9g de cloreto de amônia, 0,18g de cloreto de sódio, 0,1g de cloreto de potássio, 0,03g de cloreto de magnésio, 0,037g de cloreto de cálcio e água destilada qsp (amônia 16,8mEq; Na 3,1mEq; K 1,3mEq; Mg 0,3mEq; Ca 0,5mEq; Cl 22mEq) (40cal).
    - Apresentação: frascos de 500cm^3.
34. Solução de glutamato monossódico a 4,6%:
    - Composição: 4,6g de glutamato monossódico, solução de dextrose a 5% qsp 100.
    - Apresentação: frascos de 500 e 1.000cm^3.

Sais na Reidratação

Propriedades Físico-químicas

- *Ácido cítrico*: cristais, solúveis em água; p.m. 192,12.
- *Cloreto de cálcio*: cristais cúbicos, grânulos ou massas fundidas de cor branca e muito higroscópicos, solúveis em água e álcool; p.m. 110,99.
- *Cloreto de potássio*: cristais ou pó cristalino de cor branca, solúveis em água, glicerol e álcool e insolúveis em éter e acetona; p.m. 74,55.
- *Carbonato ácido de sódio*: pó ou grânulos cristalinos de cor branca, solúveis em água e insolúveis em álcool; p.m. 84,00.
- *Cloreto de magnésio hexaidratado*: cristais deliqüescentes, solúveis em água e álcool; p.m. 95,23.
- *Cloreto de sódio*: cristais, grânulos ou pó de cor branca, solúveis em água e glicerol, pouco solúveis em álcool; p.m. 58,45.
- *Citrato de magnésio*: cristais, grânulos ou pó de cor branca, inodoros, solúveis em água e diluídos em ácido; p.m. 451,13.
- *Citrato de potássio*: cristais, grânulos ou pó de cor branca, solúveis em água, solúveis de modo lento em glicerol, praticamente insolúveis em álcool; p.m. 306,40.
- *Citrato de sódio*: cristais, grânulos ou pó de cor branca; solúveis em água e insolúveis em álcool; p.m. 258,07.
- *Dicitrato de magnésio (citrato de magnésio dibásico)*: grânulos em pó de cor branca ou discretamente amarelada, inodoros, solúveis em água e insolúveis em álcool: p.m. 214,42.
- *Fosfato e sódio dibásico*: cristais, grânulos ou pó de cor esbranquiçada, solúveis em água e insolúveis em álcool; p.m. 141,98.
- *Lactato de cálcio*: grânulos discretamente eflorescentes ou pó; quase inodoros, de cor branca, solúveis em água e quase insolúveis em álcool; p.m. 218,22.

978-85-7241-664-1

978-85-7241-664-1

- *Lactato de sódio*: líquido inodoro, espesso, incolor ou quase incolor; miscível com água e álcool; p.m. 112,07.
- *Glicose*: cristais brancos, solúveis em água, etanol, metanol e discretamente solúveis em éter e acetona; p.m. 180,16.
- *Frutose*: cristais prismáticos, solúveis em água e discretamente solúveis em acetona; p.m. 180,16.

CAPÍTULO 38

Idoso

Alcino Lázaro da Silva

Velho. Idoso. Senil. Geronte. Velho-relho. Velhosso. Velhusco. Velhote. Velhustro.

O velho é velho e não um adulto-velho!

O metabolismo do idoso é especial e particular. Caracteriza-se por processos metabólicos lentos e de limiares baixos, na tolerância a agressões.

O peso cai por baixa ingestão calórica, a má-nutrição calórico-protéica é própria da velhice, na qual há redução do número de células e do peso dos órgãos.

A idade cronológica é menos importante que a funcional:

- Pré-senil: 45 a 60 anos.
- Senil: 60 a 90 anos.
- Grande velhice: 90 anos.

A língua passa de 245 sensores, em cada papila, para 88. A boca torna-se seca por queda da secreção salivar. O olfato diminui dificultando a alimentação.

A anorexia está aliada à depressão, ansiedade e distúrbios psiquiátricos.

Fraqueza geral é queixa comum e as doenças malignas, endócrinas e infecciosas a provocam com freqüência.

A falta de dentes ou o uso de dentaduras mal ajustadas facilitam a má trituração, que acarreta má digestão e absorção insuficiente. A hipo ou acloridria não permite boa digestão com absorção insuficiente. Há gastrite atrófica e aumento endógeno de nitrosamina.

Os distúrbios de motilidade dificultam a deglutição normal ou satisfatória e que pode ser dolorosa, instalando-se disfagia e odinofagia. No estômago, o esvaziamento torna-se mais lento.

Os distúrbios vasculares degenerativos podem provocar uma isquemia progressiva do intestino delgado com conseqüente baixa de motilidade, às vezes com dor abdominal incaracterística ou em cólica.

A ingestão menor de líquidos, a perda natural de volume e a fácil desidratação baixam o peso e facilitam as isquemias hipovolêmicas.

Diarréia e constipação são muito freqüentes e decorrem de isquemia e hábitos alimentares incorretos ou má absorção.

978-85-7241-664-1

978-85-7241-664-1

Incontinência fecal é freqüente e pode ser por hipotonia esfincteriana sem doença base.

A obstrução intestinal exige maior cuidado porque pode ser decorrente de afecções graves.

A constipação decorre de alimentação precária, menor teor de fibras, mastigação deficiente, hipotonia e peristaltismo menos propulsor. Há mais exposição a cancerígenos.

As manifestações clínicas variam com a idade; mais de 50% dos idosos apresentam mais de uma doença; há uso de medicamentos que provocam ou alteram sintomas e há dificuldade em se colher história ou de relatá-la com precisão.

A dor pode ser ausente ou incaracterística. A cefaléia é menos freqüente no idoso do que no jovem. A dor torácica é atípica na angina e também resulta de osteoporose ou degeneração mesculoesquelética. A dor abdominal no idoso requer mais cirurgia que no jovem. Dor lombar, perna e pé significam também alterações osteoarticulares, arterial e venosa. Há maior número de afecções associadas, em especial no abdome, com maior possibilidade de tumores associados ou não descobertos.

Os tumores, sendo avançados em tamanho e locorregionalmente, tendem a ser menos agressivos e permitem ressecções, apesar do risco elevado desses procedimentos no idoso.

A febre é indicativa de infecção e alterações sistêmicas. É necessário incluir no diagnóstico: infecção, neoplasia, urgência cardiovascular, distúrbios metabólicos, doenças do sistema imune e hematopoiético.

A hipotermia não é rara no idoso com doença grave (menos de 36°C retal).

A avaliação nutricional inclui medida antropométrica, análise bioquímica, avaliação da dieta e do quadro clínico.

Os nutrimentos que mais se comprometem são: caloria total, cálcio, ferro, vitamina A, tiamina, folato, riboflavina e piridoxina.

Osteoporose é a maior doença, estimando-se 25% de mulheres idosas acometidas. O osso, a partir de 30 a 40 anos, tem mais reabsorção do que formação.

O idoso deve receber mais que 0,8g de proteína mista/kg/dia para suprir sua necessidade de todos os aminoácidos.

Apesar de necessitar de mais proteínas que o jovem adulto, há maior predisposição a intoxicação protéica. Os testes de uréia e amônia podem ser complementados por teste de subtração e pela procura de asterixe.

A desnutrição crônica ou hipotrofias musculares impedem movimentos respiratórios competentes. Há baixa oxigenação, estase, infecções pulmonares freqüentes e falência respiratória.

A anemia crônica é freqüente. Baixa de mastigação, ingestão e absorção de ferro, folato e vitamina B_2, além de menor nível de testosterona. Oxigenação deficitária, menor poder hiperplasiante com cicatrizes incompletas. A anemia impede boa reparação e combate eficaz da infecção, além do plasma deficitário.

Impedem volemia satisfatória e boas perfusões. Em contrapartida, a insuficiência cardíaca em potencial tolera mal a reposição de ambos. Ao tempo em que há necessidade, aparece o risco.

As gorduras saturadas oferecem maior risco que o colesterol.

As vitaminas devem ser suplementadas. A piridoxina pode ser neurotóxica. O betacaroteno, o ácido ascórbico e o tocoferol são vistos como preventivos de neoplasia. A tiamina cai quando se utiliza diuréticos, chá, café, álcool e excesso de carboidratos, além de haver insuficiência hepática.

A redução da água no homem é de 5L e na mulher de 3,5L. Isso, associado à falta de sede, facilita a desidratação.

A queda de hormônio paratireóideo e o aumento da osteoporose obrigam à suplementação com o cálcio.

As fibras previnem constipações, diverticulose e câncer de cólon, a despeito de seu uso prejudicar a absorção de minerais.

A nutrição parenteral total (NPT) deve ser cuidadosa porque há insuficiência cardíaca, renal e diabetes.

Há redução de hemoglobina (Hb) e oxigênio, débito cardíaco e da capacidade de tolerar queda de perfusão tecidual.

A nutrição enteral com dieta elementar ou monomérica e a base de soja não levam à insuficiência cardíaca de repleção.

A obesidade por sedentarismo, ingestão inadequada de alimentos, tendência maior ao uso de carboidratos e a consumo calórico menor é responsável por inúmeros distúrbios de gravidade sempre preocupante. Ela facilita trombose, embolia, infecção, deiscência, maior disseminação de germe e de célula neoplásica, insuficiência respiratória ou cardíaca, deambulação mais difícil, movimentação passiva mais trabalhosa, alterações epiteliais nas extremidades, lombalgias de controle mais difícil, áreas de mobilização maior, seromas mais freqüentes e maiores, veias insuficientes ou de acesso difícil, maior exigência em punções venosas e cateterismos.

978-85-7241-664-1

A epitelização é mais rápida no jovem; 10 dias para 25 anos, 15 dias para 50 anos e 21 dias para 75 anos. A deiscência aumenta com idade: 1% aos 30 anos, para 5% aos 70 anos. A força tênsil da cicatrização é menor após os 70 anos.

Os fâneros são de reparação lenta e difícil. Por isso se complicam mais com infecções por bactérias e fungos.

A pele senil apresenta prurido, seborréia, despigmentação, hiperceratose, hipotrofia, inelasticidade, hipovascularização, fragilidade vascular com equimoses e hematomas, eczemas, rágades, erisipela, herpes zoster e neoplasia.

A pele hipotrófica e inelástica não tolera decúbito prolongado, compressões, enfaixamentos, excesso de frio ou calor. Em conseqüência, as feridas e escaras são freqüentes e de difícil separação.

A pele inelástica é mais móvel. No entanto, a mobilidade não é compensada por boa vascularização o que dificulta o trabalho com retalhos em geral.

A higiene é precária porque o idoso usa menos banho e anti-sépticos. Naqueles que se cuidam sozinhos, os recessos, orifícios, pregas e zonas escônditas não são bem limpos e as secreções se desidratam, ferem e ulceram, quando não são focos de infecção.

Na ausência de doença há alteração significante da estrutura e função renal. O fluxo, a filtração glomerular e a capacidade de reabsorção decrescem. Há menor capacidade de reação a alterações hemodinâmicas e distúrbios de balanço hídrico e eletrolítico. Uma queda na depuração da creatinina é um teste acurado da função renal.

A urina vesical é estéril, mas a colonização vaginal e a infecção prostática crônica contaminam-na. É preciso, portanto, esvaziar a bexiga sempre, para não haver urina residual, mas volume urinário maior para diluir o número de bactérias, e uma mucosa vesical adequada.

A hipovolemia gera oligúria a qual, com estase, facilita a pululação de germes e infecção urinária fácil.

A hiperplasia prostática não permite boa diurese. Exige, freqüentemente, cateterismo, aumentando o risco de infecção urinária. Poliúria, noctúria e aumento da freqüência urinária são muito comuns por doenças urinárias ou hipotonia.

Edema é mais freqüente no idoso; pode aparecer sem doença de base e não se deve tratá-lo com diurético.

A hipertensão é freqüente e associada a complicações cardiovasculares.

Entre as alterações respiratórias senis, a pneumonia é duas a seis vezes mais comum no idoso e relaciona-se com altas morbidez e mortalidade. A tuberculose deve ser preocupação porque aumenta com a idade.

Dispnéia é freqüente, mas não rara; a de esforço é fisiológica. Chieira é comum com ou sem dispnéia e pode significar alergia, doença obstrutiva. O tabagismo e a poluição urbana impedem boa oxigenação e acarretam distúrbios anatômicos e funcionais expressivos no pulmão – insuficiência, bronquite, pneumonia, atelectasia.

A hipofunção por hipotrofia do diafragma não promove boa expansão das bases pulmonares; há hipoxia por abertura de anastomoses venosas viscerais e áreas de atelectasias, gerando um círculo vicioso que culmina com pneumonia.

A movimentação precária, a hipotrofia muscular e a fácil aceitação do leito não movem bem as veias, resultando em estase, trombose e embolias. As veias, por fragilidade endotelial e de suporte, dilatam-se com formação de varizes ou se rompem com equimoses ou hematomas. Em virtude disso há o aumento da incidência de trombose. As alterações vasculares digestivas prováveis são: oclusão aguda, colite isquêmica, ectasia ou malformação arteriovenosa.

A surdez é um obstáculo grande porque impede o entendimento ou facilita a compreensão errônea de orientações médicas, uma vez que elas são ouvidas com distorção e as interpreta como pode ou entende.

978-85-7241-664-1

Distúrbios neuropsiquiátricos são freqüentes por alterações sensitivas e motoras. Há queda da capacidade intelectual e diminuição das respostas. Os distúrbios são: visual, auditivo, vertigem, síncopes, queda, insônia, tremor e mentais.

Um ponto negativo no relacionamento com o velho é a incredulidade por parte dos que o acompanham. As afirmações, conceitos ou opiniões são questionados ou colocados em dúvida, em face das alterações senis de memória, raciocínio e exposição. A impaciência dos familiares ou ajudantes é patente na maioria dos velhos, os quais dependem de sua ajuda. O jovem ou adulto, em geral, esquece-se que tudo no idoso é lento e, portanto, demanda espera, paciência e compreensão. Há tendência a uma atitude negativa, julgando que tudo está errado porque os padrões vigentes (moral de época) não se superpõem aos cultivados pelo velho na juventude e idade madura. A idade provecta tende a atitude de que tudo está ruim, de que não há mais jeito e de que o mundo não é mais como acha ser o melhor.

O esquecimento de coisas, fatos, pessoas ou compromissos conhecidos recentemente, ou o raciocínio lento, criam um conflito ou estado de revolta contra si ou contra o seu ambiente, o que o torna irascível, impaciente e inconveniente. Esse esquecimento facilita repetições freqüentes de citações ou questionamentos, criando posições de enfado nos que o cercam.

A emissão errônea de fonema (dislalia), parada súbita no meio da frase (dislogia) e troca de palavras ao falar (dislexia expressiva) são freqüentes no idoso. Isso traz irritabilidade a ele e motivos para impaciência ou galhofa nos que o cercam. O idoso carece de mais afeto por vários motivos: solidão, abandono, retorno psíquico à infância, insegurança.

978-85-7241-664-1

As emoções adquirem um limiar mais baixo com tendência fácil ao choro. O carinho para com o idoso sensibiliza-o sobremaneira, para um relacionamento mais estreito de pai para filho. O sentido paternal ou maternal do velho se exacerba em relação às pessoas com as quais se identifica. A insegurança nas atitudes e decisões torna o idoso mais subordinado às pessoas que cuidam dele. A solidão é freqüente. O idoso, naturalmente, isola-se em seu mundo que vai se encurtando de maneira progressiva, a ponto de restringir-se a um cômodo. A retração natural ao convívio social associada ao abandono por parte dos convivas e ao menor número de horas de sono gera dias longos e ociosos, pontos negativos para o bem viver. Depressão e ansiedade podem ser mais preeminentes no velho com câncer de pâncreas, bem como a flebite migratória.

Na doença de tireóide, o nódulo aumenta pouco a pouco a com idade, e o bócio endêmico decresce. O metabolismo basal e a tiroxina são reduzidos de forma gradual com a idade. A triiodotironina (T_3) diminui porque há queda da conversão de tiroxina (T_4) em T_3. O diagnóstico de hiper ou hipo é retardado por não se pensar na sua possibilidade. O câncer anaplásico é mais freqüente no velho, assim como é o papilar e folicular, ocorrendo mais entre quarta e quinta décadas.

Não parece haver alterações importantes na hipófise e nas supra-renais.

O diabetes é uma doença que mais inquieta o médico. Há 80% de pessoas após os 45 anos de idade entre todos os diabéticos. Há 1 em 6 aos 56 anos, e 1 em 40 acima de 85 anos de idade. Há um progressivo aumento de nível de glicose, podendo ocorrer diabetes ou efeito fisiológico não resolvido.

Há aumento da capacidade de testosterona unida à globulina, provavelmente secundária ao aumento do estradiol e estrona plasmáticos. A infertilidade decresce, mas não é motivo de grande preocupação. A freqüência do orgasmo começa a diminuir após 35 anos; aumenta o espaço entre o interesse e a atividade sexual; baixa a freqüência de coito; a ereção é adquirida, mas se perde logo após a penetração e orgasmo. A ereção pode ser parcial, mas de qualquer modo o orgasmo e ejaculação aparecem. A impotência senil nem sempre é aceita como uma alteração fisiológica.

978-85-7241-664-1

O timo é uma glândula endócrina e local de diferenciação celular. Os hormônios polipeptídeos diferenciam os linfócitos pré-tímicos e pós-tímicos e iniciam seu declínio a partir dos 30 anos, não mais existindo a partir do 60 anos. Paralelamente, aumenta o número de linfócitos T imaturos na glândula e na circulação. Há também um aumento de linfócitos T gama; aumento de linfócitos T indutores ou auxiliares (*inducer*, *helper*) identificados por anticorpo monoclonal OKT4 e queda de linfócitos T supressores ou citotóxicos, identificados por anticorpo monoclonal OKT8. A infecção é mais grave.

As respostas celulares e tumoral ao antígeno diminuem, ao passo que aumenta o antígeno autólogo. Isso se deve à involução do timo e à alteração reguladora do linfócito T e do balanço entre atividade idiotípica e antiidiotípica.

Os complexos imunes circulantes e os auto-anticorpos que podem lesar tecidos contribuem na patologia senil.

A infecção tem características especiais porque a flora e patogenecidade variam de acordo com a idade; o diagnóstico de infecção no velho é mais difícil; os acidentes e mortalidade são maiores; a patogênese da infecção varia com a idade (a ostomielite é um foco contínuo e no jovem se deve à disseminação hematogênica); no tratamento, é preciso considerar a toxicidade particular do antibiótico; a dosagem varia com idade, orientada pela creatinina; há uma grande variedade de bactérias potencialmente patógenas para muitas doenças; além de curso mais fulminante no velho.

Na medicação há que se considerar:

- Local de administração.
- Absorção.
- Distribuição (combinada à proteína ou livre) e nível plasmático.
- Armazenamento de tecidos.
- Eliminação (rim, êntero-hepático).
- Biotransformação (sangue, fígado).
- Toxicidade.
- Efeito colateral.
- Local de ação (receptor).
- Resposta.

O idoso é mais susceptível a reação adversa: a resposta do tecido diminui; a absorção baixa; a homeostase é menos reativa nos mecanismos de compensação; os riscos se agravam; muitas doenças não requerem tratamento farmacológico; é preciso avaliar a idade e o estado geral; as doses necessárias são menores; a reação adversa, internação e possibilidade de desacerto aumentam; as instruções complicadas, bem como horário e dosagem são perigosos.

As drogas que mais trazem reações são: analgésicos, antiácidos, anti-reumático, anticoagulante, anti-hipertensivo, antimicrobiano, glicosídeos cardíacos, drogas para sistema nervoso central, diurético e esteróide.

Dois profissionais são importantes no preparo e recuperação do idoso: o Nutricionista e o Fisioterapeuta. O primeiro supre e o segundo facilita o aproveitamento nutricional e mobiliza estruturas, evitando estases e hipotrofias. São dois profissionais, no entanto, que necessitam apresentar conhecimento, experiência, versatilidade técnica, observação acurada, delicadeza no trato e espírito humanístico.

Prognóstico no Idoso

Perspectiva de sobrevida, com limite máximo: 80 anos de idade.

- Possibilidade: sobrevida de dois terços da diferença de 80 anos.
- Exemplo: indivíduo de 59 anos.
  80 – 59 = 21
  2/3 de 21 = 14
- Perspectiva máxima de vida = mais 14 anos

Tabela 38.1 – Escala de depressão geriátrica de Yessavage

Questões	Sim	Não
1. Em geral, você está satisfeito com sua vida?	0	1
2. Você abandonou várias de suas atividades ou interesses?	1	0
3. Você sente que a sua vida está vazia?	1	0
4. Você se sente aborrecido(a) com freqüência?	1	0
5. Você está de bom humor durante a maior parte do tempo?	0	1
6. Você teme que algo de ruim aconteça com você?	1	0
7. Você se sente feliz durante a maior parte do tempo?	0	1
8. Você se sente desamparado(a) com freqüência?	1	0
9. Você prefere ficar em casa a sair e fazer coisas novas?	1	0
10. Você acha que apresenta mais problemas com a memória do que antes?	1	0
11. Atualmente, você acha maravilhoso estar vivo(a)?	0	1
12. Você considera inútil a forma em que se encontra agora?	1	0
13. Você se sente cheio(a) de energia?	0	1
14. Você considera sem esperança a situação em que se encontra?	1	0
15. Você considera que a maioria das pessoas está melhor do que você?	1	0

978-85-7241-664-1

978-85-7241-664-1

Tabela 38.2 – Escala de Barthel. Marcar com um X se o paciente é independente, necessita de ajuda ou é dependente, e somar os pontos

Pontuação	Atividade
Alimentação	
10	*Independente* – Capaz de usar qualquer talher. Come em tempo razoável
5	*Ajuda* – Necessita de ajuda para cortar, passar manteiga, etc.
0	*Dependente*
Banho	
5	*Independente* – Lava-se por completo sem ajuda. Entra e sai da banheira
0	*Dependente*
Vestuário	
10	*Independente* – Veste-se, despe-se e arruma a roupa sem ajuda. Amarra os sapatos
5	*Ajuda* – Necessita de ajuda, mas realiza pelo menos metade das tarefas em tempo razoável
0	*Dependente*
Higiene pessoal	
5	*Independente* – Lava o rosto, as mãos, escova os dentes. Barbeia-se e usa sem problemas a tomada
0	*Dependente*
Evacuações	
10	*Continente* – Não apresenta episódios de incontinência. Coloca sozinho enemas e supositórios
5	*Incontinente ocasional* – Episódios ocasionais de incontinência ou necessita de ajuda para a aplicação de enemas ou supositórios
Micção	
10	*Continente* – Não apresenta episódios de incontinência. Quando faz uso de cateteres ou de outro dispositivo, toma suas próprias providências
5	*Incontinente ocasional* – com episódios de incontinência ou necessita de ajuda para o uso de cateteres ou de outro dispositivo
0	*Incontinente*
Uso do vaso sanitário	
10	*Independente* – Usa o vaso ou o urinol. Senta-se e levanta sem ajuda, mesmo que use barras de apoio. Limpa-se e veste-se sem ajuda
5	*Ajuda* – Necessita de ajuda para manter o equilíbrio, limpar-se e vestir-se
0	*Dependente*
Passagem cadeira-cama	
15	*Independente* – Não necessita de ajuda. Se utilizar cadeira de rodas, faz tudo isso sozinho
10	*Ajuda mínima* – Necessita de pequena ajuda ou supervisão
5	*Grande ajuda* – É capaz de sentar-se, mas necessita de toda ajuda para a mudança
0	*Dependente*

Continua

Tabela 38.2 – Escala de Barthel. Marcar com um "X" se o paciente é independente, necessita de ajuda ou é dependente, e somar os pontos (*Continuação*)

Pontuação	Atividade
Deambulação	
15	*Independente* – Pode caminhar pelo menos 50m, mesmo com bengalas, muletas, prótese ou andador
10	*Ajuda* – Pode caminhar pelo menos 50m, mas necessita de ajuda ou supervisão
5	*Independente em cadeiras de rodas* – Movimenta-se na sua cadeira de rodas por pelo menos 50m
0	Dependente
Escadas	
10	*Independente* – É capaz de subir ou descer escadas sem ajuda ou supervisão, mesmo com muletas ou bengalas
5	*Ajuda* – Necessita de ajuda física ou de supervisão
0	*Dependente*
Total de pontos:	
Atividades para as quais é totalmente dependente	

978-85-7241-664-1

Tabela 38.3 – Escala de Lawton

Atividade	Pontuação de cada item	Pontos do paciente
Preparo das refeições		
É capaz de organizar e preparar as refeições sem ajuda ou supervisão	3	
Necessita de ajuda ou supervisão para organizar e/ou preparar as refeições	2	
Completamente incapaz de organizar e/ou preparar as refeições	1	
Tarefas domésticas		
É capaz de realizar sozinho todo o trabalho doméstico, mesmo o mais pesado (esfregar o chão, limpar banheiros)	3	
É capaz de realizar apenas o trabalho doméstico leve (lavar louça, fazer a cama)	2	
Incapaz de realizar qualquer trabalho doméstico	1	
Lavar a roupa		
É capaz de lavar toda a sua roupa sem ajuda ou supervisão	3	

Tabela 38.3 – Escala de Lawton (*Continuação*)

Atividade	Pontuação de cada item	Pontos do paciente
É capaz de lavar apenas peças pequenas	2	
Incapaz de lavar qualquer peça de roupa	1	
Manuseio da medicação		
É capaz de tomar toda e qualquer medicação na hora e doses corretas sem supervisão	3	
Necessita de lembretes e de supervisão para tomar a medicação nos horários e doses corretas	2	
É incapaz de tomar a medicação	1	
Capacidade para usar o telefone		
É capaz de utilizar o telefone por iniciativa própria	3	
É capaz de responder às ligações, porém necessita de ajuda ou aparelho especial para discar	2	
Completamente incapaz para o uso do telefone	1	
Manuseio do dinheiro		
É capaz de administrar seus assuntos econômicos, pagar contas, manusear dinheiro, preencher cheques	3	
É capaz de administrar seus assuntos econômicos, porém necessita de ajuda com cheques e pagamentos de contas	2	
Incapaz de lidar com dinheiro	1	
Compras		
É capaz de realizar todas as compras necessárias sem ajuda ou supervisão	3	
Necessita de supervisão para fazer compras	2	
Completamente incapaz de fazer compras, mesmo com supervisão	1	
Uso do meio de transporte		
É capaz de dirigir carros ou viajar sozinho de ônibus, trens, metrô e táxi	3	
Necessita de ajuda e/ou supervisão quando viaja de ônibus, trens, metrô e táxi	2	
Incapaz de utilizar qualquer meio de transporte	1	
Total de pontos:		
Atividades para as quais é totalmente dependente		

978-85-7241-664-1

CAPÍTULO 39

Celiotomia – Laparotomia

Alcino Lázaro da Silva

Celiotomia é a abertura da cavidade abdominal (peritônio). Diferencia-se da laparotomia, que é a abertura da parede do abdome, podendo ou não incluir o peritônio. No sentido estrito, laparotomia pode corresponder também as lombotomias ou aos acessos pré-peritoneais que são extraperitoneais.

Três pilares fundamentais:

- Abordar a lesão.
- Possibilitar ampliação anatomofuncional.
- Se viável, para reabertura.

Classificação:

- Quanto à direção:
  - Vertical (longitudinal).
  - Oblíqua.
  - Transversal.
  - Mista ou combinada.
  - Alfabéticas (em letras).
- Quanto à situação:
  - Anterior.
    - Mediana
    - Paramediana.
      - Pararretal interna (Lenander).
      - Pararretal externa (Jalaguier ou Battle).
      - Transretal.
  - Ântero-lateral.
  - Póstero-lateral (lombotomia).
  - Toracolaparotomia.
- A cicatriz umbilical é um ponto de referência:
  - Supra-umbilical (xifoumbilical).
  - Infra-umbilical (suprapúbica).

978-85-7241-664-1

  - Transumbilical (nunca deve ser feita).
  - Paraumbilical (contornando-o).
  - Médio-abdominal (próxima à cicatriz umbilical).
  - Transumbilical (nunca deve ser feita).
  - Xifopúbica:
    - Transumbilical (nunca deve ser feita).
    - Paraumbilical.
- Quanto ao lado:
  - Direita.
  - Esquerda.
  - Bilateral.
- Quanto ao momento operatório:
  - *Emergência*: risco iminente de morte – ruptura de vasos grandes ou feto em sofrimento.
  - *Urgência*: risco iminente de complicações que podem provocar óbito.
  - *Protraída*: urgência relativa ou tardia.
  - *Eletiva*: sem urgência.
  - *Interativa*: repetida.
  - *Interativa eletiva*: programada sem urgência.
  - *Haplotomia*: incisão simples (sem artifício).

978-85-7241-664-1

A variedade de proposições é extensa. Elas foram sendo idealizadas à medida que o Cirurgião dominou melhor a anatomia e a fisiologia da parede abdominal e em conseqüência do avanço que fazia nas operações maiores ou mais complexas.

Enumerando as proposições da literatura, temos, aproveitando os epônimos:

- Pararretal externa de Jalaguier ou de Battle.
- Pararretal externa, supra-umbilical (Robertson).
- Transversa, supra-umbilical, mais alta, direita de Sprengel.
- Subcostal direita de Kocher.
- Subcostal bilateral (Gable).
- Oblíqua costomediana direita de Lejars.
- Combinada direita de:
  - Mayo-Robson.
    - Subcostal, mediana, continuando-se como pararretal externa.
  - Albrigth.
  - Rio Branco (em L invertido).
  - Marwedel.
  - Kehr ou Hartmann.
    - Iniciada na linha mediana, corta o reto obliquamente e termina como pararretal externa.
  - Lomboabdominal.

  - Toracolaparotomia.
  - Toracofrenolaparotomia.
- Subcostal oblíqua continuando-se como pararretal externa (Alfredo Monteiro).
- Longitudinal em baioneta: pararretal interna, transretal e pararretal externa (Kehr).
- Bilateral subcostal ou em *chevron* (insígnia, emblema).
- Em Mercedez Benz: em *chevron*, ampliada para o externo.
- Subcostal arqueada bilateral de Drüner.
- Toracicoabdominal transdiafragmática de Kirschner.
- Bevan 1: início subcostal e desce em S itálico até a pararretal externa.
- Bevan 2: mediana, encurvando-se para transretal, acima do umbigo.
- Bevan 3: concavidade voltada para fora, iniciando-se à direita do apêndice xifóide e terminando como transretal.
- Lennander – Jalaguier: pararretal interna infra-umbilical.
- Transversa infra-umbilical (Gurd).
- Transversa supra-umbilical bilateral (Léclerc).
- Transversa supra-umbilical infracostal bilateral (Dijon).
- Transversa supra-umbilical pararretal (Bazy).
- Transversa de concavidade voltada para baixo, bilateral, em ogiva (Léclerc).
- Transversa mediana (McGregor).
- Transversa supra-umbilical, tendendo à oblíqua (Mickulicz-Kausch).
- *Idem* ao anterior, atingindo o rebordo costal (Lecène-Deniker).
- Oblíqua, bilateral, do rebordo costal até a região paraumbilical contralateral (Thomas-Rogers).
- Costal (sobre o rebordo) (Pribram).
- Costal (sobre o rebordo) e menor (Mirizzi).
- Subcostal, tendendo em baixo para o espaço intercostal (Sprengel).
- Oblíqua transretal, partindo da linha mediana (Clairmont).
- Oblíqua, de concavidade voltada para cima e para fora, subcostal (Roubaix).
- Transversa curva, supra-umbilical, de ângulo agudo (Léclerc).
- Transversa curva, do 9º ao 9º espaço intercostal (Auvert).
- Transversa suprapúbica (Pfannenstiel): secção transversal de pele, tela subcutânea e aponeuroses anteriores dos retos. Descolamento das aponeuroses até próximo do umbigo. Abertura da linha mediana. Afastamento dos retos.
- Transversa bilateral, envolvendo as aponeuroses dos retos abdominais sem secioná-lo. São afastados através da linha mediana. Secção transversal das aponeuroses posteriores e do peritônio (Sanders).
- Transversa, uni ou bilateral e transretal, fixando as fibras do músculo por pontos separados à sua aponeurose anterior, depois de abri-la. Em seguida, a musculatura é secionada, evitando retração das fibras (manobra de Pieri).
- Oblíqua direita, infra-umbilical, de fora para dentro, pararretal (Mc Burney).

978-85-7241-664-1

- Em grelha porque se abre a aponeurose do músculo oblíquo externo e do oblíquo interno paralelamente às aponeuroses que são de direções opostas. Se isso for insuficiente para acesso, abrir a aponeurose anterior do músculo reto do abdome, afastando-o para dentro (Fowler-Weir).
- Transversa infra-umbilical mais alta (Davis ou de Lane).
- Transversa infra-umbilical, a partir da espinha ilíaca ântero-superior até à borda lateral do músculo reto (Babcock ou Elliot-Babcok).
  Se ambas necessitarem de alargamento, secionar o músculo reto até a linha mediana, continuando-se para cima como pararretal interna (Elliot-Davis).
- Oblíqua lateral, de cima para baixo, compondo as incisões de Mc Burney e de Fowler-Weir (Constantini-Marill).
- Oblíqua lateral de cima para baixo, infra-umbilical, cortando-se todos os músculos ântero-laterais e reto do abdome (Kocher, Stiles, Rutherford, Morison, Grey, Turner, Lanz).
- Mesma incisão exceto a secção do músculo reto (Wiz).
- Abreviada (controle do dano – *damage care*): abrir e controlar a situação grave. Fechar. Centro de Terapia Intensiva. Retorno para completar o tratamento.
- Gibson, L à direita e L invertido à esquerda.

Em resumo, as abordagens à cavidade abdominal são poucas e eficientes, a saber:

- Andar supramesocólico direito (a segurança e conforto diminuem do primeiro para o terceiro item):
  - Paramediana, pararretal interna, supra-umbilical direita. Pode ser prolongada para o 7º espaço intercostal direito.
  - Oblíqua supra-umbilical direita, podendo ser prolongada para o 10º espaço intercostal direito.
  - Transversal supra-umbilical, podendo ser prolongada para a região lombar.
- Andar supramesocólico esquerdo:
  - *Idem* ao anterior.
- Andar supramesocólico bilateral: incisão transversal, bilateral, do 9º ao 9º espaço intercostal, supra-umbilical, tendendo à oblíqua, de cavidade voltada para cima. Pode ser prolongada para o tórax à direita e à esquerda (Auvert). Permite acesso a todo o andar, fornecendo possibilidade técnica a todos os procedimentos necessários. É mais funcional e estética; menos dolorosa e permite menor número de hérnia incisional.
- Celiotomia explorada médio-abdominal: se não houver indicação precisa para ser realizada à esquerda, fazê-la sempre à direita e paraumbilical. Após o diagnóstico de certeza, será alargada para cima ou para baixo.

978-85-7241-664-1

978-85-7241-664-1

- Fossas ilíacas:
  - Transversal, a partir da espinha ilíaca ântero-superior, evitando-se de cortar o músculo reto do abdome (Babcock). Pode ser alargada como lombotomia ou até a posição pararretal interna direita, em que é possível prolongar para cima (Elliot-Davis).
  - Oblíqua (Mc Burney): parte próximo do ângulo reto-inguinal e sobe de maneira oblíqua, como bissetriz daquele ângulo. Pode ser prolongada como lombotomia.
  - Paramediana, pararretal interna, infra-umbilical.
- Pelve (suprapúbica).
  - Transversal central, levemente oblíqua, de concavidade voltada para cima, suprapúbica, podendo ser prolongada para as fossa ilíacas ou região lombar (Pfannenstiel).
  - Quando necessitamos de maior acesso à pelve e fossas ilíacas, faz-se a incisão acima, na pele. Descola-se o subcutâneo até acima do umbigo, mais do lado a ser aberta a cavidade. Faz-se, em seguida, a laparotomia paramediana, pararretal interna infra-umbilical, prolongando-a até uma paraumbilical, se necessário (Lázaro da Silva).
- Princípios fundamentais:
- Ulectomia é a retirada da cicatriz.
- Quando puder optar, fazer a incisão transversal.
- Se a direção escolhida for a longitudinal, sempre fazê-la na forma paramediana. Nunca pararretal externa e excepcionalmente mediana. Só fazer a mediana se houver extrema urgência: feto em sofrimento e hemorragia grave de qualquer natureza.
- Não realizar a mediana no caso de via biliar, uma vez que exige obrigatoriedade para cortar o ligamento falciforme, suspensor do fígado.
- Não fazer a infracostal para via biliar, pois ela corta dois a três nervos intercostais, desenerva parcialmente o músculo reto do abdome, e seu prolongamento não é eficiente, caso a cirurgia se desdobre, conduzindo a complicações. Ela se torna incômoda, inestética e antifuncional.
- Se a lesão da pelve a ser operada, estender-se para o centro do abdome, não fazer a suprapúbica e sim a paramediana.
- Nos casos excepcionais que exigem incisão mediana, não cortar o umbigo. Contorná-lo a 1,5cm da sua borda fibrosa (paraumbilical).
- Não fazer a celiotomia transumbilical pelo risco de complicações em virtude de onfalite crônica, a qual pode ser dolorosa e inestética, e a onfalite supurada poder exigir a retirada do umbigo.
- Em caso de dúvida diagnóstica, na urgência, a celiotomia à direita é a conduta mais correta na maioria dos casos.
- Nas laparotomias transversais, antes de cortar o músculo reto do abdome, fixar as bordas musculares à aponeurose anterior, que é aberta. Passam-se pontos

978-85-7241-664-1

transfixantes, tomando-se a aponeurose e a massa muscular. Esses pontos são nodados e posicionados de maneira transversal acima e abaixo do local do músculo. Utiliza-se categute. Essa fixação evita a retração muscular; o fechamento não deixa espaço vazio entre os cotos do músculo reto (manobra de Pieri).

- A abertura da parede (laparotomia) ou da cavidade (celiotomia) deve ser feita de forma paulatina e progressiva, a fim de alcançar alguns objetivos principais:
  – Respeitar os planos anatômicos.
  – Ter menor sangramento.
  – Ter mais segurança no fechamento.
  – Relaxamento ambiental do cirurgião e equipe.
  – Maior respeito à parede e suas estruturas e, por extensão, ao paciente, pois ao atingir a cavidade, a equipe está aconchegada e menos tensa.
  – Evita-se o atropelo conseqüente à pressa de se atingir a cavidade, como no caso da mediana.

978-85-7241-664-1

Laparorrafia – Celiorrafia

O sucesso da cicatrização, após uma via de acesso, depende de vários fatores:

- Condição biológica hígida e equilibrada.
- Ausência de complicações.
- Trauma cirúrgico mínimo.
- Aproveitamento dos planos de clivagem.
- Evitar lesão ou subtração de nervos, pedículos e aponeuroses.
- Usar fios adequados.
- Propiciar, com esses fios, nodados; o máximo de imobilidade das bordas da ferida.

Tudo isso se consegue:

- Preparando o paciente.
- Usando técnica atraumática e experiente.
- Fazendo acessos mais próximos da entidade anatômica.
- Usando, além de fios adequados, suturas apropriadas, entre contínua e em pontos.
- Separados, e os nós mais distantes ou não, entre eles e as bordas da ferida.

Em geral, um roteiro que não fornece muitas complicações pode ser assim resumido:

- Via de acesso correta.
- No jovem e sadio: síntese com sutura contínua de categute cromado de número apropriado.

- No adulto magro e sadio, *idem* ao anterior.
- No adulto obeso ou no obeso em geral, sutura em pontos separados, categute cromado, tomando todos os tecidos dos planos. Na parte cranial da cavidade, o peritônio é separado da aponeurose posterior por uma camada mais espessa de gordura. Sem cuidado, um deles não é envolvido pela sutura, enfraquecendo-a.
- No idoso magro, *idem* ao anterior.
- No idoso obeso, usar fio de absorção lenta.
- No paciente de alto risco, pontos separados por planos com fio de absorção lenta.
- Não há necessidade de fio inabsorvível, porque ele é substituído muito bem por:
  - Sutura correta.
  - Uso de fio de absorção lenta.
  - Pontos separados.

Ocorrendo infecção de parede, o fio inabsorvível mais atrapalha do que ajuda, quando não se constitui em prolongados resíduos (corpo estranho), criando infecção crônica, fístula ou *sinus*, além de exigir reabertura para sua retirada.

Não havendo indicação para sutura anatômica, é preciso utilizar o reforço. Ele pode ser de várias maneiras, e todas elas ocasionando dor, incômodo, múltiplas cicatrizes pela secção que os fios determinam na pele, insucesso (nova deiscência) e cuidados locais contínuos.

Entre tantos métodos, dois são empregados: o primeiro enquadra-se em todos os pontos negativos já expostos. No entanto, como o objetivo é garantir a cicatrização, sacrifica-se o doente e, especialmente, a pele regional. O fio penetra distante da borda da ferida, passa por fora ou por dentro do peritônio, segue para outro lado, penetra por fora ou por dentro do peritônio, sai na pele contralateral, a mesma distância do local onde penetrou. Retoma pelo mesmo trajeto, deixando uma alça, por onde será colocado um cateter de plástico, comprimindo-o e ao outro, contra a pele, à medida que os nós são apertados. Assim, os fios ficam tensos e fixam os cateteres paralelamente às bordas da ferida, que se aproximam sem serem trabalhadas, suturadas ou tracionadas. Entre um ponto e outro, pode-se suturar aponeurose e pele ou deixar esses espaços entreabertos, para drenagem mais fácil das secreções.

O segundo método, o qual utilizamos, tem nos dado bom retorno. Cumpre os objetivos anteriores, não corta a pele, dói menos e é menos inestético (Lázaro da Silva).

Penetra-se numa borda da ferida, entre epiderme e tela subcutânea. A agulha aprofunda-se lateralmente até atingir a borda lateral do músculo reto do abdome ou próximo a ela. Penetra o espaço pré-peritoneal. Sai na borda peritoneal, perfurando-a mais ou menos a 1cm. Passa para o outro lado. Perfura o peritônio a

978-85-7241-664-1

mais ou menos 1cm. Segue pelo espaço pré-peritoneal. Perfura a parede, na borda lateral ou para fora do músculo reto do abdome. Sai no subcutâneo. Daí, superficializa-se progressivamente, penetrando entre a epiderme e tela subcutânea. Os cotos são nodados. As bordas da ferida são aproximadas sem que o fio esteja fora da pele comprimindo-a e causando dores. Como o nó ficará sepultado, dá-se inúmeros deles. Com isso exteriorizam-se e são mantidos (*periscópio*). Completada a cicatrização, toma-se com uma pinça o conjunto de nós superpostos. Traciona-se. A alça se mostra na borda da ferida (granuloma) e por aí é secionada e retirada.

Posições

- Decúbito dorsal horizontal.
- Decúbito dorsal cefalodeclive (Trendelenburg).
- Decúbito dorsal cefaloaclive ou recúbito (proclive).
- Decúbito lateral direito.
- Decúbito lateral esquerdo.
- Hiperextensão cervical.
- Ginecológica.
- De litotomia.
- Lateral com flexão das coxas (Sims).
- Genupeitoral.
- Ventral com flexão das coxas (em canivete) de Buie.

Porque não Fazer Incisão Mediana

A linha alba é:

- Ponto de apoio para contração muscular.
- Facilita a flexão do tronco.
- Ponto neutro (pressão).
- Transição das fibras aponeuróticas que se cruzam bilateralmente.
- Equilibra a contração dos retos do abdome.

Corta-se o umbigo ou provoca-lhe cicatriz retrátil e deformante, incômoda e inestética.

Ocorrendo onfalite crônica, o tratamento definitivo é a sua retirada, o que altera a estética abdominal.

O umbigo deve ser respeitado, porque é ponto de harmonia estética e atavismo psíquico.

Pode ocorrer trauma ou condrite do apêndice xifóide.

No caso de quelóide ou cicatriz hipertrófica, há mais incômodo pela retração umbilical.

Há maior probabilidade de lesar a bexiga.

978-85-7241-664-1

Há maior incidência de hérnia incisional.

Na reabertura, após laparotomia mediana, pode haver dificuldade com as paramedianas pela proximidade à cicatriz anterior e suas aderências.

Na obstrução intestinal pós-operatória, o princípio de reabrir distante da cicatriz fica comprometido.

A colostomia (ou outra estomia) fica muito próxima à ferida.

Fica-se mais distante dos hipocôndrios, locais nobres e de acesso mais difícil.

O prolongamento para o lado e para o tórax é menos funcional e eficaz.

A rapidez da laparotomia e da sutura na fase de formação profissional deixa a idéia de que a parede não tem tanta importância.

Chega-se rapidamente à lesão sem antes se descontrair, aconchegar e harmonizar os membros da equipe.

O aprendizado lento e por planos (paramediana) é mais edificante e mais anatomofuncional.

978-85-7241-664-1

CAPÍTULO 40

Inventário (Exploração) da Cavidade Abdominal

Alcino Lázaro da Silva

978-85-7241-664-1

Conceito

O inventário ou exploração da cavidade abdominal é um procedimento benigno, pelo qual se avaliam as condições existentes no seu interior. A exploração se faz após a abertura e o inventário antes de fechar a cavidade.

Objetivo

Detectar disseminação de tumores, lesões associadas à que motivou a abertura do abdome e doenças congênitas assintomáticas. Diagnosticar, estadiar e prevenir corpos estranhos.

Vantagens

Faz outros diagnósticos para solução, às vezes, no mesmo ato cirúrgico; previne outras propedêuticas no pós-operatório; evita a realização de cirurgia alargada na presença de metástases a distância; estadia certos tumores orientando tratamentos.

Indicações

Deve ser um ato ou tempo obrigatório na cirurgia abdominal. A laparotomia exploradora é indicada quando se esgotam todos os recursos propedêuticos e na laparotomia de revisão (*second-look*) a cavidade é revista, após um período de cirurgia, nos casos de tumor maligno ou lesão vascular.

Contra-indicações

Laparotomias em infecções agudas, supuradas ou não, no intuito de que focos não se generalizem após uma organização biológica natural. Nos tumores malignos localizados, a exploração não deve ser feita depois de manuseá-los.

Técnica

Generalidades

A exploração deve ser eficaz e inócua: eficaz cumprindo seus objetivos, inócua prevenindo disseminação, implantações de células neoplásicas, trauma aos tecidos, sangramento em lençol, hematomas, desgarramentos de estruturas fixas. Deve ser completa, positiva e benigna.

O Cirurgião deve colocar-se, sempre que possível, à direita do paciente e estar devidamente preparado para uma intervenção abdominal. As suas luvas devem estar bem colocadas e bem esticadas para que o avental que recobre os punhos não se umedeça ao contato com os tecidos. Isso facilita infecções e descompõe a figura do Cirurgião, cujos braços permanecerão manchados de sangue no decorrer da cirurgia.

As manobras devem ser delicadas e anatômicas. Todos os planos e recessos devem ser aproveitados para uma palpação adequada e minuciosa. As compressões serão moderadas, evitando-se mobilização de estruturas, parcial ou totalmente fixas. As alças intestinais serão percorridas, com mais delicadeza, para que não ocorra uma dilatação reflexa a qual poderá diminuir campo operatório, uma vez que é adicionada às áreas das alças dilatadas. Além disso, evitam-se desgarramentos (por exemplo, de bridas) que podem levar a úlceras e futuras aderências.

Nenhuma manobra cirúrgica será executada no decorrer da exploração. Faz-se o levantamento dos achados e a solução será feita por prioridade, atendendo-se ao critério seguinte: urgência, natureza da lesão e possibilidade de associar dois ou mais atos numa só laparotomia.

Na hipótese de se dividir o tratamento em mais de um tempo, as anotações serão feitas, comunicando-se ao paciente ou responsável o planejamento para nova atuação, respeitados ética, decoro e humanismo.

Roteiro Técnico

Quando o Cirurgião decide abrir a cavidade abdominal, mas não possui dados referentes precisos sobre a afecção que vai possivelmente encontrar, a incisão preferida é a laparotomia paramediana, pararretal interna médio-abdominal direita.

A vantagem dessa incisão é que ela pode ser prolongada cranialmente até o ângulo xifocondral ou de forma distal até o púbis, dependendo da afecção intra-abdominal encontrada.

Abertura da cavidade peritoneal. Colocação dos campos protetores e de afastador autostático (se for possível, o que ocorre na maioria dos casos).

Visibilização do local a ser operado e especialmente em neoplasia maligna, isolá-la com compressas embebidas em medicamentos convenientes (por exemplo, solução de hipoclorito de sódio a 9 por 1.000).

978-85-7241-664-1

Localizada a lesão, inicia-se ao seu lado e no sentido horário, se possível, o exame da cavidade.

Há uma hierarquia quanto às prioridades a serem obedecidas no tratamento, pelo Cirurgião. A prioridade máxima é o estancamento de hemorragia. Após coibir a hemorragia, os cuidados principais são a diminuição da contaminação da cavidade abdominal, pelo conteúdo do aparelho digestivo. Assim, sucessiva e metodicamente, o Cirurgião tratará das lesões ou afecções encontradas, concluindo o ato cirúrgico com a sutura da parede abdominal.

Do ponto de vista anatômico, a cavidade abdominal é dividida em duas regiões:

- Vísceras revestidas de peritônio.
- Retroperitoneal.

A primeira é subdividida em dois andares, supra e inframesocólico, com suas lojas e espaços, tendo-se como reparo o cólon transverso e o seu respectivo meso. A região das vísceras retroperitoneais é subdividida em espaços e fossas.

Conceitos Básicos

A cavidade abdominal está localizada no tronco do organismo humano, tendo as seguintes delimitações:

- Limite superior: o músculo diafragma que separa a cavidade abdominal da cavidade torácica.
- Limite inferior: um plano convencional no nível do estreito superior da pelve, o qual separa a cavidade abdominal da cavidade pélvica menor.
- As paredes posteriores e ântero-laterais do abdome constituem os seus limites dorsal, ventral e lateral, respectivamente.

Conformação da Cavidade Abdominal

A conformação da cavidade abdominal pode ser comparada a um ovóide. Na mulher, a extremidade maior do ovóide é voltada cranialmente.

O peritônio, que é uma membrana serosa, é fechado (exceto na mulher, em que se comunica com o meio externo através dos óstios das tubas uterinas) e semelhante a um saco que envolve, em maior ou menor extensão, os órgãos nela salientes ou contidos.

O peritônio apresenta uma folha parietal a qual reveste a cavidade abdominal, e uma folha visceral que envolve ou reveste as vísceras.

978-85-7241-664-1

Características da Cavidade Abdominal e da Cavidade Peritoneal

A cavidade abdominal é artificial. Compreende o espaço resultante da retirada de todas as vísceras abdominais e estruturas anexas, inclusive o peritônio parietal.

A cavidade peritoneal é uma cavidade natural e virtual, sendo formada pelo espaço entre as folhas parietal e visceral do peritônio.

Formações Peritoneais

São os mesos, os ligamentos e os omentos.

Os mesos são formações peritoneais de sustentação das vísceras, contendo entre seus dois folhetos tecido conjuntivo, vasos e nervos como o mesentério.

Os ligamentos peritoneais são formações de sustentação; na sua estrutura não entram vasos ou nervos, mas sim tecido conjuntivo denso (ligamento frenicocólico).

Os omentos são formações peritoneais de união entre vísceras, contendo vasos e nervos na sua espessura.

A divisão topográfica das vísceras revestida por peritônio tem por base o cólon transverso e seu respectivo meso, separando-se em dois andares: o supra e inframesocólico.

O andar supramesocólico divide-se em três lojas:

- Na loja direita (hepática), o fígado, a vesícula biliar e seus pedículos.
- Na loja média (duodenopancreática) o duodeno e pâncreas com seus respectivos pedículos.
- Na loja esquerda (gastroesplênica), o estômago e o baço com seus pedículos correspondentes.

A loja direita ou hepática é subdividida em três espaços:

- Espaço supra-hepático ou subfrênico direito, existente entre a cúpula diafragmática direita e a face cranial (ou superior) do fígado, o qual não é contínuo e sim subdividido pela reflexão peritoneal quando ela forma os ligamentos falciforme e coronário do fígado.
- O espaço hepático ocupado pelo fígado e vesícula biliar.
- O espaço infra-hepático, o qual tem dois compartimentos, o ventral e o dorsal, separados um do outro pelo ligamento hepatoduodenal.

A loja esquerda ou gastroesplênica é subdividida em dois compartimentos: o gástrico, onde se encontra o estômago; e o esplênico, onde se localiza o baço.

O compartimento gástrico se subdivide nos espaços pré-gástrico e retrogástrico.

As diferentes lojas, compartimentos e espaços do andar supramesocólico são intercomunicantes.

A retrocavidade dos omentos comunica-se com a cavidade peritoneal principal, por meio do forame gastropilórico (de Winslow).

978-85-7241-664-1

O andar inframesocólico não possui lojas, apenas os espaços:

- Mesentérico: cólico direito.
- Mesentérico: cólico esquerdo.
- Parietocólico direito.
- Parietocólico esquerdo.

978-85-7241-664-1

A região retroperitoneal é ocupada por vísceras e estruturas anatômicas anexas, dividindo-se em três espaços:

- Espaço retroperitoneal mediano, que não é divisível.
- Espaço retroperitoneal lateral direito o qual subdivide-se em duas fossas: a lombar e a ilíaca direitas.
- Espaço retroperitoneal lateral esquerdo que, de forma semelhante, subdivide-se nas fossas lombar e ilíaca esquerdas.

Região das Vísceras Revestidas de Peritônio

Aberta a cavidade peritoneal, inicialmente identifica-se o omento maior, o cólon transverso e o seu mesocólon.

Andar Supramesocólico

Loja Hepática

Por meio da palpação, encontram-se, na face diafragmática do fígado, as reflexões peritoneais (ligamentos coronário e falciforme).

Na face visceral hepática, identificamos a vesícula biliar, o ligamento redondo do fígado e a porta hepática.

Considera-se pedículo hepático superior a terminação das veias hepáticas direita e o tronco comum das veias hepáticas média e esquerda, localizadas na veia cava inferior.

O pedículo hepático inferior é localizado após o afastamento da face visceral do fígado em sentido cranial, e pela tração em sentido caudal do estômago e duodeno.

O pedículo hepático inferior é constituído, dependendo do nível em que é dissecado, pelo pedículo biliar extra-hepático e pela artéria hepática própria, com seus ramos direito e esquerdo e, de modo dorsal às estruturas citadas encontra-se a veia porta, assim como os nervos hepáticos e os linfáticos. A via bilífera principal é encontrada lateralmente; a artéria hepática própria com seus ramos, medialmente; e no plano dorsal a elas está a veia porta.

O exame das estruturas do pedículo hepático inferior é feito pela palpação. Faz-se o pinçamento dele entre o dedo indicador, que é introduzido no forame gastromental, e o polegar da mesma mão.

Para evidenciar as estruturas do pedículo hepático inferior por meio da dessecação, retira-se o revestimento peritoneal e isola-se, por dissecação romba, todos os seus elementos.

Os principais meios de contenção do fígado são:

- A continuidade das veias hepáticas na veia cava inferior.
- As reflexões peritoneais na superfície do fígado, as quais formam vários ligamentos.
- Pela aderência da área nua do fígado ao diafragma.

As reflexões peritoneais originadas na superfície do fígado são:

- O ligamento falciforme.
- O ligamento coronário, cujas extremidades constituem os ligamentos triangulares direito e esquerdo.
- O omento menor, que é uma formação peritoneal, unindo a face visceral do fígado à curvatura menor do estômago. O omento menor possui uma parte média flácida, de fácil dilaceração e praticamente avascular, permitindo o fácil acesso a retrocavidade dos omentos, a fim de se examinar suas várias estruturas.

A zona do fígado não revestida de peritônio, ou seja, sua área nua, adere-se à face abdominal do diafragma.

A face visceral do fígado apresenta duas fossas – da vesícula biliar e do ducto venoso; uma incisura – do ligamento redondo; e uma fenda, chamada de porta do fígado.

O ligamento redondo do fígado é um cordão fibroso, resquício da veia umbilical do feto.

Pela fenda, chamada porta do fígado, penetra e sai elementos anatômicos do pedículo hepático inferior.

A segmentação hepática consiste em dividir o fígado em partes independentes uma das outras.

Loja Média ou Duodenopancreática

O duodeno é estudado em conjunto com a cabeça do pâncreas, porque as duas vísceras estão intimamente ligadas pela origem embrionária e têm a mesma circulação arterial, venosa e linfática. A cabeça do pâncreas encontra-se justaposta ao arco duodenal.

Topograficamente, o duodeno-pâncreas divide-se em três partes:

- Retromesocólica (*tecta*), entre as lâminas peritoneais do mesocólon transverso.

978-85-7241-664-1

- Supramesocólica (pré-*tecta*).
- Inframesocólica (pós-*tecta*).

978-85-7241-664-1

Maneira de examinar o duodeno-pâncreas:

- Afasta-se cranialmente o fígado e traciona-se de maneira distal o cólon transverso; assim, pode-se examinar o piloro e a primeira porção do duodeno.
- Retira-se o omento maior (chamado de descolamento intercolo-omental); afastam-se, em seguida, cranialmente, o omento maior e a curvatura maior do estômago; traciona-se de forma distal o cólon transverso com seu respectivo meso. Assim, torna-se evidente parte da cabeça do pâncreas.
- A porção terminal do duodeno e a parte da cabeça do pâncreas são examinados no andar inframesocólico.

As partes do duodeno que mantêm íntima relação com o pâncreas são: a parte superior (ou a primeira porção); a parte descendente (segunda porção duodenal) e a parte horizontal ou terceira porção duodenal.

O duodeno e o pâncreas são mantidos em posição pela coalescência peritoneal, pela continuidade visceral, pelas formações vasculares e nervosas, pelo músculo suspensor do duodeno e também pelo mesocólon transverso que se encontra ventralmente ao duodeno-pâncreas e fixa-se na parede dorsal (ou posterior) no nível da flexura direita, também chamada de flexura hepática, e no nível da flexão esquerda, também denominada de flexura esplênica.

O peritônio, na fase embrionária, comporta-se da seguinte forma: reveste o duodeno-pâncreas, porém, com o desenvolvimento embriológico, em conseqüência da rotação para a direita do duodeno-pâncreas primitivo e da coalescência com o peritônio parietal, o peritônio visceral esquerdo passa pela frente do duodeno-pâncreas, transformando-os em órgãos retroperitoneais, com exceção do bulbo duodenal.

A fáscia de *Treitz* é uma lâmina resultante da coalescência peritoneal embrionária do duodeno-pâncreas. Ela permite, num plano avascular, fácil dissecação e mobilização de grande parte do duodeno e da cabeça do pâncreas.

O músculo suspensor do duodeno é um prolongamento direto da camada muscular lisa (circular e longitudinal) do duodeno, contendo, além dos feixes de fibras musculares lisas, tecido conjuntivo onde se encontram os vasos sangüíneos, os fascículos nervosos e os corpúsculos de Vater-Pacini.

Esse músculo suspensor apresenta-se como uma lâmina musculoconjuntiva de forma triangular, cuja base estende-se à porção horizontal (terceira porção) e ascendente (quarta porção) do duodeno, até a flexura duodenojejunal.

Os prolongamentos do vértice desse triângulo terminam na artéria mesentérica superior, no tronco celíaco e no diafragma.

São dois os pedículos vasculares do duodeno-pâncreas: o superior e o inferior.

Para dissecar o pedículo duodeno-pancreático, depois de efetuado o descolamento intercolomental, afasta-se o fígado e estira-se o estômago cranialmente. A dissecação no nível do piloro gastroduodenal expõe o pedículo pancreaticoduodenal superior, formado pela artéria pancreaticoduodenal e a veia homônima.

Para dissecar o pedículo pancreaticoduodenal inferior, afasta-se cranialmente o cólon transverso e seu meso. Estira-se de maneira distal, à direita do Cirurgião, as alças do intestino delgado. Põe-se, assim, em evidência, a raiz do mesentério; a dissecação permite evidenciar o pedículo duodenopancreático inferior, formado pela artéria pancreaticoduodenal inferior, a qual é ramo da artéria mesentérica superior e a veia homônima, que desemboca na veia mesentérica superior.

O pedículo superior e o inferior estabelecem, assim, uma circulação colateral entre o tronco celíaco e a artéria mesentérica superior.

As artérias pancreaticoduodenais formam dois arcos arteriais, a arcada ventral e a arcada dorsal.

O pedículo superior, em geral é mais calibroso.

O acesso cirúrgico, à porção distal do colédoco, exige a dissecação da lingüeta pancreática que a envolve. Apesar de haver um plano de clivagem entre a porção terminal do colédoco e a lingüeta pancreática, a dissecação a esse nível é muito delicada em virtude das artérias e veias de pequeno calibre, muito importantes na vascularização do ducto colédoco.

O ducto colédoco, na sua parte distal, une-se ao ducto pancreático principal (ducto de Wirsung), formando o esfíncter de Oddi e a papila duodenal maior.

Há muitas variações anatômicas do esfíncter que apresenta oddite estenosante, impactação de cálculos biliares e tumores periampulares. Em 75% dos casos, o septo entre o colédoco e o ducto pancreático principal não atinge o orifício duodenal da papila maior, formando-se, assim, um canal comum de extensão que varia entre 2 e 17mm, havendo, portanto, uma cavidade comum aos dois ductos, denominada ampola biliopancreática.

A papila duodenal maior localiza-se na maior parte das vezes no terço médio da segunda porção do duodeno; em seguida, no terço superior; e na minoria dos casos, no terço inferior.

Quando o ducto pancreático secundário (de Santorini) está presente, sua desembocadura no duodeno forma a papila duodenal menor, localizada cranialmente à papila duodenal maior.

A base anatômica da compressão vascular do duodeno se dá pelo fato de ele ser cruzado de maneira ventral pela artéria mesentérica superior, que em conjunto com a aorta abdominal pode "pinçá-lo" nesse nível, localizado pouco antes da flexura duodeno-jejunal.

O pâncreas compreende três partes: a cabeça, o corpo, e a cauda, sendo que a cabeça, sua extremidade direita, localiza-se junto à concavidade do arco duodenal. O corpo pancreático dispõe-se transversalmente na face ventral da aorta abdominal. A cauda do pâncreas, que é a continuação direita do corpo do pân-

978-85-7241-664-1

creas, situa-se próxima ao baço. O istmo do pâncreas corresponde a uma zona pancreática estreita que, às vezes, existe entre a cabeça e o corpo do pâncreas. O processo uncinado pancreático é um prolongamento da cabeça, a qual estende-se por trás ou de modo dorsal aos vasos mesentéricos superiores.

978-85-7241-664-1

O pâncreas é revestido apenas de peritônio na fase embrionária. Depois da coalescência ou fusão peritoneal, possui serosa peritoneal somente em sua face ventral. O pâncreas não tem cápsula.

A irrigação arterial do corpo e da cauda do pâncreas é feita pelas artérias esplênica e transversa do pâncreas.

Loja Esquerda (Gastroesplênica)

O conteúdo da loja esquerda é formado ou constituído pelo esôfago abdominal, pelo estômago com seu respectivo pedículo e pelo baço com o pedículo esplênico.

Junto à porção abdominal do esôfago encontram-se os troncos dos nervos vagos. O esôfago abdominal é nutrido pela artéria esofagocardiotuberositária, ramo da artéria gástrica esquerda. As veias esofágicas drenam para as veias ázigos e hemiázigos.

Para examinar o esôfago abdominal, afasta-se o fígado em direção cranial e traciona-se o estômago no sentido caudal. O limite superior ou cranial do esôfago abdominal encontra-se no nível do hiato esofágico do diafragma, e o limite caudal ou inferior correspondente à junção esofagogástrica.

O estômago é examinado da seguinte forma: afasta-se o fígado de modo cranial e traciona-se distalmente o cólon transverso e o omento maior. Para examinar a face dorsal, é feita antes de tudo a desinserção do omento maior, no nível do cólon transverso o qual fica preso à curvatura gástrica maior.

São quatro os pedículos gástricos: dois na curvatura menor e dois na curvatura maior, além das artérias curtas que se originam da artéria esplênica no nível do hilo do baço e dirigem-se à curvatura maior do estômago.

As veias gástricas são satélites das artérias e terminam nas veias porta, esplênica e mesentérica superior.

Os linfáticos do estômago terminam nos linfonodos que acompanham a artéria esplênica, gástrica esquerda, gastromentais, gástrica direita, hepática e mesentérica superior e esplênica.

Para examinar o baço, afasta-se cranialmente o estômago e o omento maior, após sua liberação do cólon transverso. Em sentido caudal, traciona-se o colón transverso e o seu respectivo meso.

O baço apresenta duas faces, dois pólos, duas bordas e um hilo, no qual se localiza o seu pedículo, no nível de sua face visceral (ou gástrica).

A parte do baço não revestida de peritônio adere intimamente ao diafragma.

As formações peritoneais que mantém o baço em posição são os omentos gastromental e pancreaticoesplênico, assim como o ligamento frênico-esplênico e o ligamento frenicocólico esquerdo.

Para dissecar o pedículo esplênico, afasta-se cranialmente o omento maior, já libertado do cólon, e a curvatura maior do estômago; em seguida estira-se em sentido distal o cólon transverso e o seu respectivo meso. Põe-se, assim, em evidência a retrocavidade dos omentos e é possível enxergar, além do corpo e da cauda do pâncreas, o pedículo lienal.

Andar Inframesocólico

A estrutura ventral às alças intestinais é o omento maior, o qual é uma dobra de peritônio, em forma de avental, de extensão variável e com tecido gorduroso em sua espessura.

Ele apresenta duas porções fixas e uma móvel. Fixa-se à curvatura maior do estômago, ao cólon transverso e à parede posterior do abdome. Sua extremidade inferior é livre e móvel.

O omento maior divide-se em três segmentos:

- Retrogástrico, que se apresenta aderente à parede posterior do abdome.
- Gastrocólico, que se estende da curvatura maior gástrica até o cólon transverso, ao qual se adere.
- Inferior, que se apresenta livre.

A importância prática da aderência do omento maior ao cólon transverso é que ela é facilmente liberada por descolamento intercolomental.

O omento maior tem dois pedículos arteriais, originados na arcada arterial da curvatura gástrica maior.

Sob o ponto de vista embriológico, origina-se do mesogástrio dorsal.

Para examinar o andar inframesocólico, levanta-se, em sentido cranial, o cólon transverso e seu meso.

O espaço mesentéricocólico direito é visto com o afastamento, em direção ao lado esquerdo do paciente, das alças do intestino delgado. As vísceras e as estruturas anexas que aparecem são o ceco, o apêndice vermiforme e o cólon ascendente.

O espaço mesentérico esquerdo é observado após o afastamento para a direita do paciente das alças do intestino delgado, expondo-se assim o cólon descendente e o cólon sigmóide.

O jejuno e íleo encontram-se no andar inframesocólico, no limite entre os dois espaços mesentericocólicos direito e esquerdo, já referidos previamente.

O intestino delgado é revestido de peritônio em quase toda a sua superfície, exceto na inserção mesentérica por meio da qual os vasos e nervos penetram ou saem do intestino delgado. O exame é delicado em toda sua extensão.

A raiz do mesentério encontra-se no andar inframesocólico, no limite entre os dois espaços: o mesentericocólico direito e o mesentericocólico esquerdo.

978-85-7241-664-1

Para examinar a raiz do mesentério, afasta-se o cólon transverso e o seu meso em sentido cranial, e estira-se o intestino delgado no sentido caudal, observando-se o espaço mesentericocólico direito. No nível da raiz do mesentério encontra-se a veia mesentérica superior e, num plano mais profundo, a artéria mesentérica superior, além de nervos e linfonodos.

Ao longo da convexidade da artéria mesentérica superior originam-se as artérias cólicas, e de sua concavidade partem as artérias intestinais, em número variável de 15 a 20.

A circulação colateral do intestino delgado se faz através das arcadas do mesentério e da rede arterial intramural, sendo a primeira via a mais importante.

O mesentério possui linfáticos, que drenam em vários grupamentos de linfonodos.

Intestino Grosso

O intestino grosso, do ponto de vista topográfico, divide-se em parte abdominal, parte pélvica e parte perineal.

A parte abdominal compreende o segmento cecoapendicular, o cólon ascendente, o cólon transverso, o cólon descendente e o cólon sigmóide. Dois segmentos são fixos (cólons ascendente e descendente), sendo móveis a parte do cólon transverso e o cólon sigmóide. Entre os segmentos fixos e móveis do cólon há o ângulo direito ou hepático e o ângulo esquerdo ou esplênico.

Em relação à circulação arterial, temos o segmento proximal do cólon, irrigado pela artéria mesentérica superior e o segmento distal, pela artéria mesentérica inferior. Os ramos de ambas unem-se formando, à esquerda, a grande arcada anastomótica (de Riolan e de Drumond).

A camada muscular lisa longitudinal do cólon se condensa em sentido longitudinal, formando as tênias mesocólica, omental e livre. As tênias começam na base do apêndice vermiforme e se reduzem no nível do cólon sigmóide.

O apêndice vermiforme pode ser encontrado em todos os quadrantes da extremidade cecal.

O cólon ascendente é fixo porque o meso primitivo do cólon direito sofre, em sua maior parte, um processo de acoplamento na parede posterior da cavidade abdominal; o mesmo acoplamento ocorre com o cólon descendente.

A reflexão peritoneal, lateralmente ao cólon ascendente, forma o espaço parietocólico direito e, de maneira semelhante, há o espaço parietocólico esquerdo, em sentido lateral ao cólon descendente.

O ângulo direito do cólon direito é mantido em posição pelo ligamento parietocólico de ângulo hepático. Já o ângulo esquerdo é mantido fixo pelo ligamento frenicocólico.

A anastomose das artérias cólicas, formando a artéria marginal (de Drumond), permite, por exemplo, substituir o esôfago torácico por um segmento cólico, nutrido por uma das suas artérias.

978-85-7241-664-1

Pelve

Não há divisão nítida entre a cavidade abdominal propriamente dita e a pelve. Tudo é cavidade única.

Sob o ponto de vista prático, em razão de lesões com características diversas, a pelve é estudada em separado. Abriga, na mulher, útero, anexos e paramétrios. A doença dessas estruturas é rica e freqüente. Não se pode, portanto, abrir o abdome sem examinar com cuidado sua cavidade inferior.

Os órgãos genitais femininos dividem a cavidade pélvica em espaço pré-uterino (útero-vesical) e retrouterino (útero-retal ou de Douglas). Esse último, por ser mais baixo nos sentidos crânio-caudal (na bipedestação) e ântero-posterior, facilmente aceita coleções anormais. Muitas vezes, as células neoplásicas são encontradas sob forma de micronódulos antes que se implantem em outros locais. No homem, a palpação de uma cavidade única permite deslizar a polpa digital pela face posterior da próstata e vesículas seminais.

978-85-7241-664-1

Região das Vísceras Retroperitoneais

Os seus limites são: cranialmente, um plano horizontal imaginário que passa pela 12ª vértebra torácica; o limite caudal é um plano horizontal que passa pela base do sacro; os limites laterais, em ambos lados, são formados pela borda lateral do músculo quadrado lombar; o limite anterior é o peritônio parietal posterior; e o limite posterior do retroperitônio é formado pela coluna vertebral lombar e pelos músculos lombares.

Divisão da Região Retroperitoneal

Compreende três espaços:

- O mediano, formado pela coluna vertebral e lombar.
- Os espaços laterais direito e esquerdo, subdivididos de cada lado em duas fossas – a lombar e a ilíaca.

Conteúdo do Espaço Retroperitoneal

Na região retroperitoneal encontram-se órgãos pares como os rins, com seus respectivos pedículos e o sistema excretor; as glândulas supra-renais com seus respectivos pedículos; além de artérias, veias, linfáticos e nervos.

Exame das Estruturas do Espaço Retroperitoneal Esquerdo

Retira-se o meso-sigmóide; depois, liberta-se o cólon descendente e o ângulo esplênico do cólon da coalescência peritoneal existente na parede dorsal do abdome. Em seguida, afasta-se para a linha mediana o baço a cauda do pâncreas, o ângulo esplênico do cólon, o cólon descendente e o cólon sigmóide.

As vísceras e estruturas anatômicas a serem examinadas do lado esquerdo do retroperitônio são: a glândula supra-renal esquerda; rim, pelve renal e ureter esquerdos; a aorta abdominal da qual surgem ramos viscerais e parietais; a artéria testicular (ou, na mulher, a artéria ovariana); o tronco simpático lombar esquerdo e os linfonodos pré-aórticos (celíacos e mesentérios); os ductos linfáticos e os linfonodos lombares.

Exame das Estruturas do Espaço Retroperitoneal Direito

As vísceras e estruturas anexas retroperitoneais do lado direito da cavidade abdominal são expostas após as manobras de desinserção do ceco, cólon ascendente, ângulo hepático do cólon, assim como a desinserção do duodeno e da cabeça do pâncreas da coalescência peritoneal existente na parede dorsal do abdome; em seguida, afastam-se essas vísceras para a linha mediana.

As vísceras e estruturas anexas do lado direito do retroperitônio a serem examinadas são: glândula supra-renal direita e seu pedículo; rim direito e seu pedículo; pelve renal e ureter direitos; veia cava inferior e suas veias tributárias, tanto parietais como viscerais; a artéria testicular direita no homem ou a artéria uterina na mulher; o tronco lombar simpático direito e os ductos linfáticos e os linfonodos lombares.

O rim direito com seu pedículo, a supra-renal direita com seu pedículo e o sistema excretor renal localizam-se na fossa lombar direita. Na fossa lombar esquerda o conteúdo é o mesmo, apenas variando, portanto, o lado considerado (esquerdo).

978-85-7241-664-1

A contenção renal em ambos os lados se faz através da cápsula renal com seu coxim gorduroso, as fáscias de acolamento posterior do intestino grosso e os elementos do pedículo renal.

A topografia ventrodorsal dos elementos do pedículo renal constitui-se primeiro da veia, depois da artéria e em seguida da pelve renal.

O ureter, cujo limite superior é a junção pieloureteral, e o inferior o meato ureteral da bexiga, divide-se de forma didática em uma parte abdominal, uma parte pélvica, e na terceira e última parte denominada intramural. O ureter adere ao peritônio parietal dorsal, exigindo, durante a via de acesso, o afastamento cuidadoso e meticuloso do peritônio dorsal para não comprometê-lo.

Os integrantes das vias excretoras urinárias são os cálices, a pelve renal, o ureter, a bexiga e a uretra.

Ptose ou queda renal é o processo no qual o rim se desloca de sua posição normal, ocasião em que é denominado rim flutuante.

A supra-renal é separada do rim por um septo fibroso chamado de interreno-supra-renal.

Fossas Ilíacas Esquerda e Direita

São constituídas no retroperitônio por músculos, artérias, veias, linfáticos e nervos.

Os músculos são: psoas maior, psoas menor e ilíaco.

As artérias são: últimas lombares e artéria ilíaca externa; e as veias são as homônimas.

Os ductos linfáticos continuam-se nos linfáticos inguinais.

Os nervos são provenientes do plexo lombar: nervos ilio-hipogástrico, ilioinguinal, genitofemoral, femoral e finalmente o nervo obturatório.

978-85-7241-664-1

Espaço Mediano

Seu conteúdo na região retroperitoneal é formado pela aorta abdominal e seus ramos; pela veia cava inferior e suas tributárias; pelas cadeias linfáticas lombares, direita e esquerda; pela formação do ducto torácico; pelos plexos nervosos; pelos nervos esplâncnico maior, menor e mínimo e pelos troncos simpáticos.

A aorta abdominal localiza-se ventralmente aos corpos vertebrais lombares, à esquerda da linha mediana até o seu término, onde se bifurca nas artérias ilíacas comuns, direita e esquerda, no nível do terço inferior da quarta vértebra lombar.

A veia cava inferior é formada pela união das veias ilíacas direita e esquerda. Ela se encontra à direita da linha mediana e ventralmente aos corpos vertebrais lombares.

Os linfáticos retroperitoneais se dispõem em relação à aorta em linfáticos: pré, retro e látero-aórticos esquerdos e intervenoso-aórticos direitos.

Os linfonodos em cadeia lombar são grandes e numerosos.

Os ductos linfáticos lombares se convergem para formar o ducto torácico no nível da segunda vértebra lombar, em geral, entre a aorta e os pilares do diafragma.

Nervos da Região Retroperitoneal

- O plexo pré-aórtico, na parede cranial, é formado pelo plexo celíaco; na parte média, pelo plexo intermesentérico; e na parte caudal, pelo plexo hipogástrico superior.
- Nervos esplâncnicos.
- Ramos do plexo lombar.
- Troncos simpáticos paravertebrais direito e esquerdo, que são constituídos por uma série de gânglios interligados pelos ramos interganglionares. Geralmente existem cinco gânglios simpáticos direitos e esquerdos. Eles estabelecem conexões com os nervos espinais por intermédio dos ramos comunicantes branco e cinzento.

CAPÍTULO 41

Tumores da Parede Abdominal

Alcino Lázaro da Silva

978-85-7241-664-1

Benignos

- Lipoma (20%).
- Nevo.
- Hemangioma (angiomas musculares).
- Papilomas epiteliais.
- Fibromas.
- Neurofibromas.
- Ceratoses.
- Tumores desmóides (fibromas não encapsulados).
- Tumores inflamatórios (sifiloma, tuberculoma, actinomicose): corpo estranho.
- Equinococose secundária (quistos hidáticos).
- Queratose (hipertrofia da epiderme – lesão pré-cancerosa): queratose senil, arsenical, seborréica (tronco).
- Quelóides (garra de caranguejo).

Malignos

- Sarcomas (50% dos tumores malignos).
- Carcinoma (tipo epidermóide).
- Adenocarcinomas.
- Melanoma.
- Metástases.

CAPÍTULO 42

Toracotomia

Alcino Lázaro da Silva

É a abertura do tórax. O termo refere-se a todo procedimento intra ou extrapleural, posicionado sobre as cavidades pleurais ou sobre o mediastino. No sentido estrito, o acesso ao mediastino denomina-se mediastinotomia.

O instrumental mais comum é: afastadores de Tuffier (menor), Finochietto (maior) e Price-Thomas (de lâminas móveis); afastador de escápula de Tudor-Edwards; descolador de periósteo de Semb; aproximador de costelas de Crafoord e cisalha esternal de Lebsche.

A divisão prática pode ser:

- Anterior.
- Lateral.
- Posterior:
  - Intercostal.
  - Vertical (entre omoplata e coluna vertebral, entre grande dorsal trapézio e rombóide) (Leven e Ladd).
- Póstero-lateral.
- Única ou dupla.
- Com ou sem costectomia.
- Bilateral anterior.
- Toracolaparotomia (Kirschner ou Heaney-Humphreys, mais baixa).
- Toracofrenolaparotomia.
- Mediastinotomia:
  - Cervical (Gehn-Nissen).
  - Abdominal.
  - Torácica.
  - Toracofrenoabdominal (Durval-Barasty).
  - Bilateral.
  - Posterior.

Ou seja:

- Anterior: no 4º ou 5º espaço intercostal esquerdo, para acesso urgente ao coração (parada cardíaca).

978-85-7241-664-1

978-85-7241-664-1

- Lateral: para decorticação, acesso a esôfago ou pulmão.
- Posterior: acesso ao esôfago e pedículo pulmonar.
- Póstero-lateral: acesso para ressecção do esôfago ou pulmão.
- Única ou dupla: caso seja necessário trabalho na cúpula pleural ou no diafragma, a incisão pode ser dupla – superior e inferior – e ambas menores.
- Bilateral anterior de um hemitórax a outro, se possível em espaços diferentes e próximos: presta-se ao acesso aos vasos da base e átrio. Se os espaços são os mesmos, o esterno deve ser aberto no imediatamente acima. A divisão do esterno, no mesmo espaço, deve ser transversal, em forma de V invertido para melhor encaixe no momento da síntese. Se os espaços forem diferentes, a secção será em forma de V aberto, com um ramo maior naquele que atinge o espaço mais alto.
- Toracolaparotomia: parte da linha axilar posterior ou média, prossegue pelo espaço intercostal até o terço superior da linha xifoumbilical (Kirschner) ou até acima da cicatriz umbilical (Heaney-Humphreys). Indicada para exploração torácica e abdominal ou mobilizações duplas que não envolvem o diafragma. Usada mais à esquerda.
- Toracofrenolaparotomia: para intervenções sobre o esôfago inferior (às vezes diafragma). O diafragma é inicialmente secionado na parte muscular, contornando a parte aponeurótica em direção ao hiato (a inervação principal está na aponeurose).
- Com ou sem ressecção de costela: a necessidade da retirada se prende a um acesso mais amplo ou a dificuldades táticas, como nos inelásticos (enfisema, senilidade, encarceramentos).
- Drenagem: utiliza-se tubo pouco depressível (mais rígido), passando por incisão não muito apertada (dor) e projetando-se de modo multifenestrado na cavidade pleural a no mínimo 6cm. A colocação é lateral ou anterior. A posterior é boa quanto à drenagem (o 8º espaço intercostal é o local de mais declive), mas impede que o doente se recoste e, se o faz, comprime o tubo. Com o tórax aberto, o melhor local é calculado por dupla palpação. Por dentro, o dedo sai do ângulo costodiafragmático, palpando o segundo espaço acima no local a ser perfurado para a colocação do dreno. No ângulo não deve ser colocado porque o dreno desaparece pela hipofunção torácica natural no pós-operatório imediato.

O dreno deve ser fixado na parede abdominal por fios transfixantes, por fitas adesivas especiais ou esparadrapos. O alfinete não deve ser colocado, uma vez que enferruja ou pode ferir a pele e penetrar na cavidade.

A retirada deve ser realizada com o paciente recostado, em apnéia expiratória, até ocluir o orifício com um ponto U deixado na intervenção ou um conjunto de gazes ocluído por esparadrapo.

- Mediastinotomia:
  - Cervical (Gehn-Nissen): supramanúbrio para acesso transversal ao esôfago cervical baixo ou penetração no mediastino para tunelização superior, que se completa com a inferior (epigástrica).
  - Abdominal com ou sem a retirada do apêndice xifóide: desinsere-se o diafragma na fenda de Larrey (passagem dos pedículos da epigástrica superior) e tuneliza-se o mediastino inferior.
  - Torácica por acesso transversal unilateral, bilateral ou longitudinal: o esterno é fendido no sentido transversal (Friedrich) ou longitudinal.
  - Longitudinal: pode ser nos dois terços proximais, com secção longitudinal e transversal no ângulo inferior em T invertido ou pouco oblíqua, penetrando-se em baixo num espaço intercostal (Sauerbruch). Pode ser realizada nos dois terços distais até o apêndice xifóide e a secção proximal do esterno de maneira transversal (em forma de T).
  - Toracofrenicoabdominal (Duval-Barasty): por secção do esterno na sua parte inferior e a abertura da cavidade abdominal alta, na linha mediana. Outra alternativa é fazer-se a laparotomia paramediana, pararretal interna (Lenander), a qual é prolongada para a linha mediana esternal.
  - Bilateral: o esterno é secionado transversalmente, como já explicado, sem abertura de pleuras.
  - Posterior: por incisão longitudinal, paralela à coluna vertebral, com secção costal na altura do processo.

978-85-7241-664-1

CAPÍTULO 43

Doenças da Pleura

Alcino Lázaro da Silva

978-85-7241-664-1

Derrames

- Líquido:
  - Hidrotórax, empiema.
  - Derrame pútrido, hemorrágico.
  - Quilo, pleurites, tuberculose.
  - Parapneumônico, vírus (síndrome da imunodeficiência adquirida, SIDA), fungos.
  - Parasitos, neoplásico.
- Gasoso (pneumo):
  - Espontâneo.
  - Secundário.
    - Trauma.
    - Doenças.

Fibrotórax

- Transudatos (ordem sistêmica).
- Exsudatos (patologia).
  - Infeccioso.
    - Específico.
    - Inespecífico.
  - Neoplásico.
  - Colagenoses – vasculares.
  - Tromboembolia pulmonar.
  - Infarto pulmonar.
  - Cardiológico.
  - Secundário a doenças digestivas.
  - Medicamentoso.
  - Outros (de ordem geral).

Tumores

- Benignos:
  - Mesotelioma epitelial.
  - Mesotelioma fibroso solitário.
  - Angiomas.
  - Lipomas.
  - Fibromas.
  - Condromas.
  - Osteomas.
- Malignos
  - Mesotelioma maligno.
  - Secundário (metastático).

Doenças Ocupacionais

- Zeolita.
- Wollastonita.
- Talco.
- Vermiculita.
- Mulita.
- Fibra de vidro.
- Sílica.
- Mica.

Propedêutica da Pleura

- Clínica.
- Radiográfica.
- Imagem.
- Biopsia.
- Toracocentese.
- Pleuroscopia.
- Líquido pleural.
  - Macroscopia.
  - Proteínas.
  - Desidrogenase lática.
  - Densidade.
  - Glicose.
  - Amilase.
  - pH e CO_2.
  - Exame direto (lâmina).

978-85-7241-664-1

978-85-7241-664-1

- Cultura.
- Inoculação.
- Imunoeletroforese.
- Citometria.
  - Vermelha.
  - Branca.
  - Mesotelial.
  - Neoplásica.

- Exames
  - Lipídeos.
  - Colesterol.
  - Ácido hialurônico.
  - Lactato.
  - Uréia.
  - Creatinina.
  - Fostatase ácida.
  - Aspartato aminotransferase (AST).
  - Alamino aminotransferase (ALT).
  - Fosfatase alcalina.
  - Bilirrubinas.
  - Eletrólitos.
  - Enzima conversora de angiotensina.
- Marcadores imunológicos:
  - Célula de lúpus eritematoso.
  - Célula reumatóide.
  - Fator reumatóide.
  - Anticorpo antinuclear (ANA).
  - Fator antinuclear (FAN).
  - Complemento.
  - Imunocomplexo (IC).
  - Hidroxiprolina.
- Marcadores tumorais:
  - Antígeno carcinoembrionário (CEA, *carcinoembryonic antigen*).
  - Gonadotrofina coriônica humana β (β-HCG, *β-human corionic gonadotropin*).
  - Antígeno carboidratado (CA) 19-9.
  - Proteína ácida imunossupressiva (IAP).
  - Antígeno polipeptídeo tecidual (TPA).
  - Antígeno antimembrana epitelial (EMA).
  - Globulina antigordura do leite humano (HMFG).
  - Ensaio imunoabsorvente ligado à enzima (ELISA, *enzime-linked immuno-absorbent assay*).
- Marcadores para tuberculose:
  - Anticorpo fluorescente e antígeno solúvel (SAFA).

Tabela 43.1 – Fisiopatologia dos derrames pleurais

Força em ação na pleura	Variação	Fatores etiológicos	Tipo
Pressão hidrostática	↑	Insuficiência cardíaca congestiva	Transudato
Pressão coloidosmótica	↓	Cirrose hepática	Transudato
		Síndrome nefrótica	Transudato
Permeabilidade capilar	↑	Infecção	Exsudato
		Neoplasia	Exsudato
		Colagenose	Exsudato
		Infarto pulmonar	Exsudato
		Hipersensibilidade	Exsudato
Drenagem linfática	↓	Linfoma	Exsudato
		Carcinose	Exsudato
		Fibrose actínica	Exsudato
Irritação pleural	↑	Células malignas	–

978-85-7241-664-1

Tabela 43.2 – Derrame pleural: propriedades físicas

Tipo	Aspecto	Densidade	Formação de coágulo
Transudato	Aquoso, transparente	< 1,015	Irrelevante
Exsudato	Amarelo, turvo, serossangüíneo,* purulento, quiloso, pseudoquiloso	> 1,015	Sim

* Quando o sangue é provocado pelo trauma da agulha, a primeira amostra costuma ser clara ou a tonalidade hemática do derrame tende a atenuar-se no fim da toracocentese.

Tabela 43.3 – Derrame pleural: bioquímica de rotina

Tipo	Proteína pleura	Proteína pleural / Proteína sérica	LDH pleural	LDH pleural / LDH sérica	Glicose pleural*
Transudato	< 3g	< 0,5g	< 200UI	< 0,6	Irrelevante
Exsudato	> 3g	> 0,5g	> 200UI	> 0,6	< 60mg

* Valor diagnóstico relativo.
\> 10mg sugere derrame da doença reumatóide.
LDH = desidrogenase lática.

– Radioimunoensaio.
– Cromatografia.
– Reação de aglutinação.
– Reação de precipitação.

Tabela 43.4 – Derrame pleural: exames bioquímicos especiais

Exame bioquímico	Variação	Possibilidade diagnóstica
Amilase pleural	> 500U > amilase sérica	Pancreatite Pseudocisto pancreático Ruptura do esôfago
Sudão 3 (corante lipofílico)	Gotículas de gordura corada em azul	Quilotórax (fístula quilosa)
Colesterol pleural	Elevado (cristais)	Pseudoquilotórax (derrame crônico), tuberculose, doença reumatóide

Tabela 43.5 – Derrame pleural: citometria[1]

Elementos figurados	Variação	Possibilidade diagnóstica*
Leucocitose	> 5.000mm^3 < 5.000mm^3	Exsudato irrelevante
Neutrofilia	> 70%	Inflamação aguda
Linfocitose	> 80%	Tuberculose Neoplasia
Eosinofilia	> 10%	Tuberculose improvável
Hematimetria	> 50.000mm^3 < 50.000mm^3	(Neoplasia, infarto pulmonar, trauma) irrelevante
Células mesoteliais	Ausentes ou raras	Tuberculose
Células LE	Presentes	Lúpus eritematoso
Células AR	Presentes	Doença reumatóide

* Valor diagnóstico limitado.
AR = artrite reumática; LE = lúpus eritematoso.

978-85-7241-664-1

– *Probes* de ácido nucléico.
– Adenosina deaminase.
– Lisozima.
– ELISA.

- Esclerose de pleura:
  – Talco.
  – Tetraciclina.
  – Bleomicina.
  – Mitomicina.
  – Oncocloramin.

REFERÊNCIA BIBLIOGRÁFICA

1. *Anais da Academia Nacional de Medicina*, v. 152, n. 3, p. 105-106, jul./set. 1992.

SEÇÃO 3

Doenças

978-85-7241-664-1

CAPÍTULO 44

Pele

Alcino Lázaro da Silva

978-85-7241-664-1

Divisão

- Epiderme:
  - Estrato córneo.
  - Estrato germinativo.
- Derme:
  - Papilar.
  - Reticular.
- Hipoderme:
  - Função:
    - Contração.
    - Distensão.
    - Proteção (contra infecção).
    - Comunicação com o ambiente.
    - Sensorial.
    - Amortecedora.
    - Resistência (à pressão).
    - Regeneração.
    - Equilíbrio (temperatura).
    - Imunológica (imunoglobulina [Ig] A, fração da Ig M e complemento C3).
    - Embelezamento.

Enxerto

Pega:

- Microcirculação:
  - Embebição.
  - Circulação plasmática.

– Hidrodinâmica de absorção de plasma pelo enxerto, por diferença de pressão osmótica.
– Inosculação.

Classificação:

- Homo ou autoenxerto.
- Hétero ou aloenxerto (mesma espécie).
- Xenoenxerto (espécie diferente).

Espessura:

- Parcial – intestino delgado (Ollier-Thiersch): epiderme.
- Intermediária (Blair-Brow): com pouca derme.
- Espessa (Padgett): com mais derme.
- Total: epiderme e derme total.

Enxertos podem ser por:

- *Continuidade*: contato um com outro ou com borda da ferida.
- *Proximidade*: distam 1cm um do outro.
- *Afastamento*: distam mais de 1cm entre eles ou a borda da ferida.

Instrumentos:

- Faca de Blair (lâmina e rolete).
- Faca de Humby (modelo inglês).
- Dermátomo de Padgett (tambor).
- Dermátomo movido à turbina de Brown.
- Dermátomo elétrico de Brown.
- Dermátomo elétrico de George da Silva (com lâmina de barbear).

A Dermatocirurgia é um ramo da Cirurgia que visa à solução de lesões epiteliais. Ela utiliza vários recursos como eletrocoagulação, curetagem, laserterapia, dermabrasão, biopsia por pinça ou bisturi, operação micrográfica, etc. O que se questiona é o exercício sem uma formação cirúrgica básica e adequada, uma vez que há interface com a Cirurgia Geral e a Plástica.[1]

Curativos com açúcar em feridas não isquêmicas e infectadas, o uso do açúcar é útil, eficaz e inócuo. Nas feridas secas ele produz dor forte. O seu uso é fácil, sem risco, apesar de que é preciso vigiar as formigas (incrível, não?). O açúcar é bactericida *in vitro*. Na ferida ele tem o mesmo efeito ou é somente

978-85-7241-664-1

978-85-7241-664-1

bacteriostático, já que age na parede bacteriana, osmoticamente, produzindo desidratação.[2]

A flora microbiana da pele se divide em residente e transitória, aeróbia e anaeróbia.

O propósito do preparo de pele é reduzir a flora bacteriana. A flora transitória é removida pela escovação e a residente é diminuída.

REFERÊNCIAS BIBLIOGRÁFICAS

1. *An. Acad. Nac. Med.*, v. 152, n. 3, p. 89-91, 1992.
2. RAHAL, F. *Rev. Paul. Med.*, v. 94, p. 132, 1979.

CAPÍTULO 45

Boca, Faringe e Laringe

Alcino Lázaro da Silva

Propedêutica

Exame Clínico

- Exame local:
  - Bucoscopia.
  - Rinoscopia.
  - Laringoscopia indireta.
  - Faringoscopia indireta.
  - Nasofaringoscopia indireta.
  - Laringofaringoscopia indireta.
  - Sialografia pelos ductos da Wharton (submandibular) ou Stensen (parotídeos).
- Exame locorregional:
  - Palpação bidigital da boca.
  - Palpação cervical, com o paciente assentado e cabeça e pescoço relaxados.
  - Pesquisa de cadeias linfonodais e linfonodos isolados.
- Exame geral:
  - Pulmão: radiografia do tórax.
  - Fígado:
    - Ultra-sonografia.
    - Química de sangue.
  - Osso:
    - Radiografia.
    - Cintilografia.
  - Crânio:
    - Radiografia.
    - Tomografia.
  - Seios da face e mandíbula: radiografia
- Biopsia:
  - *Por punção*: nódulos.

978-85-7241-664-1

  - *De borda*: úlcera visível (pinça saca-bocado).
  - Incisional ou excisional (nódulo).
- Biopsia especial:
  - Por endoscopia sob anestesia geral.
  - Por congelação, após preparo, planejamento terapêutico e anuência do doente.
- Azul de toluidina:
  - Cora o material nuclear das células neoplásicas:
    - Bochechos com água, 20s; 2 vezes.
    - Bochechos com ácido acético a 1%, 20s.
    - Secagem com algodão ou gaze sem trauma.
    - Uso de azul de toluidina.
    - Bochechos com ácido acético a 1%, 1min.
    - Bochechos com água.

978-85-7241-664-1

Estádio

- Clínico: tumor, nódulo e metástase (TNM).
- Cirúrgico, após anestesia geral e exposição regional. Quando o método anterior não foi possível e convincente.

Medidas de Urgência

- Gastrostomia ou jejunostomia nas disfagias completas.
- Traqueostomia na insuficiência respiratória grave ou aguda. Evitá-la, se possível, no carcinoma de laringe.
- Intubação com cateter fino para nutrição enteral.
- Piriforme, sinusostomia quando o cateter enteral será usado por muito tempo.

Pré-operatório

- Autorização consciente para mutilação.
- Exame de rotina.
- Exames especiais de acordo com o fator de risco.
- Abstenção de álcool e fumo.
- Fisioterapia respiratória.
- Vaporização (micronebulização).
- Correção da anemia.
- Tratamento de lesões acessórias bucais.
- Remoção de focos dentários e dentes perdidos.
- Depilação cervical, couro cabeludo ou região doadora para enxertos ou retalhos, de acordo com o planejamento terapêutico.

- Antibioticoterapia nas cirurgias maiores ou nos pacientes de alto risco.
- Higiene da cavidade bucal com anti-sépticos.
- Reserva de quantidade satisfatória de sangue pelo risco de grandes perdas.

Planejamento Terapêutico

- Local:
  - Retirada da lesão.
  - Cobertura mucosa ou pele.
- Locorregional:
  - Exérese da lesão.
  - Esvaziamento cervical descontínuo.
  - Exérese em monobloco.
  - Reparação por enxerto ou retalho.
- Uso de quimioterapia ou radioterapia:
  - Somente no pré-operatório.
  - No pré e pós-operatório.
  - No transoperatório.
  - As medidas terapêuticas anteriores comprometem mais ainda o estado geral. Por isso, o cuidado com a nutrição deve ser preocupante conforme o tratamento se desenvolve.
  - Autonomização de retalhos ou construção de tubos reparadores.

Transoperatório

Traqueostomia, gastrostomia ou intubação de acordo com a cirurgia a ser realizada e se não foram praticados no pré-operatório.

Reposição de sangue nas ressecções extensas ou em caso de acidentes.

Hemostasia rigorosa para evitar a formação de hematomas nos espaços vazios que permanecem após a ressecção e que podem complicar com infecção.

Aspiração contínua para prevenir hematomas e deiscências por mobilização excessiva dos retalhos e para permitir a aderência entre os diferentes planos anatômicos.

Curativo compressivo nas grandes mobilizações e áreas de movimento maior, desde que não comprometam a irrigação.

Se possível, deixar a área operada exposta, sem curativo para melhor controle.

Rever a segurança da traqueostomia.

Aguardar extubação para a certeza das vias aéreas livres. Deve-se ter em sempre mente a possibilidade de traqueostomia.

Uso de fios imobilizadores (Kirschner) para reconstrução óssea imediata e que poderão ser substituídos, em uma segunda cirurgia, por enxertos ósseos ou próteses.

978-85-7241-664-1

Pós-operatório

Oxigenoterapia, hemoterapia e analgesia de acordo com a observação clínica e laboratorial.

- Hidratação até que haja realimentação.
- Realimentação precoce se houver estomias.
- Estimular a deambulação precoce.
- Vigilância rigorosa quando houver traqueostomia. Aspiração contínua e periódica. Em poucas horas a secreção pode desidratar-se ou constituir um tampão mucoso (rolha).
- No caso de troca de cânula, fazê-lo na sala de cirurgia. Após a retirada, pode não ser fácil a reintrodução.
- Retirada de pontos a critério da observação clínica.
- O uso de quimioterapia e radioterapia será orientado pela evolução, estado nutricional e aspecto da ferida.

Operações

Lábio

- Lesão mediana: ressecção em forma de V e reparo imediato.
- Lesão extensa ou acometendo ângulos: retalho de Abbé mobilizado do lábio superior ou retalho de Bürrow, após exérese de triângulo facial de compensação. Nas ressecções maiores, sutura mucocutânea, deixando-se a perda de substância para reparo em outro tempo operatório, caso não seja possível construir tubos ou se eles não foram preparados previamente.
- Lesão superficial extensa do vermelhão: ressecção superficial paralela à borda mucocutânea e cobertura mucosa por mobilização intrabucal.

Gengiva, Língua e Assoalho da Boca

- Lesão menor: exérese e cobertura primária por mobilização mucosa ou musculomucosa.
- Lesão maior: exérese em monobloco, preservando-se o arco mandibular (*pull-through*).

Exérese em monobloco, envolvendo a mandíbula (operação composta ou comando). Reparação com a hemilíngua remanescente ou com retalho miocutâneo deltopeitoral.

Região Jugal

- Lesão menor: exérese e síntese.
- Lesão maior: exérese e reparo por retalhos vizinhos ou locais. Os tubos deltopeitoral ou frontal são úteis nessa cobertura.

978-85-7241-664-1

Mandíbula

- Lesão de mento ou de corpo, sem afetar a zona articular: ressecção seccional (descontínua).
- Lesão superficial: ressecção segmentar (mantém-se a continuidade [mandibulectomia marginal]).
- Lesão extensa: hemimandibulectomia com desarticulação.

978-85-7241-664-1

Usar fio imobilizador para reconstrução futura.

Na desarticulação, pode-se tentar o uso de prótese, construída sob modelo da própria peça e colocada no pós-operatório imediato.

O uso de prótese só é possível se não houver abertura da cavidade bucal.

Seios da Face (Palato Duro)

- Lesão pequena anterior: maxilectomia anterior.
- Lesão pequena bucal: maxilectomia submucosa.
- Lesão maior ou de corpo: maxilectomia.
- Lesão invadindo base da cavidade ocular: maxilectomia mais exenteração de órbita.

O tamponamento precisa ser vigiado de maneira rigorosa uma vez que pode se soltar, ocluir a via aérea superior ou permitir sangramento abundante.

A retirada de tamponamento deve ser orientada pela observação clínica e local (mobilização espontânea).

Faringe

- Lesão menor: exérese e reparação imediata.
- Lesão média: exérese e reparação com retalho do palato mole.
- Lesão extensa: radioterapia e quimioterapia, e depois cirurgia.

Palato Mole

- Lesão menor: exérese, mobilização e sutura mucosa ou enxerto de pele.
- Lesão maior: associar à maxilectomia.

Hipofaringe

- Lesão menor: radioterapia e quimioterapia.
- Lesão maior: esofagofaringolaringectomia. O trânsito digestivo é restabelecido por interposição de colo ou estômago, ou por retalho dermoepidérmico deltopeitoral tubulizado. Traqueostomia definitiva.

Laringe

- Lesão menor: laringectomia parcial ou exérese local.
- Lesão maior: laringectomia.

- Lesão extensa: esofagofaringolaringectomia com restabelecimento do trânsito digestivo por tubo de pele deltopeitoral, estômago ou cólon.

Reparações maiores são feitas com retalhos epidermomusculares (peitorais) pediculados.

Intubação Naso ou Orotraqueal Prolongada

- Obstrução das vias áreas superiores por:
  - Processos inflamatórios: amigdalites, epiglotites, laringotraqueobronquites, pericondrites laríngeas, abscessos cartilagíneos da laringe, laringites específicas (diftérica, tuberculosa, micótica, sifilítica).
  - Processos tumorais:
    - Intrínsecos: carcinoma da laringe, papilomatose laríngea, granulomatoses laríngeas, teratomas, hemangiomas.
    - Extrínsecos: tumefações compressivas de vizinhança: tireóideas, esofágicas, vasculares e linfonodais.
  - Edemas: da glote (angioneurótico) e da traquéia (traumatismos).
  - Espasmos da laringe.
  - Paralisia das cordas vocais por: lesões tumorais, inflamatórias ou compressivas dos nervos recorrentes; lesões bulbares; tireoidectomias.
  - Presença de corpos estranhos: supraglóticos, glóticos e na subglote.
  - Traumatismos (sobretudo os que se acompanham de edema, sangramento e enfisema subcutâneo), no nível da orofaringe, laringofaringe, laringe e traquéia.
  - Anomalias congênitas: orofaríngeas (atresia de coanas); laríngeas (desdobramento epiglótico, cistos, laringomalacia, laringe anã congênita, membrana hialina, hiperplasia mucosa) e traqueais (estenose subglótica, traqueomalacia, estenose da traquéia).
  - Hemorragias incoercíveis na faringe: pós-cirúrgicas (amigdalectomias).
  - Laringites estenosantes: queimaduras cáusticas (soda), cateterizações (diatermocoagulação e aplicações de nitrato de prata) e actínicas (radioterapia).
- Obstrução das vias aéreas baixas por:
  - Acúmulo e/ou aspiração de secreções em:
    - Moléstias do sistema nervoso central (SNC): poliomielite bulbar, tumores cranianos, meningites, encefalites, paralisia cerebral infantil, mielite transversa, esclerose em placas, hidrocefalia, acidente vascular encefálico (AVE), miastenia grave e traumatismos cranianos.
    - Moléstias infecciosas agudas:
      - Pneumonias primárias, pneumonias secundárias, broncopneumonias, bronquite capilar (bronquiolite), tétano.
    - Atelectasias pulmonares.

978-85-7241-664-1

  - Insuficiência cardíaca congestiva.
  - Fibrose cística pulmonar.
  - Esmagamento do tórax.
  - Comas: urêmico, diabético, septicêmico, anestésico, alcoólico e envenenamentos.
  - Choque: cirúrgico, obstétrico e dos politraumatizados.
  - Inalação de fumaça.
  - *Status asmaticus*.
  - Ingestão de derivados de petróleo, sobretudo gasolina e querosene.
- Intubação oro ou nasotraqueal prolongada: na fase inicial de algumas moléstias citadas anteriormente, há indicação de intubação. Uma vez debelada a causa que originou a insuficiência respiratória, é de rotina tentar-se a extubação. Costuma-se aguardar a resolução do caso até no máximo de oito a dez dias. Ao fim desse tempo, indica-se a traqueostomia.

978-85-7241-664-1

CAPÍTULO 46

Readaptação da Voz (para os Operados de Laringe)

Idalmo G. Duarte

Técnicas e Regras do Sistema

A voz será produzida em conseqüência do ar expelido pelo esôfago. Somente a quantidade de ar que permanecer no esôfago, após ser eliminado como se fosse arroto, originará sons os quais serão transformados em palavras.

Ao deglutir o ar, na suposição de levar um susto, o indivíduo deverá paralisar o ato de inspiração e em seguida, como se engolisse contra a vontade uma pílula e procurasse expeli-la, emitirá o som semelhante ao arroto. Esse exercício deve ser repetido insistentemente.

978-85-7241-664-1

Nos primeiros dias do exercício não haverá resultado, o que não deve desanimá-lo.

Em alguns casos, as bebidas gasosas (refrigerantes, água salutaris, etc.) poderão auxiliar, em decorrência da formação de gazes, o tal arroto. Entretanto, é preciso admitir que muitas pessoas aprenderam a arrotar artificialmente; sendo assim, os exercícios já podem ser praticados.

Pronunciar "AAAAAAAAAAA": esse som que deverá ser expelido muito arrastado e como se estivesse molhado melhora aos poucos e deve ser repetido muitas vezes, com bastante insistência.

O "A" quanto mais pronunciado, mais eficiente será. Depois o paciente deverá fazer um exercício, também demorado e perseverante, com o som "EL" repetidas vezes, insistindo sempre que possa (no quarto, no banheiro, sozinho, na presença de amigos, etc.), demonstrando a firme vontade de querer vencer.

Obtidos esses sons, passará então a pronunciar as vogais "A, E, I, O, U" repetidas vezes.

Insistimos em dizer que os exercícios devem ser sempre repetidos, sem desânimo, e que seria conveniente se alguém, ouvindo-os, emitisse uma opinião relativa à clareza da dicção, fazendo com que sejam repetidas as vogais menos claras.

No intuito de fortalecer a garganta em substituição às cordas vocais, aconselhamos o seguinte exercício: engolir o ar e soltá-lo com a boca fechada, interessando o nariz, obtendo desse modo um som nasal, imitação do som produzido pelo Pato Donald.

Depois de executados com clareza os exercícios anteriores, o paciente deve tentar pronunciar as seguintes sílabas: BA, BE, BI, BO, BU; MA, ME, MI, MO, MU; NA, NE, NI, NO, NU; LA, LE, LI, LO, LU; PA, PE, PI, PO, PU; SA, SE, SI, SO, SU.

978-85-7241-664-1

As sílabas BA, BE, BI, BO, BU e MA, ME, MI, MO, MU são pronunciadas com o auxílio dos lábios. As sílabas NA, NE, NI, NO, NU são pronunciadas com a língua colocada junto aos dentes superiores. Quando o paciente tiver dificuldades em pronunciar PA, PE, PI, PO, PU, deverá umedecer um pouco os lábios com a língua.

Os números deverão ser pronunciados vagarosamente: um, dois; três, quatro; cinco, seis; sete, oito; nove, dez; e assim por diante, de três em três, de quatro em quatro e, por fim, de um a dez, de um só fôlego. Isso constituirá prova de êxito se o paciente sentir que está repousado. Recomenda-se também a paralisação do exercício assim que o paciente perceber que o som expelido está acompanhado de ligeira ronqueira ou ruído indicativo de respiração difícil. A letra A deverá ser pronunciada com a boca bem aberta. B com o auxílio dos lábios. Atenção especial deverá ser prestada pelo paciente quanto às letras D e T, que são pronunciadas com o auxílio dos dentes superiores.

Se não houver a assistência de um professor, deve-se ir ao espelho para encontrar a posição da língua que proporcione a dicção das letras com maior clareza, além de evitar contrações faciais e movimentos excessivos da garganta. Recomenda-se que, ao iniciar-se a pronúncia de palavras, o paciente faça como se estivesse soletrando, procurando sempre dar à última sílaba um som forte, se possível mais forte do que o som da primeira sílaba.

Exemplo: de-*do*, ne-*to*, bo-*la*, a-mi-*go*, co-pa-ca-ba-*na*.

As sílabas nunca devem ser sussurradas. Esse defeito não só retardará de maneira notável a emissão da voz e poderá prejudicá-la seriamente em sua elevação e clareza. Tão logo comece a pronunciar as palavras, o paciente pode adquirir uma cartilha e ler em voz alta, palavra por palavra, silabando, lembrando-se sempre que, de início, a clareza da voz é muito mais importante do que a rapidez.

Cinco minutos de exercício, de hora em hora, são muito mais eficientes do que uma hora consecutiva de estudo.

Advertências e Recomendações

Ao fazer os exercícios, o paciente deverá estar sentado com tranqüilidade e de modo cômodo, sem cruzamento de pernas ou de braços, inteiramente à vontade, mantendo-se relaxado e evitando qualquer pressão sobre o abdome ou o peito.

A pessoa pode tentar realizar seus exercícios até mesmo deitada, em decúbito dorsal, com sucesso.

Durante as refeições, procurar manter a cabeça levantada, evitando assim dificultar a respiração. A imperceptível obstrução do canal de respiração traz sempre sintomas de asfixia.

Quando estiver lendo, escrevendo, passeando, etc., o paciente deve habituar-se a fazer pronunciar A, BA, BE, BI, BO, BU, A, E, I, O, U. Assim não só ficará apto a falar em qualquer ocasião, como estará sempre melhorando a voz, tornando-a mais forte, menos rouca. Ele deve também insistir em falar pelo telefone com seus amigos e parentes; a posição da boca no fone deve ser perfeitamente normal. Se conseguir se fazer entender pelo telefone, terá sensação de vitória. Ao se dirigir para atender ao telefone, ele deve caminhar vagarosamente; o cansaço dificultará de algum modo a clareza da voz. Todas as grandes emoções, de tristeza ou alegria, alteram a voz e, em certos casos, provocam o seu desaparecimento temporário.

Ao acordar, há uma grande diferença na voz; nesse caso, o exercício deverá ser imediatamente iniciado e assim o estado normal da voz é recuperado.

Quando perceber que sua voz está muito molhada, o paciente deverá engolir a saliva de maneira consecutiva, até que a voz se torne seca, ou seja, normal.

É importante evitar discussões, exaltações, excessos de qualquer natureza, sobretudo emoções fortes.

O paciente deve procurar uma pessoa amiga para orientar-lhe na leitura e nos exercícios.

978-85-7241-664-1

CAPÍTULO 47

Glândulas Salivares

Alcino Lázaro da Silva

Doenças

- *Parótida* (canal de Stensen).
  - Trauma:
    - Pré-tragal.
    - Região parotídea.
    - Região jugal (nervo facial, ducto).
  - Seqüelas do trauma.
    - Fístula glandular.
    - Paralisia facial extrapetrosa.
  - Tumores benignos:
    - Adenoma simples.
    - Nervos (neurinoma, schwanoma).
    - Mioepitelioma.
    - Vascular (angioma, linfangioma).
    - Conjuntivos (lipoma, fibroma).
    - Cisto (congênito, dermóide, sinovial, hidático, amigdalóide).
    - Linfonodal (sífilis, tuberculose, inflamatório).
  - Tumor misto típico:
    - Polimorfismo constituído por epitélio glandular e conjuntivo: adenoma pleomórfico.
    - Metaplasia óssea e cartilaginosa.
    - Acúmulos epidérmicos.
    - Mioepitelial.
    - Adenocarcinoma.
    - Multifocal.
  - Glomo jugular:
    - Paragânglio no canal timpânico.
  - Cisto adenolinfoma papilar: (tumor de Warthin) de células eosinófilas, com justaposição de tecido linfóide e epitelial benigno.
  - Tumor maligno epitelial:

978-85-7241-664-1

  - Grau menor de malignidade.
    - Carcinoma mucoepidermóide.
    - Carcinoma células oxífilas (oncocitoma).
    - Carcinoma adenocístico (cilindroma).
  - Grau alto de malignidade.
    - Carcinoma mucoepidermóide.
    - Carcinoma indiferenciado.
    - Carcinoma espinocelular.
    - Adenocarcinoma.
      - Cístico-adenóide.
      - Células acinosas.
      - Várias formas.
    - Tumor misto maligno.
- Tumor maligno não glandular:
  - Conjuntivo: sarcoma, neurinoma, schwanoma, Hodgkin, leucemia.
  - Linfóide: linfoma, linfosarcoma.
  - Tumores secundários (invasão).
- Parotidites.
  - Aguda.
    - Infecciosa.
    - Com doença grave.
    - Na caquexia.
    - Pós-operatória.
    - Litiásica: canalicular glandular.
    - Secundária: desidratação.
    - Gangrenosa.
  - Crônica inespecífica
    - Recidivante (canalicular ascendente).
    - Reflexa (otite, aparelho dentário).
    - Alérgica.
    - Tóxica.
  - Crônica específica:
    - Sifilítica.
    - Actinomicótica.
    - Tuberculose.
  - Hipossialia e abscesso na nutrição parenteral total.
- Parotidoses:
  - Doença de Mickulicz ou lesão linfoepitelial benigna ou adenolinfoma (hipertrofia monossintomática e inexplicada do sistema salivar e lacrimal).
  - Síndrome de Mickulicz (hipertrofia parotidiana e submandibular associada, unilateral).

978-85-7241-664-1

978-85-7241-664-1

    - Linfomatose de Heefordt (associada à anterior, a assialia e iridocoroidite).
    - Doença de Gougerot-Sjögren (esclerose parotidiana e assialia, xerostomia e ceratoconjuntivite).
    - Parotidomegalia essencial (morfológica, familiar, glandular, geográfica, parotidite e crônica).
    - Parotidomegalia (chagásica).
- *Submandibular* (canal de Warton):
  - Trauma.
  - Submandibulite.
    - Aguda.
    - Crônica.
  - Litíase.
  - Submandibulose.
  - Tumores.
    - Parótida 93,6%.
    - Submandibular 6,1%.
    - Sublingual 0,3%.
  - Cilindroma: mais freqüente que na parótida e sem explicação. Os tumores malignos são mais raros que na parótida.
- *Sublingual* (canal de Bartholin, às vezes): sem loja própria com canalículos múltiplos (15 a 30). Às vezes se reúnem, em parte, num canal único (de Bartholin). Separada do músculo lingual e genioglosso pela terminação do nervo lingual. Pode prolongar-se para o interior do milo-hióideo. Os tumores são raríssimos.
- *Glândulas salivares do lábio*: o mais comum é a dilatação cística sob forma de vesícula. Mucocele.
- *Glândulas salivares jugais.*
- *Glândulas salivares palatinas.*

Propedêutica

A saliva possui atividade anticomplementar. Apresenta o C3c, com significado na ativação do sistema, complemento e interação com a saliva da boca. São importantes nas lesões do dente (valor médio: 86,92mg/dL no soro). O C3c ainda não foi mensurado na saliva da parótida.

- Amilase.
- Desidrogenase lática (LDH) existe na parótida de indivíduos normais.
- Parotin (insulina-símile), frações 1, 2, 3, 4. É a fonte adicional de insulina na parótida. Ação trófica na boca e hipoglicemiante.
- Bradicinina.

Pedículos Vasculares da Parótida

- Carótida externa (triângulo pré-estilo-hióideo).
- Maxilar interna (com nervo auriculotemporal) retrocondiliana.
- Temporal superficial (com nervo auriculotemporal).
- Veia jugular externa (cruza com o ramo inferior do facial).
- Auricular posterior (atrás do digástrico e estilo-hióideo).
- Plexo venoso extracondiliano.
- Plexo masseterino (colabora com a veia jugular externa).
- Artéria transversa da face (junto com um ramo do facial).

Nervo Facial

É o sétimo par motor. Uma pequena parte (nervo intermediário glossopalatino) realiza a gustação nos dois terços anteriores da língua, além de inervar as glândulas lacrimal e salivar.

O nervo facial comunica-se com o nervo estatoacústico no meato acústico. No canal facial, o gânglio geniculado fornece ao plexo timpânico um ramo comunicante, o nervo petroso superficial maior (secretomotor), e um inconstante, o nervo petroso superficial externo. Há ainda o nervo estapédio e a corda do tímpano.

Ele emerge no forame estilo-mastóide. É mais superficial na criança (mastóide menor).

O nervo fácil também dá ramos para o estilo-hióideo, digástrico, vago, glossofaríngeo, auriculotemporal, auricular maior, occipitais menores e auricular posterior.

Na parótida, dois troncos, o temporofacial (temporal, zigomático, bucal e cervicofacial (mandibular e cervical).

Tratamento

Glândula Salivar Submandibular

- Com litíase no canal (de Wharton) ou obstruindo a papila sublingual ao lado do freio: papilotomia ampla e litomia.
- Com litíase intraglandular ou processo pseudotumoral inflamatório: glandulectomia.
- No câncer primitivo (raro): glandulectomia envolvida no monobloco supra-hióideo uni ou bilateral, ou totalmente homolateral.
- A biopsia deve ser por congelação, evitando-se a cirurgia em dois tempos.

978-85-7241-664-1

Glândula Salivar Parótida

- Litíase: papilotomia jugal na desembocadura do ducto de Stensen.
- Litíase com parotidite crônica pseudotumoral: parotidectomia superficial com preservação do facial.

- Litíase ou supuração glandular: drenagem interna, se possível; caso contrário, no sulco de pele atrás do ângulo mandibular (não se lesam ramos de facial).
- Cistos, adenomas e inclusões teciduais benignos: exérese. Dependendo da localização, o facial deve ser exposto para orientar a remoção da lesão.
- Lesões tumorais extraparotídeas (linfoepitelioma e Whartin): remoção do maior volume tumoral ou paratidectomia superficial, com preservação do facial.
- Lesões tumorais malignas conjuntivas extraparotídeas: biopsia e tratamento complementar.
- Lesões tumorais parotídeas benignas (adenoma pleomórfico): parotidectomia superficial ou total, dependendo da idade, fator de risco, localização, volume e estádio. Preserva-se o facial.
- Lesões tumorais malignas:
  - Inicial: parotidectomia total com preservação do facial e tratamento complementar.
  - Avançada: parotidectomia total com sacrifício do facial e tratamento complementar.
- Lesão avançada maligna extraparotídea ou invasão glandular por tumor adjacente: parotidectomia total e esvaziamento homolateral do pescoço. Complemento terapêutico.
- Trauma de parótida: localizar o nervo pelo tronco (mais difícil) ou pelo ramo superficial. O menos difícil é localizar a veia jugular externa que é cruzada pelo ramo cervical. A partir daí disseca-se centripetamente até o tronco.

978-85-7241-664-1

CAPÍTULO 48

Tireóide

Alcino Lázaro da Silva

A tireóide origina-se da invaginação do assoalho endodérmico da faringe primitiva. As células parafoliculares desenvolvidas da crista neural juntam-se à tireóide mediana. Por essa razão, são conservadas às células foliculares propriedades das do tipo intestinal (filogenético) e endoteliais, o que caracteriza a tireóide como glândula de secreção externa relacionada ao aparelho digestivo.

978-85-7241-664-1

Propedêutica

- Exame clínico: o mais nobre, mais prático, mais fácil e mais barato e também seguro. Índice de Wayne (Tabela 48.1).
- Exame local: adjacências cervicais a procura de nódulos e fazendo-se a laringoscopia indireta para estudos de cordas vocais.
- Exame geral:
  - Pulmão: radiografia para estudo do parênquima e massa mediastinais ântero-superiores.
  - Ultra-sonografia de pescoço para diferenciar cistos de nódulos e estudar o prolongamento da glândula para o retrofaringe.
  - Tomografia, *idem* ao anterior.
  - Captação e mapeamento.
  - Ossos: cintilografia e radiografia convencional.

Estádio

Dependendo do exame físico, da identificação de nódulos locorregionais, lesões distantes e do resultado definitivo da histopatologia.

Urgência

Uma atitude de urgência no pré-operatório é muito rara. Somente nos tumores avançados, envolvendo traquéia, pode ocorrer uma insuficiência respiratória aguda que exige traqueostomia.

Tabela 48.1 – Cálculo do Índice de Wayne. Sinais e sintomas regentes e/ou exacerbados

Sintomas		
• Preferência ao frio	+ 5	
• Preferência ao calor	– 5	
• Aumento de apetite	+ 3	
• Diminuição de apetite	– 3	
• Aumento de peso	– 3	
• Diminuição de peso	+ 3	
• Suor excessivo	+ 3	
• Nervosismo	+ 2	
• Cansaço	+ 2	
• Palpitação	+ 2	
• Dispnéia de esforço	+ 1	
Sinais		
	SIM	NÃO
• Movimentos hipercinéticos	+ 4	– 2
• Fibrilação atrial	+ 4	
• Pulso regular 80	– 3	
80 a 90	0	
90	+ 3	
• Tireóide palpável	+ 3	– 3
• Sopro tireóideo	+ 2	– 2
• Exoftalmia	+ 2	
• Retração palpebral	+ 2	
• Mãos quentes	+ 2	– 2
• Mãos úmidas	+ 1	– 1
• Tremor digital	+ 1	
• Atraso palpebral	+ 1	
Resultado (total) =		
Interpretação:		
• 19 ou mais: tireotoxicose		
• 12 a 18: dúvida		
• 11 ou menos: eutireoidismo		

978-85-7241-664-1

Nas crises tireotóxicas (hipertireoidismo).

A traqueostomia não é fácil. Há três caminhos: alta entre a cartilagem tireóide e cricóide; média, fendendo ou afastando antes a glândula tireóide na linha mediana (mais difícil na urgência); baixa, tomando-se anéis inferiores e penetrando abaixo da borda inferior da glândula (difícil e insatisfatória).

Controle Laboratorial

- Iodo protéico (PBI). Em desuso.
- Triiodotironina (T_3).

978-85-7241-664-1

- Tiroxina (T_4).
- Hormônio estimulador da tireóide (TSH, *thyroid-stimulating hormone*) (ultra-sensível).
- Hormônio liberador da tireotrofina (TRH, *thyrotropin-releasing hormone*).
- Tireograma (mapeamento).
- Captação pelo iodo^{131} (I^{131}) ou tecnécio (Tc^{99}).
- Prova de estímulo.
- Prova de supressão.
- Dosagens de cálcio, fósforo e íons.
- Rotina geral.
- Anticorpos antitireoglobulina.
- Anticorpos antimicrossomal.

Afecções da Tireóide

Hiperplasia e Hipertrofia Funcionais (Clinicamente Classificadas em Difusas e Nodulares)

- Bócio atóxico (não funcionante).
  - Deficiência de iodo (falta de ingestão).
  - Deficiência de iodo relativa (puberdade, gravidez, etc.).
  - Antitireoxinogênese (substâncias bocígenas – *Bracicaes*, cebola; medicamentos tiouréia, percloratos).
  - Hipotireoxinogênese por deficiência genética de enzimas (defeitos):
    - Defeito na captação (*trapping*) (anexação do I_2).
    - Defeito na organificação do iodo protéico (T_1, T_3) (síndrome de Pendred).
    - Defeito no acoplamento de iodotirosinas (T_3, T_4) (formação tiroxina).
    - Iodo sérico insolúvel no butanol (composto orgânico iodado anormal).
- Bócio tóxico (funcionante).
  - Difuso (Graves-Basedow).
  - Nodular (Plummer).

Reações Inflamatórias

- Tireoidites auto-imunes:
  - Agudas:
    - Não supuradas.
    - Supuradas.
  - Subaguda ou granulomatosa.
  - Crônicas.
    - Granulomatosas (de Quervain).
    - Linfomatosa (de Hashimoto) – subaguda? ou bócio linfadenóide.
    - Fibrosa (ou de Riedel).

- Tireoidites infecciosas:
  - Agudas com ou sem abscesso.
  - Crônica (fistulada ou não). Câncer em sua maioria.

Afecções Congênitas

- Tireóide pequena: hipogênese, destruição, hipotireotropinismo.
- Teratomas. Cistos. Fístulas. Bócios aberrantes (ectópicos).
- Síndrome de Pendred.
- Doença de Cowden – bócio congênito.

Blastomas

- Benignos.
  - Adenoma folicular.
    - Embrionário (trabecular).
    - Fetal (tubular).
    - Simples (microfolicular).
    - Macrofolicular (colóide).
    - De células de Hürthle (?).
  - Adenoma papilífero (cistoadenoma). Atualmente não mais considerado como benigno.
- Malignos:
  - Carcinoma diferenciado.
    - Folicular (sangüíneo):
      - Carcinoma.
      - De células claras.
      - Adenocarcinoma.
    - Papilífero (linfático):
      - Carcinoma.
      - Adenocarcinoma (cistoadenoma).
      - Tumor esclerosante não encapsulado.
  - Carcinoma medular (relacionado a neoplasia endócrina múltipla 2 [MEN2, *multiple endocrine neoplasia*]. Produz calcitonima e às vezes hormônio adrenocorticotrófico [ACTH]).
    - Forma esporádica:
      - Sem outras doenças associadas.
    - Forma familiar:
      - Neoplasia endócrina múltipla tipo 2^{A}.
        - Carcinoma medular da tireóide.
        - Feocromocitoma.
        - Hiperparatireoidismo.
    - Neoplasia endócrina múltipla tipo 2^{A}.
      - Subtipo com lesão cutânea de líquen amiloidose.

978-85-7241-664-1

        - Neoplasia endócrina múltipla tipo 2^B.
            - Carcinoma medular da tireóide.
            - Feocromocitoma.
            - Fenótipo anormal.
                - Neuromas da mucosa.
                - Anormalidade esquelética.
            - Hiperparatireoidismo: muito raro.
    - Carcinoma indiferenciado:
        - De células pequenas (sólido).
        - De células gigantes (fusiforme).
    - Outros tipos:
        - Carcinoma epidermóide.
        - Carcinoma de células de Hürthle (variedade de folicular).
        - Fibrossarcoma.
        - Linfomas.
        - Tumores secundários ou metastáticos.
        - Adenoma folicular metastatizante (evolução benigna com metástase).
        - Metastático.

Iatrogênico (Medicamentoso)

- Ingestão excessiva de iodo inibe a proteólise de globulina.
- Bócio macrofolicular.

Resultados

No período de 11 anos (1981/1991), foram realizados, no laboratório de Patologia Cirúrgica da Faculdade de Medicina da Universidade Federal de Minas Gerais (UFMG), 58.689 exames anatomopatológicos. Os 898 exames de peças cirúrgicas de tireóide correspondem a:

- Bócio colóide nodular: 399.
- Adenoma folicular: 119.
- Bócio hiperplásico difuso (doença de Graves): 55.
- Carcinoma papilífero: 33.
- Tireóide normal: 24.
- Doença de Plummer: 19.
- Cisto de tireóide: 15.
- Tireóide de Hashimoto: 14.
- Carcinoma folicular: 11.
- Adenoma de células de Hürthle: 7.
- Carcinoma indiferenciado: 5.
- Tumores secundários: 5.

978-85-7241-664-1

- Carcinoma medular: 4.
- Tireoidite granulomatosa (de Quervain): 2.
- Carcinoma de células de Hürthle: 1.
- Tireoidite de Riede: 11.
- Corpo estranho: 1.
- Hiperplasia epitelial: 1.

Associações de doenças:

- Bócio colóide nodular + adenoma folicular: 50.
- Bócio colóide nodular + carcinoma papilífero: 8.
- Bócio colóide nodular + tireoidite Hashimoto: 6.
- Bócio colóide nodular + outras doenças*: 2.
- Adenoma folicular + doenças de Graves: 3.
- Adenoma folicular + outras doenças**: 4.
- Carcinoma papilífero + outras doenças***: 2.
- Carcinoma indiferenciado + adenoma folicular: 1.
- Doença de Plummer + tireoidite inespecífica: 1.
- Tireoidite de Hashimoto + doença de Graves: 1.

Totais: 794.

978-85-7241-664-1

Pré-operatório

- Rotina estabelecida para tumores de boca, faringe e laringe.
- Nas hiperfunções, controle rigoroso da atividade cardíaca e vascular. O pulso deve estar abaixo de 80bpm, com o paciente dormindo. Acima disso ou nos pulsos instáveis, manter a atenção clínica. O controle é feito pelo propiltiouracil, tapazol ou iodo nascente (lugol fraco). Se o paciente não estiver em uso de iodo, ele deverá ingerir 10 a 15 gotas de lugol por dia, durante 10 a 15 dias antes da operação e, portanto, após compensação pelos outros medicamentos.
- Nas hipofunções: controle rigoroso cardiorespiratório, algumas vezes com deficiências acarretadas pelo hipotireoidismo.
- Bócios gigantes e antigos: atentar para a traquéia que pode estar em traqueomalacia geradora de colapso respiratório imediato a extubação. Sua prevenção se faz pelo não descolamento da tireóide da traquéia e nem cortando o istmo. A tireoidectomia é realizada deixando-se todo o contorno glandular.

---

* Tireoidite granulomatosa, tireoidite de Riedel.

** Tireoidite de Hashimoto, cisto, doença de Plummer, tireoidite inespecífica.

*** Doença de Graves, tireoidite de Hashimoto.

978-85-7241-664-1

Transoperatório

A via de acesso é a incisão semicircular, em colar, com a concavidade voltada para cima, sobre uma das pregas baixas do pescoço. Nos pacientes que não apresentam suspeita ou manifestação de quelóide, a incisão será posicionada pouco abaixo do manúbrio esternal. Nas incisões muito baixas há mais dificuldade em desenvolver-se a operação, sobretudo nas ligaduras dos pedículos superiores. Elas apresentam, entretanto, a vantagem de poderem ser escondidas por qualquer blusa com gola mais elevada.

O cuidado especial na tireoidectomia é o controle rigoroso da hemorragia. Para tal, é preciso utilizar o plano de clivagem como o caminho mais certo e seguro. As fáscias cervicais são aproveitadas nessas mobilizações. Esses planos não são vascularizados e é possível chegar ao pedículo com facilidade e segurança. Os pedículos expostos facilitam a identificação do local seguro para as ligaduras, prevenindo-se lesões de elementos nobres: nervos laríngeos recorrentes e laríngeos superiores.

O nervo laríngeo recorrente deve ser identificado sem dissecação direta que possa provocar qualquer traumatismo.

A cirurgia da tireóide é, antes de tudo, anatômica e plástica.

Após a ressecção, rever cuidadosamente a hemostasia. A região deve ser umedecida com soro ou provoca-se o aumento da pressão arterial e venosa (por meio da hiperinsulflação pulmonar).

O dreno é empregado nas grandes cavidades, após mobilizações extensas, por contra-abertura inferior.

Sempre que possível, retirar o istmo para não ser visível ou palpável no pós-operatório tardio, falseando resultados. Suturar os cotos borda a borda, sem transfixá-los. Hemorragia e lesão dos recorrentes devem ser evitadas. Para isso é preciso que a secção se faça em cunha dentro do coto remanescente. Ele deve medir em torno de 5cm x 2cm x 1cm, ao final.

Pós-operatório

- Deambulação precoce.
- Evitar movimentos de hiperextensão cervical e de lateralidade durante o pós-operatório imediato.
- Retirar o dreno precocemente ou evitá-los.
- Se houver coleções sero-hemáticas, aguardar sua organização para punções eficazes. O calor aplicado sobre a região ajuda na sua organização e reabsorção.
- Os pontos devem ser retirados precocemente ou deixados, se forem intradérmicos com fio absorvível.
- Se a aproximação da pele for com agrafe, eles serão retirados após 24 a 48h.

Vigilância rigorosa da perviedade das vias respiratórias. O trauma pela intubação, pela dissecação do nervo laríngeo recorrente ou sua lesão, e as mobilizações maiores geram distúrbios nas cordas vocais com hipofunção e asfixia.

Nos pacientes que portadores de lesões hiperfuncionantes, os cuidados especiais são:

- Repouso.
- Vigilância clínica cardiovascular.
- Uso de iodo.
- Sedação.
- Oxigenoterapia.
- Combate à febre.

Na suspeita de crise tireotóxica, usar os cuidados anteriormente mencionados e administrar iodo venoso, além de uma monitoração intensiva do doente.

Rastreamento com isótopos nos casos de carcinoma folicular, em especial para uso de iodo radiativo.

Operações

- Theodore Kocher (Nobel em 1909), pai da cirurgia da tireóide: 5.000 operações, 0,4% de óbito.
- Cistos, nódulos, inclusões, adenomas benignos: exérese extracapsular.
- Biopsias: através da face anterior do lobo passam-se fios transfixantes, dentro do limite dos quais se retira o material para nodamento posterior dos cabos dos fios.
- Coleções supuradas: drenagem anterior.
- Bócio endêmico.
  - Um lobo: tireoidectomia subtotal mais istmectomia, e biopsia da face anterior do outro lobo macroscopicamente normal (controle histológico).
  - Dois lobos: tireoidectomia subtotal bilateral e istmectomia.

    A lobectomia não é feita no bócio endêmico. Um pequeno coto, tratado por iodo no pós-operatório, cumpre alguma função reguladora. Além disso, se o outro lobo, porventura, necessita ser ressecado totalmente em outro tempo, cria-se um hipotireoidismo definitivo (uma iatrogenia).
- Tireoidites:
  - De Hashimoto: biopsia diagnóstica ou tireoidectomia subtotal bilateral, nas formas pseudotumorais.
  - De Riedel: tireoidectomia total (alto risco de cancerização).
  - Neoplásicas: tireoidectomia descompressiva (subtotal) e complemento terapêutico.
- Carcinoma anaplásico: tireoidectomia total com ou sem esvaziamento cervical bilateral.

978-85-7241-664-1

- Carcinoma folicular: tireoidectomia total se houver metástases locorregionais, esvaziamento cervical total uni ou bilateral. O esvaziamento funcional é usado na suspeita de metástases.
- Carcinoma papilífero:
  – Um lobo com lesão intralobular: lobectomia e istmectomia.
  – Um lobo com lesão maior e atingindo o istmo: tireoidectomia total.
  – Dois lobos: tireoidectomia total. Associa-se o esvaziamento funcional ou a retirada de linfonodos suspeitos quando há nódulos esparsos e pequenos. Nos blocos metastáticos, deve ser feito o esvaziamento total uni ou bilateral.
- Carcinoma invasivo da traquéia: tireoidectomia total com ou sem esvaziamento, laringectomia e traqueostomia definitiva. O doente precisa ficar consciente e autorizar esta alternativa.

978-85-7241-664-1

Tumor de Célula de Hürthle

A célula foi demonstrada por Baber (1876) e Hürthle a descreveu em cão jovem (1894).

Trata-se de uma célula interfolicular, oxifílica, poliédrica, rica em citoplasma e núcleo hipercromático excêntrico. O tumor aí originado é um tumor de tireóide inespecífico, tardiamente uma variante funcional da célula principal.

A lesão dessa célula pode ser dividida em:

- Adenoma: nódulo encapsulado, formado por mais de 50% de células de Hürthle.
- Carcinoma: mesma característica acima, acrescentada por invasão capsular e vascular, e metástase em linfonodo e à distância.
- Hiperplasia: aumento das células como lesão não capsulada (22% dos casos).

A conduta ideal, atualmente, deveria apoiar-se no estudo do ácido desoxirribonucléico (DNA) nuclear através do seu aumento. O padrão diplóide indica condição benigna ao passo que a aneuploidia refere-se a malignidade.

Em síntese, na falta desse estudo, a conduta aceitável é:

- Para o adenoma, faz a lobectomia e istmectomia. Para o carcinoma, será a tireoidectomia total porque a doença apresenta potencial interglandular ou disseminação bilateral. Na hiperplasia dependerá de sua evolução ou associação a carcinomas papilar e folicular ou nódulo.
- Outras operações seriam: lobectomia parcial; tireoidectomia subtotal, deixando-se 5 × 2 × 1cm, mais ou menos, de tecido em cada lado; ou tireoidectomia quase total.

Nódulo de Tireóide

O nódulo benigno apresenta as seguintes características:

- História antiga (evolução estável).
- História familiar de bócio.
- Aparecimento entre 30 e 50 anos.
- Índice maior em mulheres.
- Não reage, em geral, à supressão com hormônio tireóideo.
- Indolor.
- Não determina compressões vizinhas.
- Pode ser hipo ou hiperfuncionante.
- Móvel.
- Consistência elástica.
- Não há adenopatia associada.
- T_3 e T_4 elevados e TSH baixo, se for hiperfuncionante.
- T_3 e T_4 baixos e TSH elevado, se houver tireoidite auto-imune ou hipotireoidismo.
- Tireoglobulina normal.
- Anticorpos antitireóideos elevados na tireoidite.
- É quente ou morno na cintilografia (hiper).
- É normal ou elevado (hipo), ou baixo (hiper) na captação.
- É sólido ou cístico (raramente misto) na ultra-sonografia.
- Biopsia negativa.
- Restrição à biopsia aspirativa por agulha fina (BAAF) (tireóide).
- Falso-positivo.
  - Falso-negativo.
  - Material insuficiente.
  - Necessita de um Citologista experiente.
  - Não distingue linfoma e tireoidite.
  - Cistos grandes.
  - Não distingue folículos malignos ou benignos.
  - Nódulos múltiplos.
  - Na diátese hemorrágica:
  - Dissemina célula (?).

O nódulo maligno apresenta-se com:

- História recente.
- História familiar de neoplasia endócrina múltipla (MEN2).
- História de irradiação cervical.
- Aparecimento em crianças ou após os 60 anos de idade.

978-85-7241-664-1

- Nódulo recente no homem.
- Tamanho maior.
- Crescimento rápido.
- Desenvolvimento mesmo após a supressão com hormônio tireóideo.
- Doloroso (invasão de cápsula).
- Compressões vizinhas (disfonia, disfagia, dispnéia).
- Eutireóideo em nódulo isolado.
- Aderente a estruturas vizinhas.
- Bombeamento do esternocleidomastóideo.
- Consistência dura.
- Adenopatia satélite e nódulo único.
- T_3 e T_4 e TSH normais.
- Tireoglobulina elevada (marcador tumoral).
- Calcitonina ou tireocalcitonina elevada (marcador).
- Anticorpos antitireóideos negativos.
- Hipocaptante na cintilografia.
- A captação é normal.
- A cintilografia óssea pode revelar lesões ósseas.
- Na ultra-sonografia: sólido ou misto.
- Biopsia positiva.

MEN1: paratireóide, hipófise, pâncreas.
MEN2: paratireóide, supra-renal, tireóide.

978-85-7241-664-1

CAPÍTULO 49

Paratireóide

Alcino Lázaro da Silva

Propedêutica

- Exame clínico: no exame físico do pescoço, é raro, porém possível palpar tumores maiores, em posição lateral e inferior à tireóide, sob a forma de nódulo. No exame geral, encontra-se dor em articulações, ossos alterados (osteomalacia), seqüelas de fraturas mal consolidadas, deficiências de crescimento (raquitismo) e história de crises sucessivas de cólica ou infecção por litíase renal.
- Radiografias de ossos: devem ser estudados em especial os de extremidades (falange das mãos), nos quais se encontram áreas de rarefação, desmineralização, cisto ósseo e deformidades por osteoclasia.
- Estudo radiográfico e endoscópico do estômago e duodeno.
- Ultra-sonografia de pescoço: pode apontar nódulo de ecogenicidade baixa, atrás, ao lado ou abaixo da tireóide.
- Tomografia: *idem* ao anterior. A vantagem das duas é que se diferencia o nódulo de cistos tireóideos incidentes sobre a mesma posição.
- Exame de urina (rotina).
- Urografia excretora: cálculos, nefrocalcinose.
- Biopsia por agulha fina: não há experiência de seu valor pela pequena freqüência e dificuldade com que é usada.
- Uso do radioisótopo tálio-tecnécio: para a paratireóide e tireóide.
- Biopsia peroperatória: não deve ser feita.
- Biopsia por congelação: é útil para mostrar os elementos constituintes de benignidade ou malignidade, e para diferenciar um tumor de um nódulo tireóideo.

978-85-7241-664-1

Estudo histológico das células principais, oxífilas e claras, as quais são variáveis nos adenomas, podendo estar ausentes. As células gordurosas e o tecido fibrovascular são iguais.

Diferençar entre hiperparatireoidismo primário, secundário, terciário, pseudo-hipoparatireoidismo, pseudo-pseudo-hipoparatireoidismo, hipo-hiperparatireoidismo e hiperprodução de calcitonina.

Estádio

Nos casos de tumores malignos, o estádio raramente procede como para o nódulo de tireóide.

Urgência

Na rotina, inexiste intervenção de urgência nas afecções de paratireóide.

978-85-7241-664-1

Controle Laboratorial

Toda a propedêutica da paratireóide deve ser feita para excluir provável doença associada ou interação entre elas.

- Dosagens de cálcio, fósforo, magnésio, eletrólitos, pO_2, pCO_2, excesso de bases, pH, fosfatase alcalina, fosfatases ácidas.
- Dosagens de paratormônio.
- Rotina geral.
- Estudo pormenorizado da urina rotina, funcional e bacteriana. Se houver cálculo recolhido, fazer o seu estudo mineralógico.
- Estudo da função pancreática e suas enzimas. Por passado, suspeita ou probabilidade de pancreatite.
- Estudo da secreção gástrica pela alta freqüência de úlcera cloridropéptica associada.
- Estudo das síndromes endócrinas múltiplas (MEN1 e 2).
- Estímulo e supressão funcional.
- Peptídeo paratormônio (PTH) correlato monofosfato de adenosina (AMP) cíclico.

Doenças

- Hiperplasia.
- Adenoma benigno e adenoma maligno (5% no hiperparatireoidismo primário).
- Distúrbios funcionais:
  - Hiperparatireoidismo primário.
  - Hiperparatireoidismo secundário.
    - Retenção de fósforo.
    - Hipocalcemia.
    - Baixa de calcitrol (1,25 – $0H_2$ D3).
    - Baixa ação inibidora direta da secreção PTH.
    - Resistência óssea a ação calcêmica do PTH.
  - Hipoparatireoidismo iatrogênico (após tireoidectomia).
- Pseudo-hipoparatireoidismo.

- Pseudo-pseudo-hipoparatireoidismo.
- Hipo-hiperparatireoidismo.
- Hiperprodução de calcitonina.
- Osteomalacia.
- Raquitismo.
- Osteoporose (cisto ósseo).
- Osteodistrofia renal.
- Calculose renal.
- Cuidar de diagnosticar ou afastar:
  - Metástase óssea.
  - Sarcoidose de Boeck.
  - Síndrome de leite-alcalino.
  - Osteíte deformante de Paget.
- Psicose senil. Na velhice, várias manifestações de demência podem ser resultantes de distúrbios de metabolismo de cálcio, em conseqüência da hipofunção paratireóidea. É preciso pesquisar a paratireóide, assim como o pâncreas.

Pré-operatório

É preciso controlar rigorosamente o estado da úlcera cloridropéptica (se presente) e da função renal, antes de operar o paciente.

A localização de nódulo seria o ideal porque há várias possibilidades:

- Único.
- Múltiplo.
- Bilateral.
- Tamanhos diferentes.
- Mediastinais.
- Intratireóideos.

Essa preocupação estende-se ao transoperatório.

Os cuidados ósseos são eficazes após a solução do problema central, salvo rara urgência.

Transoperatório

Incisão curvilínea, baixa, de concavidade voltada para cima, pouco acima do manúbrio esternal, sobre uma das pregas de pele cervical. O tórax deve estar preparado para esternotomia.

Dissecação locorregional planejada em busca das glândulas nas suas localizações normais: acima e ao lado, e abaixo ou atrás da parte inferior da tireóide. Além disso, podem ser encontradas acima e dentro da tireóide e no mediastino.

978-85-7241-664-1

Além da ultra-sonografia transoperatória (em fase inicial de aplicação), há os corantes. O azul de toluidina é mais específico para a glândula, porém é tóxico, sobretudo ao setor cardíaco. O azul de metileno é inócuo, apesar de corar também a tireóide. É utilizado de maneira experimental intravenosa (IV), 10mg/kg em 200cm^3 de soro fisiológico por infusão de 30min ou 10cm^3 de soro em 5min de infusão. Por via arterial, pode-se usar 1cm^3 a 5%. O azul de metileno cora melhor a paratireóide. A tireóide é corada primeiramente, mas clareia após 50min, ao passo que a paratireóide conserva a cor. Após a aplicação, espera-se 30min para o início do estudo.

Pós-operatório

A exérese total das paratireóides gera uma crise paratireopriva com sinais evidentes de contratura muscular pelos sinais de Trousseau (mãos contraídas) ou de Chvosteck (mímica alterada).

O uso do cálcio IV ou oral e de calciferol e vitamina D é orientado pela evolução do paciente.

Quando a exérese não é total, as crises de hipofunção (se não houver terapêutica substitutiva contínua ou exacerbada) aos poucos vão se normalizando. Os remanescentes teciduais ou a glândula normal não encontrada reassumem a produção do hormônio.

Operações

Excisão simples. Em 90% dos casos o adenoma é único. Sua exérese soluciona o problema. Se houver qualquer dúvida no pré-operatório, deve-se fazer a dissecação operatória do pescoço em busca das quatro paratireóides para serem estudadas e comparadas.

Excisão e biopsia seccional. Na hiperplasia generalizada, realiza-se a exérese das glândulas maiores e ressecção parcial de uma ou duas, deixando-se remanescente glandular vascularizado.

Excisão envolvendo o timo. Como não é fácil distinguir a glândula supranumerária dentro dessa glândula, ela é removida.

Tireoidectomia parcial no pólo inferior do lobo suspeito em conter a glândula paratireóide ou lobectomia total.

Exérese em bloco. Após a exposição da carótida, todo o tecido pré-traqueal, linfonodos, timo e lobo tireóide são removidos em bloco. O nervo recorrente deve ser, também, retirado se houver suspeita de invasão.

Reoperação. Alternativa difícil e trabalhosa em virtude das dificuldades naturais em retornar a uma região previamente dissecada. Os cuidados se redobram e os elementos precisam ser bem individualizados para não gerar iatrogenia.

A paratireoidectomia total é indicada no tratamento das complicações do hiperparatireoidismo secundário à doença renal crônica (osteodistrofia renal).

978-85-7241-664-1

Nesse caso, a ressecção parcial gera recidiva freqüente. Por isso, o autotransplante é útil. As porções glandulares retiradas são colocadas em bolsas musculares do braço não dominante. Parte da glândula vai para a criopreservação visando ao possível uso em reimplante.

978-85-7241-664-1

Pálpebras

- Blefarofimose (pálpebra; contração).
- Ptose palpebral.
- Telecanto: aumento da distância entre os cantos mediais.
- Hipertelorismo: aumento da distância entre os olhos (telecanto secundário).
- Epicanto: prega de pele para baixo, ao lado do nariz (supraciliar, palpebral, tarsal e inverso).

CAPÍTULO 50

Tumores da Região Cervical

Alcino Lázaro da Silva

978-85-7241-664-1

Tumores (massas) cervicais (Fig. 50.1):

- Medianos:
  - Tireóide.
  - Cisto de canal tireoglosso.
- Paramedianos:
  - Cistos de inclusão.
  - Lipomas.
  - Linfonodo de Delphian hipertrofiado.
  - Estruturas cartilaginosas exuberantes.
- Laterais:
  - Não linfóides.
    - Benignos:
      - Cisto branquial.
      - Tumor de glândula salivar.
      - Paraganglioma.
      - Neurofribroma.
      - Lipoma.
      - Fasciíte nodular.
    - Malignos:
      - Fibro-histiocitoma.
      - Fibrossarcoma.
      - Rabdomiossarcoma.
      - Neurofibrossarcoma.
      - Angiossarcoma.
      - Tumor desmóide.
  - Linfóides:
    - Benignos:
      - Linfadenites.
        - Infecciosas.
        - Granulomatosas.

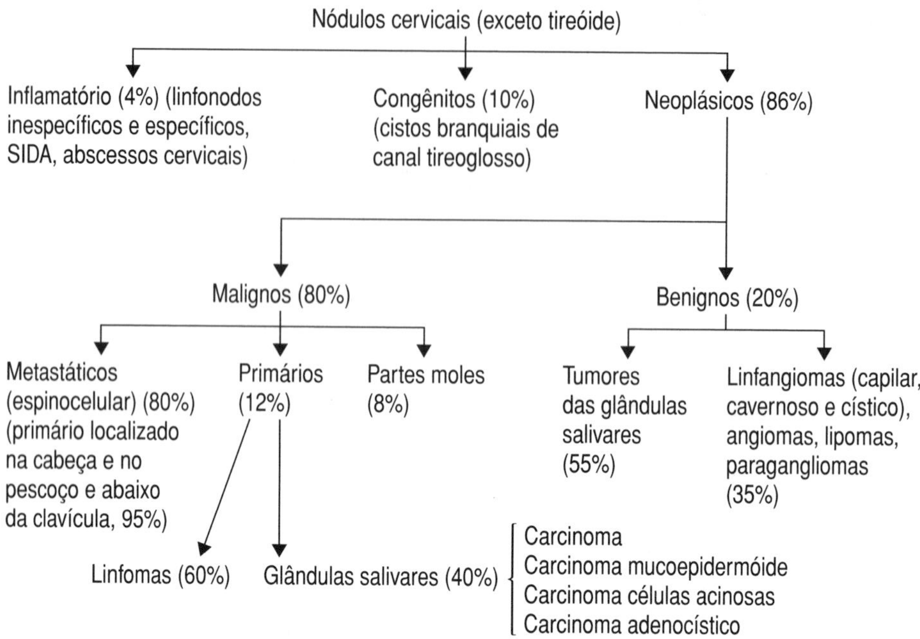

Figura 50.1 – Nódulos cervicais. SIDA = Síndrome da imunodeficiência adquirida.

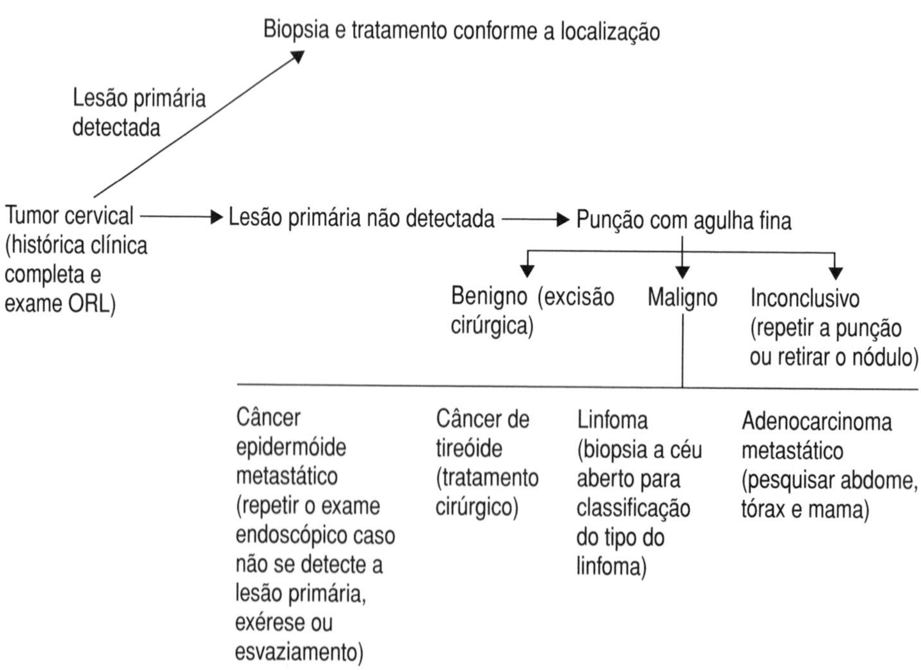

Figura 50.2 – Rotina diagnóstica nos tumores cervicais. ORL = otorrinolaringológico.

978-85-7241-664-1

978-85-7241-664-1

  - Linfangiomas.
  - Hiperplasia linfóide.
- Malignos:
  - Linfomas.
  - Linfonodos metásticos.

Cadeias Linfonodais e Sítios Primários

São divididos em níveis:

- Nível 1: cadeia submental e submandibular. Área de drenagem dos lábios superior e inferior, assoalho bucal, gengiva e terço da língua.
- Nível 2: cadeia jugular (terço superior). Área de drenagem da rinofaringe, base da língua e hipofaringe.
- Nível 3: cadeia jugular (terço médio). Área de drenagem da orofaringe, rinofaringe e hipofaringe.
- Níveis 4 e 5: cadeia jugular (terço inferior), cervical transversa e espinhal. Área de drenagem de tireóide, tórax, esôfago e abdome.[1]

Os grupos linfonodais do pescoço são:

- Pré-laríngeo.
- Pré-traqueal.
- Paratraqueal.
- Paratireóide.
- Jugular interno profundo superior.
- Jugular interno profundo inferior.
- Cervical externo profundo.
- Submandibular.
- Submental.
- Parotídeo:
  - Pré.
  - Infra.

Nódulo Metastático

Tem as seguintes características:

- Tamanho superior a 2cm.
- Consistência dura ou lenhosa.
- Contorno irregular.
- Limites pouco nítidos.

- Mobilidade reduzida ou abolida.
- Unilateral.
- Indolor (maioria).

978-85-7241-664-1

REFERÊNCIA BIBLIOGRÁFICA

1. *Folha Méd.*, v. 98, p. 87, 1989.

CAPÍTULO 51

Biopsia

Alcino Lázaro da Silva

Procedimento Correto

978-85-7241-664-1

Todo espécime deve ser submetido ao exame histopatológico mesmo se considerado de menor importância.

- Colocar o espécime diretamente no fixador (formol, Bouin) com um volume 10 vezes maior do que o espécime.
- Distender o tecido retrátil sobre um pedaço de cartão antes de colocá-lo no fixador.
- Colocar o espécime, o qual adere a instrumentos, em um papel ou plástico e depois transferi-lo para o fixador.
- Manter vidros com formol a 10% no consultório ou ambulatório para fixação de espécimes de biopsias ou fragmentos de tecidos eliminados espontaneamente.
- Fazer uma marca com nós no espécime neoplásico ressecado a fim de instruir o Patologista quanto à margem de segurança.
- Fazer esfregaço com delicadeza e fixá-lo imediatamente.

Procedimento Incorreto

- Colocar os espécimes em álcool, solução salina ou água.
- Colocar o espécime em gaze.
- Colocar o espécime em tubos ou sacos plásticos menores que o seu tamanho.
- Fixar o espécime com ligadura ou sutura.
- Abrir ou cortar o espécime sem instrumentos apropriados para exame anatomopatológico. Não demorar na documentação fotográfica antes de fixá-lo.
- Dividir o espécime para solicitar o exame a mais de um Patologista.
- Em caso de dúvida no diagnóstico histopatológico, solicitar ao paciente que requeira uma lâmina sem enviar uma carta pessoal ao Histopatologista.

CAPÍTULO 52

Classificação de Esvaziamento Cervical

Alcino Lázaro da Silva

- Quanto ao lado:
  - Unilateral:
    - Adenectomia.
    - Esvaziamento menor:
      - Submental.
      - Submandibular.
    - Supra-hióideo.
    - Infra-hióideo.
    - Hemipescoço.
    - Setorizado – área de drenagem principal.
    - Modificado, preservando-se o esternocleidomastóideo e o XII nervo craniano.
    - Excisão local de nódulos (*node picking neck dissection*).
  - Bilateral:
    - Ambos os lados.
    - Supra-hióideo mais hemipescoço.
    - Infra-hióideo (tireóide).
- Quanto à extensão:
  - Monobloco:
    - Radical (composto, comando) com preservação do arco mandibular (*pull-through*).
  - Descontínuo ou dibloco (distante da lesão primária).
  - Funcional (preservação do esternocleidomastóideo).
- Quanto à técnica:
  - De princípio (preventivo).
  - Oportuno.
  - De necessidade.

Indicação de Esvaziamento Cervical

- Após domínio da lesão primária.
- Evidência clínica de metástase.

978-85-7241-664-1

- Se a cirurgia for radical (oncólogica).
- Se for mais eficaz que outros tratamentos.
- Se não houver contra-indicações clínicas.
- Se houver acordo do paciente.
- Alto risco de metástase (esvaziamento de princípio).
- Abertura de plano cervical na retirada da lesão primária (esvaziamento oportuno).

978-85-7241-664-1

Contra-indicação

- Invasão do bulbo carotídeo ou carótida interna.
- Nódulos inacessíveis à ressecção: zigomático, retro ou laterofaríngeo, subclavicular, de base do crânio.
- Metástases distantes.
- Clínica.

CAPÍTULO 53

Conduta Cirúrgica nos Tumores de Cabeça e Pescoço

Alcino Lázaro da Silva

Generalidades

Três aspectos fundamentais norteiam uma conduta operatória segura e eficaz: o diagnóstico precoce, uma ressecção com margem de segurança e uma linfadenectomia sistematizada.

Com o diagnóstico precoce, à custa de um exame intrabucal rotineiro, pode-se obter até cura definitiva.

Na ressecção, com boa margem de segurança, previne-se recorrência local do tumor.

Na linfadenectomia sistematizada evita-se que metástases regionais desenvolvam precocemente um segundo tumor, de evolução muitas vezes mais grave que o primário.

Não se deve esquecer, no entanto, que ao lado de uma cirurgia radical, ou seja, mutiladora, deve estar a reconstrução à custa de pele adjacente ou de próteses de várias naturezas.

Quando se opera câncer de cabeça e pescoço, depara-se com um problema seriíssimo (sócio-familiar), às vezes de difícil solução. Trata-se de reconstrução ou restauração anatomoestética das áreas mutiladas pela ressecção dos tecidos doentes.

Com as ressecções, os pacientes têm suas linhas de face ou pescoço deformadas, o que os conduz a uma condição marginal, na família e na sociedade, quando não na vida conjugal.

Somente o Cirurgião Plástico ou o Geral com conhecimentos de Cirurgia de Pele, ou o Odontólogo quando se trata de próteses, podem desenvolver satisfatoriamente a etapa final do tratamento cirúrgico.

As próteses, com suas técnicas e artes finais, são da competência e do conhecimento do Odontólogo. Utilizando-se delas, ele consegue restaurar formas e linhas de face, separar cavidades e refazer funções perdidas, importantes na vida da relação, tais como: fonação, respiração, deglutição. Na equipe de tratamento do câncer

978-85-7241-664-1

978-85-7241-664-1

de cabeça e pescoço, em especial no de boca e face, o Odontólogo faz importante papel não só no diagnóstico precoce como nas restaurações em geral.

Os tumores de cabeça e pescoço são de natureza, sobretudo epitelial e conjuntiva. Os epiteliais são mais importantes, pois aparecem com 84% entre os outros tumores. Somando-se aos de pele, podem atingir 20% de todos os tumores do corpo humano.

Não havendo serosa, a disseminação se faz em grande parte pelos linfáticos, que se dirigem à cadeia jugular antes de atingirem o mediastino. Excepcionalmente ocorre a disseminação venosa, a não ser quando veias são invadidas por contigüidade.

Uma das características dos tumores epiteliais de cabeça e pescoço é a de terem uma evolução menos maligna proporcionando sempre, a não ser em casos muito avançados, alguma possibilidade terapêutica.

Por meio de esclarecimentos público e profissional, além de medidas preventivas, pode-se conseguir sobrevidas maiores ou mesmo curas, com emprego precoce de atitudes terapêuticas pertinentes, com relação à indicação e radicalidade.

Como se faz uma prevenção de câncer de cabeça e pescoço?

- Bom exame clínico, sobretudo intrabucal.
- Nos casos suspeitos: biopsias das lesões primárias (nunca dos linfonodos cervicais), citologia ou exérese alargada dessas lesões.
- Exame cuidadoso da pele: ceratose senil, corno cutâneo, leucoplasia, dermatose arsenical, dermatose crônica, cicatriz de queimaduras, lúpus vulgar, úlceras crônicas, dermatose de Bowen, ceratoacantoma.
- Evitar o sol excessivo (câncer de lábio e pele).
- Evitar fumo e álcool: o primeiro como agente cancerígeno e o segundo como condicionador por meio do aumento de absorção do tabaco, irritação dos tecidos e desnutrição que torna as células escamosas mais susceptíveis à degeneração. Ambos, em especial o fumo, são agentes importantes nos tumores de cabeça e pescoço, exceto para corda vocal e lábio.
- A sífilis parece predispor ao aparecimento de câncer nos dois terços anteriores da língua.
- O arsênico, como irritante, atuaria como condicionador ou agente cancerígeno.
- Alterações enzimáticas estão sendo pesquisadas porque a dehidrogenase lática aumenta no tumor de cabeça e pescoço, assim como a fosfatase ácida no câncer de próstata.
- Os vírus de Epstein Bar, encontrados na mononucleose infecciosa, parecem responder pelos linfomas de Burkit de localização cervicofacial.
- Alterações epiteliomucosas decorrentes de radioterapia ou quimioterapia, utilizadas no controle dos tumores primários, seriam também condicionadores ou cancerígenos de tumores secundários.

- A cirrose, incriminada como agente por alguns, parece participar do quadro geral, pois aparece como resultado do uso abusivo do álcool e da falta de ingestão protéica.
- Desnutrição vinculada a hábitos higiênicos precários; hipoproteinemia, condicionando as células escamosas à degeneração; deficiências de ferro e riboflavina, importantes na respiração mitocondrial e falta de higiene bucal possivelmente constituem três importantes agentes primários na instalação de câncer de cabeça e pescoço, excluídos olho e cérebro.

Observa-se maior quantidade de tumor epitelial de cabeça e pescoço em classes menos favorecidas e de hábitos higiênicos precários. O diagnóstico é feito tardiamente por falta de infra-estrutura médica, por estrutura familiar arcaica e por indiferença e fatalismo dos nossos doentes.

O reto é valorizado no curso médico, ao passo que o exame bucal é negligenciado. A causa maior do não diagnóstico é um superficial, incompleto e precipitado exame da cavidade bucal. Faltam, na realidade, inspeção, palpação e cheiro.

Nomenclatura

Câncer de passagem alimentar e respiratória (*cancer of the upper respiratory oral alimentary passages*) partindo do princípio de que olho e cérebro não estão inclusos no termo de câncer de cabeça e pescoço (*cancer of the upper aerodigestive tract*).

Objetivo

Controle local e o regional, uma vez que o controle a distância é outro problema.

Anatomia Regional

- Planos faciais.
- Arquitetura óssea.
- Trajetos de nervos.
- Suprimento sangüíneo.
- Drenagem linfática.

Aspecto Clínico

- Úlcera: 42% (média dos diâmetros: 22mm).
- Protrusão: 14%.
- Superfície espessa e rugosa: 9%.
- Erosão: 8%.

978-85-7241-664-1

- Eritema: 7%.
- Vegetação: 5%.
- Infiltração: 5%.

Histologia

- 84% são tumores epiteliais.
- 8% são sarcomas.
- 1% são melanomas.
- 6% são adenocarcinoma, tumor misto, mucoepidermóide, linfoepitelioma.

Classificação

- Local de origem (Código Internacional de Doenças, CID):
  - Lábio 140.
  - Língua 141.
  - Gastrointestinal (GI) salivar 142.
  - Assoalho da boca 143.
  - Outros locais na boca (palato, úvula, gengiva, mucosa bucal) 144.
- Extensão:
  - Localizado (43%).
  - Regional (linfonodos) (49%).
  - Metastático (8%).
- Idade média para todos os casos: 57 anos.
  - Tireóide, mais jovens.
  - Lábio, mais velhos.

Funções da Cirurgia de Cabeça e Pescoço

- Preservar a via respiratória.
- Preservar o ducto alimentar e a deglutição.
- Preservar a fala.

O paciente portador de tumor de cabeça e pescoço deve ser visto como um portador de uma doença contínua, porque o planejamento terapêutico é feito de interlúdios: rádio, quimio e, possivelmente no futuro, imunoterapia ou ainda vacinação preventiva.

Problemas

- Diagnósticos.
- Planejamento terapêutico.
- Coordenação de terapêutica.

978-85-7241-664-1

- Cuidados pós:
  - Operatório.
  - Irradiação.
- Reconstrução.
- Disfagia.
- Higiene bucal e dentária.
- Reabilitação.
- Fonoterapia.
- Prótese maxilofacial.
- Fisioterapia.
- Ajuda socioeconômica.
- Demanda multidisciplinar.

Há Três Questões

- Qual a extensão? (diagnóstica).
- Qual a radicalidade do tratamento? (terapêutica).
- Quando retornará? (prognóstico, preservação).

In this field we do not need competition, but rather we need cooperation combined with new ideas (nesse campo não se necessita competição, é preciso cooperação combinada com novas idéias) (Beattic).

978-85-7241-664-1

Princípios

- Não excisar um nódulo cervical para diagnóstico antes de esgotar todos os recursos diagnósticos.
- Não operar (esvaziar) nódulos metastáticos de origem nasofaríngea, se possível.
- A possibilidade de descobrir os "tumores escondidos" aumenta com o passar do tempo.

Reparo de Perdas

- Fisioterapia.
- Exposição ampla.
- Readaptação do paciente.
- Traqueostomia.
- Gastrostomia.
- Drenagem para aspirar.
- Curativos diários.
- Estudo psicológico do paciente e familiares.

Pesquisa

Uso do enxerto venoso nos esvaziamentos cervicais em substituição à veia jugular interna incluída na ressecção.

"Praticou-se o esvaziamento já sistematizado. Preservou-se, no entanto, a veia jugular externa homolateral, desconectando-a cranialmente e de todos os tecidos vizinhos muito invadidos pelas metástases. A sua porção cranial é anastomosada ao coto proximal (cranial) da veia jugular interna".

A proposição apresenta limitações técnicas nas grandes metástases, que em geral são altas e impossibilitam uma exposição da jugular abaixo de sua emergência na base do crânio. Nos esvaziamentos bilaterais, na maior parte das vezes um dos lados é menos acometido e as metástases estão menos evoluídas, o que possibilita o aproveitamento dessa sugestão.

Um número maior de casos operados, apresentando bons resultados de drenagem, possivelmente apresentaria menor número de óbitos do que a ressecção bilateral das veias jugulares em um só tempo.

Outra alternativa é o uso de prótese não biológica substituindo a veia jugular interna retirada no monobloco. É fácil e exeqüível. Sua limitação é o uso da prótese em si e na anastomose com o coto cranial da jugular, quando as metástases ressecadas estão muito altas.

Apnéia do Sono

- Sono:
  - Não REM (movimento rápido dos olhos, *rapid eyes moviment*): respiração regular.
  - RCM: respiração menos regular e movimentos respiratórios menos eficientes.
- Síndrome da apnéia do sono:
  - Obstrutiva.
  - Central.
  - Mista.
- Tratamento clínico:
  - Estimulam a respiração:
    - Acetazolamida.
    - Medroxiprogesterona.
    - Metilxantinas.
  - Suprimem o sono REM:
    - Protriptilina.
    - Clonidina.
  - Efeito nos movimentos:
    - Nicotina.

978-85-7241-664-1

- Cirurgia:
  - Traqueostomia.
  - Adenoamigdalectomia.
  - Remoção de defeitos anatômicos.
  - Uvulopalatofaringoplastia:
    - Convencional.
    - A *laser*.
  - Aparelhos dentários.

978-85-7241-664-1

CAPÍTULO 54

Princípios da Cirurgia do Aparelho Digestivo

Alcino Lázaro da Silva

978-85-7241-664-1

Comuns às Laparotomias

- Preparo da pele abdominal:
  - Depilação.
  - Lavagem com água e sabão.
  - Proteção com compressa esterilizada.
- Posição do paciente na mesa (úlceras de decúbito, queimaduras).
- Combinado cirúrgico.
- Anti-sepsia:
  - Extensão.
  - Evitar o uso de éter em virtude do bisturi elétrico.
  - Anti-séptico mais usado (álcool-iodado a 2%).
- Campos cirúrgicos.
- Vias de acesso:
  - Tamanho e localização.
  - Evitar incisões afuniladas e microlaparotomias.
- Proteção da ferida cirúrgica.
- Abertura do peritônio (importância da técnica).
- Exposição do campo operatório:
  - Abdome (afastador autostático).
  - Do local a ser operado (afastadores, mãos, gazes montadas).
- Inventário abdominal (exploração):
  - Objetivo.
  - Manipulação das alças.
  - Roteiro (os tumores por último).
- Conduta com as compressas e gases.
- Peritonização.
- Lavagem da cavidade: indicações e contra-indicações. Crítica.
- Revisão da cavidade abdominal.

- Uso de drenos. Crítica.
  - Na cavidade.
  - Intraluminares.
  - No subcutâneo.
- Curativos das incisões. Crítica.
- Lavagem ou preparo do cólon.
- Acesso venoso.
- Descompressão (lavagem) gástrica.

Princípios Especiais

- Preparo da luz digestiva:
  - Do estômago.
  - Do intestino grosso.
- Preparo orificial:
  - Boca.
  - Ânus.
- Isolamento da lesão:
  - Compressas úmidas.
  - Clampes intestinais (coprostase).
  - Uso de cadarços.
- Manipulação:
  - Das alças (íleo pós-operatório).
  - Dos tumores.
- Aspiração:
  - Cavidade abdominal.
  - Conteúdo intestinal (obstrução mecânica e íleo funcional).
- Secção (-tomia).
- Hemostasia dos cotos intestinais e ligaduras vasculares.
- Suturas intestinais:
  - Qualidade (normotensa, hermética, complacente, hemostática, pérvia).
  - Ângulos de sutura.
  - Classificação.
    - Quanto aos planos (1, 2, 3 planos).
    - Quanto aos pontos (contínuos e pontos separados).
    - Quanto às bordas (invertida e evertida).
- Reparo de áreas cruentas (plicatura, pexia, omentoplastia).
- Cuidados.
- Prevenção das complicações da sutura:
  - Hemostasia nos cotos (rigorosa).
  - Técnica atraumática.
  - Cuidados com extravasamento do conteúdo intraluminar.

978-85-7241-664-1

978-85-7241-664-1

- Preparo mecânico ou medicamentoso do tubo intestinal.
- Descompressão intestinal através de cateteres.

Operações Fundamentais no Aparelho Digestivo

- Biopsias:
  - Cavidade bucal (incisional, excisional, com pinça).
  - Por laparotomia.
  - Por endoscopia.
  - Por cápsula de Chouldhury.
- Secção (-tomias).
- Suturas (-rafias).
- Quanto à borda:
  - Invertida.
  - Evertida.
- Quanto à posição:
  - Lateral.
  - Terminal (coto).
  - Boca a boca (anastomose).
- Quanto aos planos:
  - 1 plano (extramucoso).
  - 2 planos.
  - 3 planos.
- Anastomoses:
  - Término-terminal (TT):
    - Boca igual (*oralis totalis*).
    - Boca desigual (*oralis partialis*).
  - Término-lateral (TL).
  - Látero-lateral (LL).
  - Y de Roux.
  - Com botão metálico (Murphy, Jaboulay).
  - Com cola (experimental).
- Invaginação do coto (duodeno, apêndice).
- Ressecções (ectomias):
  - Enucleações.
  - Basais ou segmentares.
  - Seccionais ou parciais.
  - Totais.
  - Monobloco.
- Exclusão:
  - Total (procedimento experimental).
  - Parcial.
- Exteriorização (operação de Mickulicz).

- Punções (agulhas).
- Capitonagem.
- Aspirações (aspirador de Poole) intraluminares.
- Transposições (interposições):
  - Pediculadas:
    - Pontes (*bypass*).
    - Substituições (ureter, bexiga).
    - Reparo de perda de substância.
    - Exposição mucosa (*patch*).
  - Livres (microcirurgias).
- Inversões de alças.
- Curto-circuito.
- Plásticas:
  - Piloroplastia.
  - Bolsas pediculadas.
- Drenagens:
  - Quelotomias.
  - Da cavidade.
  - Da luz do tubo.
- Fístula:
  - Reposição:
    - Lateral.
    - Terminal.
  - Descompressão:
    - Temporária.
    - Definitiva (proctias).
    - Terminal.
- Plicatura (ptiquia).
- Pexia.
- Cerclagem (aço).
- Ligaduras vasculares (hemorroidectomia).
- Mobilizações.
- Abaixamentos.
- Implantes.
- Cauterização (lesão mucosa ou mucocutânea).
- Esclerose.
- Miotomias:
  - Longitudinais.
  - Circulares.
- Telescopagem.
- Desenervação (bolsas gástricas experimentais).
- Prótese (substituição heteróloga).
- Alça aberta e exposta no peritônio (operação de Newman).

978-85-7241-664-1

CAPÍTULO 55

Esôfago

Alcino Lázaro da Silva

978-85-7241-664-1

Propedêutica

- Exame clínico.
- Exame local do abdome.
- Exame local do pescoço em busca de tumores ou nódulos.
- Exame locorregional: associação de exame clínico com o complementar:
  - Biopsia:
    - Mucosa por esofagoscopia.
    - Nódulo cervical.
    - Por laparotomia (congelação).
    - Por laparoscopia.
      - Nódulo.
      - Fígado.
- Exames complementares.
  - Rotina laboratorial.
  - Gastroacidograma.
  - Endoscopia mais biopsia.
  - Esofagograma:
    - Simples.
    - Estimulado (Mecolil).
    - Com retenção de 1min.
    - Seriografia.
  - Tórax:
    - Póstero-anterior.
    - Lateral direita.
    - Mediastino.
    - Contraste no esôfago.
  - Ultra-sonografia.
  - Tomografia.
  - Estudo da motilidade.
  - Teste de perfusão ácida (Bernstein).

- Manometria.
- Citolografia esfoliativa.
- Medida de pH:
  - Beckman.
  - Cápsula de Heidelberg.
- Teste de refluxo ácido.
- Mediastinoscopia.
- Laringobroncoscopia.
- Laparoscopia.
- Fonoesofagograma.
- Cintilografia.
- Ecoendoscopia, no caso de câncer de esôfago, é melhor para identificar linfonodo mediastinal metastático do que a tomografia computadorizada (TC) e ressonância magnética nuclear (RMN). A infiltração da árvore traqueobrônquica é mais bem avaliada por endoscopia.

Estádio

Clínico, associando-se o exame físico ao complementar ou bióptico (tumor, nódulo e metástase).

Por laparotomia.

Faz-se laparotomia paramediana, pararretal interna, supra-umbilical esquerda. Explora-se a cavidade por visão e palpação. Exposição da zona esofagogástrica em busca de linfonodos paracardíacos e celíacos (logo abaixo).

Dependendo do plano terapêutico, é realizada, depois das biopsias, a gastrostomia ou jejunostomia.

Medidas de Urgência

- Traqueostomia.
- Gastrostomia.
- Intubação por endoscopia com cateter fino para alimentação, com ou sem piriforme-sinusostomia.
- Intubação transtumoral com tubo plástico.
- Indoscopia para retirada de corpo estranho.

978-85-7241-664-1

Pré-operatório

- Suspender fumo e bebida.
- Dieta líquida ou jejum quando a obstrução for total.
- Se o jejum não controlar a estase de resíduo, fazer a intubação esofágica com tubo grosso (de Faucher) para lavagem.

978-85-7241-664-1

- Cateterismo nasogástrico. Se for prolongado, cuidado com aspiração pulmonar e lesões de asa e septo nasais.
- Preparo rigoroso, o quanto for possível, da função pulmonar (aspiração, vaporização, micronebulização, fisioterapia e medicação).
- Correção dos desvios principais:
  - Desidratação.
  - Emaciação.
  - Desnutrição.
  - Anemia.
  - Hipovolemia.
  - Focos infecciosos.
- Depilação somente no local das incisões.
- Preparo de cólon (ver adiante) se houver no planejamento cirúrgico a possibilidade de interposição de cólon.

Transoperatório

Dependerá da doença a ser operada. É muito importante compatibilizar o planejamento com a(s) posição(ões) na mesa.

Pós-operatório

- Vigiar a função pulmonar e afastar pneumotórax.
- Uso de antibióticos.
- Controle laboratorial: iônico, hídrico e hemático.
- Vigilância rigorosa do dreno:
  - Posição.
  - Tração.
  - Selo d'água.
  - Fixação do vidro para não se virar.
- Controle da dor pós-operatória.
- Cateter nasogástrico (entérico):
  - Para descompressão: retirar após o retorno do peristaltismo.
  - Para segurança: retirar após controle radiográfico da anastomose.
- Posição na cama.
- Movimentação ativa e passiva (cuidado com dreno).
- Fisioterapia pulmonar.
- Realimentação. Estudo cuidadoso.
- Retirada do dreno após certeza de:
  - Ausência de pneumotórax.
  - Ausência de derrame pleural ou pequeno resíduo.

Afecção Cirúrgica

Alterações Motoras (Discinesias)

- Músculo estriado:
  - Faringe.
    - Poliomielite.
    - Botulismo.
    - Difteria.
    - Doença cortical bilateral.
  - Cricofaringe (divertículo de Rudolph Zenker).
  - *Miastenia gravis.*
  - Miotonia distrófica.
  - Síndrome Riley-Day (disautonomia faríngea).
  - Síndrome oculofaríngea (ptose e disfagia).
- Músculo liso:
  - *Megaesôfago*
    - Aperistalse, frenospasmo, cardiopasmo, acalasia e disperistalse.
  - Espasmo difuso (esôfago "saca-rolha").
  - Síndrome Barsony Teschendorf.
- Em doenças sistêmicas:
  - Doença do colágeno.
  - Diabetes.
  - Neuropatias alcoólicas.

Anomalias de Desenvolvimento

- Agnesias.
- Atresias:
  - Sem fístula.
  - Fístula esofagotraqueal superior.
  - Fístula esofagotraqueal inferior.
  - Fístula esofagotraqueal dos dois cotos.
  - Fístula esofagotraqueal com atresia parcial.
- Malformação broncopulmonar.
- Compressão vascular por artéria aberrante (subclávia direta): disfagia lusória.
- Anéis ou diafragmas intraluminares (Schatzky).
- Esofagites:
  - Refluxo ou cloridropéptico.
  - Cáustica, ácida (químicas).
  - Sinderopênica de Plummer- Vinson.
- Divertículos:
  - Cricofaríngeo.

978-85-7241-664-1

  - Tração ou mediano (torácico).
  - Epifrênico.
- Infeccção:
  - Específicas:
    - Sífilis.
    - Tuberculose.
    - Difteria.
  - Inespecíficas:
    - Viróticas (herpes).
    - Fungos (monília).
- Blastomas:
  - Benignos:
    - Leiomiomas.
    - Lipomas.
    - Pólipos.
    - Papilomas.
    - Adenomas.
    - Cistos.
  - Lesões pré-cancerosas: leucoplasia.
  - Malignos:
    - Carcinoma:
      - Espinocelular.
      - Basocelular.
    - Adenocarcinoma (junção esofagogástrica [JEG]).
    - Sarcomas.
- Trauma:
  - Laceração (síndrome Mallory-Weiss).
  - Perfuração:
    - Espontânea.
    - Instrumental.
    - Patológica.
  - Dissecação intramural:
- Corpos estranhos.
- Úlcera cloridropéptica.
- Doenças vasculares:
  - Angiomas.
  - Varizes.
- Hérnia de hiato (ver Diafragma)

978-85-7241-664-1

Tratamento – Bases Gerais

- Clínico.
- Dilatação:

- Retrógrada (transgastrostomia).
- Sondas:
  - Pneumáticas (Silva Guimarães e Tucker).
  - Hidrostáticas (Barreto e Russel).
  - Dilatações de:
    - Tucker.
    - Puestow.
    - Chevalier-Jackson.
    - Maloney.
    - Plummer-Jackson.
    - Clerf.
    - Hurst.
- Endopróteses: Soutar, Grewe, Celestin, Mousseau-Barbin, Malafaia, tubos plásticos modelados.
- Extração de corpos estranhos.
- Eletrólise.
- Recanalização ou tunelização (toracotomia mais endoscopia).
- Reconstrução:
  - Pré-esternal.
  - Retroesternal (extrapleural).
  - Intrapleural.
  - Retropleural.
- Ressecção:
  - Basal (divertículos).
  - Parcial.
  - Total.
- Plásticas:
  - Miotomias (cricofaríngea e junção esofagogástrica de Heller).
  - Epidermoplastia (pele ou intestino delgado e pele).
  - Cardioplastia.
  - Interposições (intestino delgado-jejuno, cólon, estômago).
  - Tubo de polietileno (Berman):
- Neurectomias:
  - Vagotomia.
  - Simpatectomia.
- Fístulas (esofagostomia cervical).
- Ligaduras:
  - Adventícia.
  - Extramucosa.
  - Intraluminar.
- Outras:
  - Transposição.

978-85-7241-664-1

- Frenotomias.
- Anastomose de ducto toracoesofágico.
- Paliativo:
  - Ultrapassagem ou desvio (*bypass*) com intestino delgado.
  - Gastrostomia ou jejunostomia.
- Tamponamento (balão de Sengstaken-Blakemore).
- Vias de acesso:
  - Laparotomia paramediana pararretal interna esquerda:
    - Hérnia de hiato, esofagite não complicada, megaesôfago.
  - Laparotomia mais frenotomia mediana anterior:
    - Esôfago encurtado, lesão complicada da cárdia.
  - Laparotomia mais toracotomia direita (6º espaço):
    - Esofagite extensa, esôfago encurtado e acentuado, transposição gástrica por hérnia complicada.
  - Laparotomia mais cervicotomia: extração de esôfago ou interposição de cólon e estômago (ou intestino delgado).
  - Toracofrenolaparotomia esquerda: em casos especiais.
- Tipos de substituto esofágico:
  - Anastomose cervical.
    - Tubo gástrico (iso e anisoperistáltico).
    - Todo o estômago.
    - Desvio esofágico (Postlethwait).
    - Desvio esofágico (Kirschner).
  - Transplante gástrico (Ioshida).
  - Transplante gástrico atípico.
  - Cólon (iso ou anisoperistáltico).
  - Anastomose Intratorácica
    - Interposição de jejuno.
    - Alça em Y de Roux.
    - Transplante gástrico curto.

978-85-7241-664-1

Hérnia de Hiato

Vias de Acesso

- Padrão: laparotomia paramediana, pararretal interna, supra-umbilical.
- Associada a outra doença abdominal (colelitíase): transversa, curvilínea, supra-umbilical, do 9º ao 9º espaço intercostal.

Não secionar os músculos retos antes de prendê-los por pontos à aponeurose (manobra de Pieri).

- Toracotomia esquerda: quando a técnica escolhida é a de Allison ou Belsey Mark IV, ou quando há forte suspeita de aderências graves aos órgãos intratorácicos.
- Laparotomia mais frenotomia ântero-posterior (mediastinotomia inferior) para as associações de hérnias com esofagites graves intramediastinais inferiores.

As duas últimas alternativas poderão ser substituídas em condições excepcionais (obesidade em brevilíneos) pela toracofrenolaparotomia esquerda no 7º espaço intercostal ou pela laparotomia mais toracotomia direita no 6º espaço intercostal.

Operação Adotada

- Hérnia não complicada: operação de Toupet-Lind excepcionalmente adulto; na criança, operação de Nissen.
- Hérnia com esofagite. Ver adiante.
- Hérnia com perda de domicílio para o mediastino: operação de Toupet-Lind intratorácica. Vagotomia a critério do estudo da secreção.
- Hérnia paraesofâgica: *idem* às anteriores. Se houver gangrena de fórnice, ressecção e interposição de alça jejunal.

Esofagites

Classificação

- Infecciosa ou bacteriana:
  - Inespecífica:
    - Aguda.
    - Crônica.
  - Específica:
    - Tuberculose.
    - Sífilis.
    - Micose.
    - Difteria.
- Química:
  - Álcalis.
  - Ácidos.
- Física:
  - Corpos estranhos.
  - Térmica.
- Refluxo ou péptica.
- Raras: sideropênica ou de Plummer-Vinson.

978-85-7241-664-1

978-85-7241-664-1

Tabela 55.1 – Classificação endoscópica de Savary-Miller modificada

Grau	Achado
0	Normal
1	Uma ou mais erosões lineares ou ovaladas em uma única prega longitudinal
2	Várias erosões localizadas em mais de uma prega longitudinal, confluentes ou não, mas que não ocupam toda a circunferência do esôfago
3	Erosões confluentes que se estendem por toda a circunferência do esôfago
4	Lesões crônicas: úlceras e estenose, isoladas ou associadas à lesões nos graus 1 e 3
5	Epitélio colunar em conformidade com a linha *Z*: circunferencial ou não, de extensão variável, associado ou não a lesões de 1 a 4

Etiopatogenia

Etiopatogenia da Esofagite Cáustica

Ácidos → coagulação e desidratação celular → tecido necrosado → escara.

- Álcalis:
  - Proteinatos (com as proteínas).
  - Sabões (com as gorduras).
    - Substâncias sólidas → acometimento mais profundo →
      - Primeira semana (neutrófilos, leucócitos, plasmócitos, fibroblastos) →
      - Segunda semana (tecido de granulação) →
      - Terceira semana (tecido fibroso) →
      - Quarta semana esclerose e cicatriz (mais superficial) → ou úlceras crônicas (mais profundo) → estenose → encurtamento → discinesia → refluxo → ↑ estenose.

Afastar rigorosamente a possibilidade de degeneração maligna (esôfago de Barret) na esofagite de refluxo.

Indicação cirúrgica: úlcera, estenose, mediastinite crônica, refluxo intratável, degeneração maligna, perfuração livre ou tamponada, esofagite erosiva extensa, hemorragia grave, esôfago encurtado intratável.

Etiopatogenia da Esofagite de Refluxo

Mecanismos Anti-refluxo

- Sentido crânio-caudal do peristaltismo.
- Porção cranial com maior freqüência de ondas.
- Deglutição de saliva.

- Muco esofágico.
- Faixa mucosa alcalina esofagogástrica.
- Epitélio estratificado escamoso (*turnover*).
- Ponto de inversão de pressões (PIP).
- Pressão abdominal sobre esôfago abdominal.
- Hormônios: gastrina ↑ pressão do esfíncter.
- Medicamentos: metacolina, betanecol, metoclopramida (↑ pressão do esôfago).
- Posição ereta e gravidade.
- Esfíncter inferior (junção esofagogástrica [JEG]).
- Esfíncter intrínseco (2 a 4cm e 10 a 25cm H_2O).
- Esfíncter acessório.
  - Hiato diafragmático (pilar direito).
  - Vago.
  - Artéria gástrica esquerda.
  - Porção abdominal do esôfago.
  - Membrana frenoesofágica.
  - Entrada oblíqua do esôfago (criança).
  - Ângulo de Hiss.
  - Válvula mucosa (Gubaroff).
  - Pregas mucosas (roseta).
  - Veias submucosas (varizes).
  - Câmara de ar do fórnix.
  - Músculo oblíquo (colar Helvécio).
  - Posição de JEG na deglutição.
  - Coxim gorduroso.

978-85-7241-664-1

Mecanismos Pró-refluxo

- Distúrbios motores (discinesias).
- Quantidade de suco gástrico.
- Ácido clorídrico.
- Pepsina (potencializada o ácido).
- Hormônios: a secretina ↓ pressão do esfíncter.
- Pressão abdominal sobre o estômago.
- Pressão negativa do esôfago.
- Gradiente de pressão gastresofágica.
- Hipertensão abdominal (a obesidade e gravidez não aumentam a pressão e sim o conteúdo): tosse, evacuação.
- Assintonia entre deglutição (abertura esofágica) e posição JEG (acima do diafragma o esôfago se abre).
- Medicamentos: anticolinérgico ↓ (pressão do esôfago).

978-85-7241-664-1

Tabela 55.2 – Fatores que afetam a pressão do esfíncter esofágico inferior

	Pressão do EEI >	**Pressão do EEI <**
Hormonais	Gastrina Motilina	Colescistoquinina, estrógeno Glucagon, progesterona, somatostatina, secretina
Peptídicos	Bombesina L-encefalina Substância P	Peptídeo calcitonina gene-relacionado (PCGR) Peptídeo inibidor gástrico (PIG) Neuropeptídeo Y (NPY) Polipeptídeo intestinal vasoativo (PIV)
Farmacológicos	Agonistas alfa-adrenérgicos Antiácidos Antagonistas β-adrenérgicos Agonistas Colinérgicos Domperidona Metoclopramida Prostaglandina F_2	Anticolinérgicos Barbitúricos Bloqueadores do canal Ca^{++} Cafeína, diazepam, dopamina, meperidina Prostaglandinas E_1 e E_2 Teofilina
Dietéticos	Refeições Protéicas	Carminativos (menta) Chocolate, café, etanol, gordura

EEI = esfíncter esofágico inferior.

- Outros: essência hortelã, fumo, álcool, chocolate, vagotomia (↓ pressão do esôfago).
- Patologia:
  - Esôfago:
    - Congênita.
    - Adquirida.
  - Membrana frenoesofágica.
  - Hérnia de hiato.
- Alteração esfíncter esofagogástrico.
- Vômitos.
- Cateter nasogástrico prolongado.
- Procedimentos cirúrgicos.
- Hipotensão esfincteriana.

Operações

Operações Pró-refluxo

- Vagotomia.
- Ressecção JEG mais anastomose esofagogástrica (Wangensteen).
- Operação Wendel (secção longitudinal mais sutura transversal).

- Miotomias:
  - Heller.
  - Zaaijer-Heller.
  - Heller-Lortat-Jacob.
- Operação Thal.
- Operação Heyrovsky.
- Operação Heyrovsky-Grondal.
- Dilatação:
  - Via oral:
    - Pneumática.
    - Hidrostática.
  - Via gástrica (Mickulicz).
- Operação de Sweet (ressecção, fechamento do estômago e anastomose esofagogástrica).
- Operação de Puigvert (*idem* ao anterior, somado a telescopagem bilabiada no esôfago).

Operações Anti-refluxo

- Interposições:
  - Intestino delgado (Merendino).
  - Cólon (Hunnicutt).
- Operação de Hill (sutura no ligamento arqueado medial).
- Operação de Belsey (invaginação parcial do esôfago).
- Operação de Lind (fundoplicatura parcial) (operação de Toupet-Lind).
- Operação de Nissen (fundoplicatura total).
- Operação de Allison (reinserção de membrana).
- Operação de Maden (fechamento do hiato lateral esquerdo).
- Operação de Beardsley (fechamento do hiato anterior e posterior).
- Heller mais Nissen.
- Vagotomia:
  - Piloroplastia.
  - Gastrojejunostomia.
- Gastrectomia subtotal mais gastrojejunostomia.
- Fixação do ligamento redondo na JEG (operação de Narbona).
- Gastropexia anterior.
- Esofagogastropexia somada a fundo-fixação mais reinserção de membrana (Lortat-Jacob).
- Y de Roux.

978-85-7241-664-1

Operação Anti-refluxo Adotada

- Na ressecção de segmento (cárdia): interposição de alça delgada mais vagotomia (Merendino) por via abdominal, abdominomediastinal, abdominal mais torácica direta ou toracoabdominal esquerda.

- Na estenose sem ressecção: dilatação pré ou transoperatória e válvula anti-refluxo de Toupet-Lind ou de Nissen. Dilatação pós-operatória se preciso.
- No refluxo: válvula anti-refluxo (Toupet-Lind) com ou sem vagotomia (estudo gástrico e da sua secreção).

Esôfago de Barrett

Há duas teorias: a congênita, na qual a transformação epitelial do esôfago embrionário (segunda semana) estaria prejudicada, não se completando, de modo que o epitélio ciliado não se transformaria para escamoso.

A adquirida seria uma lesão no epitélio decorrente de refluxo gastroesofágico. Não aparece em todos os portadores de refluxo. O fato é que há um epitélio colunar no epitélio escamoso (glândulas gástricas esofágicas, mucosa gástrica, restos congênitos de células colunares ou células primordiais indefinidas).

O tratamento é clínico e sob controle endoscópico mais ou menos rigoroso, dependendo dos fatores de risco.

O tratamento cirúrgico é a correção do refluxo por válvula anti-refluxo, nos casos duvidosos ou no início de degeneração maligna; ressecção e interposição de alça jejunal.

Megaesôfago

Conceito

- Fluxo.
- Esvaziamento.
- Hipertrofia.
- Alongamento.
- Acalasia de esfíncter.

978-85-7241-664-1

História

- Willis (1682).
- Insuficiência muscular.
- Obstrução.
- Espasmo esfíncter.
- Cárdia normal e não se relaxa.

Etiologia

- *Trypanosoma cruzi.*
  - Núcleo dorsal.
  - Vago.

- Gânglio.
  - ↓ gânglios.
  - Periganglionite.
    - ↑ vesícula:
      - Neurossecreção →.
      - Discinesia →.
    - ↓ fluxo →.
      - Dilatação →.
      - Hipertrofia →.
      - Alongamento →.
      - Estase.
  - ↓ imprevisível.

Conseqüência

- Insensível à nicotina (↓ gânglios).
- Sensível à:
  - Acetil B metil-colina (Mecolil).
  - Gastrina.

Clínica

Diagnóstico Clínico

- Laboratorial: Machado-Guerreiro, hemaglutinação, imunofluorescência.
- Radiografias:
  - Em pé.
  - Decúbito.
  - Após 1min.
  - Com Mecolil.
- Manometria:
  - ↓ amplitude contração.
  - Pressão de repouso 40mmHg maior no estômago.
  - Pressão de repouso não diminui com deglutição.
- Citologia.
- Esofagoscopia.

978-85-7241-664-1

Indicação Terapêutica

- Estágio 1: tratamento clínico e dietético.
- Estágio 2: dilatação da cárdia e tratamento clínico e dietético.
- Estágio 3: miotomia (Heller) mais válvula anti-refluxo ou a interposição de alça (Merendino).
- Estágio 4: ressecção do terço distal acotovelado e interposição de alça. Esofagectomia mais interposição de cólon ou intestino delgado.

Tratamento

Direto no Estômago

- Excisão de parede dilatada (Reisinger).
- Esofagoplicatura (Meyer).
- Esofagostomia (Zaaijer).
- Esofagectomia:
  - Seccional (Ciaglia).
  - Torácica (Câmara-Lopes).
- Invaginação do esôfago (Freeman).
- Esofagólise abdominal (Von Hacker).

Dilatação

- Balão:
  - Pneumática.
  - Hidrostática.
- Transgastrostomia (Martin).
- Transgástrica:
  - Instrumental (Mickulicz).
  - Digital (Barrow).

978-85-7241-664-1

Plástica

- Secção longitudinal e sutura transversal (Wendel).
- Esofagogastrostomia.
  - Heyrovsky (incompleta).
  - Backer-Grondahl (completa).
  - Lambert (esmagamento de septo com pinça de demora).
  - Keller (esmagamento com fio).
- Thal.

Cárdia

Miotomia Longitudinal

- Heller, 1913 (Gottstein, 1901).
- Heller-Girard (sutura transversal do músculo).
- Heller-De Bruine-Zaaijer (anterior).
- Heller-Vasconcelos (lateral direita).
- Longa (Siber).
- Curta (Malm).
- Circular (Schaldemose).
- Com exérese de fita muscular (Matos, Lortat-Jacob).
- Com simpatectomia (Fontaine).

978-85-7241-664-1

- Com piloroplastia (Maingot).
- Com vagotomia e piloroplastia (Merendino).
- Com esofagogastropexia linear (ângulo Hiss) (Lortat-Jacob).
- Com fundoplicatura (Nissen-Rossetti).
- Com retalho diafragma (Petrovsky).
- Com enxerto diafragma (Trincas).
- Com esofagogastropexia anterior (Jekler e Lhotka).
- Heller sob controle balão insuflado (Rassi).
- Heller e sutura de curvatura maior do estômago no lábio esquerdo da incisão (Rudler).
- Heller e sutura das bordas aos pilares (Alivisatos).
- Heller à esquerda para secção do músculo oblíquo (Constantini e Curti).
- Heller e sutura da incisão na curvatura maior do estômago, ao pilar (Jezioro).
- Heller. Dor: fundo gástrico e face posterior direita do esôfago; fundo e parede anterior esquerda do esôfago (6cm em 180º).

Cardiectomia

- Mais no esôfago (Bier).
- Mais no estômago (Wangensteen).

Invaginação

- Esofagogástrica (Tuffier).
- Fundoplicatura após secção da cárdia (Lotheissen).

Nervos

- Vagotomia (Meyer).
- Simpatectomia (Knight e Adamson).
- Decortificação e lesão de plexo de Auerbach (Recalde).
- Secção de nervo frênico (Enderlen).

Diafragma

- Frenotomia (Gregoire).
- Transposição por secção de todos tecidos peri-hiatais (Roepke).
- Roepke mais miotomia (Borchgrevink).

Interposições

- Intestino delgado (Merendino-Dillard).
- Toracoabdominal.
  - Abdominal.
- Cólon (Hunnicutt).

Quadro 55.1 – Megaesôfago

Nome: __________ Profissão: __________

Idade: __________ Estado civil: __________

Gênero: __________ Caso nº: __________

Cor: __________ RG: __________

Naturalidade: __________

Residência: __________

Contato: __________

Dados Gerais da Moléstia

Contato com triatomídeos: __________

Duração da moléstia: __________

Segmento referido (disfagia): Esofagocervical ☐

Retroesternal ☐ Espigástrio ☐

Reação Guerreiro-Machado: Não reativo ☐ ☐ ☐

Impediente ☐ ☐ ☐ Datas

Reativo ☐ ☐ ☐

EGG (relatório): __________

Dilatações anteriores: __________

Outras queixas: __________

Outras doenças: __________

Radiografia de cólon: __________

Biopsia muscular do esôfago (nº __________ data: __________)

Outros exames: __________

ECG = eletrocardiograma.

978-85-7241-664-1

Divertículos

- Cervical (ou de Zenker):
  - Exérese mais esofagorrafia longitudinal.
  - Invaginação e reforço parietal faringoesofágico nos pequenos divertículos.
  - Secção lateral do músculo cricofaríngeo nos divertículos pequenos ou espasmos acentuados.
  - Drenagem e pexia lateral cranial (superior) do divertículo, com orifício mais alto que a comunicação com o esôfago, nos casos de abscessos graves.
  - Drenagem e orientação para fístula esofágica nas infecções graves.

Quadro 55.2 – Estudo dos resultados da cirurgia de Merendino para megaesôfago chagásico

1. Identificação

Reg.: ________

Nome: ________________________________

Cor: ________ Estado civil: ________ Profissão: ________ Naturalidade: ________

Residência: ________________ Peso: ________ Altura: ________

2. Diagnóstico

Dados Epidemiológicos e Clínicos: ________________

Reação de Guerreiro-Machado (GM): ________________

Reação imunofluorescência (IF): ________________

Cardiopatia: ________________

Megacólon: ________________

3. Diagnóstico megaesôfago

Reed: ________________

Endoscopia: ________________

Biopsia: ________________

Manometria: ________________

4. Exames complementares

Hemograma completo: H = Hb = Hm = Ht = Plaquetas =

Leucócitos totais: B = S = L = M = E =

Protrombina Coagulação Sangria

Proteínas totais Albumina

Globulina

Glicose

Uréia

Creatinina

Urina rotina

Radiografia tórax

Ecocardiograma (ECG)

5. Cirurgia

Data: ________ Duração: ________

Via de acesso: ________________

978-85-7241-664-1

Quadro 55.2 – Estudo dos resultados da cirurgia de Merendino para megaesôfago chagásico (*Continuação*)

Pormenores: esôfago abdominal

Alça interposta ______ Anastomose esofagojejunal ______

Operações associadas ______

Dados especiais da operação

6. Pós-operatório imediato

Uso antibiótico: ______

Cateter nasogástrico: ______

Complicações: ______

Trânsito radiográfico: ______

Fístula: ______

Reoperação: ______

Drenos: ______

Nutrição parenteral total: ______

Óbito: ______

7. Pós-operatório tardio

Evolução clínica: ______

Trânsito radiográfico: ______

Outras operações: ______

B = basófilos; E = eosinófilos; H = hemossedimentação; Hb = hemoglobina; Hm = hemácia; Ht = hematócrito; L = linfócitos; M = mastócitos; S = segmentados.

978-85-7241-664-1

Quadro 55.3 – Controle de esofagogastrectomias

Reg. nº ______

Nome: ______ Idade: ______ Gênero: ______ Cor: ______

Diagnóstico: ______ Profissão: ______ Data da operação: ______

Indicação cirúrgica: ______ Hemorragia ( )

Tempo de evolução: ______

Estenose ( ) Dor intratável ( ) Perfuração ( ) ______ ( )

Quadro 55.4 – Operação realizada

	Pré-operatório	Pós-operatório imediato	Pós-operatório tardio			
Datas						
Dor epigástrica – Horário						
Dor epigástrica – Periodicidade						
Dor epigástrica – Ritmo						
Dor epigástrica – Irradiação						
Apetite						
Mastigação						
Sialorréia						
Disfagia						
Odinofagia						
Náuseas						
Vômitos						
Pirose (azia)						
Regurgitação						
Plenitude gástrica						
Eructações						
Hematêmese						
Plenitude abdominal						
Flatulência						
Borborigmos						
Dor abdominal (local ou difusa)						
Melena						
Constipação (dias)						
Evacuações diárias (nº)						
Fezes (seca, dura, moldada, mole)						
Crises diarréia (nº e periodicidade)						
Peso (kg)						
Satisfeito com a operação?						
Síndrome pós-gastrectomia						
Outras observações						
Médicos						

Anotar com sinais positivo (+), negativo (–) ou número.

978-85-7241-664-1

- Via de acesso: cervicotomia esquerda longitudinal anterior ao longo do músculo esternocleidomastóideo.

- Torácico (terço médio):
  - Controle clínico e radiográfico.
  - Opera-se apenas o divertículo grande ou o que demonstra estase alimentar (o que é raro) ou diverticulite crônica e sintomática.
  - Via de acesso: toracotomia direita no nível do 5º espaço intercostal.
- Inferior ou diafragmático:
  - Controle clínico e radiográfico.
  - Nos grandes ou aqueles que demonstram estase, ou que estão agravando a cinesia da junção esofagogástrica, realiza-se:
    - Ressecção e síntese esofágica com ou sem valvuloplastia.
    - Invaginização a sutura da parede do esôfago.
    - Mobilização regional e valvuloplastia recobrindo-o.
    - Via de acesso: laparotomia paramediana pararretal interna esquerda (LPMPRIE).

Perfuração Traumática

- No terço superior:
  - Sutura longitudinal.
  - Cateterismo nasogástrico ou faringogástrico de demora.
  - Gastrostomia, dependendo do andamento anterior.
- No terço médio:
  - Fase inicial: toracotomia direita, sutura, drenagem torácica, esofagostomia cervical e gastrostomia.
  - Fase avançada: esofagostomia cervical, esofagectomia por toracotomia e drenagem e gastrostomia. Em casos bem avaliados, pode ser realizada a extração do esôfago por via cervicoabdominal e drenagem mediastinal ou pleural.
- No terço inferior:
  - LPMPRIE, sutura, válvula anti-refluxo (Toupet-Lind ou Jeckler-Lotka), drenagem da cavidade. Gastrostomia ou jejunostomia alternativas.
  - Se a válvula anti-refluxo não for conveniente, levar uma alça jejunal para ser agregada à sutura do esôfago (manobra de Thal). Pode-se, também, retirar um retalho pediculado do antro que irá recobrir a sutura.
  - Nos casos avançados, além de um dos procedimentos anteriormente descritos, realizar esofagostomia cervical.

978-85-7241-664-1

Corpos Estranhos

- Melhorar as condições clínicas.
- Cuidar do pulmão, se ocorreu aspiração.

- Tentativa de retirada por endoscopia.
- Se o corpo estranho perfurou ou não se move à endoscopia, deve ser retirado seguindo o tratamento de acordo com o nível de retirada e as condições previstas em perfuração traumática.

978-85-7241-664-1

CAPÍTULO 56

Estômago

Alcino Lázaro da Silva

Fisiologia

- Secreção.
- Motilidade.
  - Repleção.
  - Esvaziamento.

978-85-7241-664-1

Farmacologia

As catecolaminas (efetor simpático pós-ganglionar) originam-se dos gânglios paravertebrais, celíaco, terminais da parede e alguns do sistema parassimpático. A inervação parassimpática (vago) tem fibras motoras e sensitivas.

Os receptores muscarínicos colinérgicos são mais sensíveis a acetil B metacolina do que a carbamilcolina. Os receptores nicotínicos colinérgicos são mais sensíveis a carbamilcolina e nicotina que a acetil B metacolina.

Os receptores adrenérgicos são mais sensíveis a norepinefrina e epinefrina do que a isopropilnorepinefrina, antagonizados pela dibenamina e fentolamina. Os receptores beta-adrenérgicos são mais sensíveis a isopropilnorepinefrina e epinefrina do que a norepinefrina, antagonizados por pronetalol, propranolol e dicloroisopropilnorepinefrina.

Os receptores muscarínicos localizam-se nas células musculares lisas e células simpáticas pós-ganglionares. Os receptores nicotínicos apresentam-se nas células pós-ganglionares parassimpáticas e simpáticas, assim como nas fibras sensitivas. Os alfa-receptores situam-se nas células musculares lisas e nos plexos mioentéricos. Os beta, nas células musculares lisas.

Há outros receptores para histamia, serotonina, gastrina e secretina.

Balistografia

- Ondas:
  - 1 (segmentação).

  - 2 (propulsão).
  - 3 (tono).

Eletromiografia

- Ritmo elétrico básico (integra).
- Potência de ação (neuro-humoral).

Afecções Cirúrgicas

- Anomalias de desenvolvimento:
  - Agastria.
  - Estenose Hipertrófica do Piloro.
    - Criança.
    - Adulto.
  - Atresia pré-pilórica (membrana).
  - Má rotação.
  - Micro ou macrogastria.
  - Duplicação.
  - Pâncreas aberrante.
  - Ptose ou intratorácico.
- Gastroplastia congestiva em mosáico escarlatiniforme.
  - Gastrites.
    - Agudas:
      - Erosiva.
      - Hemorrágica.
    - Crônicas:
      - Superficial.
      - Atrófica.
      - Granulomatosa.
      - Eosinofílica.
    - Supurativa.
    - Corrosiva.
- Hipertrofia e hiperplasia da mucosa gástrica:
  - Síndrome de Zollinger-Ellison.
  - Hipertrofia gigante (doença de Ménétrière).
  - Hipertrofia hipersecretora (doença de Stempiem).
- Divertículos.
- Ruptura ou explosão.
- Necrose gástrica.
- Vólvulo:
  - Organoaxial.
  - Mesenterioaxial.
  - Misto.

978-85-7241-664-1

978-85-7241-664-1

- Traumas:
  - Médicos.
  - Acidentais.
- Doenças vasculares:
  - Angiomas.
  - Varizes.
- Angiomatose do antro (*watermelon stomach*).
- Prolapso da mucosa do piloro.
- Acalasia do piloro.
- Bezoares.
  - Trico.
  - Fito.
  - Variados.
- Úlcera cloridropéptica:
  - Esôfago.
  - Estômago.
  - Duodeno.
  - Outras.
- Blastomas:
  - Benignos:
    - Pólipos.
    - Leiomioma.
    - Lipomas.
    - Neuroma.
    - Carcinóide.
    - Hemangiopericitoma.
  - Malignos:
    - Carcinoma:
      - Adeno.
      - Espino.
    - Linfomas:
      - Linfossarcomas.
      - Células reticulares.
      - Hodgkin.
    - Leiomiossarcoma.
    - Carcinossarcoma.
    - Plasmocitoma.
    - Metastáticos.

Diagnóstico

- Clínico:
- Radiografias:
  - Repleção.

  - Duplo contraste.
  - Compressão.
  - Seriografia.
  - Simples de abdome.
  - Pesquisa de refluxo.
  - Colangiografia na úlcera duodenal complicada.
- Endoscopia digestiva alta.
  - Determinação do *Helicobacter pylori*; exame direto e por biopsia.
- Gastrocâmara.
- Marcadores tumorais (antígeno carcinoembrionário, gastrina).
- Biopsia:
  - Endoscópica.
  - Linfonodo supraclavicular esquerdo.
- Teste de secreção gástrica:
  - Refeição de prova.
  - Cafeína.
  - Histamina.
  - Betazol (Histalog).
  - Insulina, tolbutamida e 2-desoxi-D-glicose.
  - Gastrina, tetragastrina e pentagastrina.
  - Cálcio.
- Ultra-sonografia ou tomografia computadorizada (estadiamento):
  - Isótopos. Cintilografia.
    - Cr_{51}.
    - Tecnécio.
- Medida pH:
  - Cápsula radiotelemétrica.
  - Beckman (peagômetro).
- Dosagem:
  - Eletrólitos.
  - Fator intrínseco.
  - Muco.
  - Gastrina.
  - Fosfatase alcalina (metástase hepática).
  - Pepsinógeno:
    - Soro.
    - Urina.
- Citologia exfoliativa.
- Punção abdominal e citologia do líquido.
- Laparoscopia.
- Laparotomia e gastrostomia.

978-85-7241-664-1

Tratamento

- Gastrostomia:
  - Provisória.
  - Definitiva (Glassman).
  - Pulsão: empurrando pela boca.
  - Tração: fio condutor tomado pela punção.
  - Punção.
- Gastrorrafia.
- Gastrectomia:
  - Segmentar.
  - Parcial (antrectomia).
  - Subtotal ou hemigastrostomia (1/2 a 2/3).
  - Quase total.
  - Total:
    - Alargada (ampliada) nos omentos.
    - Radical envolvendo outros órgãos.
    - Ultra-radical, anterior mais cabeça do pâncreas.
- Exérese:
  - Cistos.
  - Tumores e intramurais.
  - Pólipos e adenoma.
- Extração:
  - Corpos estranhos.
  - Bezoar.
- Ligadura de piloro e gastrojejunostomia (operação de Kellog). Veia de Mayo no piloro.
- Gastroduodenostomia na 3ª porção (operação de Rienhoff).
- Anastomose com:
  - Esôfago.
  - Duodeno.
  - Jejuno.
  - Estômago.
- Plásticas:
  - Tubo de Fórnix:
    - Anisoperistáltico (Gavriliu).
    - Isoperistáltico.
  - Tubo de antro (esofagoantrostomia).
  - Com:
    - Intestino delgado:
      - Simples (Seo, 1941; Longmire-Beal, 1952; Henley, 1952).
      - Em bolsa.

978-85-7241-664-1

    - Cólon.
  - Piloroplastia (quatro tipos).
- Desvolvulação.
- Pexia.
- Neurectomias:
  - Vagotomia: troncular, seletiva, superseletiva e mínima.
  - Adrenérgica (operação de Rosati) na curvatura maior.
  - Ramo de Grassi (na cárdia).
  - Vagotomia troncular posterior e seromiotomia anterior por laparoscopia (operação de Taylor).
  - Gastrostomia anterior na curvatura menor, da pata de corvo até a cárdia; uma sutura evertente por sutura mecânica preveniria a regeneração após a secção dos ramos intramurais. Bayo chama de gastrectomia linear anterior.
- Desvascularização (Somervell).
- Mobilizações.

Úlcera Duodenal

Não Complicada

- Terapêutica dietético-medicamentosa: alimentos livres, em pequenas porções, bem mastigados e em intervalos de 2 ou 3h.
- Medicamentos: antiácidos (hidróxido de alumínio-magnésio a 280mEq/dia), ranitidina, cimetidina, pirenzepina, omeprazol, famotidina, sucralfato.
- Em casos de úlceras recidivadas, multirrecidivadas ou ectópicas, pensar na possibilidade de Síndrome de Zollinger-Ellison. Dosar a gastrina.

978-85-7241-664-1

Complicada – Indicação Cirúrgica

- Falha de tratamento clínico bem-orientado.
- Obstrução:
  - Total.
  - Parcial.
- Perfuração:
  - Livre.
  - Tamponada.
- Hemorragia:
  - Maciça.
  - Persistente.
  - Repetida e exacerbada.
  - Em úlcera ectópica.
- Fístula biliodigestiva (colédoco).
- Dor intratável: terebração em órgãos importantes (pâncreas).

- Periviscerite sintomática.
- Sintomática com bulbo deformado à radiologia.
- Dor noturna persistente.

978-85-7241-664-1

Na indicação cirúrgica é necessário ponderar um aspecto importante. A endoscopia tem uma visão unilateral e local. Ela orienta quanto à cicatrização, mas não o faz quanto à anatomia do bulbo. A úlcera pode ser cicatrizada e o bulbo estar com periviscerite extensa e deformidade incompatível com a função normal, além de quadro clínico controlado. Por isso, nas úlceras antigas, deformantes, terebradas, não se pode fazer o controle somente pela endoscopia. A radiografia orienta melhor na indicação cirúrgica. A endoscopia vale pela visão cicatricial e pela possibilidade de biopsia direta.

Conduta Eletiva

- Se o bulbo duodenal oferecer condições para boa anastomose: vagotomia (troncular ou seletiva), antrectomia parcial (*preservação da maior extensão da curvatura menor*) e anastomose gastroduodenal no nível da curvatura menor (pequena curvatura), término-terminal (TT) *oralis partialis*. Técnica que recebeu a sigla VAGDPC (Resende Alves e Lázaro da Silva).
- Se o bulbo estiver deformado, não permitindo anastomose segura: terebrado no pâncreas ou no pedículo biliar; ou se a úlcera for pós-bulbar: fechar o coto duodenal acima ou no nível da região acometida, vagotomia, antrectomia parcial e anastomose gastroduodenal, término-lateral (TL), na face ântero-medial da 2ª porção do duodeno, independente de ter sido mobilizado (manobra de Kocher) para anastomose em melhores condições (VAGDPC TL) (Lázaro da Silva).

Conduta na Urgência

- Perfuração:
  - Recente:
    - Sutura.
    - Sutura mais piloroplastia.
    - Sutura mais vagotomia superseletiva (paciente jovem).
    - VAGDPC:
      - TT.
      - TL.
  - Tardia:
    - Sutura.
    - Sutura mais piloroplastia.
    - VAGDPC:
      - TT.
      - TL.
  - Tardia com peritonite: sutura somada a gastrostomia ou ulcerostomia.

- Hemorragia:
  - VAGDPC:
    - TT.
    - TL.
  - Ligadura vascular extragástrica.
  - Transfixação da úlcera e o vaso.
- Outras indicações: VAGDPC:
  - TT.
  - TL.
- Úlcera:
  - Sangrante.
  - Sangramento vivo.
  - Ressumação (gotejamento).
  - Vaso visível.
  - Coágulo aderido.
  - Fenda negra.
  - Ausência.
- Endoscopia na hemorragia digestiva (lesão).
- Tratamento lesão:
  - Local.
  - Injeção.
  - Mecânico.
  - Térmico.
- Indicação arteriografia:
  - Para esclerosar.
  - Para surpreender perda de 0,5cm^3/min.
  - Para hemorragia maciça que não deixa ver a lesão.

Pós-operatório Imediato

Na VAGDPC é preciso ter cuidado maior na descompressão gástrica. Com a vagotomia e anastomose na curvatura menor, ocorre uma estase transitória que pode provocar incômodos ao paciente.

Por essa razão, todos os doentes devem ser introduzidos num roteiro, como o que segue:

- Jejum até o quarto dia pós-operatório.
- Realimentação cuidadosa e progressiva: primeiros dias, líquidos. A partir do 10º dia, alimentos pastosos e líquidos. A partir do 15º dia, dieta livre. Atentar para que todos os tipos de alimentos sejam ingeridos em pequenas porções, a intervalos regulares (a cada 3h) e muito bem mastigados, se for o caso.
- Presença de eructação ou empachamento é possível e natural nos primeiros dias, podendo se prolongar por alguns meses, até a reautonomização

978-85-7241-664-1

neural gástrica. Seu controle se faz com a dieta anteriormente explicada e estimuladores de motilidade (metoclopramida, bromoprida, cisaprida).

Pós-operatório Tardio

- Controle clínico.
- Controle radiográfico.
- Controle endoscópico.
- Controle secretório.
- Os três últimos somente nos casos sintomáticos.

Há muitas pesquisas realizadas, em andamento e em projeto. É aconselhável informar-se a respeito.

Úlcera Gástrica

- Tratamento dietético e medicamentoso. Ver Úlcera Duodenal.
- Controle:
  - Endoscópico: acompanhar cicatrização, evolução do tratamento e local para biopsia dirigida.
  - Radiográfico: observa-se a evolução parcialmente e a silhueta da perda de domicílio para tecidos vizinhos.
- Indicação cirúrgica:
  - Eletiva: úlceras:
    - Gástrica ectópica: fórnice, curvatura maior, metade do corpo.
    - Resistente a tratamento clínico bem-orientado.
    - Que aparece a partir dos 40 anos (segunda metade de vida).
    - Que aparece anos depois (20 anos, por exemplo).
    - Gigante.
    - Estenosante (pré-pilórica).
    - Associada à duodenal.
    - No terço médio ou cranial (risco de hemorragia grave pela artéria gástrica esquerda).
    - Terebrada (pâncreas) ou fistulada (colédoco, baço).
    - Com bordas irregulares ou mucosa fixa nas bordas, mesmo que a biopsia não tenha revelado neoplasia.
    - Quando na biopsia suspeita-se de neoplasia ou displasia.
    - Na síndrome de Zollinger-Ellison.
  - Urgência: perfuração, hemorragia, obstrução.
- Conduta.

978-85-7241-664-1

Eletiva

- Úlcera gástrica na incisura, sem úlcera duodenal (tipo 1 de Johnson) ou pré-pilórica (tipo 3 de Johnson): VAGDPC TT.

- Úlcera gástrica associada à úlcera duodenal (tipo 2 de Johnson): VAGDPC TT, se o bulbo estiver normal para anastomose ou TL se ele estiver comprometido.
- Úlcera gástrica justacárdica: biopsia por congelação após sua retirada e sutura gástrica longitudinal (vertical). Se confirmar a benignidade: VAGDPC TT. Ou então: biopsia por congelação para confirmar a benignidade, não se resseca a úlcera, vagotomia, antrectomia e anastomose gastroduodenal na curvatura maior (B1). Há quem faça o mesmo, exceto que a anastomose é a B 2 (gastrojejunostomia) o que não recomendamos. Trata-se da operação de Kelling-Madlener.
- Úlcera gástrica justacárdica grande e complicando a junção esofagogástrica: ressecção, interposição de alça (Merendino) e vagotomia (com ou sem piloroplastia). A decisão de ressecar ou conservar a junção esofagogástrica depende dos fatores de risco como idade, condições de operação, obesidade, experiência, tempo de operação.
- Úlcera gástrica no terço superior da curvatura menor: ressecção em cunha, biopsia por congelação, sutura gastrogástrica longitudinal e VAGDPC.
- Úlcera gástrica terebrada para o baço deve ser ressecada, procurando preservá-lo, se for possível, além de VAGDPC TT.
- Úlcera gástrica no terço proximal ou médio da curvatura menor (tipo 1 de Johnson): antrectomia total, partindo da região próxima à cárdia, em goteira (Schoemaker) ou em degrau (Pauchet), até próximo da junção das artérias gastromentais direita e esquerda. Confirmada a benignidade, fazer a sutura gastrogástrica e anastomose gastroduodenal TT, a B1. Essa operação retira a úlcera, controla a cloridria pela antrectomia total, preserva grande parte do estômago e aproveita o curso fisiológico duodenal.
- Úlcera gástrica no corpo gástrico: gastrectomia subtotal e anastomose a B1; gastrectomia seccional (Wangensteen) e anastomose gastrogástrica; ressecção da úlcera por gastrectomia segmentar (sem interromper a continuidade do estômago) e antrectomia a B1 se a congelação for benigna.

Urgência

- Perfuração:
  - Recente:
    - Exérese da úlcera e sutura.
    - Sutura e omentoplastia.
    - Sutura mais vagotomia mais piloroplastia.
    - VAGDPC, retirando-se a úlcera.
  - Tardia:
    - Exérese da úlcera e sutura.
    - Sutura e omentoplastia.

978-85-7241-664-1

978-85-7241-664-1

- Hemorragia:
  - Ligadura vascular extragástrica.
  - Ligadura do leito da úlcera e do vaso que sangra (transfixação).
  - Ressecção e gastrorrafia.
  - Ressecção e VAGDPC TT.
  - Ressecção em goteira ou degrau e B1.
- Obstrução:
  - Cárdia: ressecção e interposição de alça jejunal.
  - Piloro: VAGDPC TT.

Úlcera Hemorrágica

Úlcera que Sangra

- Endoscopia.
  - Diagnóstica 90%.
  - Prognóstica:
    - Artéria (80 a 100%).
    - Ponto negro ou coágulo na úlcera (50%).
    - Úlcera limpa ou rasa (5%).
- Vaso que sangra (80%) tem diâmetro menor que 1mm.
- A artéria lesada:
  - Terminal.
  - Lateral.

Controle

- Métodos mecânicos (balão, clipe).
- Métodos tópicos:
  - Colas teciduais (cianoacrilato).
  - Fatores de coagulação: aspersão de fibrinogênio (crioprecipitado) ou trombina.
  - Tamponamento com pó de ferrotrombina, aplicado à lesão e mantida a ação eletromagnética externa.
  - Colágeno hemostático microcristalino bovino.
- Método de injeção:
  - Etanol 0,1 a 0,2cm^3 em 4 pontos em volta do vaso.
  - Polidocanol (aethoxysclerol) 3 a 5cm^3 a 1% com 5 a 10cm^3 de epinefrina (1:10.000) são injetados na submucosa em torno da úlcera.
  - Morruato de sódio a 5% (3cm^3) + trombina (2cm^3) + dextrose a 50% (5cm^3).
  - Epinefrina 0,5 a 6cm^3 de solução 1:10.000.
- Métodos térmicos:
  - Eletrocoagulação monopolar a 100°C com placa externa.

- Monopolar seco.
- Monopolar líquido.
- Eletrocoagulação bipolar com *probe*-bipolar.
- Fotocoagulação (*light amplified stimulated emission of radiation* [*laser*]) é coerente e monocromática (argônio e neodímio no endocópio).
- Fotocoagulação com contato por *probe* de *laser*.

Síntese

No paciente idoso e de alto risco, a endoscopia pode substituir a cirurgia ortodoxa na HD.

Na lesão de alto risco (sangramento ativo ou evidência de sério sangramento), a endoscopia deve ser terapêutica, mas ao lado da sala operatória.

Classificação Endoscópica do Sangramento

- Sangramento ativo:
  - Esguicho arterial.
  - Vaso visível.
  - Fluxo capilar lento embaixo do coágulo.
- Sinais de sangramento recente:
  - Coágulo aderente.
  - Mancha negra.
  - Coágulo no aparelho digestivo alto.
- Lesão sem evidência de sangramento.

978-85-7241-664-1

Recomendações a Serem Observadas no Pós-operatório Tardio

- Mastigar bem os alimentos.
- Tomar refeições menores.
- Alimentar-se, no mínimo, a cada 3h.
- Dieta livre, rica em proteínas (ovo, carne, leite, etc.).
- Evitar alimentos ácidos, gordurosos e picantes (laranja azeda, refrigerantes e conservas), isolados.

Câncer Gástrico

Contra-indicação à Cirurgia

- Estádio avançado sem hemorragia ou obstrução.
- Caquexia.
- Desnutrição grave.
- Ascite e citologia neoplásica.
- Doenças que contra-indiquem.

Pré-operatório

- Repor a série vermelha até níveis de segurança (12g hemoglobina), ao lado de uma hidratação eficaz.
- Cuidados pulmonares e cardíacos.
- Dieta líquida sem resíduo por poucos dias, para evitar lavagem gástrica.
- A lavagem gástrica é incômoda, dispendiosa, prejudicial e iatrogênica. Apenas utiliza-la excepcionalmente.
- Se indicada a nutrição parenteral, deve-se programar o dia da cirurgia com antecedência. Não é interessante alimentar o tumor. Mais vale proteger o paciente com a nutrição no pós-operatório imediato.
- Veia bem intubada (cateterizada).
- Higiene geral, se possível até os dentes.
- Laxativos leves se houver constipação. Não usar procedimentos fortes (macromoléculas por via oral).
- Jejum de 24h, na obstrução.

Transoperatório

Posições

- Decúbito dorsal para laparotomia longitudinal paramediana, pararretal interna, esquerda. Não realizar a mediana, uma vez que obriga a secção do umbigo nos prolongamentos e é antifuncional.
- *Idem* para frenotomia ântero-posterior, a partir do hiato no intuito de facilitar a abordagem do mediastino inferior.
- Decúbito dorsal com o dorso e hemitórax direitos elevados por coxim, em vinte graus: incisão abdominal como a anterior e toracotomia no 6º (ou 7º) espaço intercostal direito. Essa abordagem facilita a ressecção do esôfago no nível mais alto e torna a anastomose mais segura.
- Decúbito lateral direito sobre coxim, no nível do gradeado costal inferior. Projeta-se a face lateral esquerda do tórax e do abdome, facilitando a toracofrenolaparotomia no nível do 7º espaço intercostal.

978-85-7241-664-1

Nas duas últimas vias de acesso, faz-se, primeiramente, a abertura do abdome e o estádio da doença. Ao decidir-se pela operação radical, realiza-se a toracotomia.

A tendência racional, consciente e técnica, é usar a laparotomia paramediana, associada ou não à toracotomia direita ou à frenotomia.

Exploração Cirúrgica

A ordem de estudo intraperitoneal é a seguinte:

- Peritônio parietal e parede abdominal anterior.
- Fundo de saco pélvico e anexos do útero.

- Recessos distantes do tumor (goteiras).
- Fígado, baço, diafragma e hiato.
- Intestino delgado, mesentério e linfonodos.
- Linfonodos: pedículo hepático, supra e infrapilóricos, gástricos superiores e pancreatolineais, celíacos e omentais.
- Exame do tumor: tamanho, posição, nível, invasão de serosa, aderências ou infiltrações vizinhas.
- A parede posterior, pâncreas e pedículos mesentérico e esplênico serão mais bem estudados após o descolamento cólon-omental.

O Uso de Jejunostomia Complementar, de Segurança ou de Reserva Deve Ser Pensado

A cirurgia dos blastomas malignos apresenta dois aspectos fundamentais: ressecção do tumor quando houver sensibilidade a outros recursos terapêuticos, ou ressecção alargada caracterizando uma cirurgia locorregional.

Os blastomas malignos do estômago, especialmente o adenocarcinoma, prevalente entre os outros, enquadram-se no tratamento locorregional.

Existem raras proposições que advogam a ressecção gástrica, total ou parcial, preservando-se os linfonodos adjacentes. O intuito é respeitar sua imunidade e o autocombate às células neoplásicas remanescentes.

A maioria dos Autores, entretanto, continua defendendo a exérese locorregional, em virtude dos resultados positivos e pela ineficácia dos outros recursos terapêuticos. Incluímo-nos entre os últimos, acreditando que a radicalidade, bem indicada, retira todos os tecidos invadidos, preservando-se o todo, ainda ileso de células neoplásicas.

A grande dificuldade é saber, exatamente, quando o tumor está restrito à área cirúrgica ou quando existem metástases microscópicas, não identificadas pelos mais precisos métodos propedêuticos.

O câncer gástrico localiza-se, esquematicamente, em três setores; proximal (cárdia), médio (de corpo) e distal (antro).

Há dois tipos histológicos: as células se disseminam sem formarem túbulos glandulares, ou com esta disposição histológica. O primeiro é o adenocarcinoma indiferenciado e o último o diferenciado.

O câncer incipiente de mucosa gástrica é aquele que se limita à mucosa ou submucosa e o avançado é o que ultrapassa este limite.

O incipiente pode ser elevado, plano ou deprimido. Entre os elevados, metade é diferenciado e entre os deprimidos a maioria é indiferenciado. Os deprimidos se dividem em dois subtipos: elevação irregular e mucosa normal e os de bordas indefinidas.

Na classificação de Borrmann, o tipo 1 representa lesão polipóide ou fungóide, o 2 é a lesão ulcerada de borda elevada, o 3 é a lesão ulcerada infiltrante e o 4 é o infiltrado difuso. Os tumores diferenciados (expansivos) são os tipos 1 e 2 e os indiferenciados (infiltrativos) são os 3 e 4.

978-85-7241-664-1

O indiferenciado se dissemina mais rapidamente e o faz para peritônio e linfonodos e o diferenciado prefere o fígado. A disseminação é mais freqüente e precoce no indiferenciado, ocorrendo mais no paciente jovem.

No Japão é a primeira causa de óbito no homem (30,3%) e mulher (26,7%). A sobrevida gira em torno de: estádio 1, 70 e 98%; estádio 2, 30 e 85%; e estádio 3, 7 e 52%, respectivamente, na Inglaterra e Japão.

As cadeias linfonodais se dividem em quatro grandes grupos: gástrica esquerda, gástrica direita (pilórica) e gastromentais direita e esquerda.

Os linfonodos regionais são:

1. Cardíaco direito.
2. Cardíaco esquerdo.
3. Ao longo da curvatura menor.
4. Ao longo da curvatura maior.
4s. Ao longo da gastromental esquerda e vasos curtos.
4d. Ao longo da gastromental direita.
5. Suprapilórico.
6. Infrapilórico.
7. Ao longo da gástrica esquerda.
8. Ao longo da hepática comum.
9. Ao longo da celíaca.
10. Hilo esplênico.
11. Ao longo da esplênica.
12. Ligamento hepatoduodenal.
13. Retropancreático cefálico.
14. Raiz do mesentério.
15. Ao longo da cólica média.
110. Paraesofágico inferior.
111. Diafragmático.

978-85-7241-664-1

Agrupados, eles se dividem em relação ao estômago em:

- Grupo 1 (N_1): 1, 2, 3, 4, 5, 6.
- Grupo 2 (N_2): 7, 8, 9, 10, 11.
- Grupo 3 (N_3): 12, 13, 14, 15, 110, 111.

Quando se considera o estômago nos terços inferior, médio e superior, há pequenas variações entre os linfonodos dos grupos.

No tumor distal há acometimento de N_1 e N_2 e também N_3 (mesentério, atrás do pâncreas, tronco celíaco). No terço médio há maior freqüência de acometimento de N_3 (mesentério, atrás do pâncreas e ligamento hepatoduodenal). No tumor de terço proximal o N_3 é muito mais envolvido do que se espera.

A radicalidade na resseccção se divide em:

- D0 R0: ressecção gástrica e N_1 incompleto.
- D1 R1: ressecção gástrica e N_1 completo.
- D2 R2: ressecção gástrica e N_1 N_2 completos.
- D3 R3: ressecção gástrica e N_1 N_2 N_3 completos.
- R4: ressecção gástrica e N_4 (paraórticos acima e abaixo das renais).

978-85-7241-664-1

Se tratarmos um paciente cujo tumor é sensível à ressecção cirúrgica mais extensa, contamos com os riscos desta opção. A gastrectomia extensa traz um número significante de complicações, não só graves como de aparecimento em dobro, quando comparadas com as da gastrectomia econômica.

Gastrectomia econômica: menor sobrevida, menor número de complicações e menor risco. Gastrectomia extensa: maior sobrevida, maior número e mais graves complicações.

A sobrevida ou a vida livre de doença é o objetivo maior. O doente sobrevive à cirurgia ou às complicações. Cabe-nos, pois, saber quem nas mesmas condições obteria este objetivo através da análise clínica dos pacientes.

Os parâmetros mais importantes são: idade avançada, obesidade, doenças metabólicas (diabetes) pneumopatias e acometimentos cardiovasculares. Todos estes, isolados ou em associação, constituem fatores de risco.

Ao planejarmos a indicação dividimos os doentes em portadores dos riscos comuns e os de risco elevado. Nos primeiros, gastrectomia alargada ou radical e nos outros, gastrectomia alargada econômica. Trata-se de uma atitude em que se trabalha, também, com o bom senso, procurando aliar a menor vida livre de tumor com pouca morbi-mortalidade, e a maior vida livre de tumor com morbimortalidade aceitáveis para uma cirurgia de porte maior.

A importância da retirada de todo ou quase todo estômago, nos dias atuais, é considerável. Há uma complicação tardia, denominada carcinoma de coto gástrico remanescente. Em 45 pacientes mortos houve recorrência local em 41. Em 25 destes, a recorrência estava em linfonodos remanescentes ou tecidos adjacente ao estômago. A operação não foi completa.

A ressecção, preservando-se linfonodos, deve ser melhor estudada. A ação da célula T contra a metástase, no linfonodo, usando-se anticorpo monoclonal não é eficaz, pela pequena reação imunológica com a célula neoplásica.

A dissecção linfática para ser eficaz tem que retirar fáscia, serosa, tecido gorduroso e linfonodos envolvendo órgãos importantes. Na gastrectomia total remove-se o omento todo; na parte superior o pedículo gastroesplênico é ligado na raiz, pois ele corre ao longo do ligamento gastropancreático; na porção inferior retira-se a parte proximal do duodeno e os ligamentos hepatopancreático e hepatoduodenal e tecidos que o compõem preservando-se artéria hepática comum, veia porta e colédoco. Pelo forame de Winslow dissecam-se os linfonodos dessa região, incluindo cápsula de pâncreas (cabeça). Na porção caudal remove-se o tecido do tronco gastrocólico. Este conjunto compõe a operação R_3.

A excisão extensa inclui nódulo paraórtico, da esplênica, do ligamento hepatoduodenal, atrás da cabeça do pâncreas e raiz do mesentério.

Na parte proximal ela inclui: estômago, supra-renal e rim esquerdo. Constitui a exenteração abdominal, superior esquerda.

No terço inferior, invadindo pâncreas, faz-se o duodenopancreatectomia cefálica.

O que limita a ressecção extensa é: metástases peritoneal, hepática e em nódulos distantes e no tumor tipo 4 de Borrmann (difuso).

A excisão limitada inclui: polipectomia endoscópica (pólipo mucosos); laserterapia endoscopia; exérese da parede no tumor mucoso e preservação do pâncreas em diabéticos. A sua indicação deve ser muito ajuizada.

É preciso pesquisar sobre a presença, valor e significado de marcadores tumorais; uso da hipertemia; hormonioterapia (antiestrógeno); imunoterapia; radioterapia; quimioterapia e finalmente a imunoquimiocirurgia.

Os linfonodos clínicos metastáticos são:

- Da Irmã Maria José (periumbilical).
- Supraclavicular de Virchow.
- Axilar esquerdo de Irish.
- Tumor no ovário de Krukenberg.
- Tumor na pelve ou placa (prateleira) de Blummer.

Pós-operatório

Todo paciente portador de câncer gástrico e submetido à cirurgia extensa com anastomose deve ser vigiado rigorosamente nos dez primeiros dias. A possibilidade de ele apresentar fístulas, deiscência total, infecção e abscessos peritoneais é muito grande.

A reidratação e reposição de perdas deve ser rigorosa. O uso de cateteres nasogástricos dependerá do procedimento usado, mas deve permanecer o mínimo possível.

Os drenos da cavidade devem ser colocados para segurança em lojas maiores e nunca devem tocar as anastomoses.

Quando a dúvida existir a respeito da viabilidade de anastomoses, investigar com radiografias por contraste iodado ou a reabertura precoce.

Não desfazer anastomoses com fístulas. Ressuturá-las com reforço omental (mesocólon) ou peritoneal. Drenar com segurança, auxiliando por estomias jejunais para reposição, descompressão ou aspiração.

O uso de antibióticos seguirá os seus princípios.

978-85-7241-664-1

CAPÍTULO 57

Interposição de Alça Intestinal

Alcino Lázaro da Silva

978-85-7241-664-1

Funções da Alça

- Substituição gástrica ou esofágica.
- Substituição antro.
- Retardar o trânsito.
- Restabelecer o trânsito.
- Substituir a sístole antral.
- Prevenir refluxo.

Cuidados Técnicos

- Pedículo:
  - Torção.
  - Estiramento.
- Eliminar a acidez.
- Não-inversão do peristaltismo (dar um ponto de reparo para evitar essa ocorrência).
- Tamanho da alça (suficiente para ocupar o espaço da interposição).
- Usar o jejuno, uma vez que ele se localiza na parte superior do abdome, é mais calibroso, não possui gordura em sua face mesentérica, tem a arcada paralela mais simples e os vasos retos mais longos (no íleo são complexos e pequenos), as válvulas de Kerckling mais numerosas e grandes, e seu pedículo origina-se da parte superior da inserção mesentérica.

Indicações

- Esôfago:
  - Câncer:
    - Ressecável (jejuno ou estômago).
    - Irressecável: desvio (*bypass*) com jejuno ou estômago.
  - Estenose: desvio.

978-85-7241-664-1

  - Megaesôfago: operação de Merendino.
  - Correção do esvaziamento rápido (*Dumping*).
  - Confecção de bolsa nova:
    - Gastrectomia subtotal (Henley).
    - Gastrectomia total (Soupault).
    - Substituir o antro (R. Alves).
  - Gastrectomia proximal: operação de Merendino-Dilard.
  - Imobilidade duodenal ou mobilização difícil.
- Intestino delgado: inversão de alças (do íleo) no trânsito acelerado.
- Ureter: substituição.
- Bexiga: plástica.

Outras Considerações

- Vantagens do jejuno (ver Cuidados Técnicos).
- Desvantagens do jejuno.
- Vantagens do cólon.
- Desvantagens do cólon.
- Porque não usar o íleo.

Sinais e sintomas
Anorexia
Perda de peso
Vômitos de estase
Disfagia discreta
Constipação
Tumor palpado no epigástrico
Nódulos palpados na fossa supraclavicular ou fundo de saco pré-retal
Ascite
Nos casos de carcinoma incipiente: queixas digestivas vagas

Blastoma maligno do estômago*
Corrigir anemia e hipoalbuminemia
Esvaziamento gástrico
Limpeza do cólon

- Operável
  - Ressecável
    - Curativa
      - Cárdia – toracofrenicolaparotomia E ou laparotomia E e toracotomia D
        - Esofagogastrectomia (estômago total ou proximal) + omentectomia + esplenectomia + pancreatectomia corpocaudal***
          - Interposição de alça jejunal
          - Anastomose esofagojejunal em Y de Roux
          - Anastomose esofagojejunal TL + anastomose jejuno-jejunal LL à Braun
      - Corpo-laparotomia**
        - Gastrectomia total radical ou alargada***
          - *Idem*
      - Antro-laparotomia
        - Gastrectomia total: paciente mais jovem
        - Gastrectomia quase total: paciente de risco maior
        - Gastrectomia subtotal alargada no carcinoma incipiente ou em paciente de alto risco (obeso, diabético, pneumopata)
          - *Idem*
          - Anastomose gastrojejunal em Y de Roux ou gastroduodenal (Tubinho)
          - Anastomose gastroduodenal ou gastrojejunal
    - Paliativa
      - Cárdia: toracofrenicolaparotomia E ou laparotomia E e toracotomia D
        - Esofagogastrectomia proximal
          - Anastomose esofagogástrica
          - Anastomose esofagojejunal em Y de Roux
      - Corpo-laparotomia
        - Gastrectomia seccional ou distal
          - Anastomose gastrogástrica ou gastroduodenal ou jejunal
      - Antro-laparotomia
        - Gastrectomia distal
          - Anastomose gastrojejunal ou gastroduodenal
  - Tumor invadindo estruturas vitais, carcinose peritoneal ou hepática
    - Obstruído
      - Gastrojejunostomia LL
      - Transmesocólica ou pré-cólica
      - Gastrojejunostomia LT em Y de Roux
      - Jejunostomia (Witzel)
      - Gastrostomia distal
      - Biopsia
        - Estadiamento
          - Linfonodos
            - N_1 – ao longo do estômago
            - N_2 – intermediário ao estômago e outros tecidos
            - N_3 – distante do estômago
          - Radicalidade
            - R_0 – ressecção gástrica e N_1 incompleto
            - R_1 – ressecção gástrica e N_1 completo
            - R_2 – ressecção gástrica e N_1, e N_2 completos
            - R_3 – ressecção gástrica e N_1, N_2 e N_3 completos
    - Não obstruído
      - Biopsia
      - Laparoscopia
      - Aspiração de ascite
  - Irressecável

978-85-7241-664-1

Exames complementares
- Radiografias de estômago e duodeno
- Fibrogastroscopia e biopsia
- Gastrofotografia
- Citologia exfoliativa
- Laparoscopia
- Citologia de líquido ascítico
- Fosfatase alcalina
- Desidrogenase lática
- Gamaglutamiltransferase
- Radiografias de tórax
- Ultra-sonografia
- Tomografia

Inoperável:
- Estado geral precário
- Ascite
- Disseminação extraperitoneal
- Carcinose ou tumor grande
- Sem obstrução

* Adenocarcinoma, linfomas, sarcomas.

** Laparotomia paramediana, pararretal interna, supra-umbilical esquerda (E), com frenotomia, se preciso.

*** Duodenopancreatectomia cefálica alargada = estômago, omentos, vias biliares, cólon transverso, duodeno, cabeça de pâncreas. Esofagogastrectomia proximal ou total = estômago proximal ou total e terço distal do estômago. Exenteração abdominal superior esquerda = estômago, baço, pâncreas distal, cólon, fígado esquerdo, diafragma, esôfago inferior, rim e supra-renal E. Gastrectomia alargada = estômago e omentos. Gastrectomia distal (hemigastrectomia) = meio distal do estômago. Gastrectomia proximal (hemigastrectomia) = meio proximal do estômago. Gastrectomia quase total = deixa-se um pequeno coto gástrico. Gastrectomia radical = estômago, omentos (ou omento – bursectomia), baço, cauda de pâncreas, pode-se associar segmentos de cólon, jejuno ou fígado, envolvidos em continuidade. Gastrectomia seccional = retira-se uma secção do estômago. Gastrectomia subtotal = deixa-se 1/3 a 1/4 do estômago. Gastrectomia subtotal alargada = incluem-se os omentos. Gastrectomia total = todo o estômago. Gastrectomia ultra-radical = gastrectomia alargada mais duodenopancreatectomia cefálica, hepatectomia lobar ou exenteração abdominal superior esquerda. Operação de Applely = gastrectomia radical mais remoção da adenopatia celíaca, seccionando o tronco celíaco e a artéria hepática comum antes da bifurcação. Pode-se, caso necessário, anastomosar os cotos remanescentes (Takenaka).

Figura 57.1 – Sinais e sintomas. D = direita; E = esquerda; LL = látero-lateral; TL = término-lateral.

CAPÍTULO 58

Doenças do Duodeno

Alcino Lázaro da Silva

Fisiologia

- Motilidade.
- Secreção.
- Integração gastrobiliopancreática.
- Controle secreção gástrica.

Afecções Cirúrgicas

- Anomalias de desenvolvimento:
  - Atresia (estenose).
  - Diafragma.
  - Má rotação.
  - Duplicação.
  - Pâncreas anular.
  - Pâncreas ectópico.
  - Compressões vasculares:
    - Veia porta pré-duodenal.
    - Artéria mesentérica superior (ileoduodenal).
      - Aguda.
      - Crônica.
    - Artéria cólica média.
- Traumas:
  - Médicos.
  - Acidentais.
- Processos inflamatórios:
  - Específicos.
  - Inespecíficos.
- Doenças vasculares:
  - Angiomas.
  - Varizes.

978-85-7241-664-1

978-85-7241-664-1

- Infestações:
  - Giárdia.
  - Estrongilóides.
- Divertículos:
  - Laterais.
  - Mediais.
  - Periampulares (pancreáticos).
- Hipertrofia glândula Brünner.
- Blastomas.
  - Benignos:
    - Pólipos.
    - Adenomas.
    - Cistos (glândula de Brünner, ampola de Vater).
    - Lipomas.
    - Carcinóide.
    - Leiomioma.
    - Fibromas.
  - Malignos:
    - Adenocarcinomas (cinco origens).
    - Sarcomas.
- Fístulas.
  - Agudas:
    - Trauma.
    - Pós-cirurgia.
  - Crônicas:
    - Cólon.
    - Via biliar.
      - Vesícula.
      - Colédoco.
- Úlcera cloridropéptica (ver anteriormente).

Diagnóstico

- Exame clínico.
- Radiografias:
  - Convencional.
  - Hipotônica.
  - Colangiografia.
- Duodenoscopia.
- Citologia.
- Biopsia.
- Teste de secreção gástrica.

- Teste secretina.
- Testes colecistocinina-pancreozimina.
- Dosagem:
  - Gastrina.
  - Pepsinógeno.
    - Soro.
    - Urina.
- Punção abdominal.
- Arteriografia seletiva.

Tratamento

- Duodenectomia.
- Duodenorrafia.
- Duodenostomia.
- Fechamento de coto.
- Duodenectomia:
  - Segmentar.
  - Parcial (seccional).
  - Total (cabeça do pâncreas).
- Ligaduras vasculares:
  - Varizes.
  - Artérias.
- Mobilização (manobra de Vautrin – Kocher – Viard).
- Anastomoses:
  - Esôfago.
  - Estômago.
  - Colédoco.
  - Wirsung.
  - Jejuno.
- Plásticas:
  - Perdas substanciais (remendos).
  - Ampola de Vater.
  - Piloroplastia.
  - Interposições.
- Suturas.
- Exclusão.
- Neurectomias.
- Antrectomias.
- Ressecção:
  - Divertículos.
  - Tumores benignos.
- Pexias.

978-85-7241-664-1

Divertículo Duodenal

- Há dois tipos:
  - Na convexidade duodenal (completo).
  - Periampular (mucoso).
- Indicação cirúrgica:
  - Volume grande (raro).
  - Retenção de conteúdo.
  - Colón estreito e saco amplo.
  - Divertículo recorrente.
  - Perfuração.
  - Hemorragia.
  - Compressão extrínseca de junção biliopancreática.
  - Pancreatite aguda recorrente.
  - Crescimento progressivo.
- Divertículo de convexidade: sendo verdadeiro, deve-se ressecá-lo na base. Cuidado para não diminuir a luz duodenal.
- Divertículo periampular:
  - Cateterismo da papila, indiretamente pela duodenectomia ou pela intubação de colédoco.
  - Localização digital segura da base e do fundo do divertículo.
  - Papilotomia.
  - Cateterismo do ducto pancreático.
  - Completa-se a papiloesfincterotomia (PET). Sob controle do cateterismo do Wirsung, sutura mucomucosa à direita (na PET) do doente.
  - Pinçamento do divertículo por meio de sua luz e inversão para a luz duodenal. Orientando-se pelo cateterismo de Wirsung e pela PET, realiza-se a ressecção basal do divertículo com sutura mucomucosa duodenal periampular. Completa-se a sutura mucomucosa da PET, à esquerda. Retirada dos cateterismos.
  - Drenagem do colédoco a critério.

978-85-7241-664-1

Estenose Duodenal

- Congênita. O pâncreas, em razão de malformação, dispõe-se em anel em torno da 2ª porção, estrangulando-a. Há, portanto, parênquima e ducto pancreático. Não pode ser secionando. Nesse grupo, inclui-se a atresia duodenal.

Realiza-se anastomose:

- Duodenojejunal látero-lateral, trans e inframesocólica (preferencial) ou em Y de Roux transmesocólica.

  - Gastrojejunal (evitar) mais vagotomia.
  - Duodenoduodenal com interposição de alça jejunal.
  - Duodenoduodenal látero-lateral (difícil).
- Benigna. Por úlcera pós-bulbar, estenose cáustica (rara), pós-trauma, pós-duodenectomia, pós-infecção e fístula.
  - Se for abaixo da junção biliopancreatoduodenal, fazer a ressecção e anastomose término-terminal (TT).
  - Se for próximo ou junto à papila, procede-se como na estenose congênita.
- Maligna. Por adenocarcinoma primitivo secundário à cabeça do pâncreas ou seqüela de tumores conjuntivos controlados por tratamento clínico.
  - Se for ressecável, duodenopancreatectomia cefálica, com ou sem antrectomia e vagotomia (Wipple ou Traverso – Longmire).
  - Se for irressecável, gastrojejunostomia látero-lateral, transmesocólica, iso ou anisoperistáltica, ou anastomose duodenojejunal em Y de Roux, transmesocólica.

Megaduodeno

Decorrente de doença de Chagas ou discinesia duodenojejunal (a chamada síndrome de compressão aortomesentérica).

A alternativa clínica é a anastomose duodenojejunal látero-lateral, inframesocólica.

A alternativa que realizamos, como proposição de pesquisa, é a ressecção da transição duodenojejunal e anastomose duodenojejunal TT (Lázaro da Silva).

978-85-7241-664-1

CAPÍTULO 59

Doenças do Intestino Delgado

Alcino Lázaro da Silva

978-85-7241-664-1

Fisiologia

- Motilidade.
- Secreção.
- Absorção.

Afecções Cirúrgicas

- Anomalias de desenvolvimento:
  - Duplicação.
  - Íleo meconial.
  - Peritonite meconial encapsulada do recém-nascido.
  - Pregas, membranas e ligamentos anômalos.
  - Persistência do ducto onfalomesentérico.
  - Divertículos congênitos, especialmente com diverticulite, úlceras e tumores (Meckel).
  - Atresia e estenose congênitas.
  - Hamartomas.
  - Heterotopia (mucosa gástrica).
  - Má rotação.
  - Má fixação.
  - Defeitos de inervação.
- Enterite actínica.
- Enterite regional (doença de Crohn).
- Fístula (externa ou interna):
  - Espontânea.
  - Provocada:
    - Cirurgia.
    - Acidente.
- Estenoses adquiridas: conseqüentes às inflamações ou úlceras do intestino.
- Gangrena:
  - Estrangulamento herniário.

  - Torção de alça (volvo).
  - Obstrução vascular.
- Traumas:
  - Perfurações:
    - Maiores.
    - Menores e próximas.
  - Hematomas.
- Tumores e lesão mesentericocólica com comprometimento vascular.
- Úlceras:
  - Péptica (Zollinger-Ellison).
  - De outra natureza:
    - Tuberculose.
    - Sífilis.
    - Tifo.
    - Ameba.
    - Crônica (potássio e tiazida).
    - Infecção (shigelas, salmonelas, estafilococo).
  - Enterite necrótica (clostrídio).
- Invaginação intestinal (intussuscepção) associada ou não a tumor benigno ou maligno.
- Obstrução com ou sem comprometimento parietal:
  - Verminoses (ascaridíase, estrongiloidíase, esquistossomose).
  - Bridas ou aderências.
  - Corpos estranhos (bezoar, cálculo).
  - Íleo biliar.
- Peritonites com comprometimento de alças.
- Blastomas:
  - Benignos:
    - Adenomas.
    - Pólipos:
      - Juvenil.
      - Peutz-Jegher.
      - Cronkhite-Canada.
      - Gardner.
      - Familiar.
    - Lipomas.
    - Leiomiomas.
    - Fibromas.
    - Hemangioma e linfangioma.
    - Neurinomas.
  - Malignos:
    - Adenocarcinoma:
      - Polipóide.

978-85-7241-664-1

978-85-7241-664-1

        - Infiltrativo.
        - Anular estenosante.
        - Difuso.
    - Linfomas (Hodgkin, folicular, células reticulares).
    - Sarcomas (leio, neuro, ângio, rabdo).
    - Carcinóide (intermediário).
    - Carcinose (metástase de outros tumores).
- Doenças decorrentes de ato cirúrgico:
  - Fístula gastrojejunocólica.
  - Bridas e aderências.
  - Gastroileostomias inadvertidas.
- Melanose na doença de Hansen.
- Vasculares: angioma, angiomatose.
- Distúrbios metabólicos: colesterolose, colesteatoma, xantomatose.
- Isquemia mesentérica:
  - Estase.
  - Embolia.
  - Trombose.
- Reações inflamatórias granulomatosas:
  - Actinomicose.
  - Blastomicose.
  - Granuloma:
    - Traumático.
    - De corpo estranho.
    - Esquistossomótico.
    - Sarcoidótico.
    - Eosinofílico.
- Pneumatose cística: com alteração intestinal ou hemorragia.
- Síndrome de alça cega.
- Síndrome de alça curta.
- Diverticulose.
- Síndrome de má absorção:
  - Primária: espru.
  - Secundária.

Propedêutica

- Sinais e sintomas:
- Dor.
- Síndrome:
  - Obstrutivo.
  - Parcial.
  - Total.

- Massas abdominais palpáveis.
- Diarréia.
- Esteatorréia.
- Síndrome hemorrágica:
  - Hematêmese.
  - Melena.
  - Enterorragia.
  - Coagulopatia.
- Peritonite.
- Síndrome carcinóide.
- Anorexia ou sitiofobia (sitofobia).
- Náuseas.
- Vômitos.
- Borborigmos.
- Distensão.
- Emagrecimento.
- Febres.
- Edemas.
- Ascite.
- Pigmentações ou manchas (cutaneomucosas).
- Artralgia.
- Adenopatia.
- Esplenomegalia.
- Síndrome de má absorção.
- Radiografias:
  - Simples em ortostatismo e decúbito lateral esquerdo, com raios horizontais.
  - Trânsito contrastado, exceto na obstrução e perfuração em cavidade (nesse caso, utiliza-se iodo).
- Endoscopia.
- Biopsias:
  - Duodenoscopia.
  - Incisional.
  - Jejunal: cápsula de Chouldhoury.
- Provas de absorção:
  - D-xilose.
  - Glicose.
  - Galactose (mais para o fígado).
- Punção abdominal.
- Laparoscopia com biopsia.
- Laparotomia.
- Arteriografia seletiva mesentérica.

978-85-7241-664-1

- Cintilografia.
- Lisosima sérica (doença de Crohn).
- Hematológico.
- Proteinograma.
- Exame de fezes:
  - Parasitológico.
  - Funcional.
  - Dosagem de gorduras.
  - Cultura.
- Ionograma.
- Fósforo, cálcio, fosfatase alcalina.
- Dosagem de caroteno.
- Curva de tolerância à glicose, lactose.
- Testes com substâncias marcadas.
- Dosagens enzimáticas.
- Teste terapêutico.
- Laparotomia exploradora.
- Laparotomia de revisão vascular.
- Laparotomia de revisão oncológica (*second-look*).

Pré-operatório

- Cuidados gerais.
- Reposição nutricional e hemática.
- Cateterismo nasogástrico descompressivo.
- Cateterismo jejunal (de Müller-Abbott, Cantor, etc.) na obstrução intestinal.
- Cuidados com a pele quando há fístula.

Via de Acesso

Sempre laparotomia paramediana, pararretal interna, direita, médio-abdominal. Após a abertura, essa incisão poderá ser prolongada para supra ou infra-umbilical.

Tanto na eletiva quanto na urgência, 80% das doenças ou obstruções de intestino delgado localizam-se ou tendem à direita.

A via mediana corta o umbigo e o prejudica, além de facilitar a hérnia incisional.

978-85-7241-664-1

Operações Fundamentais

- Punção.
- Enterotomia.
- Enterorrafia.

- Enterostomias:
  - Temporária (Túnel de Witzel, Stamm com dreno de Kehr).
  - Definitiva (em Y).
- Enteroplicatura ou enteroptiquia:
  - Parcial.
  - Total.
- Enteropexia.
- Íleo (jejuno)-entectropia.
- Enteroanastomose:
  - Término-terminal (TT).
  - Término-lateral (TL).
  - Látero-lateral (LL).
- Anastomose no aparelho digestivo e não anastomose digestiva (a anastomose não digere nada).
- Exteriorização.
- Enterectomia:
  - Basal (segmento).
  - Seccional (parcial).
  - Quase total.
- Inversão de alça delgada:
- Enteroplastia:
  - Selo oclusor de perda de substâncias.
  - Restabelecer o trânsito.
  - Substituição de continente.
- Estricteroplastia.
- Exclusão de segmento de alça:
  - LL mais ligadura.
  - TL mais fechamento de coto.
  - TL mais enterostomia.
  - Completa:
    - Ambos cotos na parede, exteriorizados; operação de Thiry-Wella.
    - Enterostomia temporária tunelizada com fechamento dos cotos.
    - Enterostomia temporária tunelizada com anastomose dos cotos.
    - Fechamento de um coto e enterostomia no outro.
- Anéis de Murphy:
- Valtrac (BAR), biodegradável e radiopaco por ter uma camada de bário.
- Seromiotomia(s) cincunferencial(is) (esfíncter?).
- Alguns princípios devem ser respeitados:
  - Ressecção do íleo terminal ao envolver ceco e cólon ascendente.
  - Nas lesões múltiplas, fazer ressecções alternadas preservando-se maior extensão. O risco maior é o número de anastomoses.

978-85-7241-664-1

– A margem de segurança deve ser de 10 a 20cm da borda visível da área acometida.
– O mesentério lesado deverá ser incluído na ressecção.
– Apesar de haver mais anastomose, é preferível do que derivações internas que complicam o pós-operatório tardio (síndrome de alça cega).
– É difícil, algumas vezes, delimitar o limite, a montante e a jusante. Procurar tecido gorduroso na subserosa. A ela corresponde lesão mucosa em geral.
– Se houver oportunidade, o que é raríssimo, fazer a (estenoseplastia) plastia da estenose (*strictureplasty*). Nos locais cicatrizados e com estenose, sem doença em atividade, fazer a secção longitudinal e sutura transversal.

Pós-operatório

Reposições necessárias até o retorno eficaz do peristaltismo, volta do interesse pela alimentação oral ou exoneração intestinal.

Em geral, no terceiro dia é permitida a ingestão de pequenas quantidades de líquidos. Um dia a mais de jejum não prejudica o operado.

Quando há íleo funcional acentuado, com as peritonites tratadas ou em tratamento e após enteroplicatura, é necessário moderar ou retardar a realimentação.

O cateter nasogástrico deve permanecer o menor tempo possível.

Enterite Regional (Doença de Crohn)

Histórico

Crohn, 1932.

Patologia

Doença inflamatória crônica granulomatosa. Edema de serosa; espessamento do mesentério; adenopatia; espessamento da parede com estreitamento da luz; mucosa edemaciada,ulcerada ou em forma de mosaico (úlceras longitudinais maiores na antimesentérica); obstrução linfática. Neoformação glândula mucosa (Brünner). Há hiperplasia histiolinfóide não caseosa, tipo célula gigante:

- 1ª fase: edema, hiperemia e linfangiectasia; infiltração de células (plasmáticas; fibrose difusa).
- 2ª fase: úlcera, granuloma, perfuração, fístula.

Epidemiologia

- Aumentou com a civilização
- Maior índice no homem adulto branco.

978-85-7241-664-1

- Maior índice em judeus.
- 20% forma aguda.
- 20% forma difusa.

Etiologia

- Bactérias.
- Agentes transmissíveis.
- Bloqueio linfático (cálcio somado à sílica nos linfáticos leva à lesão).
- Absorção de certas partículas sólidas pela mucosa.
- Talco e sílica desenvolvem mudanças elétricas de superfície e movimentam-se no tecido. Ferro e amido são persorvidos.
- Fatores psicossomáticos.
- Alergia:
  - Reação antialérgica (imunofluorescência) não foi demonstrada.
  - Alimentos.
  - Alergia (igual na sarcoidose).
- As imunoglobulinas A, M e G são normais.
- Linfócitos de enterite são tóxicos à cultura de células.
- A tentativa de um teste (com o de Kveim para sarcoidose) foi indiferente em normais e pacientes.
- Fatores hereditários.

Clínica

- Evolução insidiosa.
- Diarréia e dor abdominal (cólica).
- Estenose.
- Febre (na agudização).
- Anemia (baixa de ferro).
- Perda de peso.
- Distúrbios psicológicos.
- Crises de reagudização (lembrar-se de apendicite).
- Fístula:
  - Parede (após apendicecto).
  - Períneo.
  - Pélvica (reto, bexiga).
  - Interna.
- Síndrome colite ulcerativa no acometimento de cólon:
  - Forma isolada.
  - Seguindo ileíte.
- Síndrome de má absorção:
  - Edema.
  - Hipoproteinemia.

978-85-7241-664-1

- Síndrome obstrutiva.
- Reações colaterais: uveíte, aftas, eritema nodoso, artrite, espondilite, insuficiência hepática.
- Alterações sexuais secundárias.
- Tumefação fossa ilíaca direita.

978-85-7241-664-1

Diagnóstico

- Exame clínico.
- Laboratório:
  - Hemossedimentação.
  - Cálcio.
  - Ferro.
  - Imunocomplexos.
- Radiografias:
  - Trânsito intestinal.
  - Wellin, duplo contraste:
    - Sinal do fio de algodão (*string-sign*): estenose e espasmo.
    - Válvulas irregulares, espessadas, fundidas.
    - Luz irregular.
    - Tubo rígido e uniforme.
    - Lesões múltiplas.
  - Fistulografia.
  - Biopsia perianal.
  - Biopsia peroral com cápsula de Chouldhury.
  - Laparoscopia.
  - Colonoscopia.
  - Laparotomia exploradora.

Diagnóstico Diferencial

- Apendicite aguda.
- Jejunoileíte ulcerativa não granulomatosa.
- Linfomas do Intestino delgado.
- Infecção por fungo.
- Tuberculose intestinal.
- Colite ulcerativa.
- Úlcera duodenal pós-bulbar.
- Em casos de reticulite ulcerativa crônica (RCUC) a mucosa é inicialmente acometida e é a mais afetada entre as úlceras superficiais; há mais abscesso críptico e não apresenta a lesão granulomatosa. A diarréia é mais sanguinolenta e raras vezes há fístulas perineais. A retossigmoidoscopia mostra a mucosa retal acometida.
- O enema mostra o reto afastado do sacro.

Tratamento Clínico

- Repouso.
- Sedação psicológica.
- Medidas gerais.
- Reposição:
  - Nutrição.
  - Sangue.
  - Ferro, vitaminas D e K, ácido fólico, B_{12}.
  - Parenteral.
- Nutrição parenteral em casos selecionados.
- Tratamento da diarréia (constipante e anticolinérgico).
- Corticóide:
  - Reações colaterais.
  - Edema de corticóide.
  - Na fase aguda: corticóide e, caso se realize a operação, evitar a ressecção e retirar o apêndice (prednisona, 0,25 a 0,75mg/kg/dia).
- Quimioterápico:
  - Sulfassalazina (azulfidina).
  - Mesalazina (5-ASA).
- Antibióticos.
- Imunossupressores (azatioprina):
  - 150mg/dia/7 dias.
  - 100mg/dia/7 dias.
  - 50mg/dia/2 meses.
- Cirurgia não é ideal (70% vai à cirurgia):
  - Há muitas lesões e são distantes.
  - Recorrência da lesão (com ou sem ressecção alargada) (50%).
  - Mortalidade elevada:
    - Fístulas (anastomose).
    - Peritonites.
    - Distúrbios nutricionais.

Complicações

- Obstrução intestinal (25 a 30% dos pacientes):
  - Luminar.
  - Extraluminar.
- Fístula (50%):
  - Intestino delgado.
  - Fístula anal (1/3).
  - Bexiga (2%).
- Abscessos.

978-85-7241-664-1

978-85-7241-664-1

- Perfuração livre → peritonite.
- Hemorragia (leve).
- Malignidade.
- Manifestações sistêmicas (2 a 8%).
- Insuficiência hepática.
- Colelitíase (30%).
- Distúrbios renais:
  - Infecções.
  - Fístulas → obstruções:
    - Hidronefrose.
    - Inflamação.
  - Amiloidose → síndrome nefrótica → insuficiência renal.
- Distúrbios nutricionais:
  - Infiltração da mucosa; obstrução linfática; deficiência de lactose.
  - ↓ absorção vitamina B_{12}.
  - Enteropatia protéica.
  - ↓ área de absorção pela ressecção ou úlcera, retenção.
  - ↑ bactérias.

Indicação Cirúrgica

- Enterites crônicas e estado geral precário.
- Obstrução parcial ou total.
- Fístulas.
- Abscessos:
  - Cavidade.
  - Parede.
  - Vísceras.
- Fístulas e supurações anorretais.
- Perfuração:
  - Livre.
  - Tamponada.
- Hemorragia.
- Dúvida de ser neoplasia.
- Multiplicidade de focos (ressecções separadas).
- Megacolón tóxico.
- Forma pseudotumoral.

Técnicas

- No delgado:
  - Ressecções:
    - Única.
    - Múltiplas.

  - Curto-circuitos → síndrome de alça cega:
    - Fístulas.
    - Abscessos.
    - Má absorção.
  - Hemicolectomia direita.
- No cólon:
  - Ressecção de ceco (na ileíte).
  - Hemicolectomia direita (na ileíte).
  - Panproctectomia também no acometimento retal.
  - Ileostomia dupla.

Tuberculose Intestinal

É preciso excluir doenças em atividade, sobretudo a pulmonar. O tratamento é clínico e com observação rigorosa da evolução terapêutica e das complicações. Em relação às complicações, há dois grupos: a complicação da doença; sua seqüela e seqüela do tratamento.

Indicação Cirúrgica

- Diagnóstico diferencial com doença de Crohn e blastomas conjuntivos e adenocarcinoma.
- Resistência a tuberculostáticos.
- Obstrução que, em geral, é múltipla e alternada com intestino delgado normal.
- Perfuração:
  - Livre.
  - Tamponada.
- Hemorragia:
  - Peritônio.
  - Luz intestinal.
- Fístula:
  - Interna.
  - Externa.
- Abscesso.
- Compressão extrínseca.

Tratamento Cirúrgico

- Na urgência:
  - Controlar hemorragia.
  - Na perfuração, não suturar a úlcera porque o tecido é pobre em cicatrização.
  - É preciso ressecá-la.
  - Ressecção em tecido sadio para síntese segura.
  - Nas aderências, desobstruir e fazer a enteroplicatura.

978-85-7241-664-1

– Nas obstruções múltiplas em doença controlada (cicatriz bem definida sem úlcera ou reação inflamatória): múltiplas ressecções, pequenas ou plásticas de cada zona estenosada, a exemplo de uma piloroplastia.
- Eletivo:
  – Ressecção única ou múltipla e anastomose TT.
  – Estricteroplastia (após cura da doença).

Fístulas

Na fístula externa não há dificuldade diagnóstica. Se não houver comprometimento da cavidade e do estado geral, e o débito não for alto (lesão cranial), pode-se esperar para melhor avaliação e conduta definitiva. Aguardar que ela fique labiada para melhor estudo.

Na suspeita de fístula, é necessário procurar saber:

- Peritonite.
- Estado geral e metabólico.
- Infecção tipo sépsis.
- Débito:
  – Direto para loja.
  – Por trajeto generalizando-se.
- Nível do aparelho digestivo (aspecto do líquido eliminado).
- Uni ou multiplicidade de aberturas.
- Obstrução com compressão a jusante.
- Presença de doenças específicas, gerando ou comprometendo fístula (doença de Crohn, blastoma, tuberculose, micose).
- Complicações associadas: abscesso, corpo estranho, trajetos para vísceras.
- Examinar com rigor a incisão abdominal, pois ela pode estar com deiscências de pele ou de todos os planos, em toda a ferida ou parcialmente.
- Estado nutricional metabólico.

Técnicas

- Desdobramento.
- Ureteroileocistoplastia.

978-85-7241-664-1

Tabela 59.1 – Tipo, etiologia e número de fístulas tocogenéticas

Tipo de fístula	Etiologia
Vesicovaginal	Histerectomia puerperal Fórceps Parto normal
Vesicouterina	Cesariana
Vesicouretrovaginal	Parto normal
Retovaginal	Fórceps

Tabela 59.2 – Tipo, etiologia e número de fístulas cirúrgicas e traumáticas

Tipo de fístula	Etiologia
Vesicovaginal	Histerectomia abdominal
	Wertheim-Meigs
	Amputação cônica do colo do útero
Vesicoabdominal	Histerectomia abdominal
Ureterovaginal	Wertheim-Meigs
Uretrovaginal	Histerectomia abdominal
Retrovaginal	Exérese de tumor vaginal
	Perineoplastia
	Lawson-Tait
	Traumática

- Neobexiga ileal a Bricker.
- Intraperitoneal extravesical (Von Dittel).
- Transperitoniovesical (Legueu).
- Cura espontânea.
- Abandono.
- Retovaginal (desdobramento).

978-85-7241-664-1

Tratamento Cirúrgico

Urgência

Fístula e peritonite ou evisceração: reabrir, aspirar, avaliar condições da cavidade e tubo acometido. De acordo com as condições do doente e locais, realizar sutura ou ressecção e anastomose somada à enteroplicatura parcial; exteriorização da abertura por laparotomia ou de preferência por contra-abertura; aspiração e drenagem ampla desde a fístula até a contra-abertura; fechamento total ou parcial da parede; uso de tela ou zíper que facilitem aberturas para revisões.

O paciente portador de uma fístula tratada pelos procedimentos anteriormente mencionados e que não evolua bem, independente de todo suporte parenteral, deve ter seu abdome revisto. É preciso orientar o produto da fístula para fora, se não for possível controlá-lo.

Associar, se houver tolerância do estado geral, remoção de secreções excluídas pelo peritônio, desbridamento amplo de tecidos necrosados ou supurados, e regiões supuradas.

Nunca suturar uma fístula: tamponá-la com omento, ressecá-la ou exteriorizá-la.

Eletivo

Indicação cirúrgica: fístula labiada; suspeita de obstrução, corpo estranho ou neoplasia próxima; não fechamento após três semanas de nutrição parenteral total;

trajeto longo; infecção associada; comprometimento do estado geral; falência da nutrição enteral.

Laparotomia em torno do orifício: abrir a cavidade acima ou abaixo para atingir o peritônio e o local mais sadio sem aderências. Orientando-se por aí, descola-se o processo patológico, às vezes pseudotumoral, da parede do abdome. Mobilização do bloco, secionando-se alça acima e abaixo em tecido sadio.

Nos casos crônicos, de evolução tardia, a laparotomia deve ser feita ao lado e longitudinalmente. Há melhor condição de trabalho e menor lesão de alças aderentes à parede, porque a dessecação se torna visível e direta.

Proteger a anastomose com omento ou uma enteroplicatura parcial. O omento deve ficar no meio do bloco plicado.

Cuidados com a Pele

Deve ser lavada com soro fisiológico, água corrente morna, água boricada ou pasta d'água.

Não utilizar anti-sépticos de pH diferentes, pois queimam ainda mais. Se o trajeto está definido e há pele preservada, pode-se usar adesivos para bolsa de estomias. Se há ulcera ou edema e eritema, proteger com pomada à base de alumínio ou cimento branco.

O débito deve ser coletado com curativos fofos e oclusivos; em bolsas; em aspirações improvisadas no aspirador convencional ou utilizar aspirador termostático.

978-85-7241-664-1

Resumo

- Indicação cirúrgica:
  - Exploração clínica ou radiológica mostrando uma causa de persistência.
  - Mais de três meses.
  - Quando a fístula compromete o estado nutritivo do paciente (jejum duradouro)
- Causas de persistência:
  - Continuidade entre mucosa e pele (labiada).
  - Obstáculo parcial ou completo que dificulta ou impede o trânsito.
  - Presença de corpo estranho.
  - Cavidade abscedida no trajeto entre o intestino e a parede.
  - Fístula terminal.
  - Granuloma inflamatório (tuberculose, actinomicose, Crohn).
  - Neoplasia.
- Objetivo do tratamento clínico:
  - Reduzir inflamação local.
  - Restabelecer o peristaltismo.
  - Manter a nutrição.
  - Evitar que a cicatrização superficial preceda a profunda.

978-85-7241-664-1

Anomalias Congênitas

Divertículo de Meckel

Lesão encontrada, em geral, na exploração abdominal rotineira de uma celiotomia. A outra condição é o quadro abdominal agudo, gerado por diverticulite, perfuração ou hemorragia de úlcera péptica, eixo de torção e obstrução intestinal.

Deve ser sempre ressecado, salvo contra-indicação absoluta. A ressecção deve ser realizada na base, seguida de enterorrafia ou compondo com um segmento de intestino delgado (seccional) seguida por anastomose TT.

Anomalias de Fixação

No mecanismo de rotação intestinal, o intestino grosso segue da esquerda para a direita, o ceco desce e se fixa à fossa ilíaca direita. Esse último mecanismo pode alterar e o colón direito torna-se livre e móvel. A mobilidade gera torção de ceco com ou sem necrose ou perfuração.

Previne-se fazendo a pexia do cólon ascendente ou do ceco à goteira parietocólica direita, com pontos separados, com ou sem avivamento do peritônio parietal.

Há outras alterações de natureza variada como aderências de jejuno ou íleo que podem dificultar o trânsito intestinal.

Anomalias de Rotação

- Não rotação: não ocorre o mecanismo de rotação intestinal e todo o delgado localiza-se à direita do cólon. O duodeno não fica atrás da artéria mesentérica superior, não se formando o ângulo duodenojejunal (Treitz). Caso ocorra oclusão ou torção, trata-se o fenômeno obstrutivo como previsto no roteiro correspondente. Dependendo do achado e do julgamento transoperatório, pode-se tentar fixação do cólon à parede lateral direita ou à esquerda, próximo de onde se encontra.
- Posição inversa (*situs inversus*): Trata-se de um achado propedêutico ou ocasional durante a celiotomia. Não é necessário fazer nada. Basta a correção da lesão associada.
- Má rotação: como visto anteriormente, ela pode gerar a anomalia de fixação com quadro agudo oclusivo.

Persistência do Ducto Onfalomesentérico

No mecanismo de formação da parede abdominal, há uma rotação do aparelho digestivo a partir do interior da onfalocele para a cavidade abdominal. Com o desenvolvimento, o saco vitelino e o seu ducto vão regredindo até desaparecimento total ou quase total. Resta um trajeto virtual entre o íleo e o umbigo. O remanescente pode ser um cordão fibroso ou um trajeto com mucosa. Essa mucosa existiria desde o íleo até umbigo ou apenas no umbigo. A conseqüência é a fístula enteroumbilical ou mucosa ectópica no umbigo.

Sua observação e a fistulografia orientam o diagnóstico.

Realiza-se uma laparotomia paramediana, pararretal interna direita, medioabdominal. Exposição do trajeto. Secção basal no nível do íleo. Enterorrafia. Ressecção de todo o trajeto, inclusive da mucosa umbilical. Se o acometimento for de base longa, faz-se uma ressecção seccional e anastomose TT.

Persistência do Úraco

Ao se formar a bexiga, sua comunicação com o umbigo desaparece ou remanesce um cordão fibroso. Se ele abrigar restos de mucosa, pode persistir ou abrir uma fístula urinária no umbigo.

O procedimento é o mesmo anterior, com exceção do fechamento da bexiga.

Estenoses ou Atresias

Obstrução intestinal precoce no recém-nascido. Na celiotomia, encontra-se maior ou menor extensão de intestino sem abertura completa de sua luz. Deve-se poupar ao máximo a extensão, tentando-se reabertura com o tempo.

Na estenose duodenal, realiza-se duodenojejunostomia LL ou LT em Y de Roux.

Na jejunoileal, se a extensão não for grande, resseca-se parte do intestino proximal porque ele se torna flácido ou dilatado por peristaltismo ineficaz. Na porção distal não há esse problema. Os cotos são anastomosados em TT ou de forma oblíqua (biselado).

Pâncreas Anular

Há atresia intrínseca do duodeno, um diafragma ou má-rotação com membrana de Ladd associados. A radiografia simples do abdome mostra dupla bolha (gástrica e bulbar).

Não secionar o pâncreas pois há ducto em seu interior. Fazer duodenojejunostomia LL ou LT.

Íleo Meconial (Fibrose Cística do Pâncreas)

O mecônio não se solubiliza ou desidrata e torna-se um tampão o qual oclui a luz do delgado. Deve-se evitar a ressecção. Seciona-se a alça e realiza-se anastomose TL, em Y, entre os segmentos sadios. O distal atrésico é implantado na pele (enterostomia) para dilatação posterior (operação de Bishop-Koop). Pela extremidade distal injeta-se, por irrigação, enzima pancreática, mucolítico (acetil-cisteína) ou detergente (Tween 80).

978-85-7241-664-1

Duplicação

São estruturas císticas ou tubulares com luz revestida por mucosa, em geral dentro do mesentério dorsal. São os cistos entérico, neurentérico, e reduplicação. Não se comunicam, raramente, com a luz do intestino.

O exame físico, a ultra-sonografia e a cintilografia pelo tecnécio ajudam no diagnóstico.

Resseca-se a lesão por enucleação, se possível desde o estômago até o íleo terminal. Se há atresia associada, inclui-se a duplicação em seu tratamento.

Intussuscepção

O íleo terminal penetra pela papila ileocecal, atingindo vários níveis da luz cólica. Às vezes se exterioriza pelo ânus.

Se não há suspeita de complicação, tenta-se a redução por enema baritado cujo acompanhamento se faz pela radioscopia.

Na complicação ou dúvida, reduz-se manualmente e realiza-se ou não a retirada do segmento lesado e anastomose TT.

Tumores

- *Benignos*: se forem subserosos, devem ser enucleados sem abertura da luz. Peritonização com pontos separados seromusculares. Estando incluídos na parede ou ocluindo a luz, faz-se a ressecção seccional e anastomose TT.
- *Malignos*: ressecção alargada com retirada do meso em sua raiz, ou seja, próxima aos vasos mesentéricos. Maior extensão de delgado é sacrificada, porque o meso envolvido obriga a isso quando ligado à sua raiz.

Insuficiência Vascular Mesentérica Aguda

Trata-se de uma síndrome cuja causa varia entre trombose venosa (mais comum), embolia arterial e estase mesentérica.

O quadro abdominal é agudo e súbito. Dor abdominal constante, forte e com repercussões gerais. Em geral, o paciente é idoso.

Trombose Venosa

Os métodos vasculares são insuficientes (tromboembolectomia). Torna-se obrigatória a ressecção, que pode se estender desde 10 a 20cm do ângulo duodenojejunal até o cólon transverso, seguida por anastomose TT.

Há casos nos quais a viabilidade intestinal não é definida. A ressecção deve ser provisória, em tecido hipoteticamente vascularizado. Como o processo é progressivo, nesses casos há a necessidade de se fazer relaparotomia (revisão, *second-look*), 24 a 48h após.

Nessa fase inicial, pode-se usar método propedêutico que orienta sobre a viabilidade: Dopplerometria, termometria, injeção de prostigmine no mesentério e uso de calor (compressas). Na prática, no entanto, conta-se com a observação clínica: pulsação arterial, cor, peristaltismo.

978-85-7241-664-1

Embolia Arterial

Se houver viabilidade intestinal, realiza-se arteriotomia na raiz mesentérica e introdução de cateter de Fogarty 3FG, acima e abaixo. O enchimento do balão e a sua retirada traz para fora o trombo (êmbolo). Lavagem com soro heparinizado. Arteriorrafia e retirada dos clampes.

Se o diagnóstico ou suspeita forem precoces e tratarem de isquemia sem trombos, utiliza-se um cateter intra-arterial, angiografia e uso de vaso dilatador (papaverina). O cateter precisa ser mantido e o controle angiográfico servirá de orientação ao lado da observação clínica.

Reflexões Imunofisiopatológicas

- Cérebro: tem a nobreza da memória, dos sentimentos e do raciocínio. É um armazém, porém com destino certo – a senilidade. Não se renova.
- Fígado: grande, perfeito e potencial laboratório. Renova-se, mas tudo aceita e tudo transforma: até o que lhe prejudica. Tem um conteúdo metabólico estanque.
- Pulmão: elástico e delicado. Funções metabólicas bem definidas.
- Coração: bomba aspirante-premente. É mecânico; não elabora. A biologia não o reconhece, também, como um desafio metabólico.
- Rim: trabalhador incansável e equilibrado nas suas funções. Destino metabólico definido.
- Pele: imunologia em conquista.
- Membros: são implantados, reintegram-se e são aceitos.
- Intestino delgado: absorve, excreta e secreta. Como censor, rejeita o que lhe prejudica. É desconhecido em seu potencial e incontrolável em suas funções. Perece e se renova de maneira imprevisível. O infiltrado linfocitário exuberante o digere rapidamente na isquemia. Daí o incontrolável de seu metabolismo, razão pela qual os laboratórios experimentais não o repetem de modo integral. Sem ele não se vive. Seu transplante prende-se a fatores imponderáveis. Seria necessário superar, antes de tudo, um intrínseco metabólico ainda pouco conhecido. Quem sabe haveria um mistério preternatural? Se assim for, o intestino delgado é o centro da vida biológica.

978-85-7241-664-1

Seromiectomia Seccional Perimetral do Intestino Delgado

O trânsito acelerado no intestino delgado decorrente de hipermotilidade funcional de causas desconhecidas ou ainda não interpretadas, ou por área menor de absorção, traz ao paciente um distúrbio nutricional grave.

Quando não se conhece a etiologia e não sendo por tumor maligno, ou quando a ressecção é extensa, é preciso tomar medidas clínicas contínuas e a longo prazo, mas que não são eficazes. Quando usadas dão algum conforto ao paciente.

Suspensas, a síndrome nutricional reaparece podendo levar o paciente à caquexia ou emaciação.

Diante disso, os cirurgiões têm se empenhado em amenizar as conseqüências do trânsito acelerado e da má absorção conseqüente. Muitas propostas apareceram, foram colocadas em prática, e o tempo demonstrou a ineficácia quando analisadas a longo prazo. Foram usados: inversão de segmento de delgado, curtos-circuitos de várias formas, interposições de segmentos de cólon no delgado, plicaturas no delgado, tubos gástricos interpostos, desdobramentos do delgado remanescente...

Diante do insucesso, torna-se obrigatória a busca de tentativas até que os problemas funcionais sejam dominados e reparados por métodos incruentos.

Há décadas, DiDio *et al.* vêm se empenhando no estudo de piloros funcionais e artificiais. Há a idéia e a proposta de que retirando-se uma secção de musculatura longitudinal no delgado, a musculatura circular remanescente ficaria livre para se comportar como um neo-esfíncter e atuar como tal. Ocorre que essa musculatura circular remanescente continua com a sua inervação mural (de Meissner) preservada. Isso garante as funções naturais de abertura e contração na medida em que há solicitações craniais por via neuro-humoral. Em conseqüência, ela não consegue se constituir em esfíncter de retenção e estase. Funcionalmente, seu desempenho será legítimo; sob o ponto de vista patológico, não fará estase de conteúdo jejunoileal (ou jejunal) suficiente para retê-lo.

Seguindo o raciocínio anterior, julgamos que com a retirada seccional das duas camadas musculares, mantendo-se somente a mucosa, o peristaltismo seria imterrompido nessa parte do intestino operado. O reflexo neuro-humoral se estabelece e instala-se o peristaltismo. Avançando pelo delgado, ele se interrompe no local operado por seromiectomia seccional. Há estase e a passagem do conteúdo intestinal seria feita por novas tentativas de peristaltismo, excesso de volume ou extravasamento para os segmentos distais. Nessa estase transitória, há uma facilidade maior para iniciar-se ou completar-se a absorção vital para o organismo.

Esse reparo é paliativo e, associado a outras medidas, poderia ser útil. Ele não corrige a ressecção ou o defeito que existe na mucosa dificultando a absorção. Realiza uma estase, aumenta o contato de conteúdo com as células que promovem a absorção e conseqüentemente melhoram um pouco a condição de vida do paciente.

CAPÍTULO 60

Doenças do Intestino Grosso

Alcino Lázaro da Silva

Fisiologia

- Secreção muco.
- Absorção:
  - Água.
  - Eletrólitos.
  - Sais biliares.
- Motilidade.
- Gás intestinal:
  - Fonte.
  - Composição.
  - Difusão.

978-85-7241-664-1

Afecções Cirúrgicas

- Anomalias de desenvolvimento.
  - Agenesia plexular:
    - Global.
    - Parcial (megacólon congênito).
  - Divertículos.
  - Má rotação.
  - Defeitos de fixação.
  - Microcolia.
- Doença de Crohn.
- Retocolite ulcerativa crônica inespecífica.
- Doença granulomatosa.
- Infecções:
  - Inespecíficas.
  - Específicas:
    - Tuberculose.
    - Micoses.
    - Linfogranuloma venéreo.

- Infestações:
  - Diversas.
  - Esquistossomose:
    - Pseudopolipose.
    - Forma conjuntivo-hiperplástica.
- Colite actínica.
- Doença diverticular:
  - Diverticulose generalizada.
  - Diverticulose sigmóide.
  - Diverticulite:
    - Abscesso.
    - Peritonite.
    - Hemorragia.
    - Fístula.
    - Obstrução.
- Pólipos:
  - Pólipo juvenil (ou de retenção).
  - Polipose juvenil generalizada.
  - Polipose heredofamiliar (autossômica dominante).
  - Síndrome de Gardner (adenomas, câncer de tireóide, hepatoblastoma, osteoma, cistos epiteliais).
  - Síndrome de Bannayan-Riley-Ruvalcaba (hamartoma, macrocefalia, lipoma, hemangioma).
  - Síndrome de Gorlin (alterações de mão, cisto odontogênico, malformação esquelética, neoplasias).
  - Síndrome de Cowden (acantose, hamartoma e neoplasia).
  - Síndrome de Peutz-Jegher (todo o aparelho digestivo, melanose).
  - Síndrome de Cronkhite-Canada (hiperpigmentação da pele e alopecia).
  - Síndrome de Turcot (adenoma, tumores cerebrais).
  - Síndrome de Lynch 1.
  - Síndrome de Lynch 2.
- Úlcera inespecífica.
- Blastomas:
  - Benignos:
    - Papilomas.
    - Adenomas.
    - Lipomas.
    - Fibromas.
  - Intermediário-carcinóide.
  - Malignos:
    - Adenocarcinoma.
    - Sarcomas.

978-85-7241-664-1

978-85-7241-664-1

- Lesões pré-cancerosas:
  - Adenomas vilosos:
    - Viloso.
    - Simples.
      - Séssil.
      - Pediculado.
    - Acima de 3,5cm, 55% de malignidade.
  - Colite ulcerativa.
  - Polipose familiar.
  - Síndrome de Gardner.
- Megablastomas.
- Apendicite.
- Pneumatose cística.

Diagnóstico

- Clínico.
- Radiografias:
  - Simples.
  - Repleção: Neuhauser (maior incidência em crianças).
  - Duplo contraste:
    - Fischer: bário + ar.
    - Wellin: bário + ar com preparo mais rigoroso.
- Endoscopia:
  - Colonoscopia:
    - Transanal.
    - Colotomia.
  - Sigmoidoscopia.
  - Retoscopia.
- Laparoscopia.
- Biopsia.
- Punção abdominal.
- Moldagem intraluminar (uso de um gel).
- Pesquisa sangue oculto:
  - Hexagon OBTI (anticorpo monoclonal).
  - Guaiaco.
- Arteriografia seletiva.
- Manometria.
- Ultra-sonografia (metástase hepática).
- Tomografia (pelve, retroperitônio, fígado).
- Urografia excretora (retroperitônio).
- Antígeno cárcino-embrionário.
- Sinal de Lennander: diferencial de temperatura axilar e retal.

Estadiamento

- P: nível de invasão parietal.
- P: número de linfonodos comprometidos.
- P: padrão de crescimento da margem neoplásica.
- N: presença de infiltrado mononuclear.
- N: macrófagos epitelióides.
- P: invasão vascular.
- P: invasão neural.

Configuração glandular (tubular):

- P: diferenciação histológica (Broders).
- P: polaridade nuclear.
- N: proliferação fibrosa peri-humoral.
- N: infiltração linfocitária intra-epitelial (células T).
- N: hiperplasia de centros germinativos em linfonodos regionais.
- N: infiltrado de eosinófilos, plasmócitos.
- N: reação proliferativa na paracortical dos linfonodos.
- N: hialinização e diferenciação celular.
- N: histiocitose sinusal.
- N: linfonodo estimulador.

Dukes:[1]

- A: confinado à parede retal.
- B: que ultrapassa a camada externa.
- C: metástase nos linfonodos:
  - C1: regionais.
  - C2: distantes.
- D: metástase a distância.

Kirklin *et al.*:[2]

- A: limitado à mucosa.
- B1: limitado à submucosa.
- B2: invasão da muscular própria.
- C: igual.

Astler e Coller:[3]

- C1: nódulos comprometidos confinados à parede.
- C2: atinge os tecidos adventícios.

978-85-7241-664-1

Tratamento

- Colotomia.
- Colorrafia.
- Estomias:
  - Colostomias:
    - Temporária (em alça).
    - Definitiva (disfuncionante).
    - Terminal.
  - Ileostomia:
    - Com papila.
    - Sem papila.
  - Cecostomia:
    - Direta.
    - Com cateter de Foley.
- Miotomia longitudinal ou transversal:
  - Colectomia:
    - Seccional.
    - Hemicolectomia (parcial).
    - Subtotal ou quase total (sem o sigmóide).
    - Total.
    - Proctocolectomia.
    - Panproctocolectomia.
- Coloanastomose:
  - Término-terminal (TT).
  - Látero-lateral (LL).
  - Ileocolostomia.
- Abaixamentos endoanais.
- Exclusão.
- Exteriorização (operação de Paul Mickulicz).
  - Plásticas:
    - Ileocolorretoplastia.
    - Interposição:
      - Intestino delgado.
      - Cólon.
- Desvolvulação.
- Descompressão endoscópica.
- Plicatura.
- Pexia.
- Cauterização e exérese endoscópica.
- Mobilização.
- Marcadores de câncer colorretal:
  - Antígeno carcinoembrionário (CEA).

978-85-7241-664-1

- Antígeno carboidratado 19-9 (CA 19-9).
- Proteína C-reativa (PCR).
- Alfa 1 antitripsina (AAT).
- Alfa 1 glicoproteína ácida (AAG).
- Proteína reativa da fase aguda (APRP, *acute-phase reactant protein*).

Pré-operatório

- Depilação no local onde se fará a incisão abdominal ou perineal.
- Relação médico-paciente: deve ser estrita, empática e amiga, pois a cirurgia pode resultar em deformidade grave ou modificação de hábitos. Entre os mais graves: distúrbios de trânsito intestinal, estomias, distúrbios sexuais (impotência, frigidez), mutilações (bexiga, vagina, vulva e escroto), seqüelas irreversíveis (após a cirurgia ou radioterapia).
- Preparo do estado geral e psicológico do paciente.
- Preparo de cólon:
  - Cirurgia de orifício e canal anal: basta uma higiene provisória do retossigmóide. Dependendo do exame clínico, deve ser feita uma lavagem intestinal ou um clister glicerinado, 6 a 12h antes da cirurgia. Para os procedimentos menores, o uso de supositório de glicerina 3h antes é suficiente para a limpeza desejada.
  - Cirurgia no cólon direito: o preparo não necessita tanto rigor como na cirurgia no cólon esquerdo, porque dificilmente se consegue clarear a luz. O íleo mantém seu esvaziamento, a despeito de preparos os mais variados.
  - Cirurgia no cólon e reto, associada à colectomia: deve haver mais rigor em razão da septicidade maior e pela anastomose mais perigosa, sobretudo se não for protegida por colostomia.

978-85-7241-664-1

Dieta Hiperídrica sem Resíduo Prolongada

O conteúdo semilíquido que atravessa a papila ileocecal é constituído por: resíduos não digeridos (celulose, hemicelulose, pectina); restos de secreção (gástrica, pancreática, intestinal e biliar); células epiteliais descamadas e leucócitos. No intestino grosso, grande parte da água é absorvida. Essa região acrescenta ao bolo fecal elemento sólido de descamação e proliferação bacteriana. Formam as fezes: água (65 a 75%); nitrogênio (3 a 5g%); lipídeos (leticina, coprosterol, ácidos graxos, gorduras neutras); número elevado de bactérias; elementos minerais (Ca, P, Mg, Fe); produto de metabolismo biliar (estercobilinogênio e estercobilina). A esse conjunto é adicionado o resíduo, representado principalmente pela celulose.

A cirurgia do colón, sobretudo à esquerda, tem uma dificuldade representada pela septicidade da luz intestinal. Essa contaminação acarreta grande parte das complicações pós-operatórias, com alto índice de morbidez e mortalidade.

O preparo do colón, por ser preocupação constante, é indispensável ao bom andamento técnico e clínico da cirurgia. Ele tem sido realizado de várias maneiras. A que atravessa século é o preparo mecânico, por meio de lavagem intestinal ou irrigação anoretocólica. É o método de maior preferência e que parece garantir melhores resultados.

No preparo de cólon há vários métodos de administração anterógrada ou retrógada:

- Tradicional.
- Lavagem retal.
- Tradicional mais dieta elementar.
- Lavagem retal mais dieta elementar.
- Dieta elementar.
- Dieta elementar com germes láticos.
- Irrigação total, peroral.
- Lavagem retal mais manose.
- Manose (manitol).
- Manose mais eritromicina e neomicina.
- Laxativos.
- Polietilonoglicol.
- Iodo-povidona.
- Lavagem única transoperatória.
- Hiperídrica.

As colônias de bactérias que habitam o intestino variam de acordo com a idade. Nos lactentes amamentados com leite materno predominam as bactérias lácticas como lactobacilos e bifidobactérias, benéficas ao organismo.

À medida que avança a idade, as bactérias lácticas diminuem e ocorre proliferação de outras espécies de bactérias.

A flora intestinal humana adulta é constituída por anaeróbios (bacteróides, lactobacilos anaeróbios e clostrídios) e aeróbios (coliformes e estreptococos, ao passo que os estafilococos e fungos são inconstantes). Os anaeróbios têm uma concentração de 10^{11} por grama de fezes e os aeróbios de 10^{8}.

978-85-7241-664-1

As bactérias que produzem sépsis no intestino são: *Escherichia coli* e outros coliformes, *Proteus* sp., *Streptococcus faecalis*, *Bacteróides* spp. e estreptococo anaeróbio.

A presença de fezes junto à anastomose prejudica de maneira mecância; pela infecção e aumentando a atividade de colagenase na submucosa. A limpeza mecânica reduz a flora de 10^{9} para 10^{6} microorganismos por grama de fezes. O uso de soro fisiológico na lavagem parece substituir a flora fecal por uma não patogênica similar à do recém-nascido.

A associação de neomicina e eritomicina no preparo mecânico, melhora a qualidade no pós-operatório, diminuindo o número de microorganismos.

O preparo mecânico oferece riscos em virtude dos cateteres usados (perfuração de cólon), hospitalização grande, aumento do trabalho de enfermagem e a possibilidade de disseminação de células neoplásicas para linfáticos e luz cólica.

A massagem experimental do intestino delgado de cão, bem como o aumento da pressão intraluminar até determinado nível e do peristaltismo provocado eletricamente, produzem uma elevação do fluxo linfático centripetamente. Esse fato reforça a recomendação de operar tumores malignos sem manuseá-los muito, a não ser após toda a desconexão vascular e de ter cuidado com preparo de cólon tanto para propedêutica como para limpeza pré-operatória.

Lavagem ou Preparo Mecânico

Dependendo do nível a ser aberto, o preparo deve ser realizado em três dias a cinco dias. Utiliza-se um laxante no início. Seguem-se lavagens com solução glicerinada, soro fisiológico ou água comum, entre 1 e 2L, duas vezes ao dia. Nas constipações mais recentes (megas) pode-se tornar a lavagem mais eficaz com a seguinte composição:

- 2L de água.
- 2 colheres (sopa) de sabão de coco ralado (emulsificante).
- 2 colheres de glicerina (emoliente).
- 2 colheres de sal (isosmótico).

A dieta elementar é cara, de uso demorado, sem gosto e insuficiente para limpeza.

O polietilenoglicol (PEG) pode ser, também, utilizado para a limpeza de cólon. A solução usada é: PEG 360g, KCl 4,47g, NaC1 8,76g, $NaHCO_3$ 10,08g, Na_2SO_4 34,08g A diferença com a manose (manitol) é que se necessita ingerir maior quantidade de líquido. Em contrapartida, o volume líquido residual é bem menor.

O uso de iodo-povidona exerce seu efeito de oxidação e rápida ligação irreversível com a proteína da bactéria. A 10%, é um agente antimicrobiano importante. Elimina, 20min após o seu uso local, o crescimento de bactérias aeróbias e reduz as anaeróbias.

Na obstrução do cólon esquerdo, faz-se no pré-operatório a limpeza do segmento distal. No transoperatório, um cateter de Foley é introduzido pelo íleo e piloro ileocecal, e secciona-se o cólon no nível distal que será anastomosado. Irriga-se continuadamente pelo cateter de Foley até a limpeza. Limpo o cólon, faz-se a ressecção da peça acometida, entre clampes, e anastomose coloncólica. Esse método, que pode ser útil na urgência, deve seguir um esquema bem treinado para que a prevenção não se transforme em fonte de infecção ou disseminação neoplásica transoperatória.

978-85-7241-664-1

Na irrigação intestinal total há expansão de espaço extracelular, constatado por aumento de peso, queda do hematócrito e retenção de sódio. Substituindo a solução salina de forma gradual por manose isosmótica há queda de retenção de sódio. Isso se explica por um gradiente criado entre o plasma e o lume intestinal de não favorecer a absorção do sódio. A ingestão é de 200cm^3 cada 5min por 3 a 6h.

978-85-7241-664-1

O cateter nasogástrico molesta o paciente e grandes volumes de líquidos injetados produzem desconforto abdominal, retenção de fluido e hipocalemia. Pode-se utilizar 500cm^3 de manose a 10%, 2h antes da irrigação intestinal total com solução salina morna, por cateter nasogástrico, em torno de 3L/h ou irrigação intestinal total por cateterismo nasogástrico.

A irrigação intestinal total com neomicina elimina *E. coli* e *S. faecalis* e reduz os bacteróides.

A irrigação intestinal total comparada com o preparo mecânico convencional não mostrou diferença quanto à infecção e tempo de hospitalização. A única vantagem é a logística, sem complicações.

A manose, um açúcar de alto peso molecular, por via oral produz diarréia. A solução a 5,5%, isotônica no duodeno, é transportada parcialmente do tubo para o sangue. Sua recuperação nas fezes gira em torno de 61,9%. Na posologia preconizada, que é de 10 a 20g, pode provocar náusea (6%), lipotímia, hipotensão e cólica abdominal (0,8%). As alterações de hiponatremia e hipocalemia e de aumento do hematócrito não são muito significantes. O manitol é uma solução de forma reduzida de manose (um álcool hexahídrico). Sua ação é hidrofílica como a da celulose. Deve ser administrado por via oral em solução a 10 ou 20%, num total de 500cm^3.

Suas contra-indicações são: obstruções intestinais, pacientes idosos, miocardiopatias e em presença de insuficiência renal.

A irrigação intestinal total com manose produz uma queda da amonemia arterial que se prolonga por 24h. Não houve alteração nos aminoácidos de cadeia ramificada (valina, leucina, isoleucina) e aromática (fenilalanina e tirosina).

O uso de manose a 10% foi eficiente como limpeza de cólon sem maior prejuízo para o doente. O estudo bacteriológico mostrou-se rico em *clostridium* e bacteróides. Não se usa o antibiótico na solução com receio de estimular o aparecimento de flora diferente de patogenia incontrolada.

Durante a hemorragia digestiva do cirrótico, pode-se fazer a lavagem via oral com 5L de manose. O objetivo é diminuir a encefalopatia, a descompensação ascítica, o óbito e o volume sangüíneo para conter a hemorragia.

A sépsis pode seguir ao uso de manitol por ser ele nutrimento de certas bactérias (*E. coli*), num metabolismo fermentativo e produção de gases comburentes.

O uso de manitol pode gerar explosão transoperatória quando se usa o termocautério, devido à produção de gás de hidrogênio.

A posologia do manitol a 10% deve ser iniciada na véspera (12 a 24h), por meio da administração oral, em 1L de soro fisiológico. Sua ingestão é nauseosa e deve ser, portanto, realizada a cada 15min e em torno de 150cm^3, misturada com algum tipo de suco de frutas. A metoclopramida, bromoprida ou tiaprida são utilizados para prevenirem os vômitos.

Trata-se de um procedimento perigoso ou fatal no idoso, criança e no obstruído. Desidrata, altera a função cardíaca, pode produzir e deixar flatulência com gás explosivo no uso do bisturi elétrico. O uso de polietilenoglicol (PEG) deve seguir o mesmo padrão anterior.

O uso de fosfato de sódio é seguro, barato, eficiente, fácil e tolerado. Pode provocar hipocalcemia e hipofosfatemia.

- 32g de fosfato de sódio monobásico.
- 12g de fosfato de sódio dibásico + 200mL de água.

978-85-7241-664-1

Todos os métodos de preparo de cólon têm seus inconvenientes, o que leva ao aparecimento de novas alternativas.

Com a preocupação de melhorar os resultados, diminuir a hospitalização, baixar a infecção cirúrgica e propiciar uma técnica rigorosa com menores índices de complicações, a dieta hiperídrica sem resíduo está sendo utilizadade forma prolongada e em domicílio. Sua realização só é positiva se o médico tiver paciência em informar bem, motivar o doente e ressaltar o valor do método. Depende muito do paciente. Motivado, fará bom preparo; não esclarecido, não cumprirá as explicações e o insucesso será a probabilidade maior.

A experiência se mostra útil, sobretudo quanto a septicidade. O cólon se apresenta relaxado, com mucosa íntegra, sem edema ou qualquer lesão iatrogênica. Não há cheiro desagradável e o aspecto é de um ambiente luminar limpo e muito pouco ou nada séptico.

Método

Esquema Básico

- Primeiro, segundo e terceiro dias:
  - Dieta líquida, total de 3 a 6L diários, variando entre água natural ou mineral, água de coco, chás, refrigerantes, sucos cítricos adoçados ou não e bem coados e duas porções de gelatina ou coalhada sem soro.
  - Três ovos cozidos.
- Quarto e quinto dias:
  - Dieta líquida como nos dias anteriores.
  - Ftalil-sulfatiazol – 2g por via oral (VO) a cada 6h por 3 dias até o dia da cirurgia (opcional).
- Sexto dia (ou sétimo dia):
  - Manter o ftalil-sulfatiazol e a dieta líquida.

978-85-7241-664-1

– Lavagem intestinal, opcional, 12h antes, na dependência do material exonerado espontaneamente ou quando o médico tiver dúvidas quanto à informação do paciente.
– Hidratação parenteral, se necessário, orientada pelo exame clínico ou por exames laboratoriais.

Durante todo o preparo, o paciente pode ingerir açúcar e mel, e utilizar sal à vontade.

Variantes

- Quando houver colostomia terminal e cotorretal fechado, administra-se a dieta padronizada anteriormente e realizam-se dois clisteres via anal, na véspera da cirurgia.
- Quando a colostomia for dupla (em alça, disfuncionante) prescreve-se a:
  – Dieta padronizada anteriormente.
  – Lavagem intestinal pela boca distal no primeiro dia de preparo, e outra 12h antes da cirurgia.
- O uso de antibacteriano pode ser dispensado caso haja bom estado geral e nutrição satisfatória em paciente não idoso.
- Um esquema antibiótico pode ser metronidazol e amicacina, administrados no pré e pós-operatório a critério médico.
- O volume de líquido, para não se tornar enjoativo, deverá ser usado VO ou por cateter em estomas, em doses fracionadas.
- Nos dias quentes, deverá ser ingerido maior volume.
- A internação do paciente ficará a critério médico, no início da dieta ou à véspera da cirurgia.
- Um pequeno atraso no dia da operação não deve interromper a dieta; pelo contrário, ela se torna mais eficaz. Ela já foi prolongada por oito dias.

Cuidados Gerais

- Avisar o paciente que poderá ocorrer diarréia mucoaquosa ou constipação.
- Deverá haver, por parte do médico e da enfermagem, paciência e compreensão para explicar de modo conveniente o valor e a vantagem da dieta.
- Explicar, inclusive, que a dieta evitará o uso de seis a dez lavagens intestinais.
- Se o doente receber a orientação paciente e inteligível, colaborará corretamente.
- Deve ser avisado, no final do entendimento, que o sucesso da cirurgia depende em maior parte do processo dietético bem feito por ele.
- O uso dos líquidos será interrompido, caso haja um sono tranqüilo, mesmo que prolongado.
- Nos pacientes que apresentam constipação crônica e resistente aos tratamentos convencionais, administrar no dia anterior ao início da dieta, quatro a seis colheres das de sopa de óleo mineral. Retirar os fecalomas.

- A depilação será feita na hora da operação, no trajeto da incisão abdominal.
- Quando for amputação abdominoperineal, a depilação do períneo será feita, antes de levar o paciente à sala.

Justificação

A água natural mantém a hidratação básica do paciente, ao passo que ele é preparado para a cirurgia.

A água mineral também, acrescentando porções de eletrólitos e variando de acordo com sua natureza.

Água de coco tem um efeito igual ao da água natural, além de acrescentar outras substâncias nutritivas e antiácidas.

Chás, adoçados ou não, colaboram com a hidratação e limpeza da luz intestinal, além de promoverem a drenagem das vias biliares as quais, na abstenção de colagogos e coleréticos naturais, ficam com estase, sobretudo na vesícula.

O guaraná refrigerante tem um efeito estimulante, hidratante, cinético do tubo intestinal, e o açúcar produz calorias.

Os sucos cítricos fornecem água e eletrólitos, especialmente o potássio e algumas vitaminas hidrossolúveis.

A gelatina e a coalhada fornecem proteínas de baixo efeito putrefativo (sem triptofano) e sem qualquer resíduo.

O ovo fornece, também, proteína com o mínimo de resíduo. É colerético e sua proteína não tem grande ação putrefativa.

A necessidade do sal ao paladar é suprida pelo seu uso no ovo cozido ou por pitadas colocadas na boca, ao sabor individual.

O ftalil-sulfatiazol tem efeito bacteriostático com absorção muito baixa pela mucosa intestinal. Seu efeito nunca produz enterocolite pseudomembranosa e nem sobrecarga de néfron distal.

Em pacientes que usam dieta à base de proteínas animais, a descarboxilação de aminoácidos produz substância lesiva ao organismo, como exemplo: lisina produz cadaverina; ornitina, putressina e tripofano, indol e escatol. Instala-se, nesses casos, um esquema preventivo com antibióticos. Na falta de neomicina, utiliza-se o metronidazol e amicacina ou clindamicina.

Nos pacientes não idosos que mantêm uma dieta leve, frugal, vegetariana, com pequena ingestão de proteínas animais, estado geral preservado, sem obesidade ou diabetes e bem orientados, pode-se dispensar o uso dos antibacterianos. Esses medicamentos serão instalados no transoperatório ou no pós-imediato, conforme julgamento clínico.

Os cotos do cólon, após a secção e ressecção, não devem ser manuseados, mobilizados e nem lavados. Antes da abertura, subentende-se que todo o preparo de mobilização e escultura esteja pronto. Isola-se a cavidade com compressas secas ou úmidas em antibióticos ou hipoclorito de sódio a 0,9%, antibacteriano e antiblástico. Após a operação colônica, trocam-se as luvas e instrumentos utilizados. O restante da cirurgia é realizado com material limpo.

978-85-7241-664-1

Observa-se que a presença de poucos coprólitos, sem fezes líquidas ou pastosas, na luz intestinal, não acarreta nenhum prejuízo ou aumento de risco. Deixamos de fazer limpeza exaustiva da luz cólica, exceto nos restos da matéria fecal que se aproximam da anastomose, a fim de evitar mobilização ou mais contaminação de campo e trauma aos cotos e bordas a serem suturados.

A reposição parenteral de líquidos e eletrólitos no dia anterior à cirurgia também deve ser orientada pelos critérios anteriores, cuidando-se melhor do paciente idoso.

Recomenda-se que o médico observe o produto da exoneração intestinal 24h antes, para indicar o uso da lavagem prevista para a véspera.

A observação mostrou também que a mucosa e a parede do cólon, após a secção, mostram-se livres de edema, pequenas úlceras e esquimoses, produtos do trauma e de lavagens repetidas em intervalos pequenos. Essa situação possibilita uma melhor reparação cicatricial e menor risco de infecção.

Outro fato observado é que com a dieta hiperídrica não se encontram fezes líquidas na abertura do cólon esquerdo, o que não é raro no preparo mecânico quando o paciente não completa bem a exoneração intestinal, após a última lavagem (volume líquido residual).

Pós-operatório

978-85-7241-664-1

- Cateterismo vesical: estimular a micção espontânea. Se a analgesia, os estímulos psíquicos e o calor suprapúbico não forem eficazes, introduz-se o cateter de Nelaton para alívio ou Foley (14 ou 16) para permanência. O cateter deve ser retirado o mais precoce possível e acompanhado de uso de quimioterápico ou antibiótico, em razão do risco de infecção urinária. Há casos com retenção urinária por desenervação (exemplo, amputação abdominoperineal) que exigem cateterismo prolongado.
- Cateterismo nasogástrico: se foi utilizado no transoperatório, permanece até o retorno do peristaltismo. Deve ficar o menor tempo possível.
- Analgesia e antitérmico se preciso.
- Reposição adequada a cada paciente e operação.
- Jejum:
  - Poucas horas na cirurgia orificial.
  - Até o retorno do peristaltismo ou funcionamento intestinal, se houver colostomia disfuncionante associada.
  - Até o funcionamento intestinal, se houver colostomia em alça (descompressiva) associada.
  - Até o retorno de todas as funções, se não houver colostomia protegendo a anastomose.
- A colostomia protetora deve ser fechada após 14 dias ou além desse período, na data que convier ao paciente.

- Cuidados pós-operatórios na cirurgia orificial.
  - Imediato.
    - Primeiro dia:
      - Observa-se, a cada hora, se há sangramento.
      - Dieta líquida sem resíduo.
      - Analgésico ou antiespasmódicos.
      - Se necessário, cateterismo vesical.
    - A partir do segundo dia:
      - Dieta branda.
      - Laxativo (agarol, nujol ou similar): duas colheres de sopa, à noite.
      - Curativos diários com nebacetin ou pomadas *vaselinadas*.
      - Antes da primeira evacuação: analgésico intramuscular (IM).
      - Alta após a primeira evacuação.
  - Mediato: dois toques retais por semana até completar a cicatrização (medida alternativa).
    - Fístula pós-operatória:
      - *De débito menor* sem comprometimento generalizado de cavidade peritoneal ou estado geral.
        Dar apoio metabólico, antiinfeccioso e nutricional. Paralelamente, estabelecer a dieta hiperídrica sem resíduo, com o que, em geral, ocorre o fechamento espontâneo.
      - *De débito maior* sem efeitos colaterais. Proceder como anteriormente explicado e dependendo do caso, fazer a colostomia a montante.
      - *De débito pequeno ou grande*, com estado geral acometido, fazer a colostomia a montante.
      - Antibióticos e quimioterápicos: as sulfas de baixa absorção são úteis na queda da flora bacteriana luminar. O ftalil-sulfatiazol é o melhor exemplo.
    - Entre os antibióticos, pode-se utilizar: canamicina, neomicina, metronidazol ou cloranfenicol. O objetivo maior é controlar parcialmente os Gram-negativos e anaeróbios.

978-85-7241-664-1

Tumores Benignos

Em qualquer localização há duas alternativas:

- Exérese endoscópica se for mucoso e de base estreita. Será feita por retoscopia, sigmoidoscopia ou colonoscopia. O preparo da luz deve ser rigoroso para qualificar o diagnóstico e facilitar a retirada.
- Ressecção seccional com anastomose TT, com ou sem colostomia de proteção, nos tumores os quais acometem áreas de parede ou ocluem a luz.

O rigor no preparo e técnica cirúrgica deve ser mantido.

Tumores Malignos e Ressecções Extensas

Tumores Conjuntivos

Ressecção seccional sem preocupação com margem cirúrgica extensa, envolvendo nódulos regionais no meso. Anastomose TT com ou sem proteção por colostomia, a montante.

De acordo com o estádio, a evolução do doente e o local de origem do tumor, será submetido aos esquemas de radioterapia, quimioterapia ou ambos e, em casos selecionados, aliados a imunoterapia (exemplo, Melanoma).

Tumores Epiteliais (Adenocarcinomas)

Ceco

Hemicolectomia direita desde 20 a 30cm de íleo até ultrapassar o ângulo hepático do cólon. A ressecção deve ser ampla nos mesos. Eles estão relacionados à emergência dos vasos (cólica direita). Cuidado ao ligar a veia cólica direita (ou média) nos mesos obesos, pelo risco de lesar a veia mesentérica superior, que também pode ser ligada inadvertidamente. Os tecidos retroperitoneais (perirrenais) devem ser envolvidos na ressecção. Para isso, é fundamental isolar o ureter.

Anastomose ileotransverso TT se possível. Outras alternativas são ileotransversostomia TL e fechamento do coto cólico, ou então, implanta-se a extremidade do cólon à direita na parede como uma colostomia de efeito descompressivo. O fechamento será posterior e extraperitoneal.

978-85-7241-664-1

Colón Ascendente

Mesmo procedimento anterior, exceto por secionar-se o cólon transverso mais além (entre terço direito e médio). Anastomose TT.

Ângulo Hepático do Cólon

Retira-se o íleo terminal e o cólon ascendente, prosseguindo-se a ressecção do cólon transverso até entre o terço médio e o esquerdo. O pedículo mais importante a ser ligado é o da cólica média. A anastomose preferencial é a TT.

Dependendo da evolução do tumor, é possível prevenir a ressecção do íleo terminal e da papila ileocecal.

Cólon Transverso

A ressecção vai desde aquém do ângulo hepático até além do esplênico. A raiz do meso e a cólica média são envolvidos. Anastomose TT.

Ângulo Esplênico do Cólon

Hemicolectomia esquerda, envolvendo dois terços distais do transverso. O pedículo cólico esquerdo é o principal; eventualmente, o direito. Anastomose cólon sigmóide.

Cólon Descendente

Hemicolectomia esquerda com o terço distal do transverso e parte do sigmóide. Anastomose cólon sigmóide.

Há uma alternativa a ser considerada, ou seja, maior ressecção de cólon. O comprometimento vascular dos mesos aumenta com as ligaduras nas raízes da veia e da artéria mesentéricas inferiores. Ter cuidado com a ligadura da veia, pois ela á alta e paraduodenal, e no obeso qualquer tração inadvertida produz sua ruptura, o que é difícil controlar.

978-85-7241-664-1

Sigmóide

Sigmoidectomia e anastomose colorretal TT. Em uma afecção mais avançada é necessário envolver parte do reto extraperitoneal e parte do descendente, pois há necessidade de ligar a artéria mesentérica inferior à raiz do reto. Nesse caso, é preciso mobilizar o ângulo esplênico por descolamento cólon-omental e abaixamento para anastomose colón-retal extraperitoneal.

Reto Intraperitoneal

Proctossigmoidectomia anterior. Abaixamento do cólon descendente (ligadura da cólica esquerda e mesentérica inferior) para três alternativas: abaixamento endoanal e colostomia perineal: anastomose colorretal distal por via abdominal (difícil e perigosa); anastomose por via perineal após a exteriorização de ambos cotos e anastomose colorretal distal por grampeador.

Reto Extraperitoneal

Há três alternativas:

- Lesões pequenas: exérese, tratamento complementar e acompanhamento.
- Lesões maiores altas: proctossigmoidectomia e abaixamento do cólon via endoanal com colostomia perineal (exteriorização do cólon) temporária. Num segundo tempo, resseca-se o excesso.
- Lesões maiores baixas (anorretais): proctossigmoidectomia envolvendo todos os tecidos moles pélvicos, anexos e útero, se indicado, preservando-se o esfíncter anal (amputação abdominoperineal a Babcock-Bacon); ou o mesmo procedimento amputando-se o complexo esfincteral (amputação abdominoperineal de Miles). Realiza-se a colostomia abdominal terminal definitiva ou perineal (ver adiante).

Ânus

Como o tumor nessa região é em geral espinocelular na fase inicial a radioterapia é eficaz e controla a doença por longo tempo. Cabe ao médico o acompanhamento rigoroso.

A ressecção local e observação rigorosa se aplicam também nesse caso.

Nos tumores avançados ou invadindo estruturas vizinhas (vulva e vagina), faz-se a radioterapia e a cirurgia no esquema da amputação abdominoperineal e colostomia definitiva no abdome ou no períneo.

Alguns Cuidados Importantes na Cirurgia Pélvica para Tumores Malignos

- Envolver os tecidos moles e linfonodos pélvicos, parailíacos e para-aórticos.
- Se houver suspeita de extensão do tumor para os órgãos adjacentes, envolver a metade posterior da vulva, vagina ou útero e anexos, dependendo da evolução do tumor no local.
- A bexiga pode ser retirada em parte, sem atingir o trígono, se couber uma recomposição de seu continente.
- Evidenciar com clareza o ureter desde o início da cirurgia, pelo risco freqüente de sua lesão.
- A quimioterapia não impede qualquer técnica.
- A radioterapia prévia só deve ser usada quando se optar pelo abaixamento.
- Quando o paciente for candidato a colostomia, orientá-lo, esclarecendo todas as dúvidas e motivá-lo para a intervenção, pois a maioria não a aceita a despeito dos núcleos de estomizados.
- O antígeno carcinoembrionário é um marcador tumoral útil no acompanhamento do doente.
- Os testes devem ser realizados no pré-operatório, e semestral ou anualmente no pós-operatório.

Amputação Abdominoperineal Alargada com Colostomia Perineal Definitiva

Trata-se de uma tentativa a qual realizamos e que tem nos dado bom retorno ao observarmos os doentes que a aceitam e se cuidam como recomendamos (Lázaro da Silva).

Realiza-se a amputação convencional. O cólon descendente ou parte do sigmóide é implantado no ângulo anterior da abertura perineal, como colostomia definitiva. Fecha-se a abertura abaixo (em seguida). Pela via abdominal, constrói-se duas a três válvulas na parede do sigmóide ou cólon descendente, no intuito de fazer uma retenção fecal.

Entre um e três dias, o paciente introduz pela colostomia perineal um cateter, pelo qual se faz uma irrigação intestinal, limpando toda a luz. Com isso, o paciente fica algum tempo sem evacuar, bastando colocar-se um absorvente para colher pequenas secreções mucosas do cólon ali implantado.

978-85-7241-664-1

Colectomia Total

Exérese de todo o cólon, restando o reto. Os pedículos são ligados na raiz dos mesos nos casos de câncer. Liga-se os vasos distantes da raiz, nos casos de retocolite ulcerativa crônica inespecífica (RCUCI) e polipose, porque os mesos remanescentes ajudam na cobertura peritoneal posterior.

Se a indicação é para doença benigna ou maligna distante e que não afeta meso e íleo terminal, realizamos a anastomose a qual denominamos ileopapilorretostomia. Deixa-se uma orla de ceco (±1,5cm) em torno da papila ileal. Essa orla serve para ancoramento dos pontos quando realizamos a anastomose da papila ao reto (TT). O controle da exoneração é nitidamente superior e menos desconfortável que a anastomose direta entre o íleo e o reto.

Proctocolectomia Total

Mesmo raciocínio anterior. O que varia é o restabelecimento do trânsito. Se houver íleo com meso longo, efetua-se seu abaixamento endoanal (ileocolorretoplastia). Se isso for impossível e a lesão não se localizar junto ou próximo ao íleo terminal, implanta-se no flanco direito o íleo portador da papila. É o que chamamos de íleostomia continente (Lázaro da Silva). A diferença é extraordinária entre esse procedimento e o clássico sem a papila. A perda de líquido, mesmo no pós-imediato, e a lesão de pele pelo líquido cáustico são notoriamente menores que na ileostomia convencional. Não há, com a preservação da papila, necessidade de construção de bolsas (difícil e que se complica facilmente); o local da implantação é pequeno e aceita com facilidade as bolsas, além de a perda de conteúdo fecal ser pequena.

Proctocolectomia Total mais Abaixamento Ileal no Segundo Tempo

Se restar o esfíncter anal, pode-se tentar a autonomização do íleo terminal para que ele adquira extensão a fim de ser abaixado posteriormente.

Colectomia Total mais Amputação Abdominoperineal (Panproctocolectomia Total)

Nesses casos, pode-se tentar autonomização e alongamento do íleo, que será abaixado posteriormente, abrindo-se um túnel no tecido fibroso da pelve (cicatrização secundária pós-amputação). Essa tentativa será melhor se houver a presença da papila.

Colostomia Abdominal Definitiva e Ausência de Esfíncter Perianal

É possível abrir um túnel na fibrose pós-amputação pélvica e por ele passar o cólon e seu meso, implantando-o no períneo. Basta que o paciente seja esclarecido da mudança em sua vida: abandonar a colostomia, a qual ele domina bem pela higiene pessoal, bolsas e dieta, para um sistema o qual terá que aprender novos métodos de autocuidado.

978-85-7241-664-1

Fechamento de Colostomia

- Extraperitoneal: aplica-se aos casos de derivação provisória de alívio como o cólon transverso, implantando aquém da anastomose ileotransversa. Seciona-se em volta do cólon até próximo ao peritônio. Após o avivamento das bordas e hemostasia, realiza-se a sutura invaginante em dois planos. A musculatura e subcutâneo são suturados cobrindo o cólon fechado.
- Intraperitoneal: por celiotomia, realiza-se a mobilização do coto implantado. Aviva-se a borda de cada coto e realiza-se a sutura TT. Não se deve suturar o cólon parcialmente, a fim de aproveitar a ponte parietal existente entre os cotos.
- Extraperitoneal por secção do esporão: nos pacientes de alto risco, coloca-se uma pinça esmagadora, de fora para dentro, ocupando todo o septo da colostomia. Depois que a pinça cai espontaneamente, fica uma comunicação ampla entre os cotos. Aviva-se a borda implantada na pele. Sutura lateral em um ou dois planos. Cobertura por sutura da pele e subcutâneo.

Núcleo dos Estomizados

O termo mais acertado é estomia (estomizado). Colo mais estomia = coloestomia. Com a síncope do “e” fica colostomia.

Trata-se de um movimento nobre, humano e audaz à custa de líderes filantrópicos, portadores ou não de estomias, que criam condições de melhor vida, convivência e autocuidado entre seus membros.

Recebe também o nome de Clube. Há vários organizados pelo Brasil, dependendo sempre do interesse da instituição e da presença dos líderes.

Preferimos Núcleo, porque a legislação que regulamenta a universidade não permite, na sua organização, a existência de *Clube*.

Há uma lei junto à Previdência Social que dá ao estomizado a liberdade de adquirir bolsas gratuitamente junto a essa entidade. Portaria MPAS 1113, 21.06.78 (líder Cândida Cavalheira).

978-85-7241-664-1

Megacólon

Conceito

- Dilatação.
- Hipertrofia.
- Constipação.
- Alongamento.
- Falta de obstáculo orgânico.

Classificação

- Congênito:
  - Aganglionose (Hirschsprung).
  - Gangliônico:
    - Acalasia de reto.
    - Dilatação de segmento.
- Adquirido.
  - Psicogênico:
    - Infância.
    - Psicose.
    - Catártico.
  - Atrofia muscular:
    - Esclerodermia.
    - Miotomia distrófica.
    - Miotomia congênita (Thonsen).
  - Doença metabólica:
    - Mixedema.
    - Porfiria.
    - Envenenamento por chumbo.
    - Hipocalemia.
    - Amiloidose.
  - Doença neurológica:
    - Chagas.
    - Atrofia cerebral.
    - Parkinson.
    - Neuropatia diabética.
    - Paraplegia.
    - Intoxicação drogas.
- Obstrutivo.
  - Inflamatória:
    - Linfogranuloma.
    - Colite granulomatosa.
    - Irradiação.
  - Outras lesões:
    - Estenose.
    - Tumores.
    - Compressão.
- Tóxico (retocolite ulcerativa crônica inespecífica).
- Pseudo-obstrutivo.

Incidência

- 1 em 5.000 nascimentos.
- Chagas na zona endêmica (35% necropsia).

978-85-7241-664-1

Fisiopatologia

- Congênito: agenesia plexular (segmento de tamanho variável a partir do esfíncter anal) (10 a 20% segmento longo; raro em todo o cólon) → falta relaxamento segmento desnervado → dilatação e hipertrofia a montante → constipação.
- Adquirido.

Clínica

- Diagnóstico:
  - Clínico: eletro e ecocardiograma, reação de Guerreiro-Machado e imunofluorescência.
  - Radiografia de esôfago, estômago e cólon.
  - Biopsia.

Complicações

- Perfuração com peritonite.
- Impacção fecal.
- Úlcera estercoral.
- Infecção urinária.
- Obstrução intestinal.

Tratamento

- Clínico: conservador.
- Cirúrgico:
  - Urgência.
  - Eletivo.

Tratamento Conservador

Consiste em lavagens intestinais sucessivas e controladas por exame e critério clínico até o desaparecimento do fecaloma, seguidas de lavagens pelo menos semanais, para exonerar fezes constipadas e prevenir fecaloma.

Uma dieta rica em fibras, com ingestão copiosa de líquidos, bem orientada em recursos higienodietéticos, pode colaborar na eficácia de exoneração.

Exercícios físicos e caminhadas auxiliam como estímulos fisiológicos da evacuação. Esse tratamento poderá apresentar resultado provisório positivo em pacientes de compreensão boa e com bom padrão higiênico e alimentar. Nos pacientes de baixa compreensão pode ser perigoso, pois lavagens repetidas (introdução de cateteres) podem levar a perfuração grave de reto.

978-85-7241-664-1

Retirada de Fecaloma

Há casos em que dieta e clisteres convencionais não resolvem a impacção fecal, necessitando-se recorrer a recursos mais drásticos:

- Anestesia peridural.
- Dilatação esfincteral delicada.
- Fratura digital do fecaloma com retirada progressiva dos pedaços.
- Tenta-se a retirada o mais alto possível.
- Em seqüência, usam-se laxativos (catárticos) por via oral e lavagens mais eficazes, como por exemplo:
  - Água aquecida: 2L.
  - Sabão de coco (ralado): duas colheres de sopa.
  - Sal: *idem.*
  - Bicarbonato: *idem.*
  - Óleo mineral: *idem.*
- Nos casos resistentes, se conseguir colocar um cateter retal com a extremidade acima do fecaloma e passando entre sua superfície e a parede retal, pode-se infundir solução bicarbonatada. Ela tem o poder de dissolução do impactado.
- Há fecalomas que resistem a tudo. Devem, portanto, ser retirados por via abdominal. Após celiotomia pequena infra-umbilical esquerda, sutura-se o peritônio em forma de fuso à face anterior do sigmóide, excluindo a cavidade. Três dias após, abre-se o sigmóide longitudinalmente. Faz-se a extração manual e delicada em várias secções. Resta uma sigmoidostomia que será tratada quando a cirurgia definitiva for realizada.

978-85-7241-664-1

Retirada de Fecaloma Recente por Via Retal com Clisteres e a Dieta Hiperídrica sem Resíduo Prolongado

É útil em determinados casos. Em todos os casos, o paciente precisa ser muito bem equilibrado hidroeletroliticamente por via oral ou parenteral.

Tratamento Cirúrgico

A cirurgia do megacólon é extensa, variada e, às vezes, controvertida. Ela inclui desde a colectomia total até a esfincterotomia perineal, ou a uma simples colostomia.

Entre dezenas de técnicas há alguns denominadores comuns ainda vigentes:

- Sigmoidectomia parcial (ou total) e abaixamento (do sigmóide restante ou do cólon descendente) retrorretal, infra-esfincteral, transanal: trata-se da proposição original de Duhamel para a correção do mega por Hirschsprung (congênito). Duhamel modificou a operação de Heitz-Boyer-Houvelacque para neobexiga-retal. Outros Autores, sobretudo nacionais, adotaram-na no megacólon Chagásico, com algumas modificações:
  - Com sigmoidectomia parcial (Moreira).
  - Com penetração acima do esfíncter interno, para o abaixamento (Grob).

978-85-7241-664-1

  - Com sigmoidectomia total e abaixamento de cólon esquerdo (Oliveira).
  - Com pinças esmagadoras variadas, incluindo uma modificação nossa (Lázaro da Silva).
- Sigmoidectomia abdominal e anorretomiectomia transanal (Celso).
- Sigmoidectomia abdominal e anastomose colorretal.

As outras múltiplas operações que envolvem ressecção de reto (abdominoperineais) não devem ser usadas na rotina em virtude do risco que acarretam na esfera sexual (impotência, frigidez), e maior risco de deiscência e fístulas pélvicas de difícil solução.

As vantagens da Duhamel-Grob são: preserva-se maior extensão do esfíncter com melhora da continência; um só tempo, porque as pinças caem até o 12º dia; o risco de deiscência, retração e fístula é raro porque, além da sutura, a pinça auxilia na imobilização do cólon abaixado ao lado do reto; o reto não fica exuberante e não forma fecaloma residual. A morbidez e mortalidade são menores; presta-se a qualquer idade; a recidiva é rara quanto a estase e fecaloma; preserva-se a função sexual.

- Operação de Hartmann: sigmoidectomia parcial; fechamento do reto e colostomia com o coto proximal (no descendente ou no sigmóide proximal).

Doença Diverticular

Conceito (Três Fases)

- Clínica pré-diverticular.
- Radiográfica: diverticular.
- Patológica: diverticular.

Incidência

Em torno de 40 anos de idade:

- 9% entre 30 a 50 anos.
- 56% após 70 anos.

Patologia

- Cólon e sigmóide (95%).
- Solitário (ceco): 95% se associa ao divertículo esquerdo.
- Pequeno.
- Mucosa e serosa (pulsão-falso).
- Laterais: abaixo das tênias antimesocólicas.
- Cólon estreito e irrigado.
- Confundem-se com os apêndices omentais.

Etiologia

- Congênita.
- Inflamação de placas linfáticas.
- Constipação parece não interferir no cólon, pois não há estase na diverticulose.
- Obesidade não interfere.
- Cólon espástico.
- Hipertrofia ou hiperplasia muscular (95%):
  - Antes do divertículo.
  - Conseqüente ao divertículo.
- Diverticulose espástica ou miocose com hipertrofia.
- Diverticulose simples sem hipertrofia.
- Dieta com pouco ou sem resíduo.
- Pontos de penetração arteriolar.
- Hipertrofia intraluminar com medicações (morfina, acetilcolina).

Patogênese

- Fatores predisponentes.
- Fatores desencadeantes: hipertrofia muscular, hipersensibilidade, hipersegmentação, aumento da pressão intraluminar, câmaras isoladas de hipertensão, hérnia redutível (mucosa), hérnia irredutível, complicações.
- No sigmóide: menor diâmetro e aumento da pressão (lei de Laplace); regulador da distensão do reto; estase fecal e fezes desidratadas.

Fisiopatologia

- A doença diverticular dos cólons (DDC) só passou a ser reconhecida no fim do século passado. Nesses últimos 70 anos, a doença vem sendo cada vez mais freqüente nos povos civilizados, em especial do hemisfério ocidental. Essa maior freqüência é explicada como decorrente de uma ingestão de alimentos cada vez mais refinados, quase sem fibra e, portanto, sem resíduo.
- Nos povos africanos e asiáticos em que a alimentação é à base de produtos naturais não refinados, contendo grande quantidade de fibra e conseqüentemente proporcionando a formação de um bolo fecal volumoso, a DDC é uma afecção quase desconhecida. Negros africanos e asiáticos que emigram para os países desenvolvidos (por exemplo, Inglaterra), assim como a população negra dos Estados Unidos, sofre da doença na mesma proporção que os nativos. A DDC era quase desconhecida no Japão até antes da última guerra mundial; a incidência está aumentando de forma progressiva à medida que o povo adquire os hábitos alimentares da civilização ocidental.

978-85-7241-664-1

- O peso médio do volume fecal de 24h do africano é de aproximadamente 400g, em contraste com o do europeu ocidental que está em torno de 110 a 150g.
- Estudos simultâneos de cinerradiografia e medida da pressão intracólica têm demonstrado que na DDC a pressão se eleva de 10mmHg (normal) até 90mmHg, produzindo segmentação excessiva dos cólons e formação de verdadeiras "bolsas" em pressão interna muito elevada e vários divertículos. Nas áreas do intestino não acometidas por divertículos, as pressões são bem menores.
- Muitos pacientes operados de diverticulite apresentam no segmento do cólon ressecado apenas acentuada hipetrofia muscular com um ou outro divertículo sem inflamação. A ressecção da porção do cólon com hipertrofia muscular cura a doença, demonstrando que a sintomatologia considerada como resultante da diverticulite é na verdade decorrente apenas de atividade motora do cólon, que inclusive precede de vários anos o aparecimento dos divertículos.
- Ratos alimentados com dieta refinada, sem fibra e de pouco resíduo desenvolvem divertículos, ao contrário daqueles alimentados com dieta rica em resíduo, que forma bolo fecal abundante e não desenvolve divertículos.
- Essas e outras evidências levam-nos à conclusão de que os divertículos são provocados por aumento da pressão intracólica, gerada por excessiva segmentação resultante de atividade anormal da musculatura. Lei de Laplace: a pressão intraluminar é proporcional à tensão e inversamente proporcional ao diâmetro. Um dos fatores causais dessa atividade anormal é a provável ausência de fibra natural na dieta de povos residentes em países desenvolvidos.

Clínica

- Assintomática.
- Sintomas de cólon irritável.
- Diverticulose dolorosa.
- Diverticulite aguda (12%).
- Diverticulite complicada:
  - Ascesso pericólico (8%).
  - Fístula.
  - Perfuração.
  - Peritonite (20%) (óbito 30%).
  - Supuração metastática.
  - Obstrução intestinal (12%).
- Hemorragia (95% pára espontaneamente e a maioria acontece à direita):
  - 25% leve.
  - 12% grave.
- Câncer sigmóide e de divertículo (1% de associação).

Diagnóstico

- Clínico.
- Radiografia:
  - Simples de abdome.
  - Enema:
    - Repleção.
    - Duplo contraste.
  - Cinerradiografia.
  - Farmacorradiologia.
  - Fistulografia.
  - Pielografia.
- Biopsia.
- Arteriografia seletiva (diagnóstico em 0,5cm^3 sangue).
- Manometria.
- Celiotomia.

978-85-7241-664-1

Tratamento

- Dieta.
- Analgésico.
- Antibiótico.
- Hidratação.
- Sangue.
- Cirurgia:
  - Colostomia.
  - Colotomia.
  - Drenagem.
  - Ligadura.
  - Sutura (perfuração).
  - Ressecção:
    - Hemicolectomia.
    - Sigmoidectomia:
      - Anastomose imediata.
      - Colostomia terminal.
      - Paul-Mickulicz (exteriorização).
    - Colectomia total.
  - Sigmoidoscopia e limpeza intestinal.
  - Manobra de Maynard-Voorhees (clampeamento do cólon transverso de modo proximal e distal).
  - Miotomia:
    - Sigmóide.
    - Cólon.

Clínico

- Doença diverticular sintomática: abandonar o hábito de prescrever dieta pobre em resíduos. Com base na teoria enunciada, o tratamento é a administração de *uma dieta rica em resíduos*, constituída principalmente de frutas, legumes, verduras e cereais não refinados. Essa dieta resulta satisfatória em cerca de 85% dos casos.
- Doença diverticular dolorosa:
  - Na fase aguda: repouso, dieta branda ou líquida, antiespasmódicos, anticolinérgicos.
  - Nos períodos de acalmia, seguir a orientação semelhante à doença diverticular sintomática.
- Diverticulite aguda:
  - Repouso no leito, geralmente necessitando hospitalização.
  - Sulfa oral ou amplacilina oral ou parenteral.
  - Hidratação oral ou parenteral (em caso de vômitos e íleo funcional).
  - Analgésicos para dor.
  - Cirurgia: em casos de fracasso do tratamento conservador.

978-85-7241-664-1

Retocolite Ulcerativa Crônica Inespecífica

- Pode estar em resolução, em remissão e inativa.
- Dentro do grupo das doenças auto-imunes; apesar de diferenças, possui identidades com a doença de Crohn.

Diagnóstico

- Exame clínico rigoroso pela necessidade de ver as repercussões gerais, nutricionais e as manifestações auto-imunes em vários setores do organismo (articulação, olho e pele).
- Propedêutica:
  - Enema opaco (Wellin) por duplo contraste.
  - Enema simples de repleção (Fischer).
  - Radiografia simples de abdome.
  - Anuscoscopia. Toque retal.
  - Retoscopia.
  - Sigmoidoscopia.
  - Colonoscopia.
  - Biopsia.
- Estadiar a doença que se apresenta, em geral em quatro fases.
  - Indicação cirúrgica:
    - Resistência a tratamento clínico.
    - Suspeita de degeneração.

978-85-7241-664-1

- Megacólon tóxico.
- Perfuração.
- Abscesso.
- Hemorragia grave.
- Rigidez de cólon.
- Úlceras múltiplas que não se reepitelizam.
- Pseudopolipose generalizada.
- Distúrbios psíquicos graves decorrentes do sofrimento físico.
- Distúrbios de crescimento e nutricionais resistentes a tratamento.
- Obstruções parciais.
- Sintomas anorretais persistentes e intoleráveis (muco, sangue, puxo, tenesmo, diarréia, dor).
- Fístulas.

Tratamento Clínico

- Corrigir desnutrição e anemia.
- Nutrição correta.
- Analgésicos.
- Antiespasmódicos.
- Antidiarréicos.
- Sulfassalazina 4 a 6g/dia (sulfapiridina: radical Azo e ácido 5-aminosalicílico, 5-ASA).
- Mesalazina (Asacol. Asalit, pentasa).
- Metronidazol 400mg, 3 vezes ao dia.
- Imunossupressores.
- Cromoglicato dissódico (Intal), 20mg 3 vezes ao dia ou 20mg 2 vezes ao dia, por enema.
- Corticóide-prednisona, 15mg a cada 6h.
- Ossalazina (azadissalicilato dissódico) (Dipentrum).
- Sulfapiridina:
  - Ipsalazinas.
  - Balsalazida.
  - Sulfanilamida.
  - Poliácido acetilsalicílico.
  - BB 313.
- Esteróides:
  - Hidrocortisona.
  - Prednisona.
  - Beclometasona.
  - Privalato de tixocortol.
- Azatioprina.
- Ciclosporina.

- Cloroquina.
- Sucralfato.

978-85-7241-664-1

Preparo Pré-operatório

- Geral.
- Local: dieta hiperídrica sem resíduo, prolongada.

Técnica

- Hemicolectomia esquerda somada a anastomose TT.
- Procto-hemicolectomia esquerda mais abaixamento do cólon direito.
- Colectomia total mais anastomose ileorretal ou anastomose papilorretal (preserva-se a papila ileocecal).
- Proctocolectomia total mais abaixamento ileoanal.
- Proctocolectomia total mais ileostomia definitiva.
- Proctocolectomia total mais ileostomia definitiva com preservação da papila ileal (esfíncter).
- Colectomia total mais mucosectomia retal e abaixamento ileal endorretoanal.

Em resumo:

- Proctocolectomia total mais ileostomia definitiva continente papilar, com esfíncter.
- Colectomia total mais papilo (esfíncter) – retostomia TT. A mucosa retal (reto extraperitoneal) será controlada ou ressecada parcial e endoscopicamente, por via anal.

Assistência Psíquica

Assistência psíquica ou, às vezes, psiquiátrica nos doentes. No pré-operatório, para melhorar as condições físicas e a aceitação da cirurgia. No pós-operatório, para consolidar o objetivo da ressecção (alívio) e ajudar na adaptação funcional do novo funcionamento intestinal ou até da ileostomia definitiva.

Alternativas para Ileostomia

- Direta (Brooke).
- Via anal (R. Alves).
- Continente com a papila (esfíncter) (Lázaro da Silva).
- Em bolsa (Koch).
- Em J (Utisonomya).
- Em S (Park).
- Em bolsa (J) (Taylor).
- Em duplo S ou W (Nicholls).
- Látero-lateral (Fonkalsrud).

Cirurgia da Papila (Piloro) Ileocecal

A papila ileocecal (PIC) é uma estrutura anatomofuncional importante no processo digestivo ileocecal.

Ela se comporta como um porteiro com dupla direção. Regula tanto o esvaziamento ileal como o refluxo (afluxo) cecoileal. Esse mecanismo tem fundamental significado no aproveitamento final de vitamina B_{12}, sais biliares e minerais, e de água. Como a água tem volume maior no nível do íleo terminal, cabe ao cólon ascendente sua absorção, a fim de completar o bolo fecal que será moldado e eliminado pelo cólon esquerdo.

Parece não haver movimento antiperistáltico no ceco. Seu conteúdo pode retornar ao íleo, mas o faz de maneira alternativa, mesmo porque é importante que a papila evite que bactérias putrefativas (do ceco) pululem na estase ileal a qual é digestiva. Essa estase, às vezes, é superior em tempo a do estômago; daí o argumento da eficácia de íleo e papila no equilíbrio digestivo o qual o tubo intestinal possui.

A PIC é, portanto, uma intermediária nesse equilíbrio entre aproveitamento final e excreção daquilo que o tubo intestinal julga ser deletério.

Refletindo sobre isso é que assumimos preservá-la a todo custo, desde que o tratamento eficaz não se comprometa.

Revendo a literatura, parece-nos ter sido Ogilvie o primeiro a aproveitar a PIC quando realizava a hemicolectomia direita. Após a ressecção, costumava realizar anastomose (TL) à orla do ceco peripapilar ao cólon transverso, cujo coto era fechado. Vasconcelos realizava a anastomose cecorretal.

Desde que nos informamos a respeito do valor fisiológico da papila, convencemo-nos de que sua preservação é útil ao melhor tratamento cirúrgico do cólon direito e benéfico ao paciente. Na ileostomia foi surpreendente o retorno em conforto e recuperação mais rápida. Experimentação em animal comprovou e reforçou essa proposta. A ileostomia, com a papila preservada, passaria a ficar com um nome igual às outras tentativas em melhorar a ileostomia clássica de Brooke. O nome poderia ser Ileostomia Continente.

Essa experiência nos deu a sensação de que houve progresso para o paciente.

As vantagens da preservação do piloro ileocecal são:

- Recuperação funcional mais rápida.
- Colonização mais precoce do íleo.
- Vascularização rica, prevenindo deiscência de anastomose.
- Estase fecal antes da anastomose.
- A diarréia desaparece ou diminui mais precocemente.
- Pós-operatório imediato com menor desvio hidroeletrolítico.
- Menos desconforto em razão de menor perda de líquido.
- Lesão epidérmica menos intensa e mais tolerável.

978-85-7241-664-1

- Epidermização mais precoce nas úlceras rasas irritativas.
- Bolsa de boca menor, com adesão melhor à pele.
- Pode eventualmente ser dissimilada por roupas de praia.

Com essas vantagens estabelecidas, caminhamos um pouco mais. Após a colectomia, como houve retorno positivo, legitimou-se a idéia de aproveitar a PIC nas anastomoses ileorretais, o que trouxe melhora na qualidade do esvaziamento ileorretoanal.

O advento da preservação do reto e da mucosectomia, na retite crônica inespecífica, possibilitou a telescopagem ileopapilorretal com resultados também melhores do que o uso do íleo sem a papila. Essa proposta em *anima nobili* tem a limitação técnica do pedículo ileal, o qual nem sempre adquire extensão para ser transposto para a telescopagem baixa junto ao ânus. Não conseguimos fazê-la em alguns pacientes. Isso não invalida a tentativa inicial de preservar a PIC e, caso não se consiga, realiza-se a operação clássica com o íleo sem a papila.

Como observado, três possibilidades na cirurgia de cólon nas quais é possível dar melhor qualidade de vida ao paciente. Cabe ao Cirurgião, portanto, agir de maneira mais fisiológica preservando a papila ileocecal, desde que não comprometa os princípios fundamentais da técnica cirúrgica. Por exemplo, a radicalidade na cirurgia do câncer do cólon direito.

Um fato é certo: o aproveitamento da papila na ileostomia, que propusemos há anos, e no restabelecimento do trânsito ileorreto-anal fornece melhor condição de vida ao paciente.

978-85-7241-664-1

REFERÊNCIAS BIBLIOGRÁFIAS

1. DUKE. *J. Pathol.*, v. 35, p. 323, 1932.
2. KIRKLIN et al. *S. G. O.*, v. 88, p. 326, 1949.
3. ASTLER; COLLER. *Ann. Surg.*, v. 139, p. 846, 1954.

CAPÍTULO 61

Doenças do Reto e do Ânus

Alcino Lázaro da Silva

Anatomia Cirúrgica

- Transição mucocutânea (pécten).
- Canal anal cirúrgico.
- Transição venosa portossistêmica.
- Transição linfática.
- Conjunto esfincteriano:
  - Feixe puborretal.
  - Esfíncter externo.
  - Esfíncter interno.

Fisiologia

- Motilidade.
- Secreção.
- Defecação.
- Continência reto-anal.

978-85-7241-664-1

Preparo do Cólon

- Cirurgia orificial.
- Cirurgia colorretal.

Afecções Cirúrgicas

Anomalias Congênitas

- Megacólon congênito (doença de Hirschsprung).
- Malformações:
  - Sem fístula:
    - Estenose.

    - Imperfuração membranosa.
    - Imperfuração e atresia retal.
    - Atresia retal.
  - Com fístula:
    - No sexo masculino:
      - Retovesical.
      - Retouretral.
      - Retoperineal.
    - No sexo feminino:
      - Retovesical.
      - Retovaginal.
      - Retovulvar.
      - Retoperineal.

978-85-7241-664-1

Acometimentos Reto-anais de Doenças do Aparelho Digestivo

- Doença de Crohn.
- Retocolite ulcerativa crônica inespecífica.
- Pólipos (ver Blastomas).
- Infestações:
  - Protozoários (ameba).
  - Metazoários:
    - Tricocefalos.
    - Esquistossomos.
      - Forma conjuntiva hiperplástica.
      - Granulomas.
- Megacólon adquirido:
  - Úlcera estercoral (decúbito).
  - Impacção fecal.
- Carcinóide:
  - Benigno.
  - Maligno.
- Intussuscepção.
- Infecções reto-anais:
  - Inespecíficas:
    - Ulceradas.
    - Não ulceradas.
  - Granulomatosas:
    - Tuberculose.
    - Sífilis.
    - Micoses.
    - Malacoplasias.
    - Linfogranuloma venéreo.

  - Outras:
    - Condiloma acuminado.
    - Blenorragia (gonorréia).
- Traumas:
  - Acidentes de trânsito.
  - Empalamentos.
- Doenças iatrogênicas:
  - Retite actínica.
  - Instrumental.
  - Estenose pós-cirúrgica.
- Outras doenças:
  - Endometriose.
  - Prolapso.
  - Procidência.
  - Corpos estranhos.
- Lesões orificiais:
  - Incontinência anal.
  - Prurido anal.
  - Plicomas:
    - Distensão da pele.
    - Secundário a trombo reabsorvido.
  - Fissuras.
  - Criptites.
  - Papilites.
  - Abscessos.
  - Fístulas.
  - Hemorróidas.
  - Trombo ou hematoma perianais.
- Blastomas:
  - Benignos:
    - Tumores vilosos:
      - Adenoma papilífero.
      - Papilomas.
      - Hamartomas.
    - Fibromas.
    - Leiomiomas.
    - Lipomas.
    - Hemangiomas.
    - Cistos.
    - Carcinóide.
    - Pólipos:
      - Pólipo juvenil (ou de retenção).

978-85-7241-664-1

      - Polipose juvenil:
        - Cólon.
        - Generalizada (estômago → reto).
      - Polipose heredofamiliar.
      - Síndrome Gardner (tumor ósseo e cutâneo).
      - Síndrome Peutz-Jegher (melanose orificial).
      - Síndrome Cronkhite-Canada (alopecia, pigmentação, distrofia de unhas).
      - Síndrome de Turcot (tumor do sistema nervoso central).
    - Pseudopólipos (inflamatório).
  - Maligno:
    - Epiteliais:
      - Adenocarcinoma.
      - Carcinomas:
        - Espinocelular.
        - Basocelular.
    - Melanomas.
    - Conjuntivo-sarcomas:
      - Linfossarcoma.
      - Reticulossarcoma.
      - Leiomiossarcoma.

Exame Clínico

- Geral:
  - Hemorragia.
  - Alteração do hábito intestinal.
  - Distúrbios de defecação.
  - Disquesias.
  - Secreções anormais.
  - Alterações de morfologia das fezes.
  - Escape (*soiling*).
- Local:
  - Ectoscopia (protrusões).
  - Toque retal.

978-85-7241-664-1

Diagnóstico

- Exame clínico:
  - Geral.
  - Local (ectoscopia perineal).
- Toque retal.
- Anuscopia.

- Retossigmoidoscopia.
- Colonoscopia.
- Biopsias.
- Citologia.
- Exame ginecológico.
- Cistoscopia (fístulas).
- Radiografias:
  - Simples de abdome.
  - Fistulografia.
  - Enema:
    - Duplo contraste (Wellin).
    - Por repleção (Fischer).
  - Cistografia.
- Manometria anorretal.

Tratamento

- Clínico.
- Crioterapia.
- Radioterapia.
- Laserterapia.
- Quimioterapia.
- Imunoterapia.

978-85-7241-664-1

Cirúrgico (Operações Fundamentais)

- Punção.
- Aspiração.
- Cauterização.
- Drenagem.
- Trombectomia.
- Hemorroidectomia.
- Ligadura elástica.
- Fissurectomia.
- Fistulotomia.
- Fistulectomia:
  - Infra-esfincteriana.
  - Transesfincteriana.
  - Supra-esfincteriana.
- Miotomias:
  - Esfíncter interno.
  - Retal (endoanal).
  - Via sacrococcígea.

978-85-7241-664-1

- Cerclagem.
- Exérese:
  - Criptas ou papilas.
  - Cistos.
  - Corpos estranhos.
- Proctectomia.
- Proctocolectomia.
- Plásticas:
  - Ileocolorretoplastia.
  - Mucosas (prolapso).
  - Na procidência:
    - Abdominal (vias de acesso).
    - Perineal.
- Abaixamentos:
  - Endoanal.
  - Retroanal (Heitz-Boyer-Houvelacque).
  - Pré-retal (Gersuny).
  - Retrorretal, transanal (Duhamel).
- Amputação abdominoperineal.
- Exenteração pélvica.
- Colostomias:
  - Definitivas:
    - Terminal.
    - Em dupla boca (cano de espingarda).
  - Temporárias: em alça.
- Laparotomias:
  - Na síndrome oclusiva.
  - Na peritonite.

Infecção Perianal

Exame clínico delicado por ser doloroso. Tumefação eritematosa, sensível, sem flutuação tanto sob a pele quanto sob a mucosa (toque difícil em razão da dor).

Observar; sedar a dor; calor local (compressas, semicúpios), antibióticos. Revisão contínua. Evitar toque retal.

Estudo posterior, por anorretoscopia, procurando pontos de entrada de germes pela mucosa (úlcera, cripta, fissura).

Abscesso Perianal

Drenado Espontaneamente por Drenagem de Necessidade

Continuar o tratamento clínico como já explicado, e procurar o orifício interno e trajeto por toque (anuscopia) e sondagem. Se encontrado facilmente o trajeto, repará-lo por um fio-guia (sedém ou sedenho). Se o estudo demonstrar trajetos complexos ou complicados, tratar clinicamente e aguardar a definição de doença crônica.

978-85-7241-664-1

Abscesso Baixo (Submucoso Subepitelial)

Drenar por incisão mais ampla, radiada ou curvilínea mais distante do ânus, após um relaxamento esfincteriano obtido por anestesia geral e dilatação bidigital.

O abscesso perianal deve ser drenado sob condições técnico-anestésicas melhores, para solução definitiva, se possível. Com isso, drena-se, sonda-se, encontram-se os dois orifícios, e a fístula recebe o sedenho para posterior solução ou é retirada (fistulectomia).

A ferida fica exposta para granulação e epitelização posterior.

Abscesso Alto (Trans ou Supra-esfincteriano)

Dilatação correta do esfíncter. Drenagem perineal. Sondagem. Identificação de trajeto: para o períneo, contralateral (em ferradura); para a pelve, em H. Repará-los com sedenho. Usar dreno se a(s) loja(s) for(em) grande(s). Deixar a ferida aberta.

Curativos Higiênicos (Água Corrente ou Semicúpios)

Observar se a granulação ocorre de maneira ordenada. Manter o(s) sedenho(s). A vantagem é que o reparo se faz de dentro para ele (centrífugo em relação à pelve), e o processo tende a se tornar superficial. Desse modo, e mantendo trajeto aberto, a drenagem é facilitada.

Passados alguns meses, fazer a fistulectomia em torno do sedenho. Caso contrário, realiza-se o tratamento do tipo degelo.

Fístula Perianal

Classificação prática (Arnous-Parnoud):

- Subcutâneo – mucosa.
- Transesfincteriana inferior.
- Transesfincteriana superior.
- Supra-esfincteriana.

Classificação anatomoclínica:

- Simples.
- Complexas:
  - Tortuosas.
  - Ramificadas.
  - Em ferradura.
  - Múltiplas.
  - Com grande extensão fibrosa.

- Complicadas:
  - Pelvirretal superior.
  - Anovulvar.
  - Retovaginal.

Subcutâneo – Mucosa

Identificação dos orifícios. Secção radiada contra a sonda. Ressecção do trajeto ou curetagem. Deixar a ferida aberta.

Transesfincteriana Inferior

Com a certeza desse diagnóstico, proceder como descrito anteriormente.

Transesfincteriana Superior

Identificação dos orifícios. Fistulectomia (trajeto). Fechamento do orifício superior (interno) com pontos separados ou retalhos mucosos de vizinhança. Ferida exposta.

Supra-esfincteriana

Exige do Cirurgião arte e experiência. Caso ele não posua esses requisitos é preferível deixar a fístula como está. Má conduta leva à fístula complicada que é de difícil solução.

Se há atividade infecciosa por drenagem continuada de fezes, múltiplos trajetos e tortuosos e fibrose exagerada, é preferível uma colostomia disfuncionante. Meses após, o processo se organiza e se define melhor.

Se os orifícios são identificados e com trajeto definido, faz-se a fistulectomia. Os trajetos acessórios ou não completamente identificados são reparados (sedenho) para tratamento em tempo posterior.

A drenagem complementar depende da existência de loja grande e alta.

Doença Pilonidal

É interessante englobar sob esse nome porque há quatro fases: lesão preexistente ou predisponente (congênita?); cisto decorrente da produção de secreção pelas inclusões epiteliais, e fístula (ou melhor, *sinus*) conseqüente a abscesso formado naquelas inclusões.

A indicação cirúrgica se resume em:

- Lesão assintomática (mesmo com pertuito epitelial): Operar somente se o paciente sentir-se incomodado e desejar a sua retirada.
- Cisto: drenar e ressecar em regime de urgência, tratando-se a infecção. O *sinus* é quase certo como conseqüência e deve ser retirado após.
- *Sinus* (fístula): ressecar e fazer a reparação tecidual.

978-85-7241-664-1

- *Sinus* complexo ou complicado por vários trajetos fistulosos, conseqüentes a repetidas infecções não tratadas ou mal drenadas: ressecar mais extensamente e reparar.

978-85-7241-664-1

O tratamento definitivo deve ser realizado após a resolução das crises de infecção aguda. Há vários recursos, porém todos têm alto índice de recidiva. Por exemplo, destruição pelo calor ou congelamento; injeção de esclerosantes ou irritantes epiteliais; excisão e curativos; excisão e fechamento parcial; excisão e fechamento completo; excisão nos trajetos; curetagem profunda e avivamento das bordas da pele nos orifícios.

Dois métodos são mais eficazes. Nos casos não complicados (complexos), fazer a excisão completa e profunda, biselar as bordas da incisão para diminuir seu subcutâneo e suturá-las à aponeurose sacra, deixando-a parcialmente exposta. Curativos até epitelização.

Nos casos complexos, fazer a resseção completa e profunda. De cada lado, realizar incisões curvilíneas e opostas, formando um "Z". Os retalhos devem ser mudados de posição e suturados às bordas da ferida. Isso é denominado Z-plastia, que tem como inconveniente o desaparecimento do sulco interglúteo e uma incisão longa. Em contrapartida, resolve os casos difíceis e tem recidiva menor.

Cisto Pilonidal

Observação minuciosa da área potencialmente acometida do ânus até acima do sacro, na linha mediana e em lateralidade. Não havendo orifícios distantes ou suspeitas de trajetos laterais e nem outros recessos na pele, retirá-lo.

Incisão fusiforme distante da lesão, em geral, de eixo longitudinal maior. Exérese com margens de segurança, em tecido gorduroso sadio, até a fáscia sacrococcígea.

Hemostasia. Síntese de pele: borda a borda (fechada) ou cada lábio da ferida à fáscia sacrococcígea, deixando-se um intervalo cruento entre eles (semi-aberto). Curativos. Controle por curativos, para granulação e epitelização eficaz.

Fístula Pilonidal (Sinus)

É a expressão de um cisto o qual se infectou e transformou-se em *sinus*. O correto seria sino pilonidal, pois apresenta trajeto (lesão) e orifício externo.

Há um ou mais orifícios e uma loja única ou multisseptada. O conteúdo é resto de tecido necrosado, pus e granulação piogênica com drenagem insuficiente para os orifícios.

Todo o tecido envolvido deve ser retirado no bloco. Poupa-se pele sadia, mas estende-se em profundidade, bilateralmente. A cápsula sacrococcígea deve ficar isenta de tecido inflamado.

A reparação é aberta, semi-aberta e fechada. Nos processos infecciosos, ela nem sempre é recomendada em razão do alto risco de recidiva.

A semi-aberta foi descrita anteriormente e aplica-se aos casos menos complicados. O método aberto é utilizado nos processos infecciosos graves e extensos. Os curativos orientam a granulação e epitelização secundária.

É preferível para os casos complicados a Z-plastia. Retira-se o bloco infectado. Na pele das nádegas, a partir da ferida, faz-se a abertura, de um lado, a partir do ângulo superior, e no outro, a partir do inferior.

Outros métodos:

- Marsupialização (Buie, 1937): trajetos amplamente abertos.
- Fechamento assimétrico (Karydakis, 1968).
- Remoção dos folículos e drenagem lateral (Bascom, 1988).
- Incisão e curetagem.
- Excisão e fechamento com retalhos (V-Y; Z; W).
- Excisão: método aberto.
- Excisão: método fechado.

978-85-7241-664-1

Condiloma Acuminado

Estudado nas doenças venéreas, uma vez que é uma doença sexualmente transmissível. Nos casos iniciais, o tratamento pode ser feito em apenas uma sessão. Nos avançados, o tratamento é realizado em várias fases, com intervalos variados.

As alternativas são:

- Uso local de 5-fluoracil pomada (Efurix).
- Criocirurgia.
- Aplicação de podofilina a 20%, protegendo-se a pele normal com pomada (de Lassar) por ser medicamento corrosivo.
- Cauterização com bisturi elétrico, o qual é mais simples porque o Cirurgião controla melhor o seu uso. Não deve se envolver toda a circunferência pelo risco de estenose. Em tempos variados, trata-se áreas intercaladas. Se restar uma pequena lesão, a doença não pode ser controlada.
- Curativos higiênicos e uso de pomadas com corticóide ou antibiótico.

Hemorróidas

Elas são divididas, erroneamente, em externas e internas. As externas, na verdade, são varizes de veias superficiais extra-esfincterianas do sistema venoso femoroilíaco. As internas são hemorróidas verdadeiras, localizadas acima do esfíncter externo, com drenagem para a hemorroidária inferior, ramo do sistema porta.

A importância dessa separação é que a trombose ocorre sempre na variz superficial (externa).

As hemorróidas são classificadas em:

- Mamilos pequenos.
- Mamilos que se exteriorizam e se reduzem de modo espontâneo.
- Mamilos que não se reduzem espontaneamente.
- Não se consegue reduzir por nenhuma manobra.

Há três coxins venosos dependentes da retal superior. Eles se formam do engurgitamento de novelos venosos alimentados por fístulas arteriolovenulares.

Ocorre uma degeneração do tecido conjuntivo que retém a veia na submucosa. Por isso forma-se o mamilo ao esforço.

Velpeau, em 1826, aventou a hipótese de enfraquecimento de tecido conjuntivo.

A indicação cirúrgica é feita para as que se complicam: volume grande, sangramento freqüente, prolapso irredutível, dor intolerável, trombose, secreção abundante ou incômoda. Grupos 2 e 3.

No grupo 1, a indicação só se aplica quando utilizado método não cruento: ligadura elástica, esclerose, *laser*.

Antes de qualquer procedimento, exceto nas complicações, deve-se reeducar o paciente nos seus hábitos: higiene, horário e periodicidade de evacuação, dieta não condimentada, uso de resíduos alimentares à base de celulose, hemicelulose, lignina, pectina, fitatos.

Não se deve reeducar com laxativos ou expansores fecais artificiais. O uso de cereal e água é superior a qualquer procedimento.

A operação é feita em uma etapa nos casos não complicados, e em duas nos casos avançados. Nos avançados, toda a circunferência apresenta-se acometida e não deve ser ressecada por completo. Entre um mamilo (ou grupo) e outro deve restar uma ponte de mucosa. Ela deve ser ressecada em outro tempo se houver mamilos acometidos.

Técnica de Obando = método fechado. Sutura do mamilo sobre pinça de Kelly esmagadora.

O método aberto é superior ao fechado ou semi-aberto.

O melhor procedimento é o de Salmon-Allingham (Daniel Elmer Salmon [1850-1914] construiu o hospital São Marcos), que recebe o nome de Miligan-Morgan (que foram os divulgadores). Secção em forma de triângulo. A secção na pele corresponde à base (retrocorte). A dissecção submucosa aprofunda-se até a parte alta da coluna venosa de Morgagni, onde se transfixa e secciona o mamilo. Revisão de hemostasia.

Se houver hipertonia esfincteriana, o que é raro a despeito de se dizer o contrário, fazer a esfincterotomia interna parcial, lateralmente. A hipertonia está associada na maior parte ds vezes à fissura anal.

Cuidados higiênicos e estímulo à defecção com fezes expandidas por dieta, já referidos. A melhor dilatação é obtida através de um bolo fecal normal e macio.

978-85-7241-664-1

A epitelização é orientada também por higiene, observação e curativos. Pode-se realizar o tratamento em nível ambulatorial:

- Injeção esclerosante.
- Fotocoagulação com infravermelho.
- Crioterapia.
- Ligadura elástica.
- Crioligadura ou congelação controlada.

Trombose Hemorroidária

Ocorre um acometimento agudo de uma veia anal com formação de nódulo duro, doloroso, azulado, irredutível.

Uso de semicúpios, analgésicos, relaxantes. Não ocorrendo melhora, realizar a cirurgia:

- Incisão em cruz sobre o mamilo e expressão do trombo. Curativo e cicatrização secundária.
- Exérese do mamilo e retrocorte epitelial, deixando-se a área cruenta para epitelização secundária.

Plicoma

Quando a trombose hemorroidária é tratada clinicamente ocorre a reabsorção do trombo, de modo que a pele distendida torna-se frouxa e exuberante, formando um apêndice epitelial sob forma de prega. Caso incomode, ocasione dor ou inflame, deve ser retirada por ressecção basal e curativo aberto.

Fissura Anal

Localiza-se mais no centro da metade posterior, longitudinalmente. A laterais ou anteriores são em geral manifestações de doenças gerais (Crohn, tuberculose, reticulite ulcerativa crônica inespecífica, neoplasias ou doenças venéreas.

Deve-se tentar o tratamento clínico e psicoterápico. São pacientes tensos, ansiosos. Cuidados gerais e locais, higiene, intestino regular e suave, relaxantes psíquicos, analgésicos, dieta com expansores fecais, semicúpios mornos (banho de assento), pomadas antiinflamatórias ou analgésicas (supositórios).

Nos casos resistentes ou crônicos, indica-se a ressecção. Todo o trajeto deve ser retirado, deixando-se tecido sadio e o esfíncter externo exposto no centro da área ressecada. Esfincterotomia interna parcial, lateralmente.

Curativos bem orientados e uso de relaxantes, analgésicos e pomadas anestésicas.

978-85-7241-664-1

Pólipos

São isolados, múltiplos ou generalizados em toda mucosa anorretal (polipose heredofamiliar).

Limpeza retal com uso de supositório horas antes. Exposição com anuscópio ou retoscópio. Cauterização da base do pólipo. Na multiplicidade, as sessões são várias e a área tratada deve ser intercalada.

Os pólipos devem ser examinados especialmente na base, onde ocorre a degeneração maligna.

978-85-7241-664-1

CAPÍTULO 62

Doenças do Pâncreas

Alcino Lázaro da Silva

Fisiologia

- Enzimas.
- Ácinos.
- Ductos.

Inibição da secreção pancreática: bloqueadores H2, anticolinérgicos, somatostatina, octeotrida, calcitonina, propiltiouracil, 5-fluoracil e acetazolamida.

Inibição das enzimas: aprotinina, clorofila, ácido epsilonaminocapróico.

Considerar também:

- Integração a outros órgãos.
- Ultra-estrutura.

Afecções Cirúrgicas

- Pancreatites:
  - Aguda:
    - Edematosa.
    - Hemorrágica.
    - Necro-hemorrágica.
    - Supurada.
  - Crônicas:
    - Colecistopancreática (?).
    - Estenose benigna da papila.
    - Autônoma.
    - Formas especiais.
  - Recorrentes.
- Blastomas:
  - Acinar:
    - Adenoma.
    - Adenocarcinoma.

978-85-7241-664-1

  - Ductal:
    - Benigno:
      - Adenoma.
      - Cistoadenoma.
    - Maligno:
      - Carcinoma:
        - Adenocarcinoma.
        - Anaplásico.
        - Escamoso.
      - Cistoadenocarcinoma.
  - Tecido conjuntivo: sarcomas, linfomas.
- Calcificações.
- Litíase.
- Cistos (ver adiante).
- Anomalias do desenvolvimento:
  - Pâncreas:
    - Anular.
    - Heterotópico.
  - Sem importância clínica:
    - Ductos independentes.
    - Falha fusão dos brotos.
    - Ducto isolado.
- Traumas:
  - Contusões.
  - Roturas.
  - Lacerações.
  - Fístulas.
  - Inflamações.
- Inflamações (abscessos).
- Blastomas insulares.
  - Síndrome Zollinger-Ellison (não beta).
  - Cólera pancreática (síndrome Zollinger-Ellison – sem hiperacidez).
  - Insulinoma (beta):
    - Carcinoma.
    - Adenoma.
    - Microadenomatose.
  - Glucagonoma (alfa).
  - Secreção hormonal múltipla e ectópica (hormônio adrenocorticotrófico [ACTH], hormônio estimulador dos melanócitos [MSH], gastrina, glucagon, hormônio paratireóideo).
  - Síndrome pluriglandular (Werner) (múltiplos adenomas endócrinos).

978-85-7241-664-1

978-85-7241-664-1

  - Hiperplasia insular (nesidioblastoma).
  - Síndrome DDD (diabetes, diarréia e dor).
  - Apudoma.
- Cistos:
  - Verdadeiros congênitos.
    - Verdadeiros únicos.
    - Doença policística:
      - Doença policística pancreática sem anormalidades associadas.
      - Macrocistos pancreáticos associados com doença policística.
      - Doença policística pancreática associada à doença de von Hippel-Lindau.
      - Cistos pancreáticos associados à doença policística dos rins (Osathanondh-Potter tipo 1 ou 2).
    - Cistos enterógenos.
    - Cistos dermóides.
    - Cistos angiomatosos: cistos simples ou proliferativos.
    - Cistos proliferativos – neoplasias císticas:
      - Cistoadenoma seroso benigno (microcísticos).
      - Cistoadenoma e cistoadenocarcinoma mucinoso (macrocístico).
      - Cistoadenocarcinoma de células acinares.
      - Neoplasia epitelial papilar cística.
      - Outros cistoadenocarcinomas.
      - Cistos teratomatosos.
      - Carcinoma cístico.
      - Outros cistos raros.
    - Cistos adquiridos.
    - Cistos de retenção.
    - Cistos parasitários.
      - Cisto hidático.
      - Cisto causado por *Taenia solium*.
    - Pseudocistos:
      - Necrose cística do pâncreas e tecidos peripancreáticos.
      - Pseudocistos crônicos.
    - Cistos de natureza obscura.
    - Necrose cística de carcinoma de pâncreas.
    - Tumores endócrinos císticos.
    - Cistos duodenais adjacentes ao pâncreas.
    - Pseudocistos:
      - Traumas.
      - Pancreatites.

(Há tendência em se excluir o nome pseudo).

Classificação

- Marselha-Roma (1988):
  - Calcificante:
    - Álcool.
    - Nutricional.
    - Hereditária.
    - Hiperlipoproteinemia.
    - Hipercalcemia.
    - Idiopática.
  - Obstrutiva:
    - Tumores.
    - Estenose ductal.
    - Pós-pancreatite.
    - Pâncreas *divisum*.
  - Inflamatória:
    - Auto-imune.
    - Idiopática.

Diagnóstico

- Clínico:
  - Alterações digestivas.
  - Emagrecimento.
  - Febre migratória.
- Sinais de:
  - Courvoisier-Terrier: vesícula palpada.
  - Virchow: gânglio supraclavicular.
  - Sister Mary Joseph: nódulo periumbilical.
- Biopsia:
  - Direta.
  - Transduodenal:
    - Fechada.
    - Aberta.
  - Transcolédoco.
- Esplenoportografia.
- Ileoportografia peroperatória.
- Pancreatografia:
  - Cateterismo da ampola (ascendente).
  - Punção do:
    - Wirsung.
    - Cisto.

978-85-7241-664-1

- Laboratório:
  - Ressecção caudal (descendente).
  - Desidrogenase lática sérica.
  - Fosfolipase.
  - Eletroforese de proteínas (aumento de alfa-2 no câncer).
  - Transaminases (aspartatos).
  - Gases arteriais.
  - Lecitinase A.
  - Desoxirribonuclease I (específica).
  - Leucino-aminopeptidase.
  - Tripsina.
  - Amilase (soro, urina e ascite).
  - Lipase (soro e urina).
  - Glicemia e Prova de tolerância.
  - Proteínas totais e frações.
  - Fosfatase alcalina.
  - Hemograma.
  - Cálcio e fósforo séricos.
  - Bilirrubinemia.
  - Metahemalbumina e haptoglobulina.
  - Dosagem de gordura fecal.
  - Uréia.
  - Coagulograma.
  - Relação de depuração.
  - Amilase e creatinina.
  - Lipidograma.
- Marcador para pâncreas:
  - Inibidor de aderência leucocitária.
  - Antígeno pancreático oncofetal.
  - Galactose transferase isoenzima 2 (GT2).
- Punção abdominal.
- Análise:
  - Líquido (derrames).
  - Conteúdo duodenal.
- Fistulografia.
- Gastroacidograma (quando esteatorréia resiste a enzimas).
- Gasometria e ionograma.
- Radiografias:
  - Simples:
    - Perfuração.
    - Calcificação (10%):
      - Tórax.
      - Abdome.

978-85-7241-664-1

- Colecistografia (litíase).
- Colangiografia (8% estenose).
- Colangiopancreatografia endoscópica retrógada.
- Tomografia biliar.
- Radiografia de esôfago, estômago e duodeno (REED).
- Duodenografia:
  - Hipotônica.
  - Duplo contraste.
- Estratigrafia axial, retropneumoperitônio, pneumoperitônio e repleção aérea do estômago.
- Tomografia frontal (computadorizada).
- Tomografia helicoidal.
- Colangiografia transparieto-hepática (agulha de Chiba).
- Arteriografia seletiva.
- Esplenoportografia.
- Linfografia.
- Ressonância magnética nuclear.

978-85-7241-664-1

- Cintilografia com selênio-metionima.
- Ultra-sonografia.
- Laparoscopia exploradora.
- Manometria.
- Função pâncreas:
  - Secretina.
  - Secretina com colecistocinina-pancreozimina.
  - Fezes.
- Provas de:
  - Trioleína marcada (absorção triglicérides) (com e sem estimulação pancreozimina).
  - Ácido oléico marcado (absorção de ácido graxo).
  - Shingleton (gorduras neutras com I^{131}).
  - Lundh (refeição de prova).
- Endoscopia digestiva alta.
- Endoscopia de pâncreas: acopla-se o transdutor ecográfico a um endoscópio. Pode-se estudar: pâncreas normal, pancreatite aguda, pancreatites crônicas (inicial, moderada e grave), trombose da veia porta, coleções líquidas, câncer, cistoadenomas e tumores endócrinos.
  O exame fica livre da interferência de gordura, gás e distância do pâncreas à pele.

Tratamento

- Drenagem cavidade.
- Aspiração.

- Gastrostomia.
- Jejunostomia.
- Colecistostomia.
- Colecistotendinese.
- Coledocostomia.
- Colecistectomia.
- Papiloesfincterotomia.
- Plástica duodenal ou gastrojejunostomia (estenose duodenal).
- Pancreatectomia subtotal.
- Pancreatojejunostomia:
  - Longitudinal látero-lateral (LL) (Mercadier-Puestow 1).
  - Longitudinal látero-terminal (LT) (Mercadier-Puestow 2) por telescopagem pancreatojejunal.
  - Látero-lateral (Catell-Mercadier).
  - Término-terminal (TT) (Duval) ou de Child.
- Cisto:
  - Ressecção.
  - Gastrostomia:
    - Jedlicka.
    - Jurasz (transgástrica).
  - Duodenostomia.
  - Jejunostomia.
  - Jejunostomia em Y de Roux.
- Colédoco:
  - Duodenostomia.
  - Jejunostomia em Y de Roux.
- Marsupialização.
- Cirurgia hipertensão porta.
- Drenagem:
  - Colédoco:
    - Tubo em T.
    - Duodenogastrostomia (Doglioti).
    - Duodenoepidérmica.
    - Transpapilar.
  - Wirsung:
    - Tubo perdido.
    - Transcoledocotomia (Doubillet).
    - Duodenoepidérmica.
- Pancreatectomia:
  - Caudal.
  - Subtotal.

978-85-7241-664-1

  - Cefálica (duodeno).
    - Técnica de Wipple.
    - Técnica de Varco-Child.
    - Técnica de Resende Alves.
    - Técnica de Traverso-Longmire (preserva o piloro).
  - Cefálica anterior com preservação duodenal (Beger).
  - Cefálica anterior com preservação duodenal e pancreatojejunostomia longitudinal (Frey).
  - Total.
- Neurectomia:
  - Esplancnicectomia:
    - Toracolombar.
    - Lombar.
  - Celiacectomia (glânglio).
- Anastomoses:
  - Pancreatodigestiva.
  - Biliodigestiva.

Contra-indicações à Cirurgia

- Estado geral deteriorado.
- Complicações graves que impedem até a indução anestésica.
- Toxicômanos.
- Alcoólatra com deteriorização orgânica.

Pré-operatório

- Hospitalização.
- Vitamina K_1 (na icterícia).
- Corrigir:
  - Anemia.
  - Desnutrição.
  - Focos evidentes.

Repor as necessidades mais urgentes da secreção pancreática (20 a 50 unidades ao dia de insulina sob controle da glicemia).

- Tranqüilizar com moderação.
- Bloqueadores dos receptores H_2.
- Analgesia controlada.

978-85-7241-664-1

978-85-7241-664-1

Pancreatites

Histórico

- Krauss (1865), Cirurgia e Necropsia.
- Friendreich (1878), Histologia.
- Fitz (1889), Anatomia e Patologia.

Conceito

Importância

- "Cinderela" do abdome.
- Pancreatite aguda: 20% óbito.
- Pancreatite crônica: invalidez.
- Quadros clínicos variados.
- Tratamentos difíceis.

Classificação

Marks

- Aguda fulminante.
- Aguda.
- Subaguda.
- Crônica:
  - Sintomática persistente (dor).
  - Com calcificação.
  - Com esteatorréia.
  - Com diabetes.
  - Pancreopatias:
    - Com dor ocasionada por outra doença.
    - Sem dor ocasionada por outra doença (cirrose, má nutrição, doença do intestino delgado).

Hess

- Colecistopancreatite (43%) (linfógena).
- Por estenose papilar (30%):
  - Secundária com litíase.
  - Primária sem litíase.
- Autônoma (19%):
  - Sem calcificação.
  - Com calcificação.

- Formas especiais:
  - Traumática:
    - Acidentes.
    - Cirurgia.
  - Em câncer de papila, cabeça e duodeno.
  - Ligadura de Wirsung.
  - Inflamatória primária (septicemia).
  - Divertículo duodenal.
  - Síndrome de alça aferente.
  - Hiperparatireoidismo.
  - Hiperlipemia.

Marselha (1963)

- Aguda: reversível
- Aguda recidivante
- Crônica recidivante: irreversível.
- Crônica.

978-85-7241-664-1

Marselha (1984)

- Pancreatite crônica:
  - Calcificante.
  - Obstrutiva.
- Pancreatite aguda:
  - Edematosa.
  - Hemorrágica.
  - Necrótica.

Roma (1988)

- Pancreatite aguda.
- Pancreatite crônica.
- Calcificante (litíase do pâncreas):
  - Hereditária.
  - Protéica.
  - Nutricional.
  - Hipercalcêmica.
  - Cálcica.
- Obstrutiva.
- Inflamatória do idoso

Doenças

- Macro:
  - Aumento granuloso do pâncreas.

978-85-7241-664-1

  - Esteatonecrose → cicatrização.
  - Derrame peritoneal.
  - Aguda:
    - Edematosa (intersticial).
    - Hemorrágica.
    - Necro-hemorrágica.
    - Supurada.
  - Crônica:
    - Calcificação.
    - ↑ diâmetro dos canais.
    - Obstrução de canal.
    - Cisto de retenção.
    - Pseudocistos.
    - Dilatação vias biliares.
    - Hipertensão porta.
    - Alargamento arco duodenal.
  - Recorrente.
  - Pós-operatória.
  - Experimental:
    - Hipersecreção pancreática.
    - Obstrução ou refluxo.
    - Bile:
      - Sais biliares conjugados.
      - Lecitina (fosfolipase A) → lisolecitina.
      - Elastase (tripsina) → hemorragia pancreática.
- Micro:
  - Aguda:
    - Necrose acinosa.
    - Necrose coagulação (focal).
    - Exsudato inflamatório no estroma → infiltração celular.
    - Lesão nos pequenos ductos lobulares.
    - Trombose venosa.
    - Necrose hialina arterial.
    - ↓ diâmetro de células.
    - ↓ diâmetro ácinos.
    - ↓ basofilia.
    - ↓ nº do grânulo zimogênio.
    - ↑ luz do ácino.
    - Vacuolização citoplasmática.
- Crônica:
  - Parênquima exócrino:
    - Atrofia lobular.
    - Regressão ao estado de canal.

- Parênquima endócrino:
  - Atrofia.
  - Hipertrofia.
- Canalículos:
  - Dilatação.
  - Tampões mucosos.
- Conjuntivo:
  - Fibrose.
  - Infiltrado inflamatório.

Etiologia

- Aguda:
  - Ativação enzimas proteolíticas (tripsina, quimioterapia e pepsina) pela enterocinase.
  - Obstrução canalicular:
    - Pancreática.
    - Comum (Opie).
  - Idiopática (40%):
    - Hipertensão intracanalicular.
    - Ácidos biliares (não conjugados).
  - Álcool (30%) (↑ secretina?).
  - Litíase biliar (30 a 50% possuem cálculos).
  - Obstrução duodenal.
  - Jejum mais refeição copiosa.
  - Outras:
    - Infecções, endocrinopatias, afecções vasculares, distúrbios metabólicos, trauma, hipercalcemia, fatores hereditários, iatrogênicos clínicos e cirúrgicos (4 a 5%), agentes químicos tóxicos, lesões de órgãos vizinhos, fatores nutricionais, alergia, reações auto-imunes, etc.
- Crônica:
  - Decorrentes de doenças de órgãos vizinhos:
    - Úlcera.
    - Divertículo.
  - De causa canalicular:
    - Hiperparatireoidismo.
    - Lesão parênquima → fibrose.
    - Cálculos (obstrução do ducto).
    - Tumores.
    - Metaplasia.
    - Obstrução na Ampola de Vater (Oddi).
    - Hipotonia Oddi.
    - Trauma.

978-85-7241-664-1

- Parenquimatosa primária:
  - Álcool (etilismo crônico 90%).
  - Doença auto-imune.
  - Hipoproteinemia.
  - Dismetabolismo.
  - Hereditariedade.
  - Hiperlipidemia.

Em resumo:

- Colelitíase: 78%.
- Idiopática: 12%.
- 10%:
  - Hiperlipidemia.
  - Hiperparatireoidismo.
  - Parotidite epidêmica.
  - Ascaridíase.
  - Drogas.
  - Alterações anatômicas.
  - Divertículo justapapilar.
  - Pós-transplante.
  - Gravidez.
  - Traumas e outras causas raras.

Pacientes mais jovens, masculinos e com consumo precoce, prolongado, regular e excessivo de álcool. Não há relação com pancreatite aguda.

Há aumento de concentração protéica (rolha), redução do bicarbonato, elevação de cloreto e desequilíbrio cálcio-proteína no suco pancreático. A proteína do cálculo pancreático que existe no suco está reduzida, favorecendo a precipitação protéica.

978-85-7241-664-1

Propedêutica

- Dosagem de glicose.
- Dosagem de amilase e lipase, que orientam nas crises de agudização.
- Dosagem dessas substâncias nos derrames cavitários.
- Estudo do suco pancreático (tubagem duodenal) com ou sem estímulo pela secretina, pancreozimina ou ceruleína: volume, bicarbonato, cálcio, amilase, lipase, fosfolipase, tripsina, quimiotripsina.
- Dosagem da gordura fecal (balanço).
- Radiografia simples de abdome: calcificação entre T12 e L3.

- Radiografia de tórax: derrames e alterações diafragmáticas.
- Colecistografia.
- Colangiografia venosa (colédoco terminal).
- Colangiografia endoscópica transpapilar.
- Pancreatografia endoscópica transpapilar.
- Ultra-sonografia.
- Radiografia de esôfago (varizes).
- Radografia de estômago e duodeno (compressões e descolamentos).
- Esplenoportografia transcutânea.
- Arteriografia seletiva.
- Tomografia computadorizada.
- Pancreatografia transoperatória.
- Colangiopancreatografia endoscópica retrógada.

978-85-7241-664-1

Os resultados são:

- Aspecto normal: 30%
- Estiramento e retificação ductal: 38,7%.
- Dilatação do Wirsung: 20%.
- Obstrução ductal: 1,9%.
- Aspecto de necrose parenquimatosa extensa: 1,9%.
- Aspecto de pancreatite crônica: 1,9%.
- Pancreas *divisum* com dilatação do pâncreas dorsal: 1,9%.
- Áscaris no Wirsung: 1,8%.
- Wirsunglitíase: 2%.

Indicações Cirúrgicas na Pancreatite Crônica

- Dor não controlada ou toxicomania.
- Perda de peso (baixa ingestão → dor → desnutrição).
- Retenção biliar:
  - Cálculo.
  - Estenose do colédoco.
  - Colangite.
  - Cirrose.
- Recorrência.
- Suspeita de câncer (mesmo se há cálculo (12%) ou calcificação que se associam a câncer).
- Litíase pancreática.
- Esfincterotomia insuficiente:
  - Incompleta.

– Pancreatite autônoma.
– Retração cicatricial.

- Fístulas. Trajetos variados para locais diferentes, secundários a infecção ou rupturas.
- Abscessos. São secundários a infecção, necrose pancreática, traumas e endoscopia transpapilar.
- Peritonite.
- Compressões extrínsecas: estômago, cólon, colédoco, vasos.
- Hipertensão da porta. A fibrose envolve o pedículo do baço com hipertensão à esquerda.
- Persistência da dor ou seu agravamento (na fibrose avançada, a secreção diminui e não há distensão canalicular com menos dor).
- Derrames cavitários: ascite na pleura ou no pericárdio. Afastar, nesses casos, a possibilidade de fístula pancreática.
- Hemorragia digestiva.
  – Intraluminar (varizes).
  – Intra-abdominal (lesão glandular).
  – Intracística (ruptura de vasos).
  – No trajeto fistuloso (infecção ou granulação exuberante).
- Cistos (70% regridem espontaneamente em 18 meses):
  – De retenção intraglandular.
  – Extraglandular, resultante da ruptura de cisto de retenção ou necrose de glândula.
- Cistos complicados: hemorragia, infecção, abscesso, fístula e compressão de órgãos vizinhos.

978-85-7241-664-1

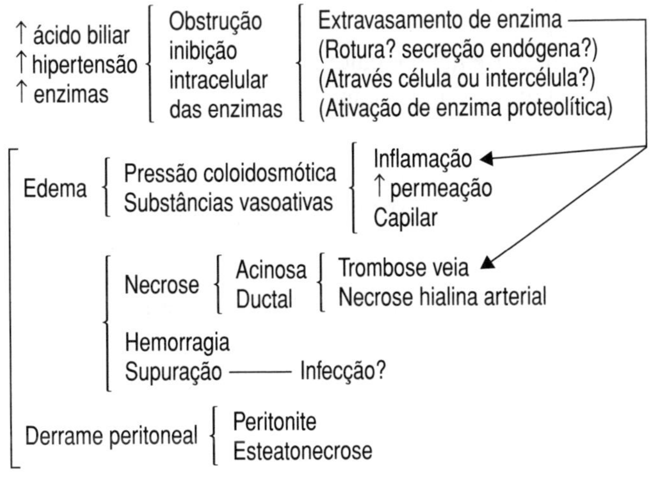

Figura 63.1 – Patogênese aguda.

978-85-7241-664-1

Diagnóstico

- Aguda:
  - – Dor aguda.
  - – Vômitos.
  - – Choque.
  - – Distensão.
  - – Íleo parético.
  - – Sinais periféricos.
  - – Sinais:
    - Cullen.
    - Grey-Turner.
  - – Icterícia.
  - – Sinais:
    - Chvostek.
    - Trousseau.
  - – Laboratório:
    - Hemograma.
    - Glicose.
    - Amilase.
    - Lipase.
    - Cálcio.
  - – Radiografias:
    - Tórax.
    - Abdome.
    - Contrastado.
  - – Punção abdominal.
- Crônica:
  - – Presença de calcificação e cálculo.
  - – Insuficiência exócrina do pâncreas.
  - – Histopatologia.

Indicações Cirúrgicas na Pancreatite Aguda

- – Dúvida diagnóstica.
- – Estabilização ou agravamento da doença, apesar da terapêutica.
- – Icterícia persistente.
- – Persistência dos sintomas por mais de 48h (?).
- – Agravamento dos sintomas.
- – Perfuração de víscera oca.
- – Peritonite.
- – Seqüestração recorrente (choque recorrente).

- Abscessos.
- Hemorragia intracística ou cavitária.
- Obstrução alta (duodeno).
- Rotura do cisto.
- Pseudocistos.
- Cistos infectados.

Tratamento Pancreatite Aguda

Clínico

- Correção volemia (perda de 2L do volume de sangue).
- Manutenção do equilíbrio hidroeletrolítico (EHE).
- Combate ao choque.
- Jejum absoluto.
- Controle da secreção humoral (antiácido).
- Aspiração nasogástrica contínua.
- Sedação:
  - Metadona ou diazepam.
  - Não utilizar morfina.
- Relaxar o esfíncter de Oddi (papaverina).
- Anticolinérgicos.
- Antibióticos.
- Trasilol:
  - Resultados duvidosos.
  - Caro.
  - Antes da oitava hora.
- Gluconato de cálcio.
- Insulina (na hiperglicemia).
- Glucagon ↓ secreção exócrina pancreática.
- Cuidado intensivo:
  - Obeso.
  - Cardíaco.
  - Respiratório.
  - Renal.
- Monitorar:
  - Cateterismo por veia central.
  - Pressão venosa central.
  - Volume urinário horário.
  - Eletrocardiograma.
- Oxigenoterapia.
- Vaporização e cuidados respiratórios.

978-85-7241-664-1

- Mobilização no leito.
- Nutrição parenteral:
  - Casos graves.
  - Recuperação demorada.
  - Deteriorização do estado geral.
  - Fístulas graves.
  - Septicemia.

Cirúrgico

- *Hora exata* (reposição antes).
- Laparotomia:
  - Pollock, 59.
  - Trapnell, 67 (23% com e sem laparotomia).
- Inventário da cavidade.
- Aspiração:
  - Serosidade.
  - Serossangüínea.
  - Seropurulenta.
  - Necrose de gordura.
- Colher material para estudo.
- Drenar o espaço:
  - Subdiafragmático.
  - Retrogástrico.
  - Perinefrético.
- Manusear ao mínimo a via biliar e o pâncreas:
- Via biliar:
  - Colecistostomia.
  - Colecistotendinese (litotomia).
  - Colecistostomia ou coledocostomia.
  - Colecistectomia (litíase).
- Pancreatectomia caudal.
- Marsupialização de cistos (pseudo).
- Gastrostomia.
- Jejunostomia.
- Reforço da sutura (laparorrafia).
- Cuidado: no pós-operatório, a colângio pode reagudizar o quadro.
- Irrigação de cavidade: alternativa.
- Ressecção de alças comprometidas.
- Desbridamento de tecidos necrosados e supurados. Ter cuidado, pois na transição entre esse elemento e a glândula doente há granulação muito hemorrágica.

978-85-7241-664-1

- Ligadura, sutura, transfixação da área glandular que sangra. Se a hemorragia é abundante em lençol, às vezes, é necessário sutura em massa da glândula (ter cuidado com os vasos retroperitoneais).

Técnicas mais Indicadas

Vias de Acesso

Nos casos graves, laparotomia paramediana, pararretal interna, direita, supra-umbilical prolongando-se para a área medioabdominal. Não fazer a mediana, uma vez que eviscera e eventra mais, dificulta o trabalho na confluência biliopancreática (local mais freqüente da ação cirúrgica), além de impedir uma drenagem mediana que, muitas vezes, é realizada por contra-abertura (lesões anteriores, mediana e superficiais).

Nos pacientes com estado geral melhor e nas operações eletivas, laparotomia transversal, bilateral, supra-umbilical, de concavidade voltada para cima, do 9º ao 9º espaço intercostal.

Nas tumefações superficiais, isoladas e flutuantes, realizar incisões menores.

Exploração da cavidade. Deve ser cuidadosa e atraumática. Ocorrem corpos estranhos, hérnia de hiato ou outras lesões graves associadas.

Propedêutica Transoperatória

Na pancreatite aguda, apenas o essencial deve ser tratado. É mais seguro realizar novas aberturas do que manipulações de estruturas nobres e aumentar a morbidez e mortalidade.

Propedêutica Transoperatória na Pancreatite Crônica

- Via biliar normal e pâncreas alterado:
  - Pancreatografia por punção de Wirsung ou através do cateterismo na papila duodenal (pela duodenotomia). Estudar: dilatação, cistos, fugas, fístulas, cálculos, locais únicos ou múltiplos de estenoses ductais.
  - Biopsia do pâncreas: punção e aspiração direta ou transduodenal com agulha fina para citologia ou com agulhas convencionais para estudo histológico. Incisional: realiza-se a transfixação do parênquima com fios necessários e, entre eles, retira-se uma cunha. Os fios são amarrados logo após. Na parte cefálica anterior e cranial do pâncreas encontra-se o canal dilatado, o que torna a biopsia perigosa nessa área. Não se deve aprofundar com o bisturi no parênquima.
- Via biliar comprometida:
  - Colangiografia:
    - Punção vesícula.

978-85-7241-664-1

- Punção colédoco.
- Cateterismo colédoco.
- Trans-hepática.

– Ultra-sonografia transoperatória.

Drenagem

Deve ser ampla e múltipla. Os locais eleitos serão as goteiras parietocólicas, com os drenos saindo nas linhas axilares posteriores.

Nos casos em que as coleções ou seqüestros apresentam-se ântero-superficiais, eles devem ser drenados antes ou então se organizam em direção à via de acesso parietal da laparotomia, para drenagem espontânea. Essas coleções não são drenadas por meio de drenos posteriores.

Pancreatite Crônica

Pancreatite crônica com lesão difusa e dilatação do Wirsung, com ou sem septações, formando vários cistos (lojas) ao longo da cabeça e pâncreas: pancreatojejunostomia ampla, látero-lateral em Y de Roux, iso ou anisoperistáltica, via transmesocólica.

- Compressão do colédoco:
  - No nível da papila: papiloesfincteroplastia ampla com ou sem septoplastia do óstio do ducto pancreático.
  - Sobre colédoco terminal: anastomose hepaticojejunal, TT (ou TL), em Y de Roux, transmesocólica.
- Dilatação do Wirsung e compressão extensa do colédoco: associação das duas anteriores.
- Obstrução duodenal extrínseca: gastrojejunostomia látero-lateral, isoperistáltica, transmesocólica, somada à vagotomia.
- Obstrução de veia esplênica com hipertensão porta à esquerda:
  - Esplenectomia.
  - Esplenectomia mais anastomose esplenorrenal proximal (clássica).
- Cistos ou coleções superficiais e definidas: marsupialização (direta) ou colocação de cateter de Foley grosso (26), exteriorizado por contra-abertura.
- Lesão restrita a corpo (parte) e cauda: pancreatectomia caudal. Anastomose pancreatojejunal TT direta ou por telescopagem pancreatojejunal (operação de Duval) transmesocólica.
- Lesão difusa sem dilatação ductal, envolvendo todo corpo e cauda: pancreatectomia quase total (95%) a sutura do coto justaduodenal. O prejuízo à função endócrina não será tão grave.
- Lesões graves de todo o parênquima: pancreatectomia total. Cirurgia de indicação muito rara. Entre outros problemas, há o da invalidez de difícil controle, como a hiperglicemia permanente.
- Lesão limitada à cabeça do pâncreas, às vezes até abscedada: duodenopancreatectomia cefálica (operação de Whipple).

978-85-7241-664-1

- Pâncreas fibroso ou calcificado e doloroso: esplancnicectomia celíaca ou infiltração ilíaca com alcoolização neural.

Pancreatite Aguda

- Pancreatite edematosa por lesão biliar calculosa: colecistectomia e colangiografia. Havendo risco para o paciente, drenar o colédoco e desdobrar a cirurgia. Se a lesão não for muito avançada, cateterismo de colédoco, papiloesfincterotomia e dreno de colédoco (descomprime, protege a papila e propicia estudo melhor no pós-operatório).
- Pancreatite extensa e grave, mesmo não tendo ainda sinais de necrose: colecistostomia (descomprime e facilita estudo radiológico posterior) ou coledocostomia com dreno em T; gastrostomia descompressiva, jejunostomia a Witzel ou com dreno em T, para realimentação precoce; drenagem de cavidade.
- Pancreatite com seqüestro necrótico encapsulado: por via transmesocólica ou por descolamento cólon-omental, ou após desconexão gastrocólica ampla; abre-se a cápsula pancreática transversalmente ao doente, em toda extensão da glândula. Incisão superficial para evitar hemorragia. Aspiração ou morcelação de tecido morto, seqüestrado, evitando-se sangramentos. Os sangramentos aparecem se aprofundarmos no parênquima ou aspirarmos com elevada pressão. Drenagem ampla.
- Pancreatite necrótica generalizada: desbridamento cuidadoso e aspiração de todo tecido desgarrado. Drenagem ampla.
- Pancreatite necro-hemorrágica: como no anterior. Cuidar do sangramento. Se for pequeno, em lençol, basta não agravá-lo com manobras e aspiração. Drenar amplamente. Se for expressivo, é preciso tomar vários caminhos – cauterização, transfixação, sutura do parênquima, sutura em massa do parênquima, ligaduras arteriais, ressecção pancreática.
- Pancreatite supurada: aspiração cuidadosa, drenagem ampla para trás e para frente e. se houver prolongamento patológico, para a parede anterior.

Lavagem da Cavidade Abdominal

Trata-se de um assunto polêmico entre os autores. Seu uso implica em aumento de enfermagem e trabalho; maior presença e qualificação do médico; proteção rigorosa contra infecção, bastante freqüente e grave; mais ônus ao doente e maior custo. Deixar de utilizar ocasionaria a perda de uma oportunidade de acelerar a reabsorção do seqüestro e a recuperação do paciente com essas tentativas.

Diálise Peritoneal

Indicada em casos graves, com comprometimento da função renal. Seu uso é imprevisível quanto à segurança, recuperação e agravamento das condições abdominais e gerais do paciente.

978-85-7241-664-1

Tumores do Pâncreas Exócrino

Vias de acesso (ver anteriormente).

Exploração da cavidade à procura de lesões a distância para o estádio completo da lesão. Constatada a inexistência macroscópica, antes de decidir pela ressecção ou antes de secionar estruturas já mobilizadas, é preciso avaliar a veia mesentérica superior. Não raro ela ser invadida no seu trajeto entre a cabeça do pâncreas e a lingüeta de tecido que se projeta em posição dorsal. Expõe-se a veia mesentérica superior caudalmente ao mesocólon, e a veia porta cranialmente ao duodeno. Por palpação, toque de polpa ou dissecação cuidadosa entre veia e parênquima, pode-se avaliar a existência de infiltração inflamatória ou neoplásica.

Tumor na cabeça do pâncreas ou envolvendo-a por contiguidade (colédoco, papila e duodeno): duodenopancreatectomia cefálica (Whipple) e colecistectomia. O trânsito é restabelecido assim: anastomose pancreatojejunal TT (com ou sem telescopagem), anastomose hepaticojejunal TL e anastomose gastrojejunal LL isoperistáltica. A vagotomia pode ser feita ou não. Sua realização oferece segurança, prevenindo a úlcera pós-operatória (50%); porém, prolonga o íleo funcional pós-operatório que pode se tornar grave e de difícil controle. É preciso, portanto, ponderar a sua indicação (risco-benefício).

Nos tumores benignos e na pancreatite crônica cefálica, quando indicada, a duodenopancreatectomia cefálica pode ser menos extensa que a de Whipple, preservando-se o antro e o piloro (operação de Traverso-Longmire). As anastomoses são dispostas igualmente, exceto pelo fato de ser realizada anastomose no piloro (bulbo duodenal) – jejunal TL ao invés da gastrojejunal.

978-85-7241-664-1

Essa modificação, por ser menos mórbida e apesar de menor margem de segurança, vem sendo usada no tratamento dos tumores malignos cefálicos e a expectativa de resultados iguais é boa.

Outra modificação útil funcionalmente, apesar de mais trabalhosa, é o uso de dupla alça para o restabelecimento do trânsito, após a duodenopancreatectomia cefálica (DPC). Retira-se do jejuno o segmento de alça que será anastomosado ao pâncreas. O coto distal retorna em anastomose TL ao jejuno, construindo um *ípsilon* (Y), cujo segundo ramo receberá o estômago e o hepático (Machado-Bachella).

Outra alternativa não menos arriscada é a de não fazer a anastomose pancreatojejunal (maior fonte de complicações entre as anastomoses). São injetadas, no ducto, substâncias que o destroem, de modo que o corpo pancreático é deixado fora do trânsito, cumprindo sua função endócrina. Injeta-se Neoprene (borracha sintética), prolamina, silicone ou polisoprene ($5cm^3$).

Tumor de Corpo de Pâncreas

Expõe-se a veia mesentérica superior e, à direita, a glândula é secionada, deixando-se pequeno coto justaduodenal. Compõem-se com vasos esplênicos, baço e tecidos adjacentes para maior radicalidade na ressecção. Essa cirurgia é reali-

978-85-7241-664-1

zada em menor número de vezes porque o tumor, em geral assintomático, envolve precocemente a veia mesentérica superior e o pedículo celíaco. Não há anastomose, bastando uma sutura bem feita do coto pancreático.

Tumor de Cauda

A exérese de cauda e parte do corpo do pâncreas, secionada à esquerda da veia mesentérica superior, é menos trabalhosa e menos arriscada. Indica-se nos tumores primitivos ou invasão de lesões adjacentes (estômago). Se existe um parênquima ativo e ducto visível, é necessária sua anastomose ao jejuno em forma de *ípsilon* (Y). Se o parênquima for destruído por lesão crônica e demonstrar pequena possibilidade de secreção exócrina, o coto é suturado com fio inabsorvível ou de absorção lenta, em pontos separados.

Tumores Irressecáveis de Região Pancreatoduodenal

A cirurgia, nesses casos, objetiva a drenagem biliar para o alívio da dor, do desconforto e do prurido grave, além da melhoria do estado digestivo e geral do paciente.

Utiliza-se a anastomose biliodigestiva. Ela faze realizada com a vesícula e com o ducto hepático.

A indicação para o uso de vesícula é rara. Usa-se apenas em pacientes graves ou com estado geral precário. Outras indicações são icterícia avançada e prolongada, função hepática comprometida, obesidade excessiva, diabetes complicado com outros fatores de risco. Contra-indicação cardiopulmonar à anestesia mais prolongada ou situações de urgência também indicam a drenagem pela vesícula. É realizada anastomose na vesícula a uma alça em ípsilon (Y) (de preferência) ou ao duodeno. A opção pelo estômago constitui o pior recurso.

A vesícula não se presta a trânsito biliar eficaz porque a bile não é ordenhada para o aparelho digestivo como ocorre no colédoco terminal intramural, no duodeno. A bile precisa passar de um ducto dilatado pelo cístico estreito e valvulado. Dentro da vesícula a bile está em hipotensão e, portanto, é de difícil drenagem para o outro de menor diâmetro (duodeno ou jejuno). A estase ductal hepática e a febre podem persistir assim como icterícia que não desaparece de maneira satisfatória.

A anastomose coledocoduodenal (ou hepaticoduodenal), apesar de drenar melhor do que através da vesícula, oferece dois riscos: a estenose (decorrente da anastomose TL) e o refluxo duodenal, que podem gerar colangites e um quadro clínico mais grave. Por essa razão, é utilizada somente nas indicações anteriormente citadas ou quando não se obtém uma alça jejunal excluída, satisfatória, para confecção do ípsilon (Y).

Realiza-se de duas maneiras:

- O duodeno é secionado em sua convexidade e o colédoco, próximo a ele. A anastomose coledocoduodenal é feita no sentido transversal em plano

único. A drenagem do colédoco através de um dreno de Kehr (em T) acima da anastomose é um procedimento útil se não houver segurança em sua confecção.
- Seciona-se o colédoco, fecha-se o coto distal e continua-se com a anastomose coledocoduodenal TL.

A vesícula deve ser retirada, se possível, nas duas alternativas.

O ideal, como para todas as anastomoses biliodigestivas, é usar a alça jejunal excluída sob a forma de um ípsilon (Y) (de Roux). Ela passa pelo mesocólon, à direita da artéria cólica média, e recebe a drenagem biliar dos hepáticos, do hepático comum ou do colédoco, e excepcionalmente da vesícula.

É importante realizar a anastomose TT da via biliar com a alça jejunal. Quando se faz a TL, após descompressão intrabiliar, a tendência é o retorno ao diâmetro original. Acrescenta-se a isso a mesma tendência que possui toda abertura lateral do aparelho digestivo a retrair-se e a estreitar-se. Surge, então a estenose freqüente tanto da coledocoduodenostomia quanto da biliojejunostomia TL.

Ao se fazer anastomose TT biliojejunal, a tendência à retração biliar é menor e dificultada pela musculatura jejunal que não se oclui em virtude do tono muscular. A disposição anelar e helicoidal de sua musculatura mantém um tono tal que a luz é sempre livre e obriga o canal biliar a acompanhá-lo. Daí a menor possibilidade de estenose e estase.

Para se obter uma alça excluída e bem retificada para a anastomose, não é tão fácil, sobretudo nos obesos. Há necessidade de mais trabalho, cuidado e experiência. A outra vantagem da TT é que a alça ocupa menor espaço no local e a anastomose pode ser mais bem executada sob melhor visibilidade.

Tumor Extenso de Cabeça ou Corpo de Pâncreas

A oportunidade de se operar um tumor que atinja extensamente cabeça e corpo do pâncreas, sem ter invadido outras estruturas vitais, é remota. Caso haja essa oportunidade, realiza-se a gastropancreatectomia total, pondendo incluir a esplenectomia. Há outra oportunidade rara quando o tumor gástrico envolve a cabeça do pâncreas sem acometer outras estruturas vitais. A operação para essa fase do tumor é a gastrectomia ultra-radical, na qual estômago, omentos, duodeno e cabeça do pâncreas são englobados (operação de Bruchswig).

978-85-7241-664-1

Outras Operações Paliativas na Icterícia Obstrutiva por Tumor Irressecável

Colecistostomia

A vesícula é aberta no fundo, retiram-se os cálculos, realiza-se uma sutura em bolsa, além de se introduzir um cateter de Foley. Ele é exteriorizado por contra-abertura. Seus inconvenientes são drenar mal e trazer um duplo desconforto: dor em razão do cateter que estimula secreção anormal e do uso de bolsas coletoras ou tubos ligados a vidros.

É usado excepcionalmente quando não há uma outra opção.

978-85-7241-664-1

Hepatostomia

Pode ser direta (implantação hepatoepidérmica) ou por cateteres. O raciocínio é o mesmo anterior.

Próteses Transtumorais

Como paliativo, talvez por ora seja o método desejável. Exige profissional treinado em endoscopia, a prótese variando nas apresentações (de Krohn, por exemplo) e um controle rigoroso em razão de complicações (migração, hemorragia, etc.).

Hepatocolecistoepidermostomia

Essa operação desenvolvida (Lázaro da Silva) é uma modificação ou aprimoramento de uma proposta por Lasala.

Na falta de oportunidade de uma anastomose com os canais biliares, o paciente, caso não receba prótese, morre sofrendo muito em decorrência da icterícia progressiva.

Abre-se a vesícula pelo fundo. Retiram-se os cálculos. Realiza-se pequena fenda através da abertura do fundo, no leito hepático da vesícula, no meio de sua área. Com o dedo introduzido pelo fundo penetra-se no fígado e o parênquima hepático passa a ser destruído dentro dos lobos esquerdo e direito, nas direções laterais, oblíquas e craniais. Ocorre uma hemorragia pelo orifício do leito vesicular, por onde o dedo penetrou. Um cateter de Foley (nº 24), preparado com antecipação, é introduzido pelas aberturas vesicular e hepática. O balão é inflado. Traciona-se o cateter. O balão atinge as bordas da abertura hepática e a oclui, conseqüentemente contendo o sangramento. Desenvolve-se uma sutura em bolsa, prendendo-a a vesícula (fundo). Exterioriza-se por contra-abertura. Realiza-se pexia da vesícula ao peritônio, em torno do cateter. Ele fica pinçado por 24h no intuito de organizar o hematoma intra-hepático e não haver hemorragia. Aberto, deixará fluir bile que se extravasa pelo parênquima lesado e procura o orifício do cateter.

O cateter oferece os inconvenientes da colecistostomia. Por isso, evoluímos para a técnica seguinte (Lázaro da Silva).

Hepatocolecistojejunostomia em Y de Roux

Cumprindo todos os tempos anteriormente descritos, ao invés da sutura em bolsa na vesícula e exteriorização do cateter procede-se como segue: o cateter é passado pela contra-abertura da pele. Prepara-se o Y de Roux. Na alça excluída (40cm), a mais ou menos 20cm, introduz-se o cateter em direção à sua extremidade por onde se exterioriza. Daí, ele penetra no fígado com os mesmos procedimentos já descritos. Sutura colecistojejunal fundo-terminal. Pexia do jejuno ao peritônio, em torno do cateter, para isolá-lo da cavidade.

Duas semanas após é possível fazer o estudo radiográfico. O balão é desinflado e retira-se o cateter, ficando a drenagem da bile para a luz jejunal.

Se não houver vesícula, sutura-se o jejuno à fibrose do leito vesicular.

978-85-7241-664-1

CAPÍTULO 63

Doenças das Vias Biliares

Alcino Lázaro da Silva

Fisiopatologia

- Peristaltismo.
- Ação da inervação autônoma – acetilcolina.
- Ação hormonal:
  - Colecistocinina.
  - Secretina.
- Função:
  - Emulsão
  - Excreção (colagogos):
    - Colesterol, pigmentos.
    - Drogas.
    - Tóxicos.
  - Colerese (coleréticos).
  - Estímulo enzimas.
- Interação:
  - Vias biliares (vesícula-Oddi).
  - Via biliar, duodeno, pâncreas.

Importância

- 20% da população tem cálculo (nos indianos, 70%).
- 25% no colédoco:
  - 16 a 27% intra-hepático.
  - 2% síndrome de Opie.
  - 38% ampular.
  - 16% sem dilatação de colédoco.
  - 50% com papilite.
- Papilite:
  - 5% com coledocolitíase.

978-85-7241-664-1

– 13% com colédoco não calculoso.
– 8% primária.

Essas porcentagens têm diminuído com a precocidade das colecistectomias por vídeo.

978-85-7241-664-1

Doenças

- Anomalias do broto intestinal:
  - Insuficiência do broto vesicular:
    - Ausência da vesícula.
    - Ausência das vias biliares.
  - Hipoplasia.
  - Brotos acessórios:
    - Vesícula acessória.
    - Vesícula bilobulada (ampulheta).
    - Vias biliares acessórias.
  - Migração do broto à esquerda.
  - Intra-hepática.
  - *Situs inversus*.
- Anomalias de vacuolização:
  - Obliteração das vias biliares.
  - Obliteração cística.
  - Dilatação colédoco:
    - Cisto.
    - Divertículo.
    - Coledococele.
  - Dilatação ductal intra-hepática (doença de Caroli):
  - Vesícula:
    - Rudimentar.
    - Com divertículo.
    - Em gorro frígio (barrete).
    - Em relógio de areia (ampulheta).
    - Trabecular (septada).
- Anomalias de pregas peritoneais:
  - Compressão extrínseca.
  - Aderências congênitas.
  - Vesícula flutuante (→ torção) ou em pêndulo.
- Anomalias arteriais:
  - Artérias acessórias:
    - Vicariantes.
    - Aberrantes.
  - Modificação de relações com vias biliares.

978-85-7241-664-1

- Persistência conduto cisto-hepático.
- Persistência vesícula intra-hepática.
- Litíase:
  - Vesicular.
  - Cística.
  - Do colédoco.
  - Hepática.
  - Ampular.
  - Silenciosa.
- A litíase pode gerar:
  - Colecistites:
    - Aguda.
      - Infectada.
      - Supurada (empiema).
    - Crônica.
    - Gangrenosa.
  - Câncer.
  - Perfuração:
    - Livre.
    - Localizada.
  - Fístula:
    - Interna.
    - Externa.
  - Hidropsia.
  - Infecções (abscessos, empiema).
  - Peritonite:
    - Local.
    - Generalizada.
    - Sem perfuração.
  - Íleo biliar.
  - Estenoses.
  - Pancreatites.
- Colangites:
  - Aguda.
  - Crônica.
  - Supurada.
  - Oriental.
  - Esclerosante.
- Colecistites (calculosa ou não):
  - Pericolecistite.
  - Aguda.
  - Recorrente.
  - Crônica.

  - Esclerorretrátil.
  - Gangrenosa.
  - Enfisematosa.
  - Específicas:
    - Micose.
    - Tifo.
- Síndrome pós-colecistectomia:
  - Imediatas.
    - Hemorragia.
    - Peritonite biliar.
    - Abscessos:
      - Hepático.
      - Subdiafragmático.
      - Subepático.
    - Fístulas:
      - Externa:
        - Por drenagem.
        - Espontânea.
      - Interna:
        - Peritonite generalizada.
        - Peritonite localizada.
        - Visceral (cólon, duodeno, jejuno, estômago).
  - Tardia:
    - Tração do cístico (tenda do colédoco).
    - Coto:
      - Cístico residual.
      - Neuromas de amputação.
    - Calculose residual:
      - Colédoco.
      - Hepático.
    - Blastomas pequenos não diagnosticados.
    - Estenose:
      - Oddite:
        - Fibrose.
        - Hiperplasia glandular involutiva.
        - Inflamação crônica.
        - Espasmo.
      - Infecções.
      - Úlceras duodenais.
      - Cálculo impactado.
      - Pancreatite crônica recidivada.
    - Cirrose biliar e hipertensão porta (pós-estenose).

978-85-7241-664-1

- Papilites (ver adiante):
  - Traumas:
    - Secção.
    - Ligadura.
    - Esmagamento.
    - Aderências.
  - Blastomas:
    - Benignos:
      - Papiloma (0,3%).
      - Adenomas.
      - Cistos.
      - Carcinóide.
      - Fibroma.
      - Neuroma.
    - Malignos:
      - Adenocarcinoma:
        - Papilar.
        - Da cirrose.
        - Anaplásico.
      - Carcinoma espinocelular:
      - Colédoco terminal e via biliar:
        - Supra-ampular.
        - Colédoco.
        - Wirsung.
        - Esfíncter.
        - Tecido:
          - Pancreático.
          - Duodenal.
    - Tumor de Klatskin – bifurcação de ducto biliar.
- Colecistoses hiperplásticas:
  - Pólipos.
  - Divertículos murais.
  - Neuromatose.
  - Vesícula calcárea.
  - Vesícula em porcelana.
  - Septação.
  - Colesterolose.
  - Adenomiomatose.
  - Seios de Rokitansky-Aschoff.
- Parasitoses:
  - Áscaris, estrongilóides, tênias.
  - Esquistossomos, fascíola.
  - Equinococo.

978-85-7241-664-1

- Distúrbios funcionais (discinesias):
  - Distonias:
    - Hipertonia.
    - Hipotonia.
  - Sifopatias ou discinesia infundíbulo-colocística.
  - Síndrome da pressão residual ascendente em escada (66,6% sem lítiase).
  - Hiperestesias vesiculares.
  - Discinesias concomitantes.
- Discinesias vesiculares hipertônicas e hipercinéticas.
- Comprometimento do enchimento e esvaziamento vesicular:
  - Doença cística.
  - Síndrome cística.
  - Cervicocisticites.
  - Sifopatias.
  - Discinesias biliar-infundíbulo-cervicocísticas.
  - Síndrome cístico-vesicular.
- Compressões extrínsecas:
  - Tumores vizinhos.
  - Úlcera duodenal.
  - Linfadenite.
  - Divertículo duodenal.
  - Pancreatites.
- Hidro-hepatose, cirrose biliar e hipertensão porta (colestase).
- Lesões da papila:
  - Papilites:
    - Edematosa.
    - Inflamatória:
      - Infiltrado.
      - Fleimão.
    - Fibrótica.
    - Hidroampola.
  - Blastomas.
  - Processo involutivo do sistema esfíncter de Oddi: hipertrofia muscular, dilatação glandular, adenose, infiltração celular inflamatória, fibrose, esclerose muscular.
  - Alterações glandulares (↑ idade = ↑ nº de glândulas).
    - Dilatação cística.
    - Hiperplasias.
    - Adenomiose.
  - Modificações celulares:
    - Metaplasias (14,11%):
      - Escamosa.
      - Mucóide.

978-85-7241-664-1

    - Displasias (1,76%).
  - Alterações musculares (hipertrofia muscular).
  - Alteração do tecido conjuntivo (↑ fibra colágena).
  - Alteração do tecido elástico (↓ fibra elástica).
    - Projeções papilares nas mucosas polipóides.
    - Alteração dos vasos (no plexo papilar cavernoso).
    - Heterotopias (2,35%): (1/4 de pâncreas).
    - Lesões tumorais (adenomas, polipóides, câncer).
- Ductos biliares:
  - Colestase intra-hepática.
  - Obstrução hepática:
    - Colédoco.
    - Cístico.
    - Da ampola de Vater.
    - Do canal comum (com o Wirsung) ou síndrome de Opie.

978-85-7241-664-1

Fisiopatologia

- Aumento do colesterol.
- Aumento da absorção sais biliares.
- Aumento de sais biliares.
- Infecção.
- Estase.
- Mudanças de pH (estase, infecção, hepatopatias).
- Aumento de cálcio.
- Diagrama da litogênese (Admirand, 1968) (Fig. 63.1).

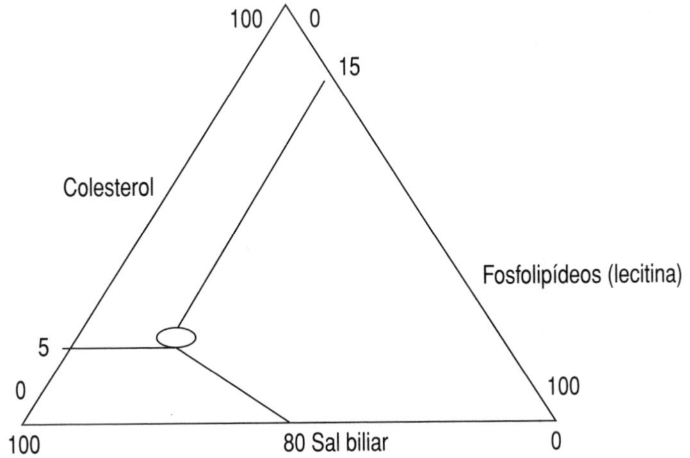

Figura 63.1 – Diagrama da litogênese.

Diagnóstico

- Clínico.
- Laboratorial:
  - Bilirrubinemia.
  - Fosfatase alcalina.
  - Colesterol e fosfolipídeos.
  - Sideremia (hepatite).
  - Cupremia (icterícia obstrutiva).
  - Transaminases; hoje, aspartato e alanino aminotransferases.
  - Urobilinogênio (urina e fezes).
  - Excreção de bromossulftaleína.
  - Síntese de glicogênio (prova da glactose).
  - Coagulação e sangria.
  - Protrombina e prova de heparina.
  - Eletroforese.
  - Haptoglobulina e ceruloplasmina (icterícia obstrutiva).
  - Lipoproteína.
- Cateterismo duodenal.
- Endoscopia:
  - Duodenal.
  - Pancreática.
  - Das vias biliares.
- Punção abdominal.
- Laparoscopia.
- Ultra-sonografia.
- Radiografia pré-operatória:
  - Simples:
    - Calcificações.
    - Pneumobilia.
  - Colecistografia (iodeto de sódio).
  - Colangiografia:
    - Direta (iodipamida).
    - Seriografia.
    - Com amplificação de imagem.
  - Tomografia (colédoco terminal).
  - Colangiotransparieto-hepática (Carter).
  - Colangiotransjugular.
  - Colangiotransparietovesicular (Kapandjí).
  - Colangioperitonioscópica (Royer).
  - Radiografia de estômago e duodeno (arco duodenal).
  - Esplenoportografia.

978-85-7241-664-1

978-85-7241-664-1

  - Arteriografia seletiva.
  - Colangiopancreatografia por ressonância magnética.
- Laparotomia exploradora.
- Biopsias.
  - Agulha.
  - Transoperatória.
- Radiografia transoperatória:
  - Manometria.
  - Colangiografia de Mirizzi (150mg de I^2/cm^3):
    - Transvesicular.
    - Cístico.
    - Colédoco:
      - Estomia.
      - Punção.
        - Litíase:
          - Com colangiografia (4%).
          - Sem colangiografia (19%).
  - Colangiografia simplificada.w
    - Radiomanometria.
    - Caroli e Mallet Guy:
      - Imediata.
      - 3min.
      - Hiperpressão.
      - Descompressão.
  - Cinerradiomanometria.
  - Farmacorradiomanometria.
  - Fluxometria.
  - Televisão.
  - Seriografia.
  - Colângio trans-hepática.
  - Colangioendocópica retrógada (papilo).
  - Colangiotransjugular.
  - Pancreatografia:
    - Ascendente.
    - Descendente (cauda).
    - Punção do canal.
  - Coledocoscopia.
  - Flebografia.
- Radiografia pós-operatória:
  - Colangiografia pelo dreno.
  - Fluxometria.
  - Simples.

- Imagem:
  - Ultra-sonografia.
  - Ultra-sonografia transparietal.
  - Tomografia computadorizada.
  - Ecoendoscopia radial (para microcálculo).

Colecistografia Oral Retardada

A colecistografia oral com ou sem prova funcional liderou por muitos anos a propedêutica biliar pré-operatória. O advento da imaginologia restringiu-a a poucas oportunidades.

Ocorre uma doença biliar de difícil definição, estudo, e conduta a ser adotada sob o ponto de vista terapêutico. Trata-se da discinesia infundibulocolocística.

Seu diagnóstico deve ser feito somente quando afastadas todas as possibilidades orgânicas que seriam responsáveis pelos sintomas e sinais apresentados pelo paciente.

Quando isso acontece, não há método específico para defini-la como entidade nosológica. Os métodos usados são: a colecistografia oral com prova funcional, a tubagem duodenal, estudos com radioisótopos, método da colecistocinina intravenosa (30mg/kg), infusão intraduodenal de lipídeos e observação radiográfica de esvaziamento vesicular.

Ocorreu-nos estudar a vesícula suspeita sob uma forma mais simples, inócua e pouco onerosa.

O método consiste em:

- Preparo do paciente dentro das normas para a colecistografia oral (laxante oral).
- Administração do contraste iodado 12h antes do início do exame, na dosagem de 12 comprimidos (Biloptin, Bilopax).
- Início do estudo radiográfico da vesícula biliar, radiografando-a aos 15, 30 e 60min (antes são ingeridas duas gemas de ovos).
- O doente retorna a sua casa e permanece sem preparo especial com dieta leve.
- 24h após o início do exame ele é submetido à radiografia simples, em ortostatismo, da região hepatovesicular.
- 48h após, nova radiografia simples da mesma região.

O objetivo é o seguinte:

- Estudar a anatomia vesicular no início do exame.
- Verificar seu esvaziamento, em 60min, no sentido de observar alterações quanto a rapidez, lentidão ou normalidade.

978-85-7241-664-1

978-85-7241-664-1

- 24h depois, verificar se a vesícula está com mais ou menos contraste no seu interior. Aparentemente esse fato ainda não foi estudado, deixando-nos sem parâmetro para comparação.
- 48h após, nova radiografia permite-nos observar a vesícula, para saber se ainda há contraste e qual a imagem obtida.

O que esse exame pode mostrar, sem dúvida, são: as informações que a colecistografia oral já fornece; verificar se após 24h a vesícula tem contraste e a sua concentração, por meio de imagem mais ou menos definida; após 48h, informações a respeito de remanescentes de contraste os quais, porventura, a vesícula apresenta.

O iodo é absorvido e eliminado do organismo com facilidade pelas fezes, urina e saliva. Por via venosa, 5min depois fornece um nefrograma de qualidade, e o gosto do iodo se acentua na boca. A partir desses dados é possível raciocinar que ele possa ser eliminado de um organismo sadio antes das 24h, salvo se retido em tecido doente que o recebe ou ávido por ele como na hipofunção tireóidea.

Se encontrarmos contraste iodado na vesícula após 24h, uma dessas três situações está acontecendo: a vesícula está patológica com esvaziamento insuficiente; ou sua mucosa retém e não absorve o iodo; ou em terceira possibilidade, a absorção é lenta na mucosa intestinal, tanto que há contraste observado no intestino grosso, e o ciclo enterepático ainda persiste.

Já nas próximas 48h, a possibilidade de remanescência de iodo no cólon ou delgado é menor, o que dificulta a explicação sobre a presença de contraste na vesícula.

O achado de contraste na vesícula 24h depois poderia ser decorrente de absorção retardada ou lesão vesicular, resumida em absorção deficiente ou retenção anormal de contraste pela mucosa doente.

O achado após 48h já estaria mais a favor de doença de esvaziamento ou de mucosa vesicular.

Esses dados e a análise criteriosa e rigorosa do paciente poderiam ajudar na caracterização da discinesia infundibulocolocística. Se ela é sintomática, não suportável ou geradora de cólicas, a ressecção da vesícula poderia ser feita, com melhora do paciente.

Cabe-nos pesquisar o ciclo do iodo no organismo humano e animal.

Tratamento

- Coledocotomia:
  - Ideal (longitudinal).
  - Transversal.
  - Retropancreática.

    - Supraduodenal (Langenbuch).
    - Retroduodenal.
    - Pancreática (Haasler-Kocher).
    - Intramural.
- Colédoco-coledocostomia.
- Coledocorrafia.
- Coledocostomia.
- Coledocectomia.
- Coledocoplastias.
- Colecistectomia:
  - Anterógrada.
  - Retrógada.
  - Subserosa (Doyen).
  - Parcial (Torek).
  - Mucoclase (Mayo).
  - Alargada.
- Colecistostomia:
  - Típica.
  - Em vesícula esclerorretrátil.
  - Trans-hepática.
  - Trans-hepática percutânea.
- Drenagem:
  - Transcístico.
  - Colédoco.
  - Transpapilar.
  - Tubo perdido.
  - Transcoledocoduodenoepidérmica (Volker).
- Papilectomia.
- Papilotomia:
  - Calibrada (R. Alves).
  - Com pinça (Champeau).
  - Com balão (Doubilet).
  - Oliva com ranhura (Lasala).
  - Soler-Roig.
  - Hepp (papilotrator).
  - Esfincteroplastias.
- Anastomoses hepatodigestivas intra-hepáticas:
  - Hepatojejunostomia pós-segmentectomia esquerda (Longmire).
  - Hepatojejunostomia na clivagem mediana (Templeton).
  - Intra-hepatoductojejunostomia bilateral (Hess).
  - Hepatogastrostomia pós-segmentectomia esquerda (Dogliotti).
  - Canalículo-jejunostomia (Kehr ou Dahl Iversen).

978-85-7241-664-1

- Hepatojejunostomia com múltiplos tubos perdidos (Sterling).
- Cateter-hepatostomia com jejunostomia.

• Anastomoses biliodigestivas extra-hepáticas:
- Hepática.
- Colédoca.
- Vesicular.
- Gástrica.
- Duodenal.
- Jejunal.

• Coledocoduodenostomias:
- Internas ou transduodenal:

Nome ______________________________ Registro ______________

Operação realizada ______________________________ Data ____________

		Pré-papilotomia ou ________	Pós-papilotomia ou ________	Pós-operatório imediato ________ Dia
Pressão residual (PR)	1ª 2ª 3ª	____ ____ Média ____ ____	____ ____ Média ____ ____	____ ____ Média ____ ____
Tempo de queda (TQ)	1ª 2ª 3ª	____ ____ Média ____ ____	____ ____ Média ____ ____	____ ____ Média ____ ____
Pressão de passagem (PP)	1ª 2ª 3ª	____ ____ Média ____ ____	____ ____ Média ____ ____	____ ____ Média ____ ____
Colangiografia (C)	1ª 2ª 3ª	____ cm^3 de contraste ____ cm^3 de contraste ____ (hiperpressão)	____ cm^3 de contraste ____ cm^3 de contraste ____ (hiperpressão)	____ cm^3 de contraste ____ cm^3 de contraste ____ (hiperpressão)
Fluxometria (F)	1ª 2ª 3ª	____ ____ Média ____ ____	____ ____ Média ____ ____	____ ____ Média ____ ____

Figura 63.2 – Propedêutica fluxo-colangiomanométrica das vias biliares.

978-85-7241-664-1

  - Intramural interna (Kocher).
  - Ampular interna (Mc Burney).
  - Ampular interna com esfincterotomia parcial (Del Valle).
- – Externas ou extraduodenais.
- Mobilização pancreatoduodenal.
- Duodenopancreatectomia cefálica.
- Implantação de fístulas no aparelho digestivo.

978-85-7241-664-1

Via de Acesso Mínima (Colecistectomia)

- Redução da abertura abdominal (Goco e Chambers), erroneamente chamada de minicolecistectomia.[1]
- Evita secionar o reto do abdome.[2]
- Minilaparotomia.[3]
- Equipamentos para minilaparotomia.[4, 5]
- Colecistectomia videolaparoscópica realizada pela primeira vez em março de 1987 em Lyon, França, por Phillipe Mouret.

Princípios Fundamentais da Cirurgia Biliar

- Evitar operações incompletas (*amanhãs dolorosos* de Caroli).
- A exploração peroperatória é em especial radiográfica, manométrica e raramente endoscópica. Substituem a exploração palpatória e a sondagem.
- A manometria é um meio auxiliar na interpretação exata das radiografias.
- A TV substitui a seriografia, mas não a interpretação das chapas. Tomar decisões a partir dela, após executar as chapas.
- A interpretação colangiográfica é uma arte que deve ser aprendida (Hess).
- Cuidado com a rotina na propedêutica transoperatória.

REFERÊNCIAS BIBLIOGRÁFICAS

1. *Am. Surg.*, v. 49, p. 143, 1983.
2. SALEMBIER. *Presse Med.*, v. 15, p. 210, 1986.
3. DUBOIS. *Nouv. Presse Med.*, v. 11, p. 1139, 1982.
4. HAND. *S. G. O.*, v. 169, p. 463, 1989.
5. SALKY. *Gastrointest. Endosc.*, v. 37, p. 1, 1991.

CAPÍTULO 64

Icterícia

Alcino Lázaro da Silva

Generalidades

Conceito

- Origem dos pigmentos:
  - Hemólise (bilirrubina indireta ↑ no plasma, porque não é eliminada na urina).
  - Alteração celular hepática (hepatite e cirrose: maior ↑ direta e ↑ indireta).
  - Obstrução extracelular hepática.

Composição da Bile

- Isosmótica, diferindo nos ânions:
  - ↓ Cl.
  - ↑ $NaHCO_3$.
- Densidade 1.008.
- pH 5,9 a 8,6.
- Composição:
  - 97% água.
  - 1 a 2% de sais biliares:
    - Colato 50%.
    - Queno 30%.
    - Desoxi 15%.
    - Lito 05%.
  - Outros:
    - Fosfolipídeos (leticina, colesterol).
    - Pigmento biliar (mais conjugado).
  - Eletrólitos: Na, Cl, HCO_3.
  - Muitas outras substâncias.
- 25 a 1.500cm^3/24h.
- 0,2 a 0,7cm^3/min (5cm^3/min por colerético).

978-85-7241-664-1

- Volume ↑ por secreção ativa, por meio do epitélio biliar, de solução eletrolítica rica em HCO_3.

Metabolismo da Bilirrubina

Hiperbilirrubinemia Não Conjugada

- Hemólise:
  - Esferócitos.
  - Talassemia.
  - Hiperbilirrubinemia paroxística noturna:
  - Deficiência: piruvato-quinase.
  - Enzima: desidroglicose-6-fosfato.
  - Anastomose porta.
- Fígado: proteínas que contém hememioglobina, citocromos, outras (na anemia perniciosa, porfiria eritropoiética congênita e síndrome de Crigler-Najjar).
- Feto macho: síndrome de Gilbert (atividade reduzida da enzima uridina difosfato [UDP], glicuroniltransferase e possível queda da captação pela célula hepática).
- Icterícia fisiológica do recém-nascido.
- Síndrome de Crigler-Najjar (deficiência) tipos 1 e 2 (hemolítica congênita familiar transitória).
  - Síndrome de Lucey-Driscoll (inibição) hiperbilirrubinemia neonatal familiar transitória.
  - Síndrome Pregnanodiol.
  - Novobiocina.

978-85-7241-664-1

Hiperbilirrubina Conjugada

- Intra-hepática:
  - Hepatocelular.
    - Dubin-Johnson.
    - Rotor.
    - Hepatites (vírus álcool).
    - Cirrose.
    - Infecções.
  - Canalicular:
    - Drogas.
    - Atresias.
    - Cirrose biliar primária.
    - Colangite esclerosante.
    - Colangiocarcinoma.

978-85-7241-664-1

- Extra-hepática:
  - Coledocolitíase.
  - Colelitíase.
  - Atresias.

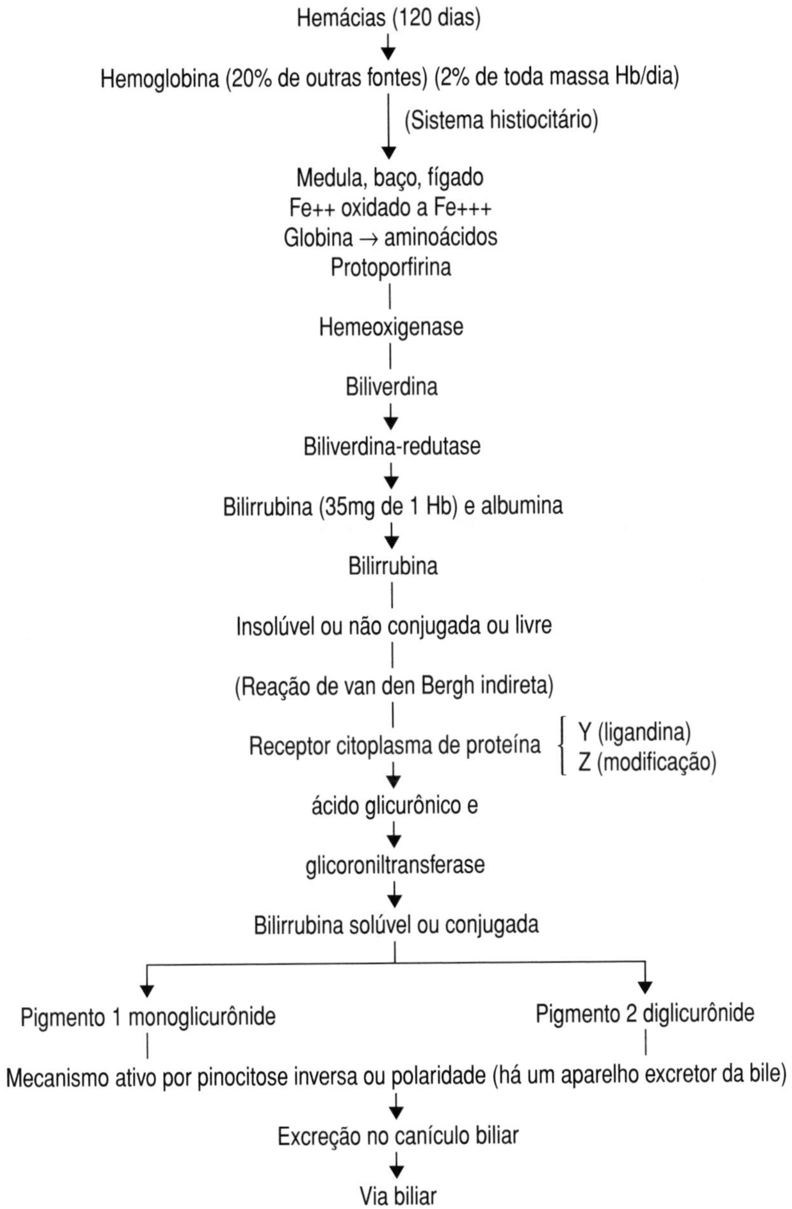

Figura 64.1 – Metabolismo da bilirrubina. Hb = hemoglobina (*Continua*).

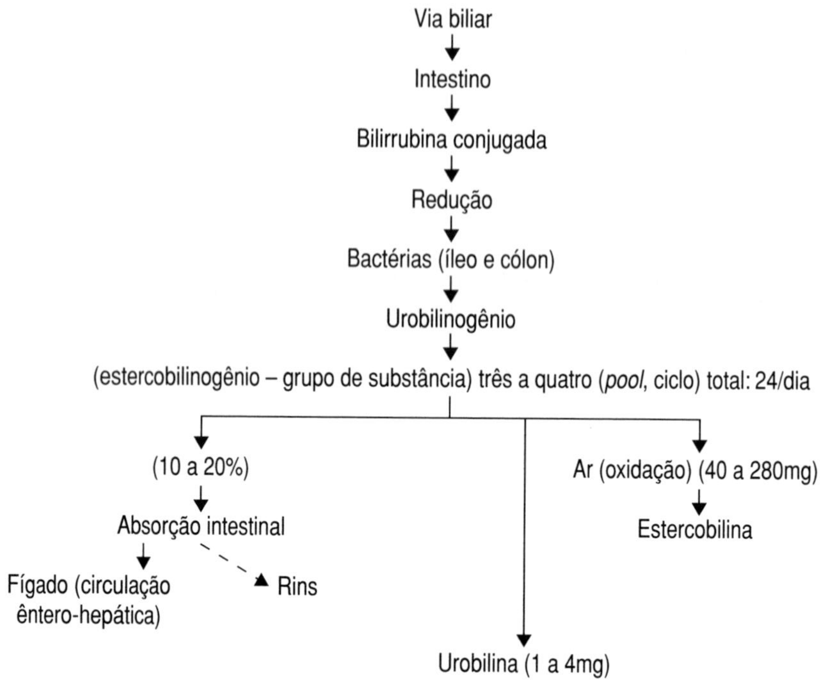

Figura 64.1 – Metabolismo da bilirrubina (*Continuação*).

- Ligadura inadvertida.
- Tumor (papila, colédoco, hilo, vesícula, pâncreas).
- Parasitos.

Diagnóstico

- Exames de rotina.
- Exame clínico.
  - Afastar: palidez, gordura conjuntiva, urina concentrada, pigmentação por caroteno, carotenóides, atebrina, fluoresceína, ácido pícrico, acriflavina, características radicais.
  - Dados clínicos: duração, intensidade, coloração, evolução, colúria, cor fecal, prurido, dor e peso.
  - Dados de:
    - Insuficiência biliar.
    - Obstrução biliar.
    - Hemólise.
    - Antecedentes (familiar e drogas).
- Exame físico:

978-85-7241-664-1

- Laboratório (Jinich).
  - Bilirrubina:
    - Indireta: 0,8mg%.
    - Direta: 0,2mg%.
  - Pigmentos:
    - Monoglicurônide predominante na HC.
    - Diglicurônide predominante na CI e EH.
  - Retenção da Bromossulfaleína: 0 a 5% de retenção, após 30min de injeção de 2mg/kg de peso.
  - Fosfatase alcalina:
    - 1,5 a 4U Bodansky.
    - 3 a 13U King-Armstrong.
  - Transaminases:
    - Glutamicoxalacética (TGO = aspartato aminotransferase, AST) 0 a 40U/mL.
    - Glutamicopirúvica (TGP = alanino aminotransferase, ALT) 0 a 40U/mL.
  - Ferro sérico: 60 a 180mg%.
  - Albumina: 3,5 a 4,5g% e globulinas 2 a 3g%.
  - Eletroforese:
    - Albumina: 60% – 4,04.
    - Globulina alfa 1: 4,6% – 4,31.
    - Globulina alfa 2: 7,2% – 0,48.
    - Globulina beta: 12,1% – 0,81.
    - Globulina gama: 11% – 0,74.
    - Fibrinogênio: 5,1% – 0,34.
  - Cefalina colesterol: 0 a +/24h.
  - Timol-turvação: 0 a 4U/24h.
  - Colesterol:
    - Total: 170 a 260mg%.
    - Esterificado: 60 a 70% do total.
  - Tempo de protrombina: quando não excede 3s do normal (12 a 13s).

Nucleotidase

978-85-7241-664-1

- Fosfatase alcalina.
- Gama-glutamil transferase (GGT).
- Desidrogenase lática (LDH).
- Hemograma.
- Sorologia para sífilis.
- Urina:
  - Urobilinogênio: 2,5mg/24h.
  - Albumina.

- Fezes:
  - Estercobilinogênio: 40 a 280mg.
  - Parasitologia (áscaris).
  - Esteatorréia.
  - Sangue oculto.
- Amilase.
- Rosa bengala:
  - 8 a 15min após a injeção intravenosa (IV) de $10cm_3$ de uma solução a 1%, depuração de 55% a 35%.
- Prova de Jirgl: floculação negativa.
- Sulfato de Zinco (Kunkel): 0 a 15U.
- Tolerância à galactose.
  - Oral: ingestão de 40g. Durante 5h a urina deve ter menos de 5g.
  - IV: 2,5g/kg em solução a 50%, 2h após desaparecer da circulação.
- Ácido hipúrico:
  - Oral: 6g. Nas 4h seguintes excretam 4g (como benzoato de sódio).
  - IV: 1,77g, na primeira hora excreção de 0,7g.
- Hepatograma com rosa bengala radioativo: 150 a 200 microcuries em menos de 1mg de rosa. Utiliza-se, também: albumina + I^{131}; Au 198; vitamina $B_{12} \times$ Co 60; P32; Cn 64; polivinilpirrolidina + I^{131}; molibdênio radioativo.
- Ácidos biliares: tri-hidroxi (T) (cólico) e di-hidroxi (D) (desoxicólico e quenodesoxicólico). Relação T/D = maior que a unidade.
- Enzimas:
  - Beta: glicuronidase (também no câncer de mama, cólon; gravidez).
  - 5-nucleotidase (não é afetada por processos ósseos, como a fosfatase); gama-glutamil transpeptidade; desidrogenase isocrítica e quinina-oxidase (+ específicas que as transaminases); sorbitol-desidrogenase.
- Sondagem duodenal. Acusa: ausência de bile, bile muito fluida, sangue, piócitos, cristais de colesterina e bilirrubinato de cálcio, células malignas.
- Pesquisa de drepanócitos.
- Curva de fragilidade osmótica de hemácias.
- Contagem de plaquetas.
- Antígeno Austrália (HBsAg) e outros antígenos.
- Teste de Coombs direto ou indireto.
- Coagulograma.
- Uréia.
- Creatinina.
- Glicose.
- Icterícias:
  - Por obstrução benigna: duração breve; flutuante; recidivante; colúria; acolia intermitente; prurido; dores paroxísticas.

978-85-7241-664-1

  - Por obstrução maligna: aparecimento gradual, progressivo, contínuo, intenso, sem remissões, colúria, acolia persistente, prurido intenso, dores contínuas.
- Procedimentos especiais:
  - Prova da cortisona.
  - Ultra-sonografia.
  - Tomografia axial computadorizada.
  - Colangiografia:
    - Percutânea com agulha de Chiba.
    - Retrógada endoscópica.
    - Peritonioscópica.
    - Transvesicular (laparoscopia).
  - Laparoscopia.
  - Biopsia hepática:
    - Agulha de Vin Silverman.
    - Laparoscopia.
  - Laparotomia exploradora.
  - Ultra-sonografia endoscópica.
  - Ressonância magnética endoscópica.
  - Endoscopia por realidade virtual (representa uma evolução da interface humano-computador que permite ao indivíduo interagir visualmente com um ambiente criado por computador).
  - Colangiopancreatografia por ressonância magnética.

978-85-7241-664-1

Avaliação Pré-operatória da Função Hepática

- Protrombina (< 20% – nunca).
- Albumina (acima de 3g).
- Esterificação colesterol (lesão do hepatócito).
- Tirosinúria.
- Prova de cádmo presente na metástase hepática (50%).

Prova para Colestase

- Fosfatase alcalina ↑.
- 5-nucleotidase ↑.
- Colesterol total.
- Bilirrubinemia elevada:
  - Direta > indireta.
  - Diglucorônide > monoglicurônide.
- Prova de Jirgl +.
- Urobilinogênio fecal:
  - Fezes descoradas.
  - ↓ < 5mg/2h = obstrução total.
- Urobilinogênio urinário (ausente = obstrução total) ↓.
- Atividade protrombina ↓.

Lesão Parenquimatosa

- Bromossulftaleína ↑.
- Transaminases:
  - ALT e AST > 500U.
  - ALT e AST < 1U.
- Bilirrubinas:
  - Direta e indireta ↑.
  - Monoglicurônide >.
- Urobilinogênio urinário ↑.
- Provas de floculação + (cefalina colesterol, timol-turvação, turvação-padrão, corante azul de Evans [Kunkel]) ↓.
- Ésteres colesterol ↓.
- Albumina ↓.
- Atividade de protrombina sem resposta à vitamina K ↓.
- Ferro sérico (> 200 Y).

Pré-operatório

- Correção de anemia.
- Correção de desequilíbrio hidroeletrolítico.
- Melhoria da perfusão renal e diurese. O paciente falece principalmente por insuficiência renal do que hepática.
- Oxigenação eficaz.
- Controlar os fatores auto-imunes com corticóide e imunossupressores, tratando-se de anemia hemolítica adquirida.
- Corrigir hipoproteinemia.
- Corrigir hipoprotrombinemia (com plasma fresco, fatores de coagulação, vitaminas K_1).
- Corrigir ascite.
- Uso de glicose IV.
- Prevenir coma hepático: controlar sangramento, afastar fatores precipitantes, baixar uso de proteína, limpeza intestinal, antibióticos via oral.
- Avaliação do parênquima por biopsia hepática.
- Alertar o pessoal da equipe quando houver HBsAg positivo.
- Antibiótico (colangite).
- Evitar sedativo e narcótico (morfina, fenobarbital).
- Nos casos graves e ictéricos usar uma solução polarizante, intravenosa, na véspera da cirurgia: 350cm^3 de soro glicosado isotônico a 5% mais 150cm^3 de soro glicosado hipertônico a 50% e dez unidades de insulina cristalina.
- Dependendo do tempo de icterícia, evolução e estado do doente, infundir líquido e ácidos graxos essenciais.
- Cortar as unhas para não ferir muito a pele no ato de coçar.
- As lesões de pele são lavadas com hexaclorofeno.

978-85-7241-664-1

978-85-7241-664-1

Contra-indicação à Cirurgia

- Ascite.
- Encefalopatia portossistêmica.
- Hipoproteinemia.
- Anemia grave.
- Distúrbios hidroeletrolíticos.
- Distúrbios ácido-básicos.
- Insuficiência renal.
- Insuficiência cardíaca.
- Insuficiência respiratória.
- Alterações de coagulação por deficiência de fatores 2, 7, 9 e 10.

É preciso corrigir todos os desvios. O que preocupa muito, em razão de ser às vezes despercebida, é a insuficiência renal primária ou secundária à sobrecarga de pigmentos biliares a serem filtrados. Esse e outros fatores não identificados geram a *síndrome hepatorrenal*. Na verdade, muitas vezes, ela não decorre de função hepática e sim da competência glomerular.

Transoperatório

- Anestesia curta e com menos anestésico não hepatotóxico.
- Associação de anestesia peridural com venosa adjuvante.
- Oxigenação eficaz.
- Volemia controlada.
- Diurese contínua, controlada por cateterismo vesical.
- Manuseio mínimo, sobretudo hepático.
- Controlar as perdas sangüíneas.
- Repor a perda sangüínea.
- Prevenir ou evitar hipotensão e insuficiência cardíaca.
- Não traumatizar muito os tecidos, especialmente o hepático, e não destruir tecidos que não poderão ser retirados.
- Uso de antibióticos. Os menos lesivos são: penicilina, cefalosporina, aminoglicosídeo (exceto na insuficiência renal), anfotericina B, etambutol, 5-fluoricitosina, vancomicina, trimetoprima. Os que merecem reserva são: cloranfenicol, tetracilina, clindamicina, metronidazol, sulfa, ácido nalidíxico, oxacilina e estreptomicina. Os contra-indicados são: eritromicina, rifampicina, isoniazida.
- Alertar o Anestesista para não usar hepatotóxicos (halotano é menos lesivo).
- Preparar ou planejar um ato cirúrgico eficaz e em menos tempo e com menor trauma possível. Muitas vezes, vale muito a pena desdobrar o ato para não se perder o paciente. O importante é combater a icterícia. Os outros procedimentos tornam-se secundários e podem ser protelados na sua solução, quando se trata de casos graves.

Tratamento

- Sem terapêutica: Gilbert, Dubin Johnson, Rotor.
- Suspensão do agente: leite materno, drogas, tóxicos.
- Exsangüinitransfusão: hemólise, fisiológica (?), congênita familiar não hemolítica.
- Corticóides: anemias hemolíticas.
- Esplenectomia: esferocitose; púrpuras e hemoglobinopatias (?).
- Clínica (prevenção, apoio, reposição): hepatites, cirroses.
- Sintomático (hipertensão porta; colestases, prurido).
- Oportunidade operatória.
- Pré-operatória (anemia, deficiência de vitaminas lipossolúveis e proteínas).
- Operações.
- Fígado:
  - Biopsias.
  - Ressecções parciais.
  - Hepatectomia direita e esquerda.
  - Anastomoses hepatojejunais (Dogliotti, Longmire).
- Hepáticos:
  - Biopsias.
  - Ressecções.
  - Hepaticotomia.
  - Hepaticostomia.
  - Anastomose:
    - Colecisto-hepático.
    - Hepaticojejunostomia.
- Vesícula:
  - Biopsias.
  - Colecistectomia:
    - Isolada.
    - Alargada.
  - Colecistostomia.
  - Colecistotomia.
  - Colecistotendinese.
  - Anastomoses:
    - Colecisto-
      - hepática.
      - gástrica.
      - duodenal.
      - jejunal.
- Cístico:
  - Drenagem.
  - Ressecção.

978-85-7241-664-1

978-85-7241-664-1

- Colédoco:
  - Coledocotomia.
  - Coledocostomia.
  - Coledocectomia.
  - Anastomoses:
    - Colédoco-coledociana término-terminal (TT).
    - Colédoco:
      - Duodenal.
      - Jejunal.
    - Plásticas:
      - Nas estenoses cicatriciais.
      - Nos cistos congênitos.
- Papila duodenal (Vater):
  - Papilotomia.
  - Papiloesfincterotomia calibrada.
  - Papiloesfincteroplastia.
  - Plásticas:
    - Nos cistos de papila.
    - Implantações:
      - Colédoco.
      - Wirsung.
    - Nos divertículos duodenais.
- Pâncreas:
  - Anastomoses cistojejunais (gástricas).
  - Ressecções.
  - Marsupialização.
  - Duodenopancreatectomia:
    - Parcial.
    - Total.
- Duodeno:
  - Duodenotomia.
  - Duodenostomia.
  - Duodenectomia parcial.
  - Duodenopancreatectomia cefálica.

Litíase Vesicular (Colecistolitíase)

Posição

Decúbito dorsal, lateral direito (15°) e recúbito (20°).

Vias de Acesso

A melhor é a paramediana, pararretal interna, supra-umbilical direita. Deve ser a mais escolhida porque pode ser prolongada com facilidade para cima (ou para o espaço intercostal); para baixo e para o lado em forma de L invertido (incisão de Rio Branco). Não se obriga à secção do ligamento suspensor do fígado.

A segunda alternativa é a transversal direita supra-umbilical. Evitar secionar o músculo reto do abdome. Isso se aplica aos pacientes jovens que apresentam menor número de doenças associadas, tecido mais elásticos e menor obesidade. É funcional, mais estética e pode ser prolongada sem a amplitude da anterior.

A infracostal paralela (Kocher) não deve ser usada, uma vez que seciona nervos intercostais, dificulta o acesso e não se prolonga, a não ser que se produzam incisões de má qualidade.

Quando há necessidade de cirurgia associada à esquerda, usar a transversal, supra-umbilical, curvilínea, de concavidade voltada para cima, do 9º ao 9º espaço intercostal (Auvert). Isso possibilita acesso a fígado, via biliar, pâncreas, hiato e baço. A mediana supra e paraumbilical não deve ser usada, a não ser em casos especiais uma vez que o acesso não é tão útil e produz hérnia incisional de correção mais difícil, exige a secção do ligamento suspensor do fígado e também porque a via biliar fica à direita.

978-85-7241-664-1

Exposição

É um tempo fundamental em cirurgia biliar. Além do afastador auto-estático, há a necessidade de expor amplamente a área a qual se trabalha. O melhor recurso é um auxiliar treinado que utilize as mãos com firmeza, delicadeza e pouca movimentação.

Exploração manual da cavidade e da área biliar com cuidado para evitar a migração de cálculos da vesícula para o colédoco.

Colecistectomia do Fundo para o Pedículo (Anterógrada)

Se a vesícula não estiver muito túrgida ou inflamada poderá ser pinçada com pinça triangular (de Allis ou Babcock) para facilitar sua mobilização. Se for muito túrgida, punciona-se e aspira-se parte de seu conteúdo até permitir-se o pinçamento.

Infiltração com soro fisiológico (não de ar para evitar a imagem falsa de cálculo coledociano) na subserosa. Facilitar a abertura da serosa e seu descolamento.

Secção do peritônio a mais ou menos 1,5cm do ângulo colecisto-hepático. Descolamento dos retalhos. A artéria cística fica no medial . Seus ramos são ligados à medida que aparecem. Com retalho dessa largura poucos vasos são ligados. Junto à bolsa vesicular (de Hartmann), prossegue-se descolando o cístico da cobertura peritoneal, até a identificação da emergência do colédoco (ou hepático direito). Caso a artéria cística se interponha, deve ser ligada após identificação exata.

O ducto cístico deve ser ligado a 2cm de sua entrada no colédoco e, após seu reparo, intuba-se o colédoco por uma abertura cística lateral, com uma cânula ou cateter de Nélaton (nº 4 ou nº 6 da escala francesa). Ligadura provisória para imobilizar o cateter no cístico. Para que o cateter não saia nessa manobra, pinça-se o cístico e o cateter acima do local da ligadura. Completada o procedimento, retira-se a pinça e é estabelecida a drenagem do colédoco pelo cateter.

Manometria

Com um sistema de três vias mede-se a pressão intracanalicular, sendo a normal entre 12 a 14cm^3 de água (Diniz) e a pressão de passagem 2cm^3 acima.

Fluxometria ou Debitometria

No sistema de três vias, uma seringa sem êmbolo de 50 é ligada à via biliar, abrindo-se uma pinça. A coluna líquida parte de 30cm^3 água e deve ser mantida até se estabilizar o nível. Logo, o fluxo normal é de 18cm^3 por minuto, em média.

Colangiografia pelo cateter, Injeção de 8 a 15cm^3 de contraste iodado a 50% sob pressão leve ou sob o controle da manometria. Radiografia imediata. Aguarda-se 3min; nova radiografia. Estuda-se, então, a anatomia, a lesão residual ou associada, e o esvaziamento. Injeção de mais 8 a 15cm^3, sob pressão e de maneira rápida, e realiza-se a terceira radiografia. A árvore intra-hepática é estudada. Para estudo de cálculos menores, aspira-se todo o conteúdo intracoledociano com nova radiografia (descompressão ou manobra de Cotonaro).

Colangiografia Simplificada (Colegrafia)

É um recurso para radiografar o interior das vias biliares. O que produz a imagem é o contraste radiopaco diluído na bile. Logo, o melhor seria a colegrafia.

Ela pode ser:

- Oral (na colecistografia).
- Venosa.
- Direta (transoperatória).
- Endoscópica (retrógada).
- Punção transparieto-hepática.
- Por drenos intrabiliares.
- Por laparoscopia através da vesícula.

Cada uma tem sua indicação e seu risco. Elas não se anulam. Não são feitas de uma vez. Duas juntas fornecem a informação de que necessitamos.

O Cirurgião deve ser tão bom, em análises de vias biliares, quanto o Radiologista. Não se ater em pormenores de execução técnica, pois isso cabe ao pessoal especializado. Deve-se, no entanto, fazer a leitura igual ou melhor, porque dela depende uma melhor conduta operatória. É preciso, portanto, estudar, treinar e ler muito a radiografia, complementando o achado transoperatório.

Essa afirmação é fundamental porque a afecção de via biliar, como em muitos setores nobres, deve ser resolvida num só tempo. Caso contrário, o risco de iatrogenia e complicações é muito alto. Seria como no câncer. *O sucesso depende da primeira intervenção bem conduzida e bem realizada.*

Observando, ao longo dos anos, as colegrafias transoperatórias, ocorreu-nos simplificá-la, talvez com igual eficiência (Lázaro da Silva).

978-85-7241-664-1

A colegrafia clássica prevê:

- Primeira chapa: após a injeção do contraste, sob pressão manual e normal, estabelecida pela manometria intrabiliar. Estuda-se a anatomia biliar.
- Segunda chapa: obtida 3min após a anterior. Estuda-se o esvaziamento e pequenos cálculos residuais, que ficam apenas banhados pelo resto do contraste, em fase final dentro da árvore biliar.
- Terceira chapa: após a injeção de contraste sob pressão manual (hiperpressão) estuda-se a anatomia biliar intra-hepática e seus conteúdos.
- Quarta chapa: (opcional) aspira-se o conteúdo intrabiliar ao máximo, fazendo-se nova radiografia. O contraste, bastante diminuído, dá outras informações sobre a silhueta dos ductos.

Pensando em simplificar o método; mantê-lo eficiente; torná-lo mais prático e, talvez, mais rápido, menos oneroso e menos arriscado para a equipe (quando esta opera muito via biliar), desenvolvemos o que vem a seguir.

Colecistectomia

Deixa-se a vesícula presa ao cístico, que é dissecado até à emergência do colédoco. Liga-se o cístico para não extravasar bile na cavidade. Entre a ligadura e o colédoco a mais ou menos 0,8cm dele, abre-se lateralmente. Em poucas ocasiões não conseguimos luz para intubação com esse andamento técnico. Intuba-se o cístico com cateter 4 ou 6 escala francesa (FG), colocando-se mais ou menos 3cm da extremidade na luz do colédoco. Imobiliza-se o cateter pinçando o cístico e ele mais para fora da abertura. Liga-se o cístico sobre o cateter, entre a abertura e o colédoco. Retira-se a pinça. Injeta-se soro fisiológico para verificar se a luz do cateter está bem isolada da cavidade, se está firmemente preso ao cístico e se dá bom fluxo líquido.

978-85-7241-664-1

A vesícula continua porque serve como peça-instrumento, facilitando novas manobras caso sejam repetidas, se o cateter sair.

Exterioriza-se o cateter. A vesícula é tracionada para fora e para a direita. Recobre-se o campo para que a ampola de radiografia não o contamine.

O paciente é colocado em recúbito (chamado proclive de maneira errônea) ou em anti-Trendelenburg, e em lateral direita com um ângulo de mais ou menos 20°. Dissocia-se com isso a coluna e as vísceras descem, melhorando o campo.

Realiza-se-se a manometria se for plano de estudo ou pesquisa.

Primeira radiografia: acima da pressão residual, sob pressão elevada, injeta-se o contraste: 15cm^3 a 50%. A radiografia é realizada logo após. Estuda-se a árvore biliar em conjunto, tanto na porção intra quanto extra-hepática. O esfíncter de Oddi, caso seja reativo ao calor ou a medicamento irritante, reage e se fecha, tornando-se bem impressionado e facilitando o refluxo para o interior do fígado. Imagens representando cálculos, tumores, estenoses e compressões extrínsecas são bem evidenciadas nessa chapa. O esfíncter de Oddi espástico ou lesado por tumores e processos inflamatórios também demonstra essas alterações.

Segunda radiografia: passados três minutos da injeção do contraste, efetua-se a segunda radiografia. Ela revelaria o esvaziamento nulo, lento, razoável ou quase total de contraste pela papila. É o estudo dinâmico. Nessa mesma radiografia, observa-se a silhueta residual da árvore biliar, lesões e cálculos menores não identificados na repleção (1ª chapa) e outras anormalidades de diagnóstico mais difícil quando há muito contraste.

Com duas radiografias feitas nesse roteiro, temos dado solução à maioria das alterações encontradas, de acordo com as informações seguintes:

- Anatomia da árvore biliar.
- Esvaziamento intraluminar grande na repleção e pequeno após esvaziamento.
- Forma, capacidade e lesão do esfíncter de Oddi.
- Permite repetição como todas as outras formas de estudo radiográfico transoperatório.
- Economiza uma radiografia.
- Diminui o tempo de propedêutica radiográfica e de anestesia.
- Permite estudo radiomanométrico.
- Diminui a exposição às radiografias, por parte da equipe.
- Menor acesso e menos tempo de manuseio por parte do técnico, com menor risco de infecção.

978-85-7241-664-1

Radiomanometria

Determinada a pressão residual, sob seu controle, injeta-se o contraste; para realização da colangiografia. Retirada do cateter. Ligadura do cístico (fio absorvível).

Coledocoscopia

Se o colédoco estiver aberto ou possuir dreno em T, introduz-se pelo orifício o coledoscópio que possibilita o estudo da árvore biliar e suas lesões menores ou intrínsecas. Recurso útil, mas pouco prático e de custo elevado. Presta-se aos casos complicados, ictéricos e às lesões complexas de via biliar.

Manobra de Cotonaro

Injeção de contraste, aspiração e radiografia do espaço.

Concluindo o diagnóstico de toda a área biliopancreática, e com a certeza de que o problema está resolvido, realiza-se o fechamento da cavidade.

Peritonização do leito da vesícula por meio de sutura contínua de categute dos retalhos peritoneais, deixados na dissecação vesicular.

Síntese. Necessita ser lenta, cuidadosa, progressiva, em pontos separados, plano a plano, para que não ocorra muita evisceração ou hérnia incisional. O que importa não é o tipo de fio, e sim a laparotomia bem feita e a reparação melhor ainda.

Usamos, na quase totalidade, categute cromado 0 ou 1 para peritônio e aponeurose, e 000 simples para subcutâneo (categute, palavra anglo-árabe que significa: cordão da vida e não intestino de gato).

978-85-7241-664-1

Colédoco-hepaticolitíase

Flutuante

Faz-se a coledocotomia ideal, longitudinal, à parte do cístico (nunca em sua continuidade). Sua parede é transfixada por dois fios de reparo 4-0 ou 5-0. O colédoco é aberto entre os reparos.

Os métodos aplicados são:

- Ordenha delicada (manual).
- Injeção, sob pressão elevada, do soro fisiológico para dentro dos hepáticos, tentando a remoção de cálculos intra-hepáticos através de um fluxo em jato para fora.
- Introdução de uma pinça de cálculo, delicadamente, aprisionando o cálculo com a ajuda dos dedos que o imobilizam no início.
- Introdução do cateter do Fogarty. Após ultrapassar o cálculo, insufla-se o balão. Traciona-se o balão trazendo o(s) cálculo(s) para a luz da coledocotomia.
- Introdução do cateter de Dormia, cuja extremidade tem uma cesta. Aberta, aprisiona o cálculo que é trazido ou fraturado.
- Com o coledoscópio tenta-se aprisioná-lo com a pinça apropriada.
- Introdução de cateter fino que passa entre o(s) cálculo(s) e a parede da via biliar. Injeção de soro, sob pressão elevada, tentando um jato de dentro para fora.
- Drenagem de colédoco por dreno em T de Kehr (entre calibre 12 a 16), ramos horizontais curtos e canelados. O inferior não pode ficar em contato com a papila e não ultrapassá-la.
- O dreno é exteriorizado por contra-abertura no nível da linha axilar média, ou seja, mais posteriormente para melhor drenagem e mais conforto para o doente.
- Se o Cirurgião ficar em dúvida quanto a cálculo residual, o dreno em T deve ser exteriorizado mais anteriormente, sem tortuosidades, para facilitar a tentativa de retirada através de sua luz (Mazariello).
- Coledocorrafia com categute, em pontos separados (não usar fio inabsorvível) em toda a abertura ou até a saída do dreno em T, o qual deve ficar no ângulo superior de preferência.
- Para maior segurança, nova colangiografia tranqüiliza-nos com a certeza de que tudo foi resolvido (após colédoco e duodenografia).

978-85-7241-664-1

- O Cirurgião não pode sair de uma cirurgia biliar com o desalento de solução parcial do problema, exceto em urgência grave e em pacientes de alto risco. Doença de via biliar é como "câncer"; precisa ser bem resolvida na primeira vez. Caso contrário, resulta em seqüela e invalidez.

Colédoco Terminal (Papilar)

Evitar a abertura do colédoco. Tentar localizar a papila por cateterismo via transcístico. O cateter de plástico, a sonda maleável ou um estilete delicado ultrapassam a papila ou se interrompem nela. Por palpação digital localiza-se a extremidade na luz do duodeno ou parada na papila. Sobre essa sensação realiza-se a duodenotomia longitudinal, pequena, de preferência. Para os menos treinados, a longitudinal ajuda porque pode ser prolongada, caso ocorra erro no cálculo da localização da papila. Se essas tentativas não forem úteis, abre-se o colédoco e por ele passam-se os papilotratores ou sondas (Bakes) para localização papilar.

Não raro, apesar de todas as tentativas, não localizar a papila com certeza é necessário abrir o duodeno com base em conhecimento anatômico. Ela localiza-se póstero-medialmente entre a 2ª e a 3ª partes do duodeno, recoberta por duas pregas que dificultam o seu achado. Deve ser reparada por dois fios delicados e a partir daí iniciada a esfincterotomia.

Se houver dificuldade, procede-se como a seguir.

Cálculo Encravado na Papila

A situação se complica um pouco mais porque a lesão é antiga e o cálculo, formando úlcera de decúbito, fixa-se mais aos tecidos circunjacentes.

Não se pode forçar as estruturas pela sua delicadeza e risco. O melhor nesse caso é fazer a coledocotomia. Manobra de mobilização duodenal (Kocher-Viard). Duodenotomia. Localização da papila (ver anteriormente). Secção da papila de forma progressiva. Com sonda e de maneira delicada, empurra-se o cálculo para dentro do colédoco por onde será retirado. Caso isso não seja possível, amplia-se a papiloesfincterotomia na tentativa de extrair o cálculo, ainda que em pedaços.

Nos casos mais crônicos, o cálculo permanece encravado, envolvido acima e abaixo por fibrose que o isola e o imobiliza. Resta, algumas vezes, no máximo a papiloesfincteroplastia ampla, a coledocotomia, a tentativa de fratura no que couber, e drenagem em T para, no pós-operatório, tentar amolecer o cálculo com soluções adequadas (lavagem com soro morno, solução de álcool-eter, solução de heparina).

Em casos nos quais a expectativa é de que nenhum desses procedimentos seja útil, fazer a anastomose biliodigestiva em Y de Roux, TT. Não se esquecer de que anastomose é outra doença que permanece no doente. Só deve ser realizada em último caso; em tumores e após traumas.

Cálculo Intra-hepático

- A primeira alternativa é a coledocolitotomia, tentativa de extração dos cálculos maiores, ainda que fraturados; lavagem; papiloesfincteroplastia ampla e dreno em T. A vantagem é que por meio do dreno é possível lavar a via biliar com solução que dissolve cálculos: os cálculos menores e altos ou a lama descem quando descomprimidos e com a papila ampla, a retirada pode ser endoscópica.
- A segunda é a retirada do que for possível. Anastomose biliodigestiva hepático-jejunal TT, bem alta (bifurcação).
- A terceira é ressecção hepática caso o acometido for somente o lobo esquerdo. Associa-se à hepatojejunostomia TL ou à hepatojejunostomia TT, ambas em Y de Roux.

Papilite (Oddite)

A apresentação macroscópica da papila é muito variada. Pose ser desde um anel estreito e fino, no óstio papilar, até cicatrização extensa e estenosante de colédoco terminal, envolvendo ou não o óstio pancreático (Wirsung).

É preciso diferenciar os processos espásticos e inflamatórios agudos sem comprometimento fibrótico. O primeiro caracteriza-se pela propedêutica (colangiofluxomanometria e uso de anti-espasmódicos) e o segundo pela inspeção, experiência e propedêutica.

978-85-7241-664-1

A operação deve ser a papiloesfincteroplastia (PEP). Realiza-se a secção da papila e de parte do esfíncter do colédoco em forma de V invertido, entre 1,5 a 2,5cm de extensão, mais ou menos entre 11 e 12h. Segue-se a sutura muco-mucosa coledocoduodenal. Sem essa manobra, o nome é papiloesfincterotomia.

A indicação para esfincteroplastia advém de duas ou mais condições citadas a seguir:

- Cálculos intra-hepáticos ou coledocianos (panlitíase).
- História crônica de cólica biliar freqüente, requerendo narcóticos para alívio da dor, que não cede às medidas conservadoras.
- Icterícia, passada ou presente, associada à cólica biliar e febre séptica.
- Drenagem duodenal pré-operatória, mostrando cristais, bactérias patogênicas e piócitos.
- Colédoco dilatado, espessado, fibrosado, contendo bile escura, concentrada, pus ou sedimento.
- Microlitíase coledociana.
- Oddite estenosante.
- Nas pancreatites crônicas com oddite.
- Estenose pouco extensa de colédoco terminal.
- Litíase impactada no colédoco terminal.
- Procedimento associado à ressecção de divertículo duodenal.

Temos utilizado como roteiro na papiloesfincteroplastia os seguintes tempos:

- Via de acesso: sempre paramediana, pararretal interna, supra-umbilical direita.
- Identificação do nível em que se localiza a papila, com cateter metálico ou de preferência com cateter de Nélaton, introduzido pelo cístico.
- Abertura longitudinal do duodeno em cerca de 2cm.
- Com a ajuda do papilotrator na maioria das vezes ou de um cateter uretral nº 12 ou 14 localizamos a papila.
- Dois pontos de reparo são colocados no orifício estreito ou estenosado, lateralmente ao ponto eleito para secção.
- Tração dos pontos, contínua e delicada, para exteriorização da papila, na duodenotomia. Essa manobra poderá ser reforçada provisoriamente por uma pinça de Allis colocada abaixo da papila.
- Secção gradual da papila em sentido ântero-lateral (11 ou 12h) e, após cada avanço da tesoura, damos pontos que são reparados, unindo a mucosa ampular à duodenal, ambas do lado direito.
- Sempre procuramos identificar e cateterizar o Wirsung com cateter uretral nº 4, antes do tempo seguinte. O cateter deve retirado logo após a sutura.
- Sutura mucomucosa, em pontos separados, também com fio inabsorvível 3-0 ou 4-0, do lado esquerdo, orientado pelo cateterismo anterior.
- O último ponto deve ser no ângulo. Ao final, restará um fragmento da papila para biopsia.
- Sutura do duodeno com pontos separados de categute cromado 2-0.
- Drenagem do colédoco, de preferência através do coto cístico, com dreno em T de Kehr. Não drenamos o ducto pancreático por julgar desnecessário e perigoso ao parênquima pancreático.

978-85-7241-664-1

O Cirurgião que opera vias biliares não pode desconhecer a papiloesfincteroplastia; mais do que justo, deve saber indicá-la com precisão, executá-la com habilidade e segurança, como forma de atingir o objetivo máximo dessa cirurgia, ou seja, a drenagem eficaz das vias biliares.

Não importam as variedades de técnicas, é preciso escolher uma delas; obter bom treinamento e não se esquecer dos princípios fundamentais para esfincteroplastia satisfatória, alguns lembrados ao longo do texto.

A via de acesso preferencial é a paramediana, pararretal interna, supra-umbilical direita. A transversal supra-umbilical também pode oferecer boa exposição em casos selecionados. Após exame de cavidade abdominal, explora-se o trato biliar por meio de inspeção e palpação.

Se houver vesícula calculosa ou doente, procede-se a colecistectomia e, ao final, cateteriza-se o cístico para manometria e colangiografia. Nos indivíduos previamente colecistectomizados disseca-se o coto cístico ou efetua-se pequena abertura nele ou no colédoco.

A coledocotomia deve ser evitada na medida do possível. Quando necessário, deve ser realizada acima da porção supraduodenal do colédoco.

Terminados esses procedimentos iniciais, mobiliza-se e expõe-se o duodeno através da manobra de Vautrin-Kocher-Viard.

Com o duodeno em mãos identifica-se a papila duodenal (de Oddi), de modo a se proceder a correta incisão do duodeno. Para isso, utilizamos um papilotrator, dentre os vários instrumentos já descritos; uma sonda de Bakes fina ou um cateter de Nélaton nº 6. O cateter é introduzido através do cístico até ultrapassar a papila ou forçá-la a fazer protrusão na parede duodenal. Nesse local realiza-se incisão transversal ou longitudinal do duodeno, de cerca de 1,5 a 2cm de extensão.

A identificação da papila, após abertura do duodeno deve ser feita por palpação ou uso de exploradores metálicos ou papilotratores. Entre esses dispomos o de *Godoy & Pinotti* ou o de *Lasala* modificado por *Castelfranchi* que possui ranhuras laterais. Com esse aparelho, a papila é exposta e concomitantemente poderá ser reparada com pontos passados através das ranhuras. Existem ainda o papilotrator do Hepp ou sua modificação idealizada por *Salembrier*, e também o de *Joyeux e Almeida e Resende Alves.*

Nos casos em que há cálculos encravados na papila e não se consegue passar o papilotrator, a cateterização pode ser tentada com cateter uretral nº 6, introduzido através do ducto cístico. Ultrapassada a papila, a extremidade distal do cateter deve secionada em posição longitudinal, de modo a criar dois ramos. Tracionando-se os dois ramos em sentidos opostos, haverá abertura e exposição da papila, permitindo sua secção e remoção do cálculo.

Antes de iniciar a papiloesfincteroplastia propriamente dita, identificar bem a anatomia local para não confundir o ducto pancreático com o colédoco. De preferência, cateterizar o Wirsung com cateter uretral nº 4, após o início da secção papilar. O óstio fica próximo ao intróito papilar, em posição póstero-medial, na maioria dos casos.

Exposta ou localizada a papila, nem sempre é possível exteriorizá-la na duodenotomia. Para tanto, é preciso usar vários recursos:

- Tração do estilete do papilotrator ou do cateter, que impactado na luz estreita força a papila para fora.
- Tração da parede posterior do duodeno por pinçamento com pinça de Allis logo abaixo da papila. Procedimento traumático não recomendável.
- Passam-se dois pontos de reparo, com fio inabsorvível fino, à direita e à esquerda do óstio papilar. São reparados e tracionados, delicadamente, facilitando a exteriorização ou apresentação da papila.

Inicia-se a secção dorsal da papila. São dados pontos mucomucosos coledocoduodenais somente à direita da incisão. Esses fios são reparados e ajudam na

978-85-7241-664-1

tração ou manutenção da papila, no nível ou fora da duodenotomia. Nova secção da papila. Novos pontos à direita. Reparo. Tração.

Estabelecido o cateterismo do ducto pancreático, é possível, orientando-se por ele, realizar a sutura mucomucosa esquerda ou medial. Com esse cuidado não se transfixa ou liga o ducto pancreático. Sem a orientação do cateter pode ocorrer uma sutura às cegas, gerando uma pancreatite aguda pós-operatória.

Caso se deseje fazer uma biopsia, a borda anterior da papila deve ser reparada por uma pinça de Allis ou um fio fino (mais recomendável), e a secção feita medialmente em direção ao vértice do triângulo. Com isso, obtém-se um tecido de forma triangular.

Atingindo o ângulo (vértice), realiza-se sua transfixação por meio de ligadura, após completada a exérese do tecido destinado à biopsia. Alguns Cirurgiões dispensam o uso de pinças, fazendo ressecção em cunha com o bisturi elétrico, o que não recomendamos.

Para se evitar fístula, é importante o ponto de ângulo (ápice do triângulo), que deverá ser realizado com muito cuidado.

Se for necessária a coledocostomia, emprega-se um dreno em T de ramos curtos, canelados, para drenagem do colédoco.

A drenagem do colédoco está indicada quando a manometria acusar pressões residuais elevadas, próximas a 30cm de água, e houver dificuldade de passagem do contraste à colangiografia, tradutora do edema de papila, por cirurgia traumática ou demorada.

Lembramos que em pacientes com pancreatite as colangiografias pré-operatórias devem ser realizadas com pressões mínimas e não com mais que 2 a 3cm de contraste. Além disso, mesmo nos pacientes sem doença pancreática, não se deve empregar lavagem do ducto com hiperpressão. Tal procedimento pode ser responsável por uma pancreatite pós-operatória algumas vezes fatal, passagem de bactérias da bile para o sangue e choque endotóxico.

Entre as complicações inerentes a papiloesfincterotomia ou plastia, não observamos a pancreatite aguda. A explicação seria o fato de localizarmos de maneira sistemática o ducto pancreático e repará-lo, fazendo a sutura sem traumatizá-lo. A incidência baixa de outras complicações graves ficaria por conta do não manuseio da papila, cuja exposição e tração são feitas pelos fios de sutura instalados progressivamente pelo não uso do bisturi elétrico e sutura mucomucosa, incluindo o vértice do triângulo formado pela plástica.

Papiloesfincteroplastia ou Anastomose Biliodigestiva

A papiloesfincteroplastia (PEP) é uma operação de abertura e reparo mucomucoso no colédoco terminal envolvendo a papila duodenal (de Vater) e partes da parede e do esfíncter do colédoco. A papiloesfincterotomia apresenta a mesma secção, sem sutura mucomucosa. A papilotomia secciona a papila duodenal (Vater).

A anastomose biliodigestiva une a via biliar intra ou extra-hepática a um segmento do aparelho digestivo, independente do nível de secção na árvore biliar. Os segmentos para os quais se faz a drenagem são: estômago, duodeno e jejuno. Nos dois primeiros, é feita por anastomose direta. No jejuno é realizada ligando-se a via biliar em uma alça, com ou sem anastomose jejunojejunal, látero-lateral, do tipo Braun ou na forma ideal, ou seja, a alça excluída em Y de Roux.

São operações bem definidas, conceituadas e testadas pelo tempo e experiência. O objetivo é comum, ou seja, drenar eficazmente a bile para o aparelho digestivo.

O que as diferencia, além das particularidades técnicas, é a indicação. Esse ponto é fundamental, pois dele depende a eficácia da cirurgia, seu resultado tardio e a busca de uma menor ou nula complicação iatrogênica.

A nossa preocupação com esse tema parte da indicação crescente da anastomose biliodigestiva em substituição à PEP, como se fossem operações iguais com indicações idênticas. As indicações são distintas. A anastomose biliodigestiva (ABD) deve ser feita em: trauma de via biliar cirúrgico ou não; estenoses extensas do colédoco terminal (inflamação, pancreatite cefálica crônica fibrosante); tumores ressecáveis ou inoperáveis de vias biliares extra-hepáticas; tumores ressecáveis que envolvem a cabeça do pâncreas; pancreatite crônica envolvendo o colédoco terminal; litíase intra-hepática ou panlitíase; colangites estenosantes e compressões intrínsecas ou de outra natureza não ressecáveis. A PEP deve ser indicada em: microlitíase, oddite estenosante, impactação de cálculo na papila, pancreatite crônica (certas formas), degeneração miomatosa do esfíncter de Oddi, colestase biliar na hipotonia senil de via biliar, certas formas espásticas do esfíncter de Oddi, pancreatite aguda com canal biliopancreático comum (síndrome de Opie). Também indicada em certas formas de colestase e colédoco dilatado sem patologia distal identificada.

978-85-7241-664-1

Como observado, em raras ocasiões é possível ter dúvida quanto à indicação de uma ou outra dessas duas operações. Ocorre, no entanto, uma mistura de conceitos ou falta de uma análise bem fundamentada para execução de cada uma das opções.

Se houver aumento no uso de uma operação, em detrimento de outra melhor, deve haver justificação importante. A mais significante é aparentemente um certo grau de acomodação por parte dos médicos, porque há diferenças anatômicas, técnicas e táticas entre essas operações.

A ABD é macroscópica, mais fácil, mais segura e menos requintada. Sua execução exige um conhecimento anatômico menor e um recurso técnico menos aprimorado. Fica a um alcance mais fácil de um Cirurgião inexperiente ou pouco familiarizado à Cirurgia Biliar. As estruturas delicadas e nobres são excluídas do trânsito e não trabalhadas.

A PEP é mais mesoscópica, mais difícil, de maior risco, mais requintada e exige do Cirurgião apuro na técnica, melhor conhecimento anatômico, mais adestramento tático, e instrumental melhor em sua realização. As estruturas são trabalhadas, necessitam identificação segura e inevitável, e o reparo deve ser plástico e sob visão direta para maior segurança. É uma operação delicada e atraumática. Deve ser ampla, em torno de 2cm, a fim de secionar todo o esfíncter da papila (Vater) e parte do esfíncter próprio do colédoco. Assim, atingimos o objetivo e raras vezes há risco de perfuração posterior da parede duodenal (Síndrome da janela posterior).

978-85-7241-664-1

Não se justifica preterir a PEP porque se trata de uma operação mais trabalhosa e exige do Cirurgião uma experiência maior. Uma indicação cirúrgica não deve nunca ser orientada por experiência maior ou menor do Cirurgião.

O que deve nortear é a adequação técnica e tática à lesão e aos resultados tardios positivos. A acomodação de que basta a drenagem biliar para resolver o fenômeno obstrutivo e a colestase mecânica (o que não se consegue com as derivações extrapapilares de Vater) não deve ser o ponto mais importante. Não se pode executar uma técnica só porque há experiência ou treinamento com outra superior, quando ela é a mais indicada.

Em síntese, não há confronto entre a ABD e PEP. Ambas têm objetivos comuns, ou seja, a drenagem da árvore biliar. Ambas seguem direções diversas no momento em que são indicadas. As indicações devem ser respeitadas rigorosamente, salvo casos intermediários ou limítrofes, para que não ocorram iatrogenia de solução difícil ou novas doenças decorrentes de complicações, como refluxo e estenose.

O Cirurgião Geral ou o Cirurgião de Abdome deve conhecer bem Anatomia, Fisiologia, Fisiopatologia e Anatomia Patológica da papila de Vater, a fim de poder indicar com precisão a PEP. Ela desobstrui a luz, drena a bile e previne refluxo de suco duodenal ou de alimentos para a árvore biliar, responsável por colangites, estenoses, colestase e cirrose biliar.

O que mais nos preocupa na ABD refere-se a complicações tardias. Quando elas aparecem, são graves por serem de solução difícil: refluxo permanente e patológico; estenose por refluxo ou retração da anastomose, refluxo seguido de colangite que evolui para cirrose e problemas referentes à exclusão do colédoco terminal (síndrome de coto colédoco – *sump syndrome*, erroneamente escrita como *stump syndrome*). Se o duodeno não for bem mobilizado e não houver extensão suficiente da via biliar, há risco de deiscência com fístula duodenal e biliar, das mais graves. O duodeno se mobiliza, mas retorna ao seu local de origem quando os tecidos se organizam.

Como a anastomose é direta, terminolateral, o peristaltismo duodenal obriga o suco ou o alimento para a luz, o que não ocorre na PEP. Como a inserção do colédoco é oblíqua e resta parte da papila posterior do duodeno e do esfíncter do colédoco, o movimento de segmentação duodenal a oclui, intermitente e parcialmente, ao passo que faz o conteúdo duodenal progredir ou retornar ao estômago.

A reoperação, quando há síndrome de coto com quadro clínico evidente, é difícil e trabalhosa.

Deixa-se de fazer biopsias de tecidos periampulares, não se completando o diagnóstico.

As vantagens da anastomose coledocoduodenal são:

- Facilidade de retirada de cálculos intra-hepáticos por via endoscópica.
- É uma operação mais rápida e mais benigna.
- O Cirurgião inexperiente a realiza com mais facilidade do que as outras congêneres.
- Nos casos de doenças irressecáveis e icterícias graves, a drenagem biliar é satisfatória.

Estenose Cicatricial do Colédoco

Introdução

É decorrente de dois grandes fatores: trauma por acidente (cirúrgico ou não) e trauma iatrogênico por ligadura inadvertida do ducto biliar. No primeiro caso, após um trauma por queda, batida ou outro acidente abdominal aberto ou fechado, há lesão da via biliar. No trauma cirúrgico, uma dissecação externa ou lesão inadvertida de parede, por corte ou pinçamento de ducto biliar durante uma hemorragia grave, pode gerar uma reação fibrosa com estenose reparativa e obstrução.

No segundo caso, o Cirurgião, por pressa, excesso de confiança, inexperiência, displicência, fadiga ou anomalias não diagnosticadas, liga um ou mais de um segmento das vias biliares extra-hepáticas de forma total ou parcial.

Em qualquer dos casos, o ducto biliar demonstra imediatamente ou após alguns dias uma estenose parcial ou total. Estase. Retenção. Icterícia obstrutiva.

978-85-7241-664-1

Propedêutica Pré-operatória

- Exame clínico (icterícia no pós-operatório, fístula, febre e calafrios ou cirrose nas fases tardias).
- Rotina laboratorial (ver Icterícia).
- Radiografia de tórax.
- Ultra-sonografia.
- Colangiografia transparieto-hepática (agulha de Chiba).
- Colangiografia por laparoscopia.
- Fistulografia.

Propedêutica Transoperatória

- Inspecção.
- Palpação.
- Punção com agulha fina.
- Colangiografia por punção.

- Ultra-sonografia.
- Colheita de material para exame e cultura.

Propedêutica Pós-operatória

- Rotina de pós-operatório comum.
- Controle radiográfico por meio de drenos e cateteres (contrastado).
- Ultra-sonografia.
- Laboratório.

Técnica Cirúrgica

- Dissecação e exposição, se possível, pela mesma via de acesso anterior.
- Anastomose ductojejunal em Y de Roux, TT na porção mais distal dos hepáticos (hilo).
- Anastomose única ou dupla hepatojejunal biliar em Y de Roux (hilo).
- Anastomose hepatojejunal intra-hepática em Y de Roux (Cahow).
- Hepatectomia esquerda parcial e anastomose hepatojejunal TL em Y de Roux (Longmire-Sandford).
- Segmentectomia látero-caudal esquerda e anastomose hepatojejunal em Y de Roux (Couinaud).
- Ductostomia com dreno em T.
- Hepatostomia:
  - Direta.
  - Por cateter.
- Coledocoplastia invertida (tipo Heinecke-Mikulicz) nas estenoses menos graves.
- Anastomose TT. Realiza-se somente em colédocos dilatados com drenagem em T, a montante. É excepcional essa oportunidade, em virtude do alto risco de estenose.
- Anastomose ductoduodenal. Em caráter excepcional pelo risco de refluxo e estenose.
- Enxerto mucoso nos casos de estenose intra-hepática que não facilita a anastomose direta. É um recurso difícil e precário.

978-85-7241-664-1

Cuidados especiais:

- Liberação de toda área, soltando omento e vísceras para abrir o campo fibrótico das vias biliares.
- Na dificuldade de identificação do canal, fazer punção exploradora com agulha fina, recolher bile para estudo e injetar contraste para radiografia.
- Se a agulha introduzida na parede do colédoco não se equilibrar para a radiografia, utilizar uma em borboleta, cuja asa deve ser fixada por fio a um tecido adjacente.

- Não dissecar em posição posterior antes de dominar pela frente e pelos lados, porque há grande risco de lesão da veia porta.
- A manobra de Kocher-Viard ajuda no achado dos ductos.
- Nas hepatomegalias, a dificuldade aumenta porque o parênquima incorpora o pedículo e, às vezes, há necessidade de abrir o fígado no seu hilo. Há ductos que não se prestam à anastomose. Nesse caso, a solução é hepatostomia nas suas formas variadas. A mobilização extensa de ductos pode acarretar isquemia de parede e fístulas. Nas anastomoses hilares intra-hepáticas pode ser necessário um dreno em "Y" modelador que permanecerá por mais tempo.
- A estenose precisa ser ressecada ou corrigida. A modelagem, mesmo por seis meses, não controla a reestenose tardia. Nas longas permanências de tubos ou drenos, irrigações cuidadosas e repetidas são necessárias a fim de evitar estase e cálculos primários. Os fígados duros e fibróticos não toleram dreno trans-hepático pelo risco de sangramento.

978-85-7241-664-1

A melhor medida é prevenir:

- Colecistectomia do fundo para o pedículo (anterógrada), ligando-se os elementos após sua correta identificação. Respeitar rigorosamente os planos de clivagem. Realizar colangiografia sistemática, antes de cortar ou ligar qualquer estrutura. Não ligar o cístico durante tração excessiva da vesícula (angulação do canal biliar para fora). Dissecar o cístico até certificar-se da emergência do hepaticocolédoco. Passar o cateter pelo cístico, para colangiografia.
- Dissecar o suficiente para punção, sutura ou anastomose. Ter paciência e não se preocupar com o tempo. A inexperiência, a pressa, a excessiva autoconfiança e a má técnica são os agentes da lesão.

Tumores de Vias Biliares

Introdução

Os tumores de vias biliares não são muito freqüentes. Em geral, a incidência decresce da junção biliopancreatoduodenal para vesícula e outros segmentos dos ductos. São graves e de prognóstico reservado porque o diagnóstico muitas vezes é tardio, tornando-se inoperáveis ou sujeitos somente a operações paliativas.

Divisão

- 1: tumores do hilo hepático (Klatzkin).
- 2: tumores das vias biliares extra-hepáticas.
- 3: tumores da vesícula.
- 4: tumores da junção biliopancreatoduodenal.

Propedêutica Pré-operatória

- Rotina laboratorial.
- Radiografia de tórax (metástase).
- Radiografia de esôfago, estômago e duodeno (REED) (arco duodenal).
- Endoscopia e biopsia (úlcera no duodeno).
- Ultra-sonografia (obstrução, dilatação, metástase).
- Colangiografia endoscópica (via biliar).
- Colangiografia transparieto-hepática com agulha de Chiba.
- Laparoscopia.

Propedêutica Transoperatória

- Inspeção.
- Apalpação.
- Mobilização duodenopancreática.
- Punção biopsia com agulha fina.
- Colangiografia por:
  - Punção.
  - Cateter.
- Ultra-sonografia.

Propedêutica Pós-operatória

- Rotina de pós-operatório comum.
- Controle radiográfico por meio de drenos e cateteres.
- Ultra-sonografia.

Técnica Cirúrgica

978-85-7241-664-1

Hilo Hepático

- Hepatostomia transcolecistocutânea (Lasala modificado – Lázaro da Silva).
- Hepatostomia transcolecistojejunal em Y (Lázaro da Silva).
- Hepatostomia transcutânea direta por cateter.
- Prótese transtumoral.
- Ressecção e interposição de vesícula.
- Ressecção e anastomose intra-hepatojejunal em Y de Roux.
- Segmentectomia e anastomose hepatojejunal em Y de Roux.

Vesícula Biliar

- Colecistectomia.
- Colecistectomia + hepatectomia bissegmentar medial, parcial ou total.
- Colecistectomia + hepatectomia unilateral.

Ducto Hepático ou Colédoco

- Ressecção e anastomose biliodigestiva.
- Hepaticostomia (ducto) por dreno em T.
- Hepatostomia.

Papila Duodenal (Vater)

- Ampulectomia e implantação coledocopancreática.
- Duodenopancreatectomia cefálica.
- Anastomose colédoco (colecisto) jejunal em Y de Roux.
- Coledocostomia.
- Hepatostomia.

Controle Pós-operatório

- Clínico.
- Laboratorial.
- Ultra-sonografia.
- Radiografia contrastada.
- Laparoscopia.

Drenagem da Cavidade

A cirurgia sobre a via biliar não exige, de rotina, a drenagem da cavidade. Essa drenagem se faz em condições especiais como, por exemplo:

- Fístulas biliares ou pancreáticas.
- Lojas, produto de coleperitônio encistado.
- Hematoma sem identificação de um vaso principal.
- Coleções anormais, seguindo-se a mobilizações extensas.
- Associações com ressecções hepáticas.
- Áreas cruentas maiores, após mobilizações difíceis ou extensas.
- Em reoperações.
- Após anastomoses de risco elevado (colédoco ou Wirsung estreito, impossibilidade de anastomose TT com o colédoco, anastomose pancreatojejunal sem aproveitamento do ducto na sutura, anastomose hepatojejunal em croça).
- Cirurgia sobre os ductos nas quais há dificuldades de identificação e tratamento técnico.
- Na drenagem do colédoco seguida de trabalho difícil sobre a junção biliopancreatoduodenal, sem eficaz descompressão biliar (papilotomia traumática, processo inflamatório crônico).

Em resumo, drena-se uma cavidade quando há realmente o que drenar; uma forte suspeita de acúmulo de secreções; fístula definida; ou quando o tra-

978-85-7241-664-1

balho técnico sacrificou tecidos pelo trauma manual, instrumental e por tempo de exposição.

Drenagem de Colédoco

O colédoco é drenado obrigatoriamente quando há: obstáculo anatômico que não pode ser retirado, desviado, penetrado ou alargado; supuração de via biliar; hemobilia; icterícia colestática de etiologia não identificada; dilatações inexplicadas de vias biliares; hipotonia de papila de Vater e colestase; cálculos residuais não solucionados; pacientes de risco elevado em que a cirurgia é realizada de forma parcial.

O colédoco é drenado de forma alternativa quando: o Cirurgião não fica seguro a respeito do diagnóstico e terapêutica; houve trauma excessivo sobre o colédoco terminal ou confluência biliopancreatoduodenal; papiloesfincteroplastia traumática, demorada ou incompleta (parcial); na dúvida sobre lesão posterior do duodeno após PEP; trauma sobre a cabeça do pâncreas por dissecação ou mobilização; coledocite aguda ou crônica com espessamento parietal (fibrose) na suspeita ou dúvida a respeito de uma sutura segura do canal biliar; na necessidade de estudo radiográfico no pós-operatório.

Não se deve filiar a drenagem de colédoco a uma *drenagem de consciência*. Na dúvida, drenar. É preciso respeitar os seguintes princípios da drenagem:

- Drenos mais delicados, sempre que possível.
- Fazer canelura na face livre da porção transversal do T. O dreno fica canelado, permitindo melhor escape da bile e retirada menos traumática.
- Verificar pela canelura se a junção das porções transversal e vertical está pérvia. Há defeitos de fabricação que a deixam vedada.
- Os ramos transversais não devem ultrapassar a papila de Vater (risco de compressão de ducto e pancreatite) e não se introduzirem em algum dos hepáticos.
- O dreno em forma de *ípsilon* deve ser testado na perviedade, parcialmente canelado ou multifenestrado, além de se ajustar sem dobras ou torções.
- A exteriorização do dreno deve ocorrer pelo colédoco. A coledocorrafia deve ser, portanto, aquém ou além, dependendo da coledocotomia. Nunca colocar o dreno muito próximo à junção com o cístico ou nela. Antes da laparotomia, é bom marcar o local por onde o dreno sairia, caso se opte por ele.
- Nos casos em que o Cirurgião é obrigado a deixar o cálculo residual (o que ocorre raramente quando há experiência com esta área da Cirurgia), exteriorizar um dreno mais largo, numa posição mais anterior possível. Nessa posição ele fica mais direto, retificado e com menor extensão, facilitando a extração instrumental no pós-operatório.
- Evitar lavagens da luz dos drenos, pelo risco de infecção exógena. A drenagem insuficiente decorre de defeitos de posição ou de drenos. A diminuição

978-85-7241-664-1

do fluxo da bile é conseqüente a um maior fluxo para o intestino e indica a hora de retirar o dreno.

- Se o dreno não puder ser retirado, é útil aumentar a ingestão de líquidos e uso de colagogos ou coleréticos, a fim de estimular fluxo biliar mais livre e limpeza da luz.
- A granulação piogênica formada no orifício de saída na pele, em torno do dreno, indica reação do tipo corpo estranho.
- Utilizando-se um ou dois fios inabsorvíveis, fixa-se o dreno à pele sob forma de "sapatilha de bailarina".
- Para retirada, seciona-se o fio e traciona-se de maneira delicada e contínua. Percebem-se duas pequenas resistências: ao sair do colédoco e da pele.
- Não levantar o frasco coletor acima do nível em que se encontra o colédoco, para evitar refluxo de bile contaminada.
- A bile se contamina rapidamente. Após 3h de exposição e sem resfriamento, não deve ser aproveitada. Para seu uso, deve-se tomar os seguintes cuidados: ingeri-la durante as duas primeira horas após saída; trocar o vidro coletor esterilizado; guardá-la em frasco fechado e na geladeira; o gosto amargo da bile pode ser amenizado através da mistura de refrigerantes ou cerveja preta.
- O volume perdido deve ser medido rigorosamente para reposição, pois há perda de eletrólitos.
- O trajeto entre a via biliar e a pele deve ser retificado, não tenso e, se possível, localizado abaixo do fígado e acima do cólon, duodeno e omento. Isso facilita um trajeto isolado da cavidade livre. Vinte e quatro horas após a sua instalação há um mecanismo de vísceras e fibrina isolando o dreno como corpo estranho. Em poucos dias há trajeto excluído e definido.
- A retirada do dreno não deve ser feita antes do 12º dia.
- Antes, deve-se estudar por colangiografia ou fechá-lo. Se o paciente ficar bem 24 a 48h, tolerando o seu fechamento, há indício clínico de que o fluxo se normalizou.

Métodos Alternativos para Litotomia

- Dissolução por ação sistêmica:
  - Ácido quenodesoxicólico 15mg/kg/dia.
  - Ácido ursodesoxicólico 10mg/kg/dia.
- Dissolução por ação química local:
  - Métódo de Priban: injeção de álcool-éter no colédoco.
  - Injeção de dietil-éter no colédoco.
  - Injeção de éter-metilbutílico (vaporiza-se a 55°C), na vesícula, por via trans-hepática ou por endoscopia.
  - Microprocessador de fluxo e pressão que lava a vesícula após o uso de remédio.

978-85-7241-664-1

978-85-7241-664-1

- Litotripsia mecânica com a cesta de Dormia ou litotriptor de Demling e Classen ou de Soehendra, após papilotomia endoscópica.
- Litotripsia por onda eletro-hidráulica, transmitida por cateter.
- Litotripsia por *laser* pulsado (Yag-*laser*).
- Litotripsia por ultra-sonografia.
- Litotripsia por ação física a distância. A energia é transmitida pela água até o cálculo desidratado. As fontes são: eletro-hidráulica, Yag-*laser* pulsado, microexplosão química, gerador piezoelétrico, gerador eletromagnético.
- Método de Mazariello: extração por pinças através de drenos de colédoco.
- Drenagem trans-hepática percutânea.

CAPÍTULO 65

Doenças do Fígado

Alcino Lázaro da Silva

Aspectos Importantes na Cirurgia do Fígado

- Anatomia: conhecimentos da veia porta.
- Função:
  - Reserva funcional.
  - Perigo do ópio nos traumas.
- Lesão aguda:
  - O esmagamento é mais grave e comum do que a ferida penetrante.
  - 100 pacientes com trauma: 51 de baço, 31 de fígado, 27 de intestino e mesentério.
  - 100 pacientes mortos por trauma: 74 de fígado, 42 de baço.
- Fatores agravantes:
  - Diagnóstico tardio.
  - Laparotomia tardia.
  - Perda grande de sangue, difícil de conter.
  - Infecção nos tecidos esmagados e não retirados.
  - Síndrome "hepatorrenal".
  - Coleperitônio.
  - Hemobilia.
  - Outros acometimentos viscerais.
- Técnica:
  - As veias hepáticas são os maiores problemas.
  - Hemorragia grave se não for por cirurgia regrada.
  - Hemostasia difícil.
  - O fígado sangra com facilidade (é hábil em sangrar e inábil em fixar suturas).
  - A sutura do parênquima hepático é difícil.
  - Vias de acesso:
    - Correta porque ela abole o tampão.
    - Lobo direito: toracoabdominal.
    - Lobo esquerdo: abdominal.
      - Cirurgião preparado, experiente e bom técnico.

978-85-7241-664-1

- Ambiente: importante, pois o índice de óbito é alto (65% em trauma fechado e 5% no aberto).

Afecções Cirúrgicas

- Processos inflamatórios:
  - Quanto à origem:
    - Primitivos.
    - Secundários.
  - Quanto ao local:
    - Parênquima.
    - Via biliar.
  - Primitivos:
    - Traumas:
      - Médicos.
      - Acidentais.
    - Processos septicêmicos.
  - Secundários:
    - A distância:
      - Hemática:
        - Veias.
          - Umbilical.
          - Porta.
        - Artéria hepática.
      - Linfática.
      - Parasitoses (ameba, áscaris).
    - Por continuidade ou contigüidade:
      - Biliar (colangite).
      - Inflamações dos tecidos vizinhos (úlcera duodenal).
  - Quanto ao agente:
    - Amebiano.
    - Piogênico.
    - Micótico.
    - Tuberculoso.
- Traumas:
  - Abertos (ferimentos) ou fechados (contusões).
  - Superficiais ou profundos.
  - Simples ou associados.
  - Lesões:
    - Lacerações (única ou múltiplas).
    - Penetrações.
    - Hematomas.

978-85-7241-664-1

-
    -
        - Hemobilia.
        - Perda de substância.
        - Necrose.
        - Fístula biliar.
- Blastomas:
    - Benignos: adenomas:
        - Vascular:
            - Hemangiomas (hemobilia).
            - Linfangiomas.
            - Angioma capilar.
        - Embrionários:
            - Cisto dermóide.
            - Teratoma.
            - Hamartomas.
            - Supranumerário.
        - Conjuntivos:
            - Fibromas.
            - Lipomas.
        - Musculares:
            - Leiomiomas.
        - Cistos:
            - Congênitos:
                - Único.
                - Múltiplos (doença policística).
            - Trauma.
            - Inflamatórios.
            - Parasitários:
                - Hidáticos.
                - Cisticercos.
    - Malignos:
        - Primitivos:
            - Hepatocarcinomas.
            - Colangiocarcinomas.
            - Colangio-hepatocarcinomas.
            - Sarcomas.
            - Linfoma de Burkitt.
        - Metastáticos:
            - Adenocarcinomas.
            - Melanomas.
- Cirrose e fibrose:
    - Hipertensão porta.

978-85-7241-664-1

- Transplantes:
  - Unilateral.
  - Bilateral.
  - Lobar.
  - Segmentos.
  - Relacionado (mãe, etc.).
  - Multivisceral.
- Na infância:
  - Traumas (parto).
  - Abscessos:
    - Artéria hepática.
    - Veia umbilical.
  - Cistos:
    - Doença policística.
    - Solitário.
  - Tumores:
    - Benignos.
    - Malignos.
  - Icterícias:
    - Fisiológica.
    - Hiperbilirrubinemias:
      - Gilbert.
      - Crigler-Najjar.
      - Dubin-Johnson.
      - Rotor.
      - Galactosemia.
    - Doença hemolítica.
    - Septicemia.
    - Hepatite neonatal.
    - Síndrome da bile espessa.
    - Atresia biliar:
      - Intra-hepática.
      - Extra-hepática.
  - Hipertensão porta.
  - Doença de Caroli.
- Anomalias:
  - Hipoplasia lobar.
  - Hiperplasia no lobo esquerdo (fígado em cela).
  - Sulcos:
    - Transversais (das costelas).
    - Sagitais (do diafragma).

978-85-7241-664-1

  - Prolongamento linguiforme (lobo de Riedel) do lobo direito.
  - Lobulação anormal.
  - De posição (*situs inversus*).
  - Fígado acessório:
    - Pedunculados.
    - Livres e ectópicos.
- Anomalias de forma e posição:
  - Hipoplasia lobar.
  - Hiperplasia do lobo esquerdo.
  - Sulcos.
  - Lobulação anormal.
  - Anomalias da borda inferior do lobo direito.
  - Anomalias de posição.
  - Fígados acessórios.
- Hepatite por vírus:
  - Aguda.
  - Subaguda.
  - Forma necrótica.
  - Forma colestática.
  - Crônica.
- Outros tipos de hepatite:
  - Difusa em moléstias infecciosas e parasitárias.
  - Tóxica.
  - Colangiolítica.
  - Lupóide.
  - Granulomatosas.
- Doenças de depósito:
  - Esteatose.
  - Lipidoses.
  - Glicogenose.
  - Amiloidose.
  - Hemossiderose.
- Fígado em cardiopatias congestivas.
- Infartos anêmicos:
  - Cirrose:
    - Pós-necrótica.
    - De Laennec.
    - Cirrose Flórida.
    - Hemocromatose.
    - Doença de Wilson.
    - Biliar.
    - Cardíaca.

978-85-7241-664-1

978-85-7241-664-1

- Esquistossomose mansônica:
  - Forma hepatointestinal.
  - Forma hepatoesplênica.
- *Hepar lobatum*.
- Abscessos.
- Cistos.
- Carcinomas primários.
- Sarcomas primários.
- Tumores metastáticos.
- Tumores benignos:
  - Adenoma hepatocelular.
  - Hemangioma e angiomatose difusa.
- Doença de Hodgkin e leucemia.
- Periepatite.
- Doenças infecciosas e parasitárias que afetam o fígado:
  - Doenças causadas por vírus:
    - Febre amarela.
    - Febre de Rift Valley.
    - Hepatite por vírus.
    - Herpes simples.
    - Mononucleose infecciosa (etiologia virótica provável).
    - Poliomielite.
    - Vacínia generalizada.
    - Varíola.
  - Doenças provocadas por rickettsias: rickettsioses.
  - Doenças causadas por bactérias:
    - Brucelose.
    - Febre recorrente.
    - Febre tifóide.
    - Gangrena gasosa.
    - Infecções gonocócicas.
    - Infecções estreptocócicas.
    - Infecções pneumocócicas.
    - Lepra.
    - Leptospirose (doença de Weil).
    - Listeriose.
    - Salmoneloses.
    - Sífilis.
    - Tuberculose.
    - Tularemia.
  - Doenças causadas por fungos:
    - Actinomicose.

978-85-7241-664-1

    - Blastomicose sul-americana.
    - Coccidioidomicose.
    - Histoplasmose.
  - Doenças causadas por protozoários:
    - Amebíase.
    - Balantidíase.
    - Doença de Chagas (tripanossomíase americana).
    - Leishmaniose visceral (calazar).
    - Malária.
    - Toxoplasmose.
    - Tripanossomíase africana.
  - Doenças causadas por vermes:
    - Ascaridíase.
    - Clonorquíase.
    - Esquistossomose.
    - Fasciolíase hepática.
    - Hidatidose.
    - Teníases.
- Doenças que produzem lesões granulomatosas no fígado:
  - Doenças causadas por bactérias:
    - Brucelose.
    - Lepra.
    - Listeriose.
    - Sífilis.
    - Tuberculose.
    - Tularemia.
  - Doenças causadas por fungos:
    - Actinomicose.
    - Blastomicose sul-americana.
    - Coccidioidomicose.
    - Histoplasmose.
  - Doenças causadas por protozoários: toxoplasmose.
  - Doenças causadas por vermes:
    - Esquistossomose e fasciolíase hepática.
    - Ocasionalmente: ascaridíase, estrongiloidíase e outras.
  - Granulomas produzidos por larvas de parasitas animais:
    - *Linguatula rhinaria*.
    - *Toxocara canis*.
    - *Toxocara cati*.
  - Doença provocada por substância tóxica: beriliose.
  - Doenças com nosologia indeterminada: eritema nodoso e sarcoidose.

- Doenças do sistema hematopoiético: doença de Hodgkin e reticuloendoteliose.

Diagnóstico

- Clínico.
- Laboratorial:
  - Fezes: parasitológico.
  - Hemograma.
  - Glicose.
  - Bromossulfoftaleína.
  - Proteinemia.
  - Bilirrubinemia.
  - Uréia – creatinina.
  - Protrombina.
  - Coagulograma.
  - Colesterol e triglicérides.
  - Eletroforese de proteínas.
  - Hemossedimentação:
    - Fosfatase alcalina.
    - Leucinoaminopeptidase.
    - 5-nucleotidase.
    - Gama-glutamil transpeptidase.
    - Transaminases:
      - Aspartato amino transferase (AST).
      - Alanino aminotransferase (ALT).
    - Desidrogenase lática.
  - Alfa-fetoproteína.
  - Antígeno Austrália (HBsAG).
  - Marcadores virais.
  - Fator antinuclear.
- Radiografias:
  - Tórax.
  - Simples do abdome.
  - Radiografia de esôfago, estômago e duodeno (REED).
  - Hepatograma transparieto-hepático.
  - Cavografia.
  - Esplenoportografia.
- Hepatograma:
  - Selênio-metionina.
  - Tecnécio.
  - Rosa bengala.

978-85-7241-664-1

978-85-7241-664-1

  - Índio.
  - Ouro radioativo.
  - Albumina marcada.
- Endoscopia digestiva.
- Arteriografia seletiva.
- Laparoscopia.
- Biopsia:
  - Agulha:
    - Menghini.
    - Vin Silverman.
  - Incisional.
  - Retal.
- Laparotomia.
- Punção abdominal.
- Ultra-sonografia.
- Tomografia computadorizada.
- Mielograma (hiperesplenismo).

Indicações do Transplante Hepático

- Doença hepática crônica irreversível:
  - Colestásica.
  - Hepatocelular.
  - Vascular.
  - Policística.
- Insuficiência hepática aguda grave:
  - Viral.
  - Por drogas.
  - Metabólica.
- Neoplasias hepáticas:
  - Carcinoma hepatocelular.
  - Colangiocarcinoma.
  - Outras neoplasias.
  - Metástase isolada.
- Metabolopatias hepáticas:
  - Mal de Wilson.
  - Hiperlipoproteinemia homozigota 2.
  - Déficit de α-1-antitripsina.
  - Síndrome de Crigler-Najjar 1.
  - Porfiria eritropoiética.
  - Deficiências no ciclo da uréia.
  - Glicogenose 1 e 4.
  - Tirosinemia.
  - Hemacromatose.

Complicações do Transplante Hepático

- Disfunção primária do enxerto.
- Rejeição:
  - Aguda.
  - Crônica.
- Infecções:
  - 1 a 30 dias: fungos e bactérias.
  - 1 a 6 meses: citomegalovírus (CMV); vírus do herpes simples (HSV); vírus de Epstein-Bar (VEB); vírus da imunodeficiência humana (HIV). Leionella: *Pneumocystis carinii.*
  - Mais de 6 meses: qualquer agente em virtude da imunossupressão.
- Defeitos de técnica cirúrgica.

978-85-7241-664-1

Princípios Gerais de Cirurgia do Fígado

- Ligaduras (rigorosas).
- Punção abdominal, na urgência.
- Conhecimento anatômico (a artéria hepática esquerda pode ser acessória em 25% dos casos, originando-se da gástrica esquerda. Em 10% é vicariante e depende somente dela).

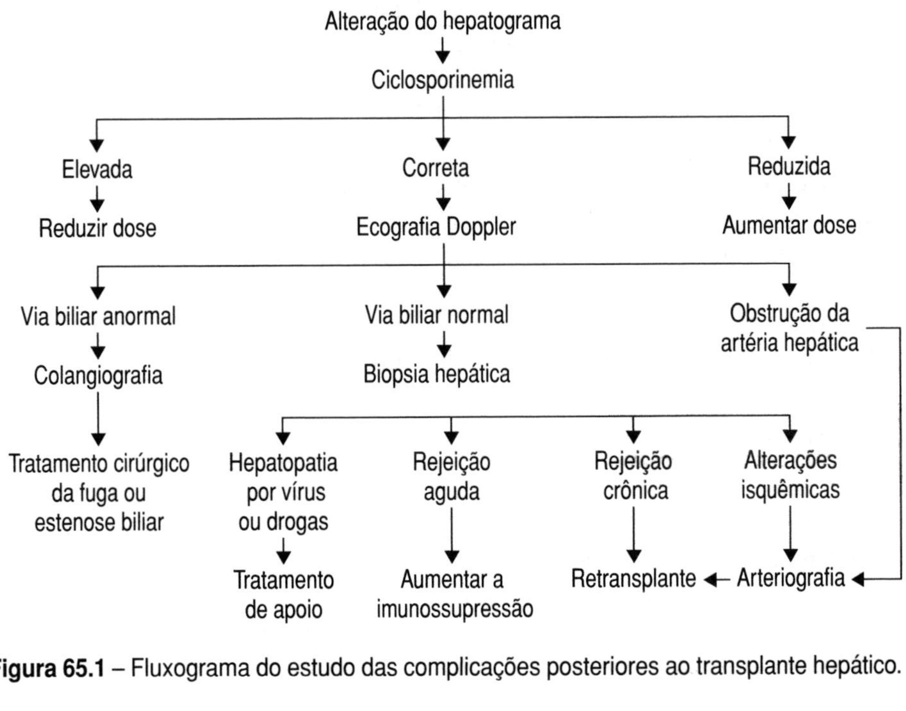

Figura 65.1 – Fluxograma do estudo das complicações posteriores ao transplante hepático.

- Hemostasia:
  - Tipo de pontos.
  - Clampar o pedículo (manobra de Pringle e R. Alves).
  - Tamponamento (?).
  - Recursos:
    - Pele.
    - Músculo.
    - Fáscia.
    - Peritônio.
    - Omento.
    - Ivalon.
    - Gelfoam.
    - Oxicel.
    - Surgicel.
    - Plásticos (recobrir).
- Drenagem:
  - Loja.
  - Via biliar.
  - Técnica: três drenos:
    - Aspirar.
    - Limpeza.
    - Não colabar.
- Preservar a veia supra-hepática média nas lobectomias.
- Prevenir fístula biliar e hemorragia.
- Manter fluxo: arterial, venoso e biliar.
- Injeção de azul de metileno para delimitar a veia porta.
- Dactiloclasia (digitoclasia).
- Secção de 1cm além da cisura (nível secção).
- Omentoplastia (R. Alves).
- *In situ* com exclusão vascular (clampe).

In vivo ex situ: secção das supra-hepáticas com clampe. O fígado fica preso pelo canal biliar e é operado sobre o corpo do paciente.

Tratamento

Traumas

- Drenagem (unidade de parênquima desvascularizado).
- Desbridamento (lesão de borda).
- Tamponamento (só em casos extremos) associado à drenagem. A mortalidade cai de 30% → 10%.

978-85-7241-664-1

978-85-7241-664-1

- Ressecção parcial: clampar o pedículo e laquear os vasos e canais biliares.
- Ligadura da artéria hepática.
- Lobectomia direita e esquerda (em 2 a 4% dos traumas).
  - Hemorragia grave.
  - Destruição de tecido hepático por desvascularização.
  - Hemorragia espontânea de tumor hepático.
  - Hemobilia traumática.

Outras Lesões

- Biopsias.
- Hepatostomia.
- Hepatojejunostomia.
- Sutura.
- Quimioterapia intra-arterial.
- Cisticectomia.
- Marsupialização.
- Segmentectomia.
- Dactiloclasia.
- Ressecções ou lobectomias.
- Drenagem percutânea.
- Trissegmentectomia (pentassegmentectomia).

Tumor de Fígado

Apenas o exame clínico cuidadoso, acreditar em sua possibilidade e rastreamento abdominal podem dar o diagnóstico em uma fase mais precoce.

Propedêutica

Ver Via Biliar e Icterícia.

Outros exames podem ser mais específicos: alfa-fetoproteína, cintilografia, arteriografia seletiva, colangiotransparieto-hepática, biopsia percutânea sob controle de ultra-sonografia ou tomografia computadorizada, ou por meio de laparoscopia.

Ressecções Hepáticas

- Tumores benignos: enucleação (se for superficial), segmentectomia ou lobectomia se for de tamanho grande.
- Angiomas:
  - Pequenos: transfixação com categute.
  - Limitados: segmentectomia ou lobectomia parcial ou total.
  - Generalizados: sem tratamento ou correr risco utilizando-se radioterapia.

- Tumores metastáticos:
  - De cólon: segmentectomia ou lobectomia (o que possibilita ressecção com resultados bons). Inicia-se uma experiência com ultra-sonografia transoperatória para ressecção de metástases grandes.
  - Antes de realizar a ressecção de metástase, é preciso ter o tumor primário dominado e a certeza de não haver disseminação hepática e no resto do corpo.
- Tumores primitivos:
  - Lobo direito: lobectomia direita.
  - Lobo esquerdo: lobectomia esquerda.
  - Segmentos laterais do lobo esquerdo: segmentectomia lateral.
  - Lobo direito invadindo os segmentos mediais do lobo esquerdo: trissegmentectomia esquerda. Retira-se um lobo e os segmentos mediais do outro lobo.
  - Câncer de vesícula ou outro acometimento dos segmentos anterior direito e medial esquerdo: bissegmentectomia (lobectomia mediana total e medial, hepatectomia intermediária, hepatectomia central).
  - Ligadura da artéria hepática: procedimento raramente usado, com o objetivo de destruir o tumor e regredi-lo. Os resultados não compensam os riscos de desvascularização. A ligadura deve ser feita na raiz da artéria hepática para não comprometer a circulação colateral, via gástrica esquerda e gastroduodenal.
  - Cateterismo da artéria hepática: procedimento pouco utilizado. Seu objetivo é proporcionar a quimioterapia intra-arterial. Seus riscos, inconvenientes e perigos não têm sido compensados pelo pequeno resultado obtido.
  - A vesícula, em geral, é retirada nas ressecções próximas a ela.
  - Bilemia: passagem de bile para o sistema venoso (hepático).
  - Hepatectomia: segmento e abordagem da fístula.
  - Tamponamento com tela de poligalactina ou ácido glicólico.
  - Drenagem biliar com aspiração.
  - Embolização por cateter de átrio: septostomia (Rashkind 5,5Fr) por via jugular interna.

Tratamento do Câncer de Fígado

- Embolização transarterial (*Spongel*) e Lipidiol marcado com I^{131}.
- Injeção:
  - Percutânea de etanol; aproveita-se a hipervascularização do tumor.
  - De ácido acético a 50%.
- Dietética: a ação do vírus da hepatite B torna o fígado mais vulnerável à ação da aflatoxina e nitrosaminas.
- Aflatoxina B1 metabolizada no fígado torna-se o carcinógeno aflatoxicol.

978-85-7241-664-1

- Dietas pobres em proteína inibem o sistema histiocitário, retardando a formação de aflatoxicol.
- Retinóides, por meio do liarozol, podem tratar o câncer de fígado por:
  - Indução da citodiferenciação.
  - Inibição da proliferação celular.
  - Estimulação da resposta imune do hospedeiro.
  - Aumento da citotoxidade celular mediada.
  - Inibição da expressão oncogênica.
  - Inibição da angiogênese.
  - Supressão dos fenótipos transformados.
  - Apoptose.
  - Modulação da migração, adesão e invasão celulares.
  - Redução da colagenase e dos ativadores do plasminogênio.
  - Atividade antioxidante e inativação dos radicais livres.
  - Estimulação do fator de crescimento epidérmico (EGF, *epidermal growth factor*), fator de transformação do crescimento B (TGF-B, *transforming growth factor-B*) e fator de necrese tumoral (TNF, *tumor necrosis factor*).
- Ácido poliprenóico: composto retinóide que inibe a hepatocarcinogênese.
- Octreotida, análogo da somatostatina, tem efeito regulador-supressor, inibindo a secreção de hormônio de crescimento e insulina.
- Nitrosamina associada a inibidor da angiogênese.
- Glicirrizina diminui as aminotransferases.
- Etoposide, tamoxifen e flutamide são pouco efetivos (inibem os hormônios sexuais).
- Coagulação intersticial a *laser* diminui tumores de até 5cm.
- Inibidor da angiogênese: frumagilina, angiostatina, endostatina e trombospondina.
- Radioterapia interna com microesferas (904) ou lipiodol I^{131}, via arterial.
- Quimioterapia não é eficaz mesmo associada a imuno e hormonioterapia.
- Ultra-sonografia e injeção percutânea de etanol.
- Quimioprevenção com interferon-alfa-recombinate (r-INF-α).
- Transplante com recorrência de 10 a 20%/ano.

Trauma Hepático

978-85-7241-664-1

- Quadro clínico.
- História de contusão direta ou indireta, com ou sem fratura de arcos costais.
- Sinais e sintomas de perda sangüínea intraperitoneal.
- Propedêutica:
  - Exame clínico.
  - Punção abdominal.
  - Radiografia simples do abdome.

– Radiografia simples do tórax.
– Radiografia simples da região diafragmática.
– Cintilografia hepática.
– Ultra-sonografia.
– Tomografia computadorizada.
– Arteriografia seletiva.

Cada exame especializado deve ser feito de acordo com a indicação ou necessidade. O diagnóstico pode ser realizado com um bom exame clínico e raros exames complementares.

Tratamento conservador somente nos casos leves (fissuras, lacerações, hematomas autocontidos e pequenos) e sem perda de sangue.

O tratamento *não cirúrgico* do traumatismo hepático é um procedimento seguro e eficiente, desde que observados critérios rigorosos em sua indicação e execução, ou seja, uma situação muito diferente de simplesmente não tratar o paciente.

978-85-7241-664-1

Meyer *et al.* propuseram os seguintes critérios:

- Paciente estável hemodinamicamente e sem sinais de irritação peritoneal ou outros que indiquem laparotomia.
- Diagnóstico por método de imagem efetuado por profissional experiente, em aparelho de boa qualidade.
- A decisão de não operar deve ser do Cirurgião com experiência em cirurgia do trauma.
- O paciente deve ser cuidadosamente monitorado em ambiente hospitalar.
- Esse procedimento só pode ser realizado em instituição onde a cirurgia possa ser efetuada tão logo sua indicação seja feita.
- É importante reforçar que o tratamento não operatório é um método de exceção, empregado em casos selecionados, por equipe e centros especializados. O bom senso é fundamental na indicação e condução do tratamento conservador, sem o que os resultados sejam desastrosos. Na dúvida ou dificuldade, a intervenção cirúrgica evidentemente se impõe.

Vias de Acesso

- Lobo esquerdo, laparotomia paramediana, pararretal interna, direita, supra-umbilical. Deixar campo preparado para estendê-la ao mediastino por secção ou desinsecção do diafragma, ou abertura do 5º ou 7º espaço intercostal direito.
- Lobo direito: toracolaparotomia oblíqua, no nível do 5º ou 7º espaço intercostal direito. Iniciar pela laparotomia deixando o tórax preparado para prolongamento.

978-85-7241-664-1

- Todo o fígado: idem anterior, ampliando-se para a esquerda do abdome.
- Não usar a dupla subcostal bilateral em forma de V aberto e invertido. Ela se presta a transplantes hepáticos. Trata-se de uma incisão inestética, antifisiológica (seciona-se muitos nervos) e incômoda no pós-operatório tardio; o prolongamento se faz até a linha axilar anterior esquerda, ao passo que o fígado fica no meio e à direita; o prolongamento para o tórax torna-se ainda mais complexo no pós-operatório (forma de Y-V deformado). Há outro tipo de incisão que a substitui com vantagem e segurança.
- Se houver a necessidade de abordar os campos das lojas esplênica e hepática, e tórax à direita, a incisão transversa de concavidade voltada para cima, do 9º ao 9º espaço intercostal esquerdo com fácil prolongamento para a direita fornece conforto, vantagem, segurança e resultado tardio uniforme na função e estética.
- A vesícula deve sacrificada em todos os pacientes cujas lesões ou procedimentos técnicos a atingem.

Lacerações Extensas

Se não for hemorrágica, não tentar sutura. Drenar a área (segurança) e tentar fazer a pexia da lesão contra o omento ou diafragma.

Feridas Penetrantes

- Com tecidos desvitalizados: desbridamento cuidadoso; ligadura de vasos importantes e canais biliares lesados; tamponamento com omento ou proteína sintética, sutura do orifício de mais fácil acesso, maior diâmetro ou com maior risco de sangramento. O outro orifício permanece livre para drenagem. Os pontos devem ser feitos em forma de U ou X, sem apertá-los demais. Drenagem da área lesada.
- Hepatostomia com cateter de Foley por um dos orifícios ou o único.
- Tecidos íntegros: sutura do orifício principal, hemostasia, colestasia e drenagem da região.
- Com lesão de grandes vasos: ver adiante, em lesões graves de parênquima.

Feridas Laceradas

- Com hemorragia grave: tamponar provisoriamente; digito-hemostasia do pedículo ou com o clampe; ligadura de vasos e canais biliares identificados; desbridamento digital (morcelação); omentoplastia; drenagem da área.
- Buscar cirurgia conservadora, poupando as áreas vitalizadas que puderem ser arranjadas por sutura.
- Em casos extremos, tamponamento temporário com exteriorização por contra-abertura ou pela incisão, com utilização de gaze ou compressa montada para isso. Outra alternativa é envolver a região lesada por uma capa plástica que possa aderir-se à face lesada.

- Em determinadas situações é prudente colocar um dreno em T no colédoco para prevenir bilirragia intraperitoneal.

Explosão (Destruição) Lobar

- Laparotomia, prolongando-se para o tórax ou mediastino de acordo com o exame e achado.
- Hemostasia rápida por clampe ou dedos no pedículo.
- Ligadura de estruturas expostas e de identificação fácil.
- Pela abertura do clampamento controla-se a bili ou hemorragia.
- Omentopexia.
- Tamponamento.
- Drenagem da área.
- Coledocostomia em T, se indicada.

978-85-7241-664-1

Hematoma Grave Intra-hepático

A ressecção lobar ou de segmentos torna o caso muito grave e por isso não deve ser realizada. É preferível fazer a ligadura da artéria hepática em sua raiz. Nesse caso, há necessidade de controle rigoroso no pós-operatório e utilização de penicilina em doses altas. Há risco de necrose hepática.

Trauma da Veia Cava Inferior

O trauma da veia cava inferior retro-hepática é uma situação dramática de alta mortalidade. O controle do sangramento é difícil em razão da via de acesso complicada e pelo volume perdido em curto espaço de tempo.

O acesso é realizado por toracofrenolaparotomia entre 7º e 9º espaço intercostal direito. O sangramento abundante obriga o clampamento da aorta no nível do diafragma, afim de manter a pressão arterial. O hilo hepático também é clampado. Imediatamente depois, estabelece-se um desvio intraluminar sob duas formas:

- Sutura em bolsa na veia cava inferior, logo acima da confluência das veias renais. Introdução de cateter de Foley grosso, colocando-se o balão no nível acima do diafragma, onde será inflado. Compressão ou ligadura da veia cava acima das renais. Não se utiliza clampe porque as paredes são frágeis e se rompem com facilidade. Reparo da área traumatizada, após realizado o que foi descrito anteriormente. Outro risco desse procedimento é o prejuízo ao retorno venoso ao coração.
- Introdução de cateter grosso, em uma sutura em bolsa, do átrio direito até abaixo das veias renais. Ligaduras da veia cava contra o cateter, acima do diafragma e abaixo das renais. A extremidade do átrio fica clampada. Orifícios na porção intra-átrio e abaixo da ligadura inferior permitem fluxo para o coração, isolando a área a ser reparada. Pela extremidade fora do átrio pode-se fazer transfusão de sangue.

Trauma de Veia Porta

Em geral, apesar de raro ele decorre de ferimento por arma branca ou de fogo e trauma fechado. Associa-se a lesões viscerais e de outros vasos adjacentes. A mortalidade gira em torno de 40%. Com a lesão iatrogênica transoperatória é importante lembrar-se desse acidente.

A lesão pode se tornar justa-hilar no pedículo hepático e na porção retropancretática. No primeiro, realiza-se a manobra do Pringle (compressão digital) ou uso de clamples vasculares, seguida por hepatotomia, hepatectomia (quando há lesão extensa de parênquima), sutura ou ligadura. No segundo grupo, fazem-se as manobras de Pringle e de mobilização duodenopancreática (Kocher), o reparo distal e proximal com cadarços ou clampes e a sutura (ou remendo venoso de safena). Na porção retropancreática efetua-se a manobra de Kocher e a pancreatotomia, seguidas por sutura, remendo ou anastomose portoesplênica ou mesentérica (direita ou por interposição de prótese vascular).

A ligadura da veia porta não é tida como de alto risco, dada a riqueza de circulação colateral quiescente. Não se deve, no entanto, abusar dessa possibilidade. Apesar de nada ocorrer em alguns casos, a ligadura da veia porta pode provocar uma hipertensão porta, com conseqüente infarto intestinal agudo ou tardio e óbito.

978-85-7241-664-1

Hemobilia

Decorre de uma comunicação anormal entre as circulações sangüínea e biliar dentro do fígado. Pode levar à anemia grave ou a uma forma crônica. O trauma e o tumor, além de anomalias, são suas causas mais prováveis.

Os procedimentos se dividem quando se trata de tumor ou de trauma. No trauma, o hematoma dificulta a identificação e a técnica cirúrgica pelo volume e infiltração sangüínea. Daí o risco de ressecção e drenagem. Prefere-se, portanto, a ligadura da artéria hepática na sua emergência, permitindo, através das vias colaterais, uma suplência arterial que previne a necrose hepática. O uso de antibióticos (penicilina) ajuda na prevenção das infecções.

No outro grupo, os procedimentos são:

- Embolização arterial seletiva.
- Papilotomia endoscópica e extração de coágulo (tipo tampão) pela cesta de Dormia.
- Segmentectomia.
- Lobectomia.
- Colecistectomia e drenagem do colédoco, nas ressecções.
- Drenagem transcutânea por controle visual (imaginologia), com ou sem embolização arterial.

Fígado e Gravidez

- Fígado na gestação normal:
  - Doenças hepáticas próprias da gravidez:
    - Hiperêmese gravídica.
    - Colestase intra-hepática da gravidez.
    - Toxemia da gravidez.
    - Esteatose aguda da gravidez.
    - Rotura hepática espontânea.
  - Doenças hepáticas intercorrentes:
    - Hepatites virais.
    - Síndrome de Budd-Chiari.
  - Doenças hepáticas preexistentes:
    - Hepatite crônica persistente.
    - Hepatite crônica ativa.
    - Cirrose.
    - Síndrome de Gilbert.
    - Síndrome de Rotor.
    - Síndrome de Dubin-Johnson.
    - Doença de Wilson.
    - Cirrose biliar primária.
    - Hemocromatose primária.
    - Neoplasias benignas.
- Gravidez e transplante hepático.

978-85-7241-664-1

Tabela 65.1 – Testes hepáticos alterados na gravidez normal

Teste	Alteração	Mecanismo
FA	Aumento progressivo até 2N	Liberação da placenta
Leucinoaminopeptidase	Aumento progressivo até 3N	Liberação da placenta
Bilirrubinas	Normais ou discretamente aumentadas	Diminuição da secreção
Sais biliares	Aumento até 3N	Diminuição de transporte e secreção
Albumina	Diminuída	Hemodiluição e síntese diminuída
Globulinas (alfa 1, alfa 2 e beta)	Aumentadas	Aumento da síntese
Colesterol	Aumento	Aumento da síntese e secreção
Triglicérides	Aumento	Aumento da síntese e lipólise

FA = fosfatase alcalina; N = valor superior do intervalo de referência.
Nota: aminotransferase, gama-glutamiltransferase, tempo de protrombina = normais.

CAPÍTULO 66

Hipertensão Porta

Alcino Lázaro da Silva

978-85-7241-664-1

Anatomia do Sistema Porta

- Veias principais:
  - Porta.
  - Mesentérica superior.
  - Mesentérica inferior.
  - Esplênica.
  - Gástrica esquerda.
- Veias acessórias:
  - Gástricas curtas.
  - Cardiotuberositárias posteriores.
  - Gastromental esquerda.
  - Pancreáticas e duodenais.
- Veia porta:
  - Tronco com 12 a 15cm; avalvular; 15 a 18mm de diâmetro.
  - Colaterais:
    - Gástrica esquerda.
    - Pilórica.
    - Pancreaticoduodenal.
    - Cística.
  - Acessórias (Sappey):
    - Cística profunda.
    - Parabiliar.
    - Veias do omento menor e ligamento hepatocólico-renal.
    - Via hilar.
    - Via diafragmática.
    - Via ligamento superior.
    - Via ligamento redondo.
    - Via umbilical.
- Outras colaterais:
  - Lombares (Retzius).
  - Região anal.

- Dois grandes sistemas:
  - Hepatófugo (na obstrução intra-hepática).
  - Hepatópeto (na obstrução extra-hepática).

Fisiologia do Sistema Porta

- O sistema porta está entre duas redes de capilares (sistema aberto). O fígado possui 1.500cm³ de sangue hepático e intestinal.
- Os sinusóides (arteríola e vênula pré e pós-sinusoidal) possuem contratilidade.
- Regula a circulação abdominal e o retorno ao coração.
- Velocidade de 2 a 10cm/s.
- Tempo de circulação: 28s.
- Distribuição sangue:
  - Lineal: lobo esquerdo.
  - Mesentérica: lobo direito.
- Manometria (ver adiante).
- Oximetria (saturação O_2): 60%.
- Débito:
  - Artéria hepática 14 a 40%.
  - Veia porta 70 a 90%.
  - Leito mesentérico: 30% débito cardíaco.
- Adaptação sistema porta:
- Pressão por hiper-hidratação (sem alterar pressão arterial ou supra-hepática).
- Inalterada por hiperfluxo arterial.
- Hiperafluxo arterial na ligadura da veia porta.
- Pequena ↑ pressão porta na ligadura da artéria hepática.
- Oclusão:
  - Aguda da veia porta.
  - Crônica da veia porta.
- Fatores metabólicos, físicos, vasculares (pressoceptores mesentéricos?).
- Não há válvulas.
- Paredes pouco elásticas e que se comprimem facilmente.
- Pequena capacidade contrátil.
- Compressão e descompressão rítmica pela respiração.

978-85-7241-664-1

Farmacologia

- Pituitrina e somatostatina ↓ pressão porta.
- Histamina, peptona e choque anafilático (fecham o esfíncter supra-hepático?) ↑ pressão porta.
- Mediadores do sistema nervoso autônomo (SNA):
  - Grande esplâcnico: ↑ pressão arterial e porta.

978-85-7241-664-1

– Epinefrina geral: ↑ débito.
– Epinefrina local: vasoconstrição ↓ débito.
– Norepinefrina local: ↓ débito.
– Isoproterenol geral: ↑ débito.

Fisiopatologia

Alterações Funcionais

- Varizes: hemorragia digestiva.
- Circulação colateral e complicações metabólicas (hiperamonemia → alteração neuropsíquica).

Conseqüentes à:

- Hipervolemia.
- Hipertensão:
  – Não há válvula.
  – Há alteração da estrutura hepática.
  – Sentido do sangue porta-supra-hepática.

Em razão de:

- Diminuição do fluxo porta de 20cm^3/kg de peso/min para 6,5cm^3 (compressão nos nódulos de regeneração?).
- Arterialização aumentada.
- Mistura arteriovenosa por neoformação vascular pré-sinusoidal (verificada por corante, isótopos, estudo arteriográfico e modelos).

Em decorrência a:

- Nódulo de regeneração (não de reparação) envolvido por cavernoma angiomatoso de ramos de artéria hepática, criando uma diátese interportossinusoidal e intersinusóide supra-hepático.
- Ovo → ramos portas → granuloma → esclerose periporta.
- Fístula arteriovenosa periférica no leito mesentérico (?).

Quadro Clínico

- Circulação venosa:
  – Superficial.
  – Profunda.

- Hemorragia digestiva. Varizes esofagogástricas.
- Úlcera cloridropéptica.
- Cloridria gástrica.
- Alterações intestinais:
  - Meteorismo.
  - Diarréia.
- Ascite.
- Esplenomegalia.
- Hiperesplenismo.
- Alterações pulmonares.
- Derrames pleurais.
- Alterações cardíacas (↑ débito → insuficiência cardíaca [IC]).
- Alterações renais.
- Encefalopatias:
  - Psíquicas.
  - Neurológicas.

Síndromes

- Compressivas.
- Obstrutivas.
- Ulcerativas.
- Hemorrágicas.
- Hiperesplenismo.
- Inflamatórias.
- Hipertensivas:
  - Pulmonar.
  - Da cava.
  - Porta.
  - Associações.
- Hipercinética (aneurisma arterioporta).

978-85-7241-664-1

Diagnóstico

- Objetivo:
  - Caracterizar a alteração hemodinâmica.
  - Observar anomalias ou morfologia do trajeto.
- Manometria (pressões):
  - Ileal ocluída: 16mmHg.
  - Porta livre: 3,2 a 11,6mmHg (6,8).
  - Intra-esplênica: 3,7 a 11mmHg (7,4).
  - Hepática: 5,1 a 9,6mmHg (8,1).

- Hepática ocluída: 3,6 a 7,2mmHg (5 a 10cmH_2O).
- Hepática periférica ocluída: 29 a 44mmHg (40 a 60cm H_2O).
- Supra-hepática livre: 0 a 7mmHg (3,9).
- Supra-hepática ocluída: 2 a 11mmHg (5,6).
- Cava: 1,5 a 5,3mmHg (3,2).

Exemplo:

Queda pressão porta-hepática ocluída (PPHO) maior 10cm: no primeiro ano, ↓ 30 a 53% encefalopatia.

Pequena mudança PPHO (5cm) ou PPHO > pressão porta livre (PPL): ↓ 19 e 19% encefalopatia.

Queda PPHO entre 5 e 10cm: óbito e encefalopatia entre os dois.

- Hemodinâmica:
  - Físicos:
    - Fluxometria.
    - Clorimetria.
    - Termodiluição peroperatória.
  - Corantes:
    - Clareação.
    - Fotometria.
  - Tempo de circulação:
    - Duodeno-pulmão.
    - Reto-pulmão.
    - Reto-língua.
    - Baço-língua.
- Radiografia:
  - Esplenoportografia:
    - Convencional.
    - Seriada.
  - Verificar:
    - Existência de obstáculo.
    - Existência e disposição circulação colateral.
    - Estudo sistema venoso a montante da obstrução.
    - Estudo vascularização hepática.
  - Causas de erro:
    - Volume insuficiente de contraste.
    - Atraso no disparo.
    - Compressão da veia esplênica pela coluna em decúbito.
    - Variação na posição da agulha.
  - Arteriografia seletiva e retorno venoso.
  - Ileoportografia peroperatória.
  - Portografia trans-hepática transparietal.

978-85-7241-664-1

  - Azigografia intercostal.
  - Cravografia:
    - Simples.
    - Oclusão dupla e combinada.
  - Outros:
    - Portografia por laparoscopia.
    - Omentoportografia.
    - Espermatoesplenoportografia.
    - Hemorroidoportografia.
  - Radiografias:
    - Esôfago, estômago e duodeno.
    - Tórax (microgranulação, $\uparrow$ trama, $\uparrow$ arco médio).
  - Substâncias radioativas:
    - Ouro coloidal radioativo (estático).
    - Tecnécio (estático).
    - Albumina marcada I^{131} (fluxo).
    - Rosa bengala I^{131} (excreção).
  - Esplenograma.
- Ultra-sonografia com Doppler.
- Mielograma quando houver hiperesplenismo.
- Eletrocardiograma (ECG).
- Eletroencefalograma (EEG).
- Provas de função hepática.
- Fezes parasitológico.
- Retossigmoidoscopia com biopsia.
- Testes imunológicos.
- Biopsias.

978-85-7241-664-1

Etiologia

Pré-hepática

- Trombose do eixo esplenoporta:
  - Hilo esplênico.
  - Veia esplênica.
  - Veia porta.
  - Esplenoporta difusa.
  - Ramos do tronco da veia porta.
- Infecções abdominais e gerais, doença da via biliar, cirrose, câncer, doença do pâncreas, doença gastroduodenal, cistos hidáticos, doença do sistema hemopoiético, tuberculose, esquistossomose, sífilis, tromboses cava e pós-operatória, aneurismas, torção e compressão pedículo esplênico, traumas, flebografias.
- Fístula arteriovenosa esplênica.

- Hipertensões segmentares:
  - Troncular.
  - Radicular.
- Malformação congênita da veia porta.
- Fleboesclerose.

Intra-hepática (Pré-sinusoidal, Sinusoidal ou Pós-sinusoidal)

- Esquistossomose (pré).
- Cirroses (pós-sinusoidal):
  - Comuns (70 a 95%).
  - Necrose hialina.
  - Primária (Hanot).
  - Doença de Wilson.
  - Fibrose cardíaca.
  - Biliar.
  - Hemocromatose.
  - Child-Pugh.
- Doença intra-hepática:
  - Transformação parcial nodular.
  - Fibrose hepática congênita.
  - Hipoplasia do lobo direito.
  - Fibroangiomatose biliar.
- Lesões hepáticas localizadas:
  - Cisto:
    - Hidático.
    - Biliar.
  - Abscessos.
  - Câncer.
- Degenerações:
  - Esteatose.
  - Amiloidose.
- Infiltrações: sarcoidose.
- Infecções.

978-85-7241-664-1

Pós-hepática

- Síndrome de Budd-Chiari (supra-hepática):
  - Malformação (atresia, estenose, válvula).
  - Tromboses (veia supra-hepática e cava inferior).
  - Causa local (câncer, infecção).
  - Causa geral (hemopatias).
- Obstáculo cardiopericárdico.
- Doença venoclusiva (alcalóides).

Tratamento

- Estabelecimento de circulação colateral:
  - Omentopexia (Talma-Morison).
  - Transposição de baço:
    - Na parede abdominal.
    - No tórax (Turinen).
  - Testículo na cavidade peritoneal.
  - Excisão peritonioparietal.
  - Tamponamento:
    - Mediastino posterior com omento (Garlock).
    - Mediastino anterior com gaze.
- Drenagem e absorção:
  - Drenagem do canal torácico.
  - Anastomose pelve renal ou bexiga ao peritônio.
  - Botão na tela subcutânea (Crosby-Cooney).
  - Veia safena no peritônio.
  - Veia femoral no peritônio (válvula de Spitz-Holter).
  - Músculo reto na cavidade peritoneal (*Rectus Wick*).
  - Ileoentectropia (segmento de alça aberta no peritônio).
  - Extraperitonização do lobo direito fígado.
  - *Sinus* espleno-hepático.
  - Infusão venosa de líquido ascítico.
  - Desvio peritônio-atrial.
  - Derivação portocava extracorpórea.
  - Supra-renalectomia.
- Interrupção de fluxo porta para varizes:
  - Secção cárdia (Tanner).
  - Esofagocoloplastia (Mahoney).
  - Esofagectomia distal (Nachlas).
  - Esofagectomia:
    - Interposição do delgado em Y (Barnes).
    - Interposição do delgado (Merendino).
    - Interposição do cólon (Koop-Moroney).
  - Esofagectomia total (Montenegro).
  - Esofagogastrectomia (Phemister-Humphrey).
  - Gastrectomia total (Baronovsky).
  - Ligadura da veia gástrica esquerda (Walters-Roundtree).
  - Ligadura de ázigos (Bourgeon-Petri).
  - Transecção:
    - Esofágica (Walker).
    - Gástrica (Tanner).

978-85-7241-664-1

978-85-7241-664-1

- Redução do fluxo porta:
  - Ligadura da artéria:
    - Hepática.
    - Esplênica.
    - Celíaca.
    - Associações.
  - Esplenectomia.
  - Esplenectomia mais ligadura da veia mesentérica inferior.
- Balão de Sengstaken-Blakemore.
- Ligadura de varizes:
  - Transesofágica:
    - Intraluminar (Boerema-Crile).
    - Submucosa (Bernardes de Oliveira).
  - Abdominal (Welch).
- Desconexão azigoporta (Torres-Degni).
- Desconexão mais secção esofágica (Sugiura).
- Desconexão esplenopancreática.
- Vagotomia.
- Filtração extracorpórea ("portórea").
- Desvios venosos.
  - Portocava:
    - Término-lateral (TL) (Marion).
    - Látero-lateral (LL) (Eck).
    - Término-lateral (TL) dupla (McDermot).
    - Esplenectomia mais anastomose esplenorrenal:
      - LL.
      - TL.
      - Término-terminal (TT).
      - Centralizada (Abdala).
    - *Seletiva*:
      - TL (Teixeira-Warren).
      - LL (Britton).
  - Esplenocava (Teixeira).
  - Mesenteriocava:
    - TL.
    - LL, com prótese em H (R. Alves).
  - Cavo-mesentérica: TL.
  - Renoporta:
    - TL.
    - Transposição.
  - Coronariocava.
  - Ovariana direita: porta.

– Ovariana – mesentérica superior.
– Gástrica esquerda – cava (Moreno, Inogushi).
– Onfalocava.
– Espermatoesplênica.
– Renogastromental.
– Mesenteriorrenal esquerda com prótese (Lázaro da Silva).

Resumo

Existe uma hipertensão com hipervolemia.

Essa condição produz hemorragia digestiva.

Opera-se em hipertensão porta para prevenir ou combater o sangramento.

Isso é possível por meio de dois grandes caminhos: desfazendo-se a circulação colateral que sangra ou seguindo a lei de Poiselle, em que:

978-85-7241-664-1

$$P = \frac{V}{Q^2}$$

P = lei de Poiselle; V = secção de vasos; Q = volemia.

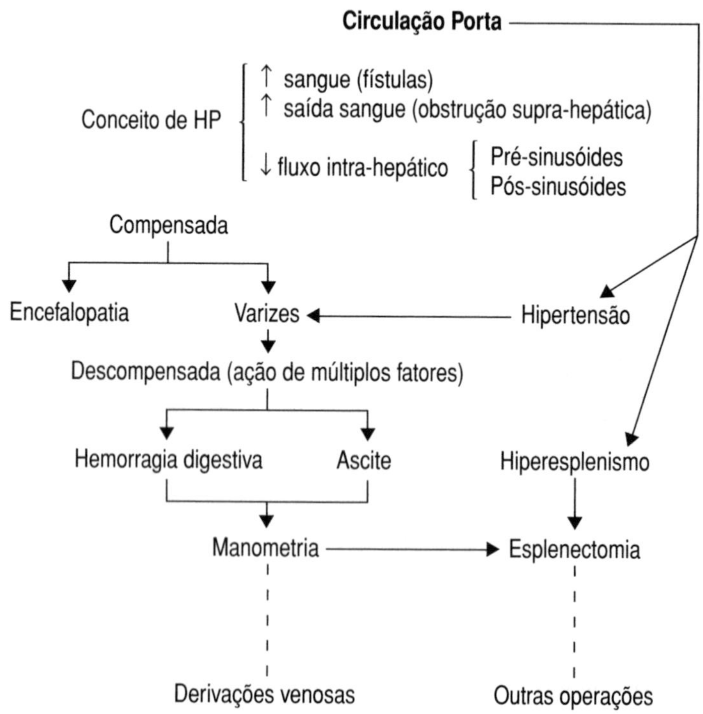

Figura 66.1 – Circulação porta. HP = hipertensão porta.

978-85-7241-664-1

Diminui-se o V com a retirada do baço; e o Q, realizando-se o desvio ou a drenagem linfática.

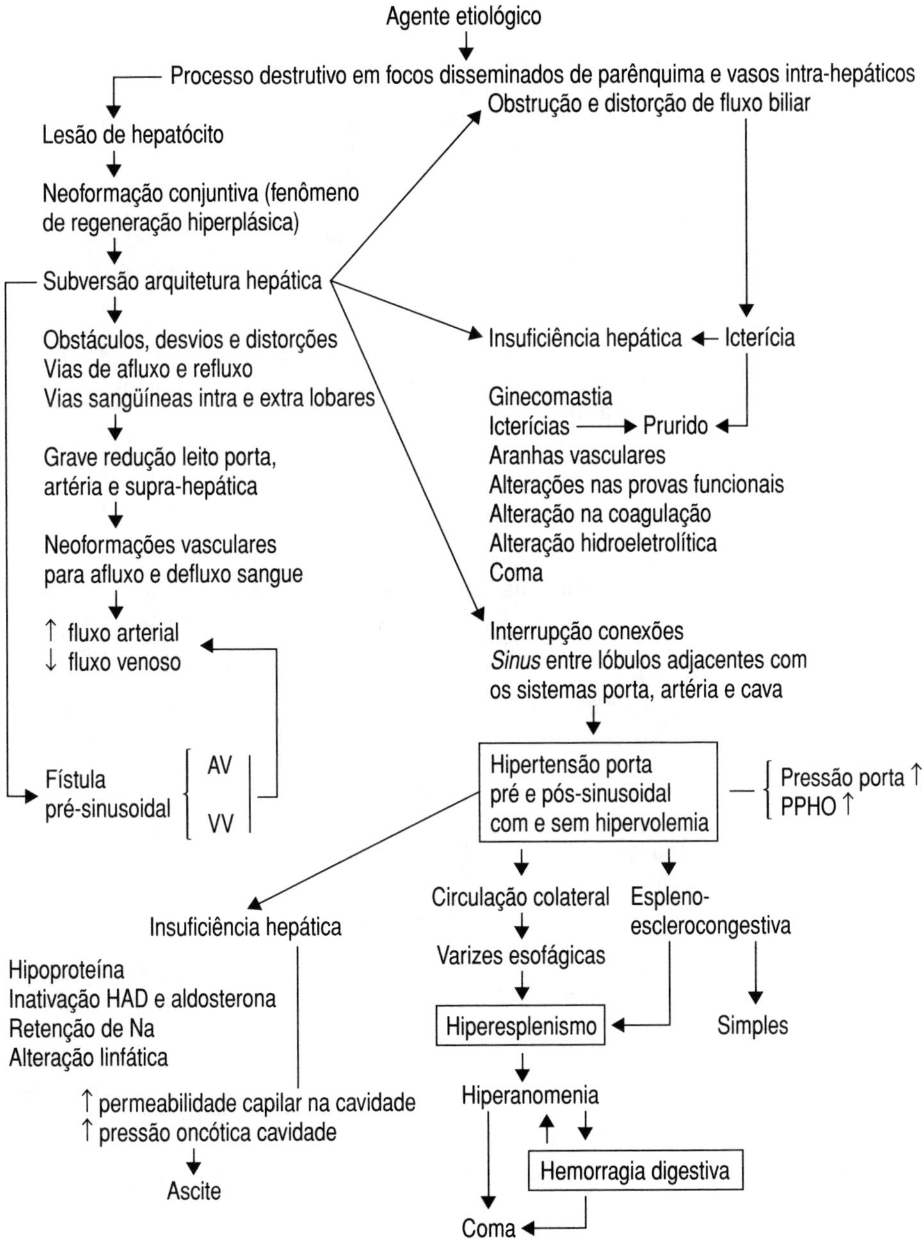

Figura 66.2 – Hipertensão porta (cirrose). AV = arteriovenosa; HAD = hormônio antidiurético; PPHO = pressão porta-hepática ocluída; VV = veno-venosa.

Hipertensão Porta (Esquistossomose)

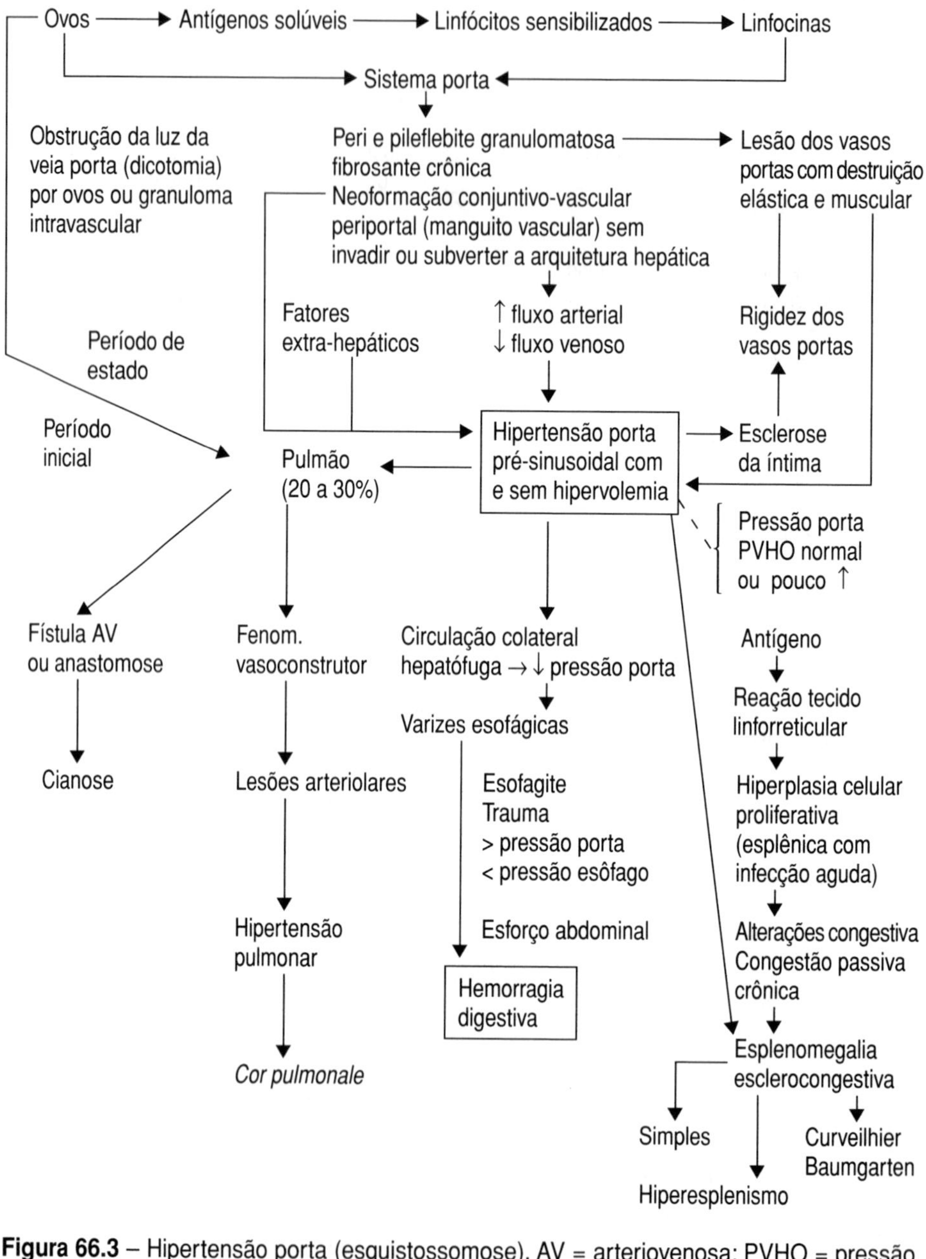

Figura 66.3 – Hipertensão porta (esquistossomose). AV = arteriovenosa; PVHO = pressão venosa hepática ocluída.

978-85-7241-664-1

Pré-operatório

- Rotina para cirurgia média ou grande.
- Esplenoportografia com manometria (também pode ser feita no transoperatório, logo após a abertura da cavidade).
- Urografia excretora (posição, tamanho, bilateralidade, excreção).
- Cateterismo da veia safena magna para medida da pressão cava. Mantém-se o cateter para novas medidas e reposição.

Transoperatório

- Via de acesso:
  - Laparotomia paramediana pararretal interna esquerda, supra-umbilical.
  - Laparotomia transversal, supra-umbilical, a partir da linha alba em direção ao 10º espaço intercostal esquerdo. Nesse caso, se houver necessidade, retira-se a 12º costela (subperiósteo), alargando o acesso.
  - Em casos excepcionais, toracofrenolaparotomia esquerda no 9º espaço intercostal esquerdo.
- Medida da pressão cava.
- Exame da cavidade abdominal.
- Cateterismo da veia gastromental esquerda.
- Medida da pressão porta (inicial).
- Ligadura da artéria esplênica, após a abertura do espaço cólon-gástrico, na borda superior do corpo do pâncreas.
- Medida da pressão porta.
- Esplenectomia.
- Medida da pressão porta.
- Anastomose esplenorrenal proximal (ou a centralizada).
- Medida da pressão porta.
- Ligaduras das veias: gástrica esquerda, gástrica direita e gastromental direita (o tempo alternativo depende do estudo pré-operatório e do achado cirúrgico e manométrico).
- Medida da pressão porta.
- Medida da pressão cava.
- Biopsia de tecidos (conforme indicação ou pesquisa).
- Exteriorização do cateter por abertura contralateral, a fim de manter a veia gastromental esquerda e fazer, no pós-operatório, reposição, manometria e estudo radiográfico.

978-85-7241-664-1

Segunda Alternativa

- O baço é conservado.
- A veia é dissecada em maior extensão pelo espaço intercólon-gástrico ou abaixo do mesocólon transverso, ligada próxima à confluência esplenome-

sentérica, e anastomosada à veia renal (esplenorrenal distal; Operação de Teixeira-Warren).

978-85-7241-664-1

Pós-operatório Imediato

- Controle rotineiro do paciente operado.
- Cuidados locais e gerais do cateter venoso exteriorizado. Mantê-lo pérvio por perfusão contínua de solução salina ou heparinizada.
- Radiografia de controle, com contraste iodado, no segundo e quinto dia pós-operatório, para estudo da perviedade.
- Retirada do cateter por tração. Curativo oclusivo pequeno, no local.
- Dependendo de indicação ou pesquisa, estudo com ultra-sonografia e Dopplerometria da anastomose esplenorrenal.
- Se for decidido pela conservação do baço: medir a distância da borda esplênica ao rebordo costal no pré e pós-operatório; controlar hemograma, reticulócitos, bilirrubinemia, transaminases.

Pós-operatório Tardio

- Controle conforme necessidade.
- Sinais e sintomas de insuficiência hepática (quadro clínico, bilirrubinas, transaminases, proteínas, HbsAg, desidrogenase lática [LDH] e gamaglutamil transferase [GGT]).
- Edema de membros inferiores.
- Avaliação radiográfica do arco pulmonar (hipertensão pulmonar).
- Endoscopia digestiva alta (controle de varizes esofágicas).
- Pesquisa de anemia e crase sangüínea.
- Medida do baço (estudar regressão).
- Se for o caso, esplenoportografia.
- Ultra-sonografia e Dopplerometria (avaliação de anastomose venosa).

Indicação Cirúrgica

Varizes Esofágicas

- Calibre menor (inicial):
  - Controle clínico
  - Tratamento da esquistossomose.
  - Remoção de focos.
  - Controle endoscópico.
  - Caso tenha havido sangrmento ou as varizes evoluíram: operar e esclerosar se não desapareceram totalmente.
- Calibre médio:
  - Sem sangramento: seguir a conduta anterior.
  - Sangramento: operar e esclerosar; ou eslcerosar antes, se a perda de sangue repercutir no equilíbrio hemodinâmico.

- Calibre grande: operar e depois esclerosar, se for o caso (varizes remanescentes)

Técnicas mais Adequadas (menos Ruins), por Ordem de Prioridade

- Anastomose esplenorrenal proximal (esplenectomia) (AERP).
- Anastomose esplenorrenal centralizada (esplenectomia) (AERC).
- Anastomose esplenorrenal distal (AERD).
- Anastomose mesenteriocava (AMC):
  - TL.
  - LL com prótese (R. Alves).
  - LT.
- Anastomose mesenteriorrenal esquerda com prótese (Lázaro da Silva).
- Anastomose gastricocava.
- Anastomose portocava:
  - TL (Marion).
  - LL (Eck) com prótese.
  - TL dupla (McDermot).

Recidiva do Sangramento

- Operar de forma eletiva, sempre que possível.
- Após anastomoses venosas:
  - Tratamento clínico.
  - Esclerose de varizes, em sessões.
  - Controle mais rigoroso.
  - Desconexão azigoporta (se não houver outro recurso).
- Após desconexão azigoporta:
  - Tratamento clínico.
  - Esclerose de varizes, em sessões.
  - Derivações venosas.
- Após AERP: tentar a AERD ou AMC ou anastomose mesentericorrenal esquerda (AMRE).
- Após AERD: tentar a AERP (caso a esplenectomia ainda não tenha sido realizada):
  - Anastomose mesenteriocava.
  - Anastomose mesenteriorrenal esquerda.
  - Anastomose gastricocava.
  - Anastomose portocava (excepcional).
- Outras alternativas (heróicas):
  - Ligaduras venosas no esôfago – Boerema – Crile ou B. Oliveira (extramucosa).
  - Transecção esofágica:
    - Cruenta.
    - Sutura mecânica (*Stapler*).

978-85-7241-664-1

– Ligaduras venosas intragástricas (Skinner).
– Ressecção da junção esofagogástrica (Merendino).
– Ressecção de todo esôfago.
– Esofagogastrectomia (Montenegro).

Hiperesplenismo

Essa situação esplênica não parece influenciar a evolução do paciente quando o baço é conservado (AERD).

Caso haja agravamento do quadro laboratorial ou clínico (anemia, queda das defesas, alterações de área com petéquias ou esquimoses), retirar o baço. Nesse caso, tentar a anastomose venosa proximal ou a centralizada.

Não há diferença de conduta, até que se conheça melhor a fisiopatologia entre paciente com hiperesplenismo e com ou sem hipertensão porta.

978-85-7241-664-1

Icterícia Pós-anastomose Venosa

Em seguida à AERD ou porta-cava (PC) com preservação do baço ocorre uma icterícia irreversível de graus variados e em até 50% dos casos.

A correção dessa síndrome ictérica pós-anastomose venosa faze feita com a retirada do baço. Nesse momento, o problema se complica porque essa retirada pode gerar obstrução de anastomose e reativar a hipertensão. Por outro lado, deixar um paciente com uma icterícia constante é temerário quanto à função hepática e encefálica, além de outros distúrbios não identificados.

Encefalopatia Portossistêmica

Outro problema de solução difícil.

Tentar, se não houver agravamento do quadro, os recursos clínicos:

- Abster-se ou usar pouca proteína animal.
- Manter o intestino funcionante e diminuir a flora Gram-negativa e anaeróbia (usar leite e coalhada, além de vegetais e cereais).
- Corrigir os desvios de função hepática.
- Evitar a flatulência e distensão abdominal.
- Evitar medicação que atue na esfera neuroencefálica.
- Usar hepatotrófico.
- Usar colerético, colagogo e lactulose.
- Utilizar ácido glutâmico o qual deve ser encomendado, pois não há no mercado farmacêutico (comprimidos de 100 ou 500mg, usando-se até 4g ao dia).
- Não utilizar procedimentos cirúrgicos de ressecção, a não ser em casos excepcionais.
- Desfazer a anastomose. Nesse caso, o mais prudente e seguro é o fechamento progressivo da anastomose porque a ligadura brusca acarreta uma insuficiência hepática aguda com óbito freqüente.

978-85-7241-664-1

Conduta na Vigência da Hemorragia Digestiva

- Operar somente os casos graves ou cataclísmicos.
- Tentar equilibrar o paciente para operá-lo após controladas as alterações volêmicas e, se possível, de maneira eletiva a fim de diminuir a mortalidade.
- Endoscopia é um exame importante para avaliar o local do sangramento. O tratamento fica mais racional e evita-se erros diagnósticos, como exemplo, uma úlcera sangrando, tratada como uma variz somente.
- Usar todos os recursos prescritos para um paciente portador de hemorragia digestiva alta.
- Se for possível, a endoscopia e a esclerose devem ser feitas como primeira etapa.
- Caso isso não seja possível, nas hemorragias graves colocar o balão de Sengstaken-Blakemore. Ele tem valor nas primeiras horas, ao passo que é feita a preparação para a correção cirúrgica. Durante a operação ele é retirado. Logo, a sua presença coíbe a hemorragia, melhorando o controle clínico do paciente. Ele não deve permanecer insuflado por mais de 24h pelo risco de necrose de mucosa ou parede total do esôfago.
- As técnicas devem variar de acordo com:
  - Estado geral.
  - Gravidade da hemorragia.
  - Idade.
  - Outros fatores de riscos (função hepática).
  - Operações anteriores.
- De preferência fazer:
  - Esplenectomia e ligaduras venosas ou arteriais.
  - Anastomoses venosas (exceto portocava direita).
  - Desconexão azigoporta.
  - Ligaduras venosas diretas.
  - Outras alternativas.
- Medicamentos:
  - Propranolol 80 a 240mg/dia.
  - Dinitrato de isosorbide 15 a 60mg/dia. O nitrato baixa a resistência vascular porta provoca vasoconstrição arterial esplâncnica. Há queda da freqüência cardíaca.

Roteiro de Cirurgia para Hipertensão Porta

Véspera

Dissecação e intubação da veia safena magna (veia cava inferior).

Medir três vezes a pressão cava (abdominal) com o paciente em decúbito dorsal e em decúbito lateral direito.

Sala de Operação

- Colocar o paciente em decúbito dorsal, com coxim sob o tórax.
- Medir a pressão cava abdominal (três vezes).
- Abertura (via de acesso).
- Dissecação e intubação da veia gastromental direita em direção à veia porta ou de uma veia mesentérica. Colocar sistema de (*three-way*) três vias.
- Mediar a pressão porta (três vezes).
- Ligar a artéria esplênica.
- Medir a pressão porta (três vezes).
- Esplenectomia.
- Medir a pressão porta (três vezes).
- Se houver gradiente tensional portocava, fazer a anastomose esplenorrenal.
- Medir a pressão porta (três vezes).
- Não havendo gradiente, realizar a desconexão azigoporta ou outra operação indicada.

978-85-7241-664-1

Paciente: ______________________________ Registro: ____________

Operação Realizada: ______________________________

(Tomar cada pressão por 3 vezes. Tirar a média e anotar abaixo)

1) Pressões cava inferior pré-operatória:
   1.1. Decúbito dorsal – Média ____________
   1.2. Decúbito lateral – Média ____________

2) Pressões portas peroperatórias:
   2.1. Pressão porta através da veia gastromental direita
   Média ____________
   2.2. Pressão porta através da veia gastromental direita após a ligadura da artéria esplênica
   Média ____________
   2.3. Pressão porta através da veia gastromental direita após a esplenectomia
   Média ____________
   2.4. Pressão porta através da veia gastromental direita após a anastomose esplenorrenal ou desconexão ou outra intervenção acessória
   Média ____________

3) Pressão cava inferior pós-operatória imediata
   3.1. Decúbito dorsal – Média ____________
   3.2. Decúbito lateral – Média ____________

4) Pressão cava inferior pós-operatória imediata (no dia de retirar cateter da veia safena magna)
   4.1. Decúbito dorsal – Média ____________

Figura 66.4 – Manometria na cirurgia da hipertensão porta.

- Medir a pressão porta (três vezes).
- Retirar o cateter da veia. gastromental.
- Biopsias: fígado, pulmão, cauda do pâncreas, linfonodo mesentérico, rim, omento, veia esplênica (as possíveis).
- Se houver hipercloridia ou úlcera duodenal, fazer a vagotomia troncular mais piloroplastia; se for úlcera gástrica, ressecá-la ou antrectomia mais gastroduodenostomia na pequena curvatura (GDPC).
- Medir a pressão porta (três vezes).
- Síntese da abertura.
- Medir a pressão cava abdominal com o paciente em decúbito dorsal (três vezes).

Pós-operatório Imediato

- Medir a pressão cava abdominal com o paciente em decúbito dorsal (três vezes).
- Fazer a venografia antes de retirar o cateter da veia safena magna.

Nota: manter os sistemas de tomadas das pressões das veias cava e gastromental direita (GOD) ligadas permanentemente, durante toda a operação, para avaliar alteração de volemia.

978-85-7241-664-1

Nome: ______________________ Idade: __________ Cor: ______

Gênero: ______________ Estado civil: ______________ Profissão: ______________

Naturalidade: ______________________ Procedência: ______________________

Residência: ______________________ Endereço: ______________________

Anamnese

Queixa principal ______________________

Sintomas	Hemorragia	Hematêmese Melena Epistaxe		
	Intestino	Diarréia Disenteria Constipação Tenesmo		
	Dor	Localização Irradiação Intensidade Caráter		

Figura 66.5 – Sistematização do exame clínico de pacientes com hipertensão porta (*Continua*).

Sintomas	Dor	Duração Ocorrência		
		Anorexia Náuseas Vômitos Pirose Plenitude gástrica Icterícia Ascite Edema		
	Gerais	Astenia Cefaléia Febre Emagrecimento		
	Outros			
	Alimentação	Boa Deficiente em proteínas Deficiente em calorias Deficiente em vitaminas		
	Dados epidêmicos	Tempo de moléstia Início da exposição Banho em rio Trabalho na água Tempo de afastamento do foco Pruridos nos membros inferiores Outros casos na família Tratamento da esquistossomose		
	Histórico pregresso	Alcoolismo Fumo Operações anteriores Doenças venéreas		

Exame Objetivo

Peso: ____________________

Altura: ____________________ Observações: ____________________

Sinais	Estado geral bom Estado geral regular Estado geral mau Mucosa visível corada Mucosa visível hipocorada		

Figura 66.5 – Sistematização do exame clínico de pacientes com hipertensão porta (*Continuação*).

978-85-7241-664-1

978-85-7241-664-1

Sinais	Pele de cor normal Pele pálida Musculatura eutrófica Musculatura hipotrófica Edema Ascite Circulação colateral Icterícia Ginecomastia Eritema palmar Teleangiectasia Atrofia testicular Tremores das mãos		
Fígado	Normal Impalpável Aumentado Sensibilidade { doloroso / não doloroso Consistência { dura / normal / mole		
Baço	Distância 10ª costela esquerda à EIASD Tamanho Classificação de Versiani Classificação de Boyd Consistência { dura / normal / mole Sensibilidade { doloroso / não doloroso		
	Distância da 4ª articulação costocondral-dorso Nível flebostático		

Baço no pós-operatório imediato	Classificação de Versiani Clasificação de Boyd Tamanho em centímetros diminuído inalterado aumentado Consistência { dura / normal / mole		

Figura 66.5 – Sistematização do exame clínico de pacientes com hipertensão porta. EIASD = espinha ilíaca ântero-superior direita (*Continuação*).

1. Identificação

Nome: ______________________ Profissão: ______________

Idade: ______________ Procedência: ______________________

Gênero: ______________________ Naturalidade: ______________

Cor: ____________ Estado civil: ______________________________

Diagnóstico: ____________ Residência: ______________________

Nº registro: ____________ Peso: ____________ Altura: ____________

2. Diagnóstico da esquistossomose
   - Dados epidemiológicos
   - Ovos de parasitas nas fezes
   - Biopsia retal
   - Biopsia hepática
   - Intradermorreação (esquistossomina)

3. Diagnóstico da hipertensão porta
   - Varizes de esôfago { parasitose / endoscopia }
   - Esplenoportografia
   - Esplenomanometria transcutânea
   - Manometria porta transoperatória
   - Manometria da cava inferior { pré-operatória / pós-operatória { imediato / tardio } }

4. Exames complementares
   - Dosagem de proteínas { totais / albumina / globulina }
   - Dosagem de glicose
   - Hemácias
   - Hematócrito
   - Hemoglobina
   - Leucócitos { global / específico }
   - Plaquetas
   - Uréia e creatinina
   - Urina de rotina
   - Tempo de { coagulação / sangramento / protrombina }
     - PTT
     - Radiografia simples de tórax

Figura 66.6 – Estudo da perviedade da anastomose esplenorrenal. PTT = tempo de protrombina.

978-85-7241-664-1

978-85-7241-664-1

5. Flebografia renal esquerda seletiva
   Data: ______________

   Preparo do paciente { diazepínico ☐ Jejum ☐ Prometazina ☐ / enteroclisma ☐ Depilação ☐

   Posição {
   - decúbito dorsal horizontal ☐
   - lateral direita ☐
   - lateral esquerda ☐
   - oblíqua anterior direita ☐
   - oblíqua anterior esquerda ☐

   Medicamentos usados {
   - heparina ☐
   - pitressina ☐
   - outros: ______________

   Contraste { Hypaque 50% ☐ 75% ☐ / volume

   Punção {
   - femoral direita ☐
   - femoral esquerda ☐
   - dissecção ☐

   Cateter usado
   Manobra de Valsalva
   Injetor mecânico
   Resultado

6. Cateterismo de veia gastromental
   Data: ______________
   Volume de contraste: ______________
   Cateter: ______________
   Posição: ______________
   Resultado: ______________

7. Data da operação

8. Circunferência da veia esplênica

9. Manometria

   Pressão da veia cava inferior pré-operatória { decúbito dorsal / decúbito lateral

   Pressão veia gastromental
   Pressão porta após ligadura da artéria esplênica
   Pressão porta após esplenectomia
   Pressão porta após anastomose esplenorrenal

   Pressão da veia cava inferior pós-operatória { decúbito dorsal / decúbito lateral

Figura 66.6 – Estudo da perviedade da anastomose esplenorrenal (*Continuação*).

CAPÍTULO 67

Baço

Alcino Lázaro da Silva

Baço, baio, opaco. Sua anatomia é bem estudada e possui vascularização segmentar, o que possibilita a esplenectomia regrada (Campos Christo). Sua fisiologia é, ainda, desafiadora. Muitas atividades já são conhecidas.

- Constitui 25% do sistema reticuloendotelial.
- Com o fígado, responde por 85% da defesa orgânica.
- Hematogênese na fase embrionária e fetal (hematopoiese).
- Colabora com a hematogênese após o nascimento.
- Hemocatérese de partículas, bactérias, vírus e hemácias.
- Opsonização de partículas e células facilitando a fagocitose pelos macrófagos.
- Controle do número circulante de leucócitos e plaquetas.
- Regula a volemia porta, como um sistema de comporta e por vias colaterais (de $100cm^3$ normais para 2L).

978-85-7241-664-1

Apesar da importância do baço, as complicações pós-operatórias são muito raras. A pneumonia, o abscesso subfrênico e a sépsis são as afecções pós-esplenectomias mais conhecidas e ocorrem em 3 a 10% dos doentes. A sépsis fulminante, que pode matar em poucas horas, ocorre em menos de 1% dos casos. Para diminuir a possibilidade de infecção é indicada a administração de vacina contra *Diplococcus pneumoniae* (Pneumovax®), a cada três anos. A antibioticoprevenção é indicada em crianças, idosos, diabéticos e pacientes debilitados. Não há consenso quanto ao tipo de antibiótico a ser utilizado, nem quanto ao período de seu emprego. Frente a qualquer infecção em pacientes esplenectomizados, deve-se iniciar medicação precoce e intensiva com antibióticos de amplo espectro de ação.

Apesar de menos conhecidas, outras complicações podem ocorrer em pacientes esplenectomizados. A trombocitose é freqüente nas primeiras semanas após a retirada do baço. O número de plaquetas atinge desde algumas centenas de milhares até milhões por mm^3. Esse quadro é revertido de maneira espontânea e excepcionalmente acompanha fenômenos tromboembólicos. A administração de ácido acetilsalicílico – 100mg/dia – pode ser útil na prevenção do tromboembolia. A úlcera cloridropéptica é outra afecção aparentemente relacionada a pacientes esplenectomizados.

Propedêutica

- Exame físico.
- Percussão.
- Radiografia simples de abdome.
- Ultra-sonografia.
- Tomografia computadorizada.
- Cintilografia. Isótopos.
- Esplenoportografia.
- Arteriografia esplênica.
- Biopsia.
- Laparoscopia.
- Exames laboratoriais.
- Ressonância magnética nuclear.

978-85-7241-664-1

Doenças do Baço

- As doenças primárias são raras. Encontram-se entre elas: hiperesplenismo, malformações vasculares e neoplasias.
- Hipertensão porta, sob a forma de baço esclerocongestivo que, na verdade, constitui-se em lesão irreversível mesmo se realizada anastomose venosa descompressiva. Por isso, ele deve ser retirado e não preservado quando se trata a hipertensão porta.
- Drenagem de infecções e metástases de neoplasias malignas do abdome.
- Trauma:
  - Contuso.
  - Perfurativo.
  - Esmagamento.
- Hematomas traumáticos. Rompem-se caso não sejam tratados a tempo. Quando organizados ocorre a ruptura em dois tempos, meses após o trauma.
- Abscessos (hematomas, cisto).
- Cistos.
- A seqüestração exagerada de sangue leva à anemia a qual obriga à hiperfunção da medula que pode se esgotar, fibrosar, tornar-se hipoplásica e sem função.
- A esplenomegalia sem hiperesplenismo conduz à pantocitopenia. A leucopenia e a trombocitopenia não são risco maior, pois o baço libera células necessárias.

Hiperesplenismo Primário

- Anemias hemolíticas congênitas:
  - Esferocitose.
  - Eliptocitose.
  - Deficiência da cinase do piruvato.
  - Anemia falciforme.
  - Talassemia.
  - Porfiria.
- Anemia hemolítica auto-imune.
- Púrpuras trombocitopênicas:
  - Idiopática.
  - Trombótica.
- Neutropenia esplênica primária.
- Pancitopenia esplênica primária.

Hiperesplenismo Secundário

- Inflamatório:
  - Febre tifóide.
  - Sarampo.
  - Varicela.
  - Mononucleose infecciosa.
  - Berilose.
  - Malária.
  - Artrite reumatóide.
  - Lupús eritematoso sistêmico.
  - Paludismo.
  - Tripanossomíase.
  - Esquistossomose.
  - Leishmaniose visceral.
  - Equinococose.
  - Histoplamose.
  - Criptococose.
- Congestivo:
  - Cirrose.
  - Obstrução da veia porta.
  - Obstrução da veia esplênica.
  - Insuficiência cardíaca congestiva.
  - Obstrução da veia cava inferior supra-hepática.
- Fagocitose:
  - Doença de Gaucher.
  - Doença de Niemann-Pick.

978-85-7241-664-1

  - Amiloidose.
  - Hiperlipidemia.
- Infiltrativo.
- Neoplasias benignas:
  - Fibroma.
  - Hemangioma.
  - Linfangioma.
  - Fibroangioma.
  - Misto.
- Neoplasias malignas:
  - Doença de Hodgkin.
  - Linfomas.
  - Leucemia.
  - Carcinomas.
  - Sarcomas.
  - Metastático.
- Metaplasia mielóide agnogênica.
- Policitemia vera.
- Histiocitoses:
  - Hand-Schüller-Christian.
  - Letterer-Siwe.
- Infecções disseminadas:
- Abscessos:
  - Amebiano.
    - Único.
  - Bacteriano.
    - Múltiplo.
- Cistos:
  - Dermóide.
  - Hidático.
    - Único.
  - Primário.
    - Múltiplo.
- Hemangiomas.
- Traumas esplênicos.
- Aneurisma de artéria esplênica.

978-85-7241-664-1

O baço, principalmente por suas funções de opsonização, deve receber tratamento o mais conservador possível.

Os traumas esplênicos fechados podem ser acompanhados de modo conservador. O doente deve ser mantido internado em observação contínua. O baço precisa ser avaliado diariamente por meio de imaginologia. Se não aumentar o seu tamanho e os exames físico e hematológico não indicarem qualquer comprometimento, pode-se manter a conduta conservadora. Se a imagem esplênica aumentar ou se o paciente passar a desenvolver febre e leucocitose, ele deve ser operado.

Nos traumas esplênicos abertos ou nos que ocorrerem durante as cirurgias, é fundamental a experiência do Cirurgião. Em lesões pequenas deve-se tentar a sutura contínua com fio absorvível. A ligadura vascular da região lesada pode auxiliar no controle do sangramento. Se houver isquemia, necrose ou laceração de uma região esplênica, pode-se tentar a esplenectomia parcial. A área cruenta esplênica pode ser hemostasiada com sutura contínua. Os vasos maiores devem ser suturados em separado com o mesmo tipo de fio. O omento maior pode ser utilizado para auxiliar na sutura esplênica. O emprego de colas, telas, fibrina e grampeador não são necessários na rotina cirúrgica do baço. Nos casos em que for necessário ligar o pedículo vascular esplênico, pode-se realizar a esplenectomia subtotal, mantendo-se o pólo superior vascularizado pelos vasos esplenogástricos (gástricos curtos) (Petroianu).

Se for inevitável a esplenectomia total, pode-se implantar fragmentos do baço no omento maior. Estudos experimentais são controversos quanto resultados de sua eficácia na defesa contra a sépsis, porém não há dúvidas em relação ao seu papel benéfico na opsonização. Avaliações comparativas mostram que o omento maior é o local onde os fragmentos esplênicos revelam melhor função (Alexandre Rezende e Lázaro da Silva).

978-85-7241-664-1

Operações Fundamentais

As indicações são restritas em relação à riqueza de doenças as quais o baço gera ou participa.

As absolutas são: tumores, abscesso grande, trauma (explosão ou sangramento persistente). As absolutas, após controle clínico, são: esferocitose, púrpura e hiperesplenismo.

As outras são seletivas e dependem de aspectos multifatoriais.

- Esclerose arterial.
- Ligadura arterial esplênica.
- Drenagem esplênica.
- Sutura esplênica.
- Esplenectomia total.
- Esplenectomia parcial (regrada).
- Esplenectomia subtotal.
- Derivação venosa esplenorrenal distal (Teixeira-Warren).
- Derivação venosa esplenorrenal proximal.
- Transmigração esplênica para o tórax.

978-85-7241-664-1

- Implante de segmentos esplênicos em:
  - Omento maior.
  - Peritônio.
  - Tecido muscular.
  - Tela subcutânea.
- Recomposição do baço fraturado, em rede de fios (categute).
- Esplenopexia.
- Trituração e aspiração esplênica por vídeo.
- Esplenectomia de necessidade (oncológica).
- Punção (aspiração ou esplenoportografia).
- Biopsia.

CAPÍTULO 68

Doenças do Peritônio

Alcino Lázaro da Silva

A mais comum e grave é a peritonite e seus desdobramentos.

Com incidência rara e, portanto, distantes da peritonite, encontramos:

- Tumores benignos: lipoma, hemangioma.
- Aderências ou bridas conseqüentes a infecções, traumas, isquemias, estase venosa, sangue na cavidade, corpo estranho (talco, restos de celulose das compressas).
- Angiomatose.
- Carcinose peritoneal de várias origens.
- Mesotelioma. É o único tumor primário maligno do peritônio.
- Mesotelioma papilar benigno.
- Pseudomixoma. Origina-se de cistos mucosos malignos (adenocarcinoma) localizados no apêndice e ovário. Em raras ocasiões pode ser uma generalização de um processo benigno.
- Sarcomas (ângio).
- Cisto de mesentério. Coleções serosas, interserosa, em geral do mesentério (verdadeiras; tumorais ou não tumorais; pseudocistos e parasitários).
- Envolvimento por doenças retroperitoneais.
- Infecções específicas: tuberculose, micoses.
- Parasitoses.
- Síndrome de Fitz-Hugh e Curtis.
- Infecções: sífilis, linfogranulomatose, brucelose, tularemia.
- Granulomas por corpo estranho.
- Periviscerites.
- Peritonites inespecíficas: doença de colágeno, cardiopatia, nefropatia, pancreatopatia.
- Tumores desmoplásicos de pequenas células redondas.
- Leiomiomatose peritoneal disseminada.

978-85-7241-664-1

CAPÍTULO 69

Doenças do Omento

Alcino Lázaro da Silva

978-85-7241-664-1

- No omento as lesões são raras. Observa-se com freqüência seu envolvimento com doenças que exigem proteção do peritônio contra disseminação (infecção, neoplasia).
- Torção. Vários fatores concorrem para que o omento torça sobre si mesmo: obesidade, omento acessório ou bífido, formas de língua em sua borda, redundância de vasos, localização anômala de gordura.
- Enfarte. Idiopático, traumático ou associado à doença vascular.
- Omentite (epiploíte). Trata-se de uma necrose asséptica com infiltrado inflamatório e, às vezes, infecções secundárias.
- Tumores. São secundários a tumores localizados a distância ou por invasão em contigüidade.
- Cistos. Raros e têm as mesmas características dos cistos de mesentério.
- Forma pseudotumoral da esquistossomose.
- Aberturas congênitas e adquiridas.

CAPÍTULO 70

Diafragma

Alcino Lázaro da Silva

Há quatro grupos de afecções cirúrgicas, que serão vistos a seguir.

Hiperelevação Diafragmática (Eventração, *Relaxatio* Diafragmática)

Ocorre hipotonia parética ou paralítica de um hemidiafragma, sem solução de continuidade. É congênita ou adquirida. A razão mais comum é por lesão de nervo frênico. O sinal de Chilaidite caracteriza-se quando o segmento de cólon se interpõe entre o fígado e o diafragma lesado. ,

O tratamento pode ser por ressecção parcial e sutura ou plicatura (métodos desaconselháveis) e por jaquetão. Nesse último, realiza-se secção radial desde o mediastino até a inserção costal do diafragma. O retalho anterior é fixado por pontos,em sentido posterior à face inferior do retalho posterior, próximo às inserções costais. O retalho posterior é suturado à face superior do retalho anterior. Se o acesso for pelo abdome, é preciso inverter essa ordem.

978-85-7241-664-1

Hérnias Congênitas

Na fenda de Larrey, solução de continuidade na inserção diafragmática no nível do apêndice xifóide (por onde passam os vasos epigástricos superiores) faz protrusão um tecido anômalo, criando a hérnia de Morgagni-Larrey. No defeito de inserção póstero-lateral (mais à esquerda) do diafragma forma-se a hérnia de Bochdaleck (Bouchdaleck). Trata-se de um resquício da cavidade pleuroperitoneal existente antes do quarto mês de vida.

O acesso é torácico e o tratamento consiste em mobilização do conteúdo, redução e fechamento do defeito, por meio de avivamento, sutura e reinserção ou oclusão com retalho muscular do grande dorsal ou prótese (pericárdio de boi, fibras sintéticas).

Hérnias pelo Hiato

Divididas em: paraesofágica (rolamento, deslizamento e encurtamento adquirido [esôfago encurtado na esofagite grave]) e congênita (esôfago curto).

Para as hérnias sem esofagite, estenose e retração, utiliza-se a esofagogastrofundoplicatura parcial, após mobilização da metade cranial da curvatura maior (Toupet-Lind). Nas crianças ou em casos especiais no adulto, a plastia deve ser total em torno do esôfago (Nissen).

Se houver comprometimento extenso do esôfago, resseca-se esse segmento que deve ser substituído por uma porção de jejuno interposto (Merendino).

Hérnias Traumáticas Conseqüentes a Trauma Direto ou Indireto e a Incisões Cirúrgicas

Não havendo fixação das estruturas à cavidade torácica por via abdominal, faz-se a redução e fechamento da abertura. Em geral, o diafragma, com suas bordas avivadas no anel, permite o reforço de sutura. Havendo perda de substância, coloca-se uma prótese sintética.

978-85-7241-664-1

É preciso estar atento nos traumas toracoabdominais, pesquisando-se rupturas diafragmáticas sem sinais e sintomas evidentes. Na suspeita de lesão sem diagnóstico de certeza, deve-se explorar para corrigir na fase aguda. Muitas lesões diafragmáticas passam despercebidas, não são corrigidas e se complicam com graves hérnias.

Há outras lesões raras de diafragma, como exemplo, isquemia ou necrose conseqüente a distúrbios vasculares ou abscessos graves com drenagem por necessidade. Controlada a infecção, trata-se como se fora uma hérnia traumática.

O diafragma, entre outras funções, absorve elementos de baixo peso molecular. Daí a gravidade das infecções peritoneais.

CAPÍTULO 71

Doenças do Mediastino

Alcino Lázaro da Silva

Regiões

Mediastino Anterior

- Tumores teratóides.
  - Cistos epidermóides.
  - Cistos dermóides.
  - Teratomas.
- Tumores tímicos:
  - Hiperplasias.
  - Tumores.
- Bócio intratorácico:
  - Secundário ou mergulhante.
  - Primário ou aberrante.
- Paratireóide.
- Cisto pericárdico (celômico).
- Higroma.
- Câncer broncogênico.
- Célula germinativa não seminomatosa.

Mediastino Posterior

- Cistos:
  - Broncogênicos.
  - Esofágicos.
  - Gastrointestinais.
- Tumor em goteira costovertebral, neurinomas, neurilemoma, schwanoma:
  - Feocromocitoma.
  - Neurofibroma.
  - Ganglioneuroma.
  - Neuroblastoma.
  - Meningocele intratorácica.
  - Paraganglioma.

978-85-7241-664-1

978-85-7241-664-1

Mediastino Central

- Inflamação dos linfonodos hilomediastinais.
- Infecções pulmonares.
- Linfomas: linfossarcomas, sarcoma de células reticulares, doença de Hodgkin, linfoadenoses leucêmicas. Linfoma folicular gigante (Bryll-Symmers), metástases.

Miscelânea

- Aneurismas, megaesôfago, hérnia diafragmática, outros.

Diagnóstico

Clínico

- Bioquímico (marcadores).
- Radiografia de tórax.
- Tomografia.
- Ressonância.
- Ultra-sonografia.
- Broncoscopia.
- Esofagoscopia.
- Mediastinoscopia.
- Toracoscopia.
- Biopsia.
- Cirurgia.

Etiologia

- Tumores autóctones:
  - Ganglionares:
    - Inflamatórios.
    - Malignos (linfomas, metástases, etc.).
    - Enfermidades sistêmicas (linfadenose, sarcoidose, etc.).
  - Conjuntivos:
    - Fibroma.
    - Lipoma.
    - Leiomioma.
    - Xantoma.
    - Condroma.
  - Nervosos:
    - Ganglioneuromas.
    - Neurofibromas.
  - Císticos: cisto hidático.

    - Aneurismas.
    - Viscerais:
        - Tireóide (bócio intratorácico).
        - Timo:
            - Cistos.
            - Carcinoma.
            - Linfossarcoma.
        - Traquéia.
        - Esôfago.
        - Pericárdio e coração.
    - Embrionários.
        - Cistos epidermóides.
        - Cistos dermóides.
        - Teratomas.
        - Cistos enterógenos.
        - Cistos celômicos.
        - Cistos broncogênicos.
- Tumores propagados.
- Tumores metastáticos.

978-85-7241-664-1

CAPÍTULO 72

Mama

Alcino Lázaro da Silva

Propedêutica

- Inspeção:
  - Estática.
  - Dinâmica.
- Palpação:
  - Mama.
  - Linfonodos.
- Exames complementares:
  - Transiluminação.
  - Fotografia (flebografia) infravermelha.
  - Punção:
    - Exploradora.
    - Biopsia.
  - Radiografias:
    - Radiografia simples (perfil e crânio-caudal).
    - Pneumografia mamária (ar ou O_2).
    - Galactografia (mamografia) de Hicken.
    - Radiografia mama de Egan (filme mais sensível).
    - Radiografia de axila (nódulos calcificados).
    - Linfografia com rádio-ouro 198 (mamografia).
  - Biopsia:
    - Pré-operatória.
    - Peroperatória de congelação.
    - Linfonodal.
  - Secreção mamilar:
    - Cultura.
    - Reação de benzedrina para sangue.
    - Esfregaço.
    - Papanicolaou (câncer).
    - Descamação epitelial nas displasias.

978-85-7241-664-1

- Derrames papilares:
  - Galactorréia (fisiológica).
  - Ectasia ductal.
  - Papiloma intraductal.
  - Carcinoma.
  - Pseudoderrames:
    - Areolar.
    - Lesão areolar papilar.
    - Afecção de Paget.
    - Fístula mamária.
    - Secreção sebácea areolar.

978-85-7241-664-1

Cirurgia de Mama

- Mastotomia:
  - Inframamária.
  - Periareolar.
  - Transmamária (radiada).
  - Transareolar (na patologia ductal).
- Mastopexia.
- Mamoplastia.
- Areolomamiloplastia.
- Prolongamento mamário (Spence).
- Drenagem.
- Mastectomia:
  - Lobar (lumpectomia ou tilectomia).
  - Parcial (quadrantectomia).
  - Subtotal.
  - Total ou subcutânea.
  - *Associada* (inframamária mais areolar) no tumor benigno do homem.
  - Total bilateral.
  - Total com esvaziamento:
    - Axilar (Halsted, 1898): local → linfático → sangue.
    - Axilar mais supraclavicular.
    - Axilar mais supraclavicular e mamária interna (Urban).
  - Total simples mais radioterapia (McWhither, 1941).
  - Halsted admitia a situação locorregional para o câncer de mama.
  - Fisher julgava que a embolização metastática para vasos e linfonodos é simultânea, caracterizando uma doença local, locorregional, sistêmica e multicêntrica (micrometástases).
  - Patey preserva o músculo peitoral maior e retira o menor com os linfonodos subjacentes, níveis 1, 2 e 3.

978-85-7241-664-1

- Scalon seciona o peitoral menor para a dissecação, mas não o remove. Preserva a inervação dos nn. peitorais.
- Auchincloss-Madden preserva o músculo peitoral menor, dissecando-o até o nível da veia axilar.
- Mastectomia subcutânea preserva o mamilo e aréola.
- Geofrey Keynes (1920) iniciou o tratamento conservador da mama.

- Punções:
  - Agulha fina (BAAF).
  - Agulha grossa (*core*).
- Biopsias (punção-biopsia, pré-operatória, transoperatória-congelação).
- Radioterapia e quimioterapia.

CAPÍTULO 73

Tumores Primários do Ovário

Alcino Lázaro da Silva

- Cistadenoma seroso (papilífero):
  - Forma unilocular.
  - Forma multilocular.
  - Forma papilífera.
- Cistadenoma mucinoso.
- Papiloma de superfície.
- Adenofibroma.
- Fibroma.
- Tumor de Brenner.
- Tecoma.
- Carcinoma de células da granulosa.
- Arrenoblastoma.
- Disgerminoma.
- Cistadenocarcinoma seroso papilífero.
- Cistadenocarcinoma mucinoso.
- Carcinoma sólido.
- Cisto dermóide.
- Teratoma.
- Cistos nos anexos uterinos.
  - Ovário:
    - Folículo vesiculoso cístico.
    - Cisto do corpo lúteo.
    - Cistos tecaluteínicos (ocorrem em portadoras de mola hidatiforme e coriocarcinoma).
    - Cistos endométricos.
    - Tumores císticos.
  - Hidrossalpinge cística e cisto tubovariano.
  - Cisto mesonéfrico (paraovariano).
  - Cistos hidáticos.
- Malformações genitais.
  - Anomalias do útero e tubas uterinas.

978-85-7241-664-1

  - Anomalias ovarianas.
  - Hermafroditismo e pseudo-hermafroditismo.
- Tumores do útero.
  - Mioma.
  - Tumores malignos.
- Endometriose.
- Anexite.
  - Anexite aguda.
  - Anexite crônica.
  - Tuberculose.
- Prenhez tubária.
- Cistos nos anexos.
- Tumores dos anexos.

978-85-7241-664-1

CAPÍTULO 74

Urologia

Alcino Lázaro da Silva

Operações Fundamentais

Rim e Pelve Renal

- Biopsia.
- Mobilização.
- Descapsulação (vertical, lateral).
- Pexia.
- Drenagem:
  - Nefrostomia (convexidade).
  - Pielostomia:
    - Direta.
    - Através do rim.
- Plásticas de pelve renal.
- Pielotomia:
  - Simples.
  - Transinusal (após afastamento do parênquima).
- Pielorrafia.
- Nefrotomia (convexidade).
- Nefrotomia associada à pielotomia.
- Nefrotomia bivalvular (linha de Brödel) separando as duas metades quase completamente.
- Nefrotomia transversa.
- Pielonefrotomia.
- Nefrotomia anatrófica.
- Nefrostomia.
- Nefrorrafia:
  - Com tampão de músculo ou prótese absorvível (esponja).
  - Com proteção de prótese nos pontos.
- Repielotomia.
- Pieloplastia:
  - Ureterólise.

978-85-7241-664-1

  - Atenção para a artéria aberrante.
  - Ressecção da pelve exuberante.
  - Anastomose ureteropélvica, *oralis partialis* com ou sem *Splinting* (*splint* ureteral – modelador).
  - Fixação do rim.
- Tipos de plásticas:
  - Anastomose *oralis partialis* inferior (ângulo).
  - Miotomia na estenose (Bonino e Allemann).
  - Incisão longitudinal e sutura transversal (Fenger).
  - Incisão em Y-V ou de avanço (Schnoyzer e Foley).
  - Ressecção do bojo e sutura longitudinal (Hryntschak).
  - Plástica polar – ressecção polar e sutura renal continuando-se na sutura da pelve também ressecada no seu bojo (Deuticke).
  - Ressecção da pelve em U, sutura dos dois lados abertos até o ureter (Hryntschak).
- Nefrectomia secundária: remoção de rim antes operado.
- Nefrectomia total.
- Nefrectomia total intracapsular.
- Nefrectomia total alargada.
- Nefrectomia total radical.
- Nefrectomia parcial:
  - Direta.
  - Após descapsulação e posterior sutura da cápsula.
  - Polar e em cunha.
- Enucleação:
  - Cisto.
  - Nódulo.
- Punção.
  - Biopsia.
- Cavernotomia.
- Cavernopielotomia.
- Caliceureterostomia: ressecção polar, secção do ureter, anastomose caliceureteral pelo pólo inferior.
- Pexia.
- Enervação.
- Descapsulação.
- Plásticas.

978-85-7241-664-1

Lembre-se de que o rim pode apresentar-se como o denominado errante (*wandering*): distópico, aberrante, flutuante (*floating*), ptótico (*ptopic*), móvel, à deriva (*drifting*), prolapsado.

Diferenciá-lo de acessório e ectópico.

Vias Urinárias

- Vias de acesso:
  - Lombotomia (Lurz).
  - Lomboinguinotomia.
  - Inguinotomia.
  - Dorsolombotomias.
  - Lombotomia:
    - Toracoabdominal.
    - Retroperitoneal.
  - Laparotomia em grelha, grade (*Gridiron*):
    - Baixa (inguinotomia).
    - Pararretal.
    - Transretal.
    - Suprapúbica.
  - Lomboceliotomia.
  - Celiotomia.

Ureter

- Exposição.
- Ligadura.
- Ureterotomia:
  - Longitudinal.
  - No óstio vesical (papila).
- Ureterorrafia:
  - Simples.
  - *Snug* fechamento (ajustado, em ordem).
  - Reparo.
  - Transvesical.
- Uretero:
  - Ureterostomia.
  - Transversa.
  - Oblíqua.
  - Término-lateral (TL).
  - Látero-lateral (LL).
- Ureteropielostomia LL.
- Ureterostomia cutânea:
  - Direta.
  - Em cogumelo (eversão).
- Ureterectomia:
  - Parcial.
  - Total.

978-85-7241-664-1

- Nefroureterectomia.
- Nefroureterectomia descendente:
  - Lombotomia menor.
  - Dissecação do rim.
  - Abaixamento para a pelve.
  - Laparotomia baixa.
  - Secção do ureter por dentro da bexiga.
- Ressecção do coto ureteral pela bexiga.
- Ureteroenterostomia (Weyhrauch e Hinman, 1936).
- Ureterossigmoidostomia (Coffey): anastomose ureteromucosa e tunelização do ureter na parede.
- Ureterossigmoidostomia (Goodwin, Sorrentino e Hohenfellner): colotomia anterior; descolamento posterior na mucosa em dois lados; aberturas posteriores na parte superior; introdução do ureter; passagem pela submucosa; ureterostomia mucosa e colorrafia anterior.
- Ureterossigmoidostomia no intestino irradiado: colotomia anterior; colotomias posteriores; introdução do ureter; ureterostomia mucosa e colorrafia anterior.
- Ureterossigmoidostomia (Nesbit): ureter em *bisel* suturado à tênia.
- Ureteroneocistostomia: exposição do ureter e face posterior da bexiga; fixação da bexiga ao psoas; cistostomia anterior; cistostomia próxima ao psoas; ureterocistostomia e cistorrafia anterior.
- Ureteroneocistostomia de Politano Leadbetter: cistostomia anterior; secção da papila ureteral; tração do ureter para dentro; descolamento intramural até o espaço paravesical; abertura da bexiga; mudança do ureter para esse orifício superior; descolamento submucoso unindo as duas aberturas vesicais; passagem do ureter por esse descolamento; fixação na mucosa de sua origem e fechamento superior.
- Ureteroneocistostomia de Paquim:
  - Abertura da bexiga até o próximo ao meato ureteral; secção do ureter.
  - Passagem por um túnel submucoso, da abertura vesical até o novo meato.
  - Cistorrafia, sepultando parte do ureter.
- Ureterocistostomia de Lich-Grégoire: abertura da musculatura vesical em torno do ureter; alargamento dessa abertura e síntese dela, sepultando uma parte do ureter.
- Plástica de Boari e Kuss: dissecação do ureter inferior; secção; ligadura distal; secção retangular da bexiga em três lados; descolamento submucoso parcial; introdução do ureter; fixação na mucosa; tubulização do retângulo e cistorrafia.

978-85-7241-664-1

Bexiga

- Cistostomia.
- Cistostomia percutânea com trocarte.

- Cistostomia por cateter de Foley.
- Cistostomia direta.
- Cistostomia interpondo-se o apêndice entre a bexiga e a pele (operação de Mitrofanoff).
- Diverticulectomia:
  - Intravesical.
  - Extravesical.
  - Combinada.
- Diverticulotomia:
  - Secção da borda em três ângulos.
  - Sutura mucomucosa alargando a abertura.
- Cistectomia:
  - Parcial.
  - Com prostatectomia.
  - Com ureteroneocistostomia.
- Cistectomia trigonal.
- Cistectomia total.
- Cistectomia total radical.
- Fistulectomia:
  - Com intestino.
  - Com vagina.
- Redução de megabexiga de Zoedler: secção sagital do corpo; descolamento submucoso em quase toda metade; sutura mucosa e sutura vesicovesical em jaquetão.
- Ressecção tumoral mucosa, circular.
- Polipectomia.
- Exérese de corpo estranho.

Próstata

- Prostatectomia retropúbica de Millin.
- Prostatectomia transvesical de:
  - Freyer.
  - Fabre.
- Prostatectomia perineal.
- Prostatectomia radical:
  - Perineal.
  - Abdominal.
- Biopsia:
  - Direta.
  - Agulha (perineal).
- Adenomectomia: transuretral ou ressecção transuretral.
- Radioterapia.

978-85-7241-664-1

978-85-7241-664-1

- Castração:
  - Total.
  - Subcapsular (operação de Allie).
- Supressão da testosterona com drogas.
- Supressão da testosterona por bloqueio do eixo hormônio liberador do hormônio luteizante (LHRH).
- Hiperitermia transuretral (aparelho de Thermex) por ondas de radiofreqüência.

Vesícula Seminal

- Vesiculotomia:
  - Transperineal.
  - Transretal.
  - Suprapúbica, extravesical.
  - Transvesical.

Ducto Deferente

- Ligadura (vasectomia).
- Deferentodeferentostomia:
  - Por microscopia.
  - Por prótese intraluminar.

Litotripsia

O aparelho utilizado para a realização da LECO é o Lithostar Plus, da empresa alemã Siemens, única marca em Minas Gerais que tem a aprovação do Food and Drug Administration (FDA).

O cálculo é dividido em quadrantes por linhas imaginárias, de modo que primeiro trata-se o quadrante localizado na pelve, seguindo para os cálices superiores e, depois, os médios. Por último, os cálculos são fragmentados nos cálices inferiores.

A quantidade de ondas de choque emitidas por sessão nunca ultrapassa 6 mil. A potência das ondas atinge o máximo de 18,4kV, correspondente a aproximadamente 320 bar de pressão. Inicia-se o tratamento sem fazer uso de analgésicos ou sedação. Nos que manifestam dor, administra-se 1/2 ampola de meperidina intramuscular (IM) associada a 1 ampola de metoclopramida.

Os resultados são:

- O tratamento do cálculo coraliforme por meio da LECO *in situ*, na forma de monoterapia, é eficaz.
- As complicações observadas não diferem de maneira significativa das encontradas em outros tipos de cálculos.
- A passagem do cateter ureteral duplo-J pode ser evitada na maioria dos casos.
- A morbidez é bem menor em comparação às outras modalidades terapêuticas.

- A recuperação do paciente para as suas atividades normais é significativamente mais rápida.

A indicação para o tratamento do cálculo coraliforme através da LECO *in situ* tem se tornado cada vez maior. O bom senso, na hora de indicar a modalidade terapêutica mais adequada, deve sempre prevalecer. Ressaltamos ainda que cada caso deve ser individualizado e estudado com cautela, para melhor escolha terapêutica, visando sempre ao bem-estar do paciente.

As principais contra-indicações para a LECO *in situ* no tratamento do cálculo coraliforme são:

- Portadores de coagulopatias graves.
- Hipertensão arterial grave, não controlada.
- Portadores de marca-passo cardíaco.
- Arritmias cardíacas graves.
- Insuficiência renal aguda ou crônica.
- Gravidez.
- Estenose ureteral ou uretral.
- Esclerose do colo vesical.
- Hipertrofia prostática avançada.
- Cálice ou pelve renal dilatados cronicamente.
- Aneurisma de corte abdominal ou artéria renal.
- Anomalias anatômicas renais congênitas ou adquiridas.

Uretra

- Uretra anterior (*pars pendulans* e *pars* bulbosa):
  - No pênis, recoberta por corpo cavernoso.
  - No bulbo por músculo bulboesponjoso.
- Uretra posterior (*pars* membranácea e *pars* prostática): com 1/3 de músculo estriado e 1/3 de músculo liso.
- Fáscia de Buck: recobre os corpos cavernosos e o músculo perineal.
- Fáscia de Colle: sob a pele peniana e escrotal.
- Fáscia de Denonvillier: sai da uretra pélvica em direção à próstata.
- Uretrostomia perineal.
- Uretrotomia.
- Uretroplastia no pênis (técnica de Johanson): incisão ventral da estenose; sutura da mucosa uretral com a pele nos dois lados, de modo que a uretrostomia permanece na base do pênis.
- Uretroplastia bulbar e posterior de Johanson: secção perineal anterior; reparo da uretra; secção na estenose sobre a ponta do cateter; secção da rafe mediana; descolamento da pele escrotal, abertura anterior do escroto; sutura uretroescrotal (uretrostomia escrotal) e síntese do períneo.

978-85-7241-664-1

- Uretroplastia a Denis Browne: tração do pênis; secção da pele contornando a uretra escrotal bilateralmente na face ventral até a glande (forma de U); descolamento da pele do pênis formando dois retalhos os quais são suturados recobrindo a neo-uretra; secção dorsal do pênis para relaxar a sutura ventral.
- Uretroplastia anterior de Michalowski e Modelski: incisão circunferencial no sulco coronário da glande; descolamento de toda a pele do pênis; secção da uretra em toda sua extensão (estenose); ectroponização da mucosa uretral (sutura com os tecidos penianos bilatealmente) e recobertura do pênis com a pele descolada.
- Uretroplastia posterior a Denis Browe: secção em torno da uretrostomia escrotal; descolamento da pele escrotal; avivamento das bordas da uretra e sutura da pele do escroto sobre ela.
- Telescopagem uretral de Michalowski e Modelski:
  - Secção da pele perineal; mobilização do bulbo uretral; secção da estenose.
  - Secção do bulbo alargando a abertura da uretra; telescopagem ântero-posterior na uretra prostática; os fios de reparo da uretra passam pela bexiga e são fixados na pele da cistostomia.
- Uretroplastia de Warwick: secção em torno da estenose; descolamento da pele escrotal; cobertura; secção nessa pele, exteriorizando a área da estenose; sutura da uretra à pele do escroto e, tempos depois, completa-se a cobertura com a pele do escroto.
- Uretroplastia a Gil Vernet e Zoedler: mesmo procedimento, porém a pele perineal e escrotal deixam uma abertura uretral mais ampla.
- Uretroplastia de Nove-Josserand e Mctridoe: secção em torno da estenose; transplante livre de pele de prepúcio refazendo o contorno uretral e cobertura.
- Uretroplastia a Blandy: igual ao procedimento anterior, porém utilizando um transplante pediculado de pele escrotal.
- Uretroplastia a Weaver e Schulte: excisão da estenose; secção na uretra anterior da metade ventral sem desvinculá-la totalmente; rotação para o leito da estenose ressecada; sutura refazendo a continuidade, mas sem a parte ventral; sutura do músculo bulbocavernoso, completando o contorno e a sutura da pele.

978-85-7241-664-1

Pênis

- Meatotomia: secção longitudinal e sutura mucoepitelial transversal.
- Fimose:
  - Frenulotomia.
  - Postectomia.
- Fechamento de fístula:
  - Exérese e sutura.
  - Liberação da fístula e cobertura por retalho penoescrotal.

- Amputação parcial:
  - Total: uretrostomia perineal.
  - Radical: emasculação – pênis, escroto e testículos.

Epispadia Parcial

Incisão em torno do meato, continuando-se pelo sulco coronário. Mobilização da pele peniana. Completa-se a secção do sulco coronário ventralmente. Secção da pele ventral, de forma assimétrica. Síntese do corpo cavernoso construindo a uretra.

Sutura da pele em forma de Z.

Epispadia Total

Além da anomalia, ocorre incontinência uma vez que não se completa o fechamento da musculatura da bexiga no colo vesical. É necessário unir a epispadia à abertura da bexiga para que a mobilização da mucosa ureral se estenda até à mucosa vesical.

Incontinência Urinária

Decorrente de: epispadia, extrofia de bexiga, mielomeningocele, trauma de pele e uretra, lesão cirúrgica do esfíncter.

Procedimentos:

- Clampeamento peniano.
- Ureteroileocutaneostomia.
- Ureterossigmoidostomia.

Técnica de Leadbetter: vesicotomia; reimplantação dos ureteres; secção da bexiga até junto aos orifícios ureterais primitivos; sutura vesicovesical, tunelizando a extensão da uretra vesical em planos musculares do tipo jaquetão; continua-se no fechamento vesical. A uretra se alonga e fica com musculatura cruzada (esfíncter?)

Técnica de Puigvert e Kaufman para incontinência masculina após prostatectomia. Posição de litotomia. Incisão perineal. Secção distal do isquiocavernoso. Mobilização dos corpos cavernosos do púbis. Cobertura do bulbo uretral pela sutura deles. Cruzamento dos isquiocavernosos reinserindo-os em forma de X.

Plástica de Pênis

- Sepultamento sob a pele escrotal.
- Transplante livre de pele.
- Divertículo uretral masculino:
  - Abertura da pele; dissecação; secção na base.
  - Mobilização de pele e fechamento sem sutura da uretra.

978-85-7241-664-1

978-85-7241-664-1

- Carúncula uretral na mulher: exérese; mobilização da mucosa vaginal para trás; avanço do retalho e síntese em forma de ferradura.
- Divertículo uretral feminino: procede-se como no homem; após mobilizar a mucosa vaginal evitar a superposição da sutura sobre o orifício da secção do divertículo.

Hipospadia

- Opera-se antes do período escolar, com um a dois anos de idade. Só no minipênis é que se espera os três anos.
- Secção da pele na face ventral da glândula, por dentro do meato uretral. Descolamento do meato uretral com a pele secionando a corda fibrosa do corpo cavernoso. Secção dorsal da pele peniana. Rotação dos dois retalhos para face ventral, recobrindo a área descolada e posicionando o meato na raiz ventral do pênis.
- Meses depois é feito o leito peniano da uretra. Há três métodos básicos:
  - Reconstrução por transplante livre, pouco usado (Nové e Josserand, Mc Indoe).
  - Tubo de um retalho pediculado:
    - Pênis: Thiersch, Duplay.
    - Prepúcio: Ombrédanne, Davis.
    - Escroto: Bucknall, Cecil.
  - Sepultamento de segmento epitelial (Denis Browne).
- Uretroplastia a Cécile: secção em torno do leito uretral peniano; sutura das bordas refazendo a uretra; abertura da pele escrotal e sepultamento da uretra, fixando o pênis ao escroto.
- Uretroplastia de Michalovski: secção em torno do leito uretral peniano e da pele escrotal; sutura do pênis ao escroto e, meses depois, secção mais ampla recobrindo o neoleito uretral do pênis.
- Uretroplastia de Marberger: procedimento igual ao anterior, porém, ao invés de fixar o pênis no escroto, retira-se do escroto um retalho pediculado para recobrir o leito uretral e recompor o pênis.
- Uretroplastia no trauma:
  - Bulbar.
  - Membranosa.
  - Corrigida inicialmente pela técnica de Michalowski e Modelski ou de Johansen.
- Meatotomia.

Próteses Penianas

Bogoras (1936) utilizou cartilagem condral para substituir o pênis amputado.

Goodwin e Scott (1952) usaram prótese semi-rígida de acrílico, e Behairi (1960) de polietileno. Lash (1968) utilizou o silicone e Pearman (1972) o *sylastic*.

Small *et al.* (1975) utilizaram um par de silicone cheio de gel; Finney (1977) idealizou o silicone articulado, e Jonas e Jacobi (1980), o silicone com fios de prata entrelaçados. Scott *et al.* iniciaram o uso da prótese inflável. Surgiram, por último, as próteses semi-rígidas articuladas e as infláveis de três componentes (dois cilindros de silicone, uma bomba escrotal e reservatório paravesical).

Tipos de Próteses Penianas

- Semi-rígidas:
  - Não articuladas.
  - Articuladas.
    - OmniPhase (Dacomed®).
    - DuraPhase (Dacomed®).
- Infláveis:
  - Monocomponentes:
    - Hydroflex (MAS®).
    - Flexiflate II (Surgitek®).
  - Multicomponentes:
    - Dois componentes:
      - GFS Mark II (Mentor®).
      - Uni Flate 1000 (Surgitek®).
    - Três componentes:
      - 700 CX (AMS®).
      - GFS Inflatable (Mentor®).
      - Alpha I (Mentor®).
      - Ultrex (AMS®).

Priapismo

Inguinotomia; dissecação da veia safena magna; secção na base do pênis até o corpo cavernoso; descolamento subcutâneo unindo as duas incisões; aspiração do corpo cavernoso; torniquete no pênis para que o corpo cavernoso não se distenda; excisão elíptica na fáscia de Buck; secção distal (na coxa) da veia safena magna e sua anastomose com o corpo cavernoso (operação de Grayhack).

Plásticas Intestinais

- Ureteroileoplastia.
- Colocistoplastia.
- Ileocistoplastia.
- Ureteroileoepidermostomia.
- Operação de Bricker.
- Neobexiga retal.
- Operação de Mauclaire (1895): ureterorretostomia e colostomia terminal.
- Abdominal.

978-85-7241-664-1

978-85-7241-664-1

- Operação de Gersuny: com colostomia pré-retal e intra-esfincteriana.
- Operação de Heitz-Boyer – Hovelacque: com colostomia póstero-retal.

Escroto

Hidrocele

- Aspiração.
- Escleroterapia.
- Fenestração (Wederhake, Volkmann, Kirschner).
- Ressecção (von Bergmann) e sutura da borda da vaginal junto ao testículo.
- Eversão (Jaboulay e Winkelmann) ou operação em garrafa.

Espermatocele

Abertura vaginal do testículo; descolamento da dilatação (hérnia) do epidídimo; secção; sutura da base e sutura da vaginal por eversão.

Varicocele

- Esclerose.
- Ressecção parcial.
- Técnica de Ivanissevich no canal inguinal.
- Secção supra-inguinal: incisão de McBurney; atinge o pró-peritônio e o pedículo sem manipular o deferente; ligadura e ressecção das veias (técnica de Palomo).
- Técnica de Bernardi: secção para fora da projeção do anel inguinal interno; abordagem desse anel e ligadura das veias, cuidando para não lesar a artéria testicular e o deferente.
- Técnica de suspensão de Frank: exteriorização do testículo; secção da aponeurose do oblíquo maior em forma de retalho longo e sua sutura ao gubernáculo, angulando o cordão e suspendendo o testículo.
- Ivanissevich (1918): aborda-se a veia acima do cruzamento com a artéria epigástrica.
- Dubin e Amelar: como na herniorrafia, abre-se a aponeurose do oblíquo externo; isola-se o cordão e ligam-se as veias, exceto as deferenciais. As cremastéricas, raras, devem ser ligadas.
- Marmar: é abordado o cordão na saída do orifício inguinal externo (subinguinal) onde há mais veias. Caso se exteriorize o testículo, ligar as veias do gubernáculo.

O diagnóstico é feito por:

- Venografia retrógrada.
- Cintilografia escrotal.
- Termografia escrotal de placa.

- Termografia escrotal de fita.
- Estestoscópio Doppler.

Orquites agudas:

- Torção do cordão espermático.
- Hérnia estrangulada.
- Hematocele traumática.
- Epidimite aguda.
- Orquite aguda.

A torção ocorre porque há insuficiência do ligamento do epidídimo ou do gubernáculo (ligamento de Hünter).

- Distorção e orquidopexia na abertura da vagina.
- Torção da hidátide de Morgagni: abertura e secção do cisto.

Criptorquia

O conceito é de que o testículo, em posição anormal, não desce ou desce de maneira incompleta, ou localiza-se ectopicamente.

Divide-se em:

- Testículo retido (distopia).
- Abdominal.
- Canalicular.
- Inguinal.
- Refluxo testicular (ectopia superficial) para frente da aponeurose externa.
- Ectopia testicular verdadeira: períneo, suprapúbico, raiz do pênis e sob a pele femoral. Sai normalmente pelo canal.
- Testículo flutuante.
- Por deslizamento (retrátil alto): oscila entre o meio do escroto e a aponeurose do oblíquo.
- Pêndulo (retrátil baixo): oscila entre o pólo inferior do escroto e o canal externo.

Os perigos são: atrofia testicular, distúrbio de espermatogênese, degeneração maligna (até 15%), torção, inflamação, e fertilidade comprometida no contralateral.

Via de acesso inguinal:

- Funicólise: secção do cremaster e liberação do cordão, alongando-o.
- Ligadura dos vasos epigástricos ou mobilização para que o testículo e o cordão passem por trás deles. Tunelização do escroto homolateralmente.

978-85-7241-664-1

Tabela 74.1 – Massas escrotais não dolorosas – exame clínico

Condição	Achados	Transiluminação?	Posição da decúbito *versus* ortostática
Hérnia inguinal	Massa que se estende para a região inguinal; impossível palpar acima dela; que aumenta com Valsalva; ruídos hidroaéreos na massa; algumas vezes redutível	Não	Geralmente menor em decúbito
Hidrocele	Massa anterior, grande e em forma de pêra; pele esticada, brilhante, vermelha; o pênis parece encurtado; esconde o testículo em 90%	Sim*	Sem mudança
Espermatocele	Pequena massa cística no testículo superior, geralmente menor que 2cm de diâmetro; pode ser múltipla	Sim	Sem mudança
Varicocele	Descoloração azulada; aparência de "saco de vermes"; envolve o cordão; pode aumentar com Valsalva	Não	Colaba ou desaparece no decúbito
Tumor	Massa intratesticular firme	Não	Sem mudança
Cisto sebáceo	Redondo, firme, amarelo; confinado à pele do escroto	Não	Sem mudança

* Na hidrocele crônica, a parede espessada pode impedir a transiluminação.

978-85-7241-664-1

- Ligamento dos vasos espermáticos por vídeo.
- Meses depois, realiza-se a orquipexia.
- Fixação do testículo: no fundo do escroto, por um fio fixado na coxa (face medial) ou na loja escrotal; contra-lateral (no septo), uni ou bilateralmente (Ombrédanne).

Epididimite

- Epididimotomia.
- Epididimectomia com ligadura do deferente acima.

- Ducto deferente.
  - Aplasia.
  - Duplicação.
  - Obstrução.
  - Ligadura para esterilização.
- Operações:
  - Punção.
  - Vasotomia.
  - Vasectomia.
  - Recanalização (vasovasostomia).
  - Epididimovasostomia LL.
- Escroto:
  - Drenagem.
  - Ressecção parcial de pele exuberante.
  - Ressecção total.
  - Plástica.

978-85-7241-664-1

Testículo

- Biopsia:
  - Punção.
  - Incisão.
- Orquiectomia:
  - Total.
  - Parcial.
  - Subcapsular (Allie).
  - Alargada.
- Pexia.
- Distorção.
- Colocação de prótese.
- Classificação dos tumores.
  - Seminoma (50%). Radiossensível.
  - Teratoma (41%).
  - Seminoma + teratoma (3%).
  - Teratoma.
    - Teratoma de forma diferenciada.
    - Teratoma maligno de forma A intermediário.
    - Teratoma maligno de forma B intermediário.
    - Teratoma maligno de forma anaplástica.
    - Teratoma maligno de forma trofoblástica (corioepitelioma).
- Formas raras:
  - Tumor de células de Sertoli.

– Tumor de células intersticiais.
– Orquidoblastoma.
– Linfoma.
– Não identificado.

- O teratoma trofoblástico metastatiza-se pelo sangue.
- Radioterapia e cirurgia radical trazem prognóstico ruim, bem como os citostáticos. A forma diferenciada é de bom prognóstico com a castração.
- A forma não trofoblástica dissemina-se por via linfática e é radiorresistente. Atinge L 1 e L 4, para-aórtico e em torno da cava e contralateral (15%). Caso invada o epidídimo, pode atingir o linfonodo inguinal.

Supra-renal

- Divisão anatômica:
  – Cápsula.
  – Zona glomerular a qual produz aldosterona. Não depende da hipófise (hormônio adenocorticotrófico [ACTH]) e sim do sistema renina-angiotenisina.
  – Zona fascicular a qual produz o glicocorticóide (cortisol) e alguns andrógenos.
  – Zona reticular que produz andrógeno.
  – Medula a qual produz epinefrina e norepinefrina (sistema simpático).

Doenças

- Do córtex:
  – Benignos:
    - Adenomas.
    - Hiperplasia.
    - Inflamatórias.
    - Cistos.
    - Calcificações.
  – Malignos:
    - Carcinoma adrenocortical.
    - Hemangiossarcoma.
- Da medula:
  – Benigna:
    - Feocromocitoma.
    - Neuroblastoma.
  – Adenomas:
    - Produtos de aldosterona ou a síndrome de Conn.
    - Produtos de costicosteróides ou a síndrome de Cushing.
    - Produtos de hormônios sexuais, virilizantes ou feminilizantes.

978-85-7241-664-1

    - Hiperplasia (síndrome de Cushing):
      - Uni ou bilateral.
      - Nodular ou difusa.
    - Em 65% dos casos há a doença de Cushing, decorrente de adeno-hipofisário produtor de ACTH.
  - Cistos:
    - Degeneração de tumores.
    - Acidentes vasculares.
    - Infecções.
    - Infestações (equinococo).
  - Calcificações: conseqüente a inflamações (tuberculose).
  - Carcinoma:
    - Funcionante ou não. Metástases freqüentes (75%).
    - Hemangiossarcoma: raros.
  - Feocromocitoma:
    - Produzem catecolaminas. Em 10% são de outros locais: trajeto e bifurcação (Zuckerkandl) da aorta, cadeia simpática, baço, ovário, testículos.
    - Associam-se ao carcinoma medular da tireóide e ao hiperparatireoidismo, formando a neoplasia endócrina múltipla (NEM) do tipo 2 A ou síndrome da Sipple 1; e ao carcinoma medular de tireóide e neuromas mucosos múltiplos, formando NEM do tipo 2 ou síndrome de Sipple 2.
  - Neuroblastoma: não são funcionantes.
  - Incidentalomas: em 37,5% dos casos, são diagnosticados por métodos de imagem ou por laparotomia. São assintomáticos e preocupam se o tamanho aumenta em poucos meses. Em geral, indica-se a cirurgia se possuir mais de 6cm ou funcionante menor de 6cm.
- Propedêutica:
  - Imagem:
    - Radiografia simples de abdome.
    - Ultra-sonografia.
    - Tomografia.
    - Ressonância magnética.
    - Angiografia.
    - Cintilografia.
    - Urografia excretora.
  - Laboratório:
    - Dosagem de cortisol. Pela manhã os valores são mais baixos (5μg/dL).
    - 17-hidroxicorticosteróides (17-OHCS) e 17-cetosteróides (17-KS).
    - Teste de Liddle. No primeiro teste, administra-se 0,5mg de dexametasona via oral por dois dias, dosando-se os hormônios na urina de 24h

978-85-7241-664-1

978-85-7241-664-1

do segundo dia. No segundo, repete-se o teste com aumento da dose de 0,5mg para 2mg de 6/6h. Na doença de Cushing há supressão dos hormônios.
- Dosagem de ACTH plasmático por radioimunoensaio.
- Teste com a metirapona que inibe a síntese do cortisol em sua etapa final.
- Desidroepiandrosterona (DHEA), andrôgenio plasmático virilizante.
- Ácido vanilmandélico (VMA) para função da medula. Não é específico (café, chá, frutas cruas o aumentam).
- Excreção urinária de epinefrina livre, norepinefrina ou os seus metabólicos, as metanefrinas.

– Punção biopsia por agulha fina:
  - Dirigida por imagem.
  - Por laparoscopia.
  - Por toracoscopia transdiafragmática.

– Pré-operatório: são usados medicamentos controladores das secreções:
  - Corticóide: hidrocortisona.
  - Cetoconazol (bloqueia o citocromo P450 impedindo a fase inicial da síntese de corticóide).
  - Espironolactona bloqueia a aldosterona.
  - Alfa e beta-bloqueadores. A fenoxibenzamina (dibenzilina) e cloridrato de prazosina (prazosin) são alfa e o propranolol, beta.

- Tratamento:
  – Clínico: quimioterapia. Mitotane, derivado do inseticida dicloro-difenil-tricloroetano (DDT), provoca necrose seletiva das zonas fasciculada e reticulada. Metaiodobenzilguanidina ou I^{131}-metaiodobenzilguanidina (MIBG).
  – Cirúrgico:
    - Via de acesso:
      - Abdominal:
        - Mediana.
        - Paramediana.
        - Transversa.
        - Incisão subcostal.
      - Laparotomia posterior oblíqua com ressecção da 12ª costela, uni ou bilateralmente.
      - Lombotomia posterior (Young).
    - Operações fundamentais:
      - Laparotomia exploradora.
      - Toracotomia e abertura do diafragma.
      - Lombotomia.
      - Supra-renalectomia:
        - Total.

    - ▲ Parcial.
    - ▲ Uni ou bilateral.
    - ▲ Alargada.
    - ▲ Radical.
    - ▲ Vídeo.
  - ◆ Biopsia por:
    - ▲ Agulha.
    - ▲ Incisão.
  - ◆ Transplante subcapsular (baço).
  - ◆ Exérese de cisto.
  - ◆ Enucleação de adenoma.
  - ◆ Drenagem.

Estenose de Artéria Renal

- Indicação:
  - Hipertensão arterial.
  - Isquemia renal.
- Indicação de nefrectomia:
  - Impossibilidade de reconstrução do vaso.
  - Rim atrófico.
  - Paciente em más condições.
- Técnica:
  - Exposição, dissecação, arteriotomia longitudinal, endarterectomia, plástica.
  - Em selo com a veia safena magna.
  - Secção do segmento e anastomose TT.
  - Secção e uso de prótese.
  - Desvio aortorrenal com prótese.
  - Endarterectomia por via aórtica.

978-85-7241-664-1

CAPÍTULO 75

Cirurgia da Supra-renal

Alcino Lázaro da Silva

Indicações

978-85-7241-664-1

- Anomalias:
  - Por excesso de corpúsculos corticais aberrantes.
  - Por excesso de corpúsculos nodulares aberrantes (parangânglio).
- Cistos.
- Apoplexia (hematoma).
- Traumas.
- Tumores:
  - Mesodérmicos (fibroma, lipoma, angioma, embrioma).
  - Corticais:
    - Adenoma benigno-funcionante ou não.
    - Carcinoma maligno-funcionante ou não.
  - Medulares:
    - Feocromocitoma.
    - Neurobastomas: indiferenciado.
    - Ganglioneuroma: diferenciado.
- Hiperplasia:
  - Primária ou congênita (não se opera – trata-se com cortisona).
  - Secundária ou adquirida:
    - Por tumor de hipófise.
    - Por se tornar autônoma.
- Outras condições de tentativa: hipertensão maligna, doença de Buerger e Raynaud, diabetes, arteriosclerose, acrocianose, epilepsia, úlcera gástrica e duodenal, câncer prostático e de mama.
  - Hiperaldosteronismo (síndrome de Conn):
    - Primário: nódulo cortical (zona fasciculada).
    - Secundário: na hipertensão não edematosa.

Encontra-se: hipertensão, poliúria, polidipsia, fraqueza muscular, tetania, hipocalemia, alcalose, lesão renal, elevação da aldosterona e queda da renina plasmática.

- Feocromocitoma: tumor cromafin, produtor de epinefrina e norepinefrina, originado na medula supra-renal. Pode ocorrer na adenomatose endócrina múltipla (MEA 2).
  Encontra-se cefaléia, visão comprometida, sudorese, emagrecimento, hipertensão, aumento do coração, taquicardia postural e hipotensão, hiperglicemia e aumento das catecolaminas.
- Hiperadrenocorticismo (doença e síndrome de Cushing): encontra-se giba gordurosa, obesidade, hirsutismo, psicose, estrias epidérmicas, acne, impotência ou amenorréia, fácies em lua, osteoporose, hipertensão. Os exames laboratoriais indicam glicosúria, aumento de 17-hidroxicorticosteróide, baixa de potássio e cloreto, eosinófilo e linfopenia.
  A hiperplasia bilateral deve-se ao excessivo estímulo pelo hormônio adrenocorticotrófico (ACTH), ao passo que o tumor pode ser independente dele. O excesso desse hormônio se deve ao hiper-hipofisarismo, a tumor extra-hipofisário produtor de ACTH ou a tumor de hipófise (doença de Cushing).
- Tumor adrenogenital (virilizante ou feminilizante): a hiperplasia congênita viriliza. Os tumores são raros, o que facilita a diferenciação com tumores virilizantes do ovário, testículo e supra-renal.
  Encontra-se: virilismo, esterilidade e queda do sódio ou com hipertensão. A feminização se deve a carcinoma de supra-renal.
- Neuroblastoma na criança.
- Câncer não funcionante.
- Cistos serosos.

978-85-7241-664-1

Operações Praticadas

- Supra-renalectomia:
  - Total.
  - Subtotal.
  - Unilateral.
  - Bilateral.
- Desenervação (esplancnicectomia mais simpatectomia lombar).
- Ligadura da veia capsular → atrofia (a ressecção é logo realizada porque para expor a ligadura é necessário mobilizar a glândula).
- Medulectomia.
- Transplantes (em agenesia e câncer de mama, para a cápsula do baço).

Cuidados Gerais

- Acesso: na dúvida em relação ao lado patológico, usar a abdominal (Auvert) ou posterior (Young) bilateral.

978-85-7241-664-1

- Acesso amplo.
- Penetrar entre a fáscia transversal e o peritônio (a fáscia passa atrás da supra-renal).
- Abrir a cápsula perirrenal (Gerota).
- Apenas uma drenagem venosa (D = 1cm e E = 3cm).

• Palpação: com sucesso, somente expondo-se a glândula nas faces anterior e posterior.
- Não manusear muito (feocromocitoma).
- Cuidadosa uma vez que há tumor de milímetros ou centímetros.
- Suavidade nas manobras, porque uma laceração exige exérese total.

• Técnica: ligar a veia por último para diminuir o sangramento.
- Transfixá-la porque solta facilmente a ligadura.
- Não confundir a supra-renal com a cauda do pâncreas (mais consistente e mais clara).
- Explorar primeiro à esquerda porque é mais fácil de ser abordada e ressecada quando a cirurgia é subtotal.

• Conduta: no tumor, ter cuidado porque por ser unilateral produz atrofia contralateral por bloqueio hipofisário.
- Existem hiperplasias secundárias, em decorrência de pequeno tumor de células basófilas da hipófise, as quais recidivam após a retirada da frenação supra-renal.
- Nas hiperplasias, amputar a glândula de um lado, e do outro retirar 2/3. Sabe-se, na recidiva, qual lado é reoperado.
- Alta mortalidade por complicações (2 a 10%).
- Alta morbidez.
- Invalidez permanente (suplência medicamentosa).
- Recidiva nas hiperplasias quando não são retirados 90 a 95% do parênquima.
- Existência de corpúsculos corticais ou paragânglios aberrantes.

• A exérese da supra-renal por vídeo, aos poucos, vai sendo colocada na rotina.

CAPÍTULO 76

Doenças do Retroperitônio

Alcino Lázaro da Silva

Há uma grande variedade de tumores de origem conjuntiva, na forma primária. Por exemplo: fibrossarcoma, leiomiossarcoma, lipossarcoma, linfomas não Hodgkin, doença de Hodgkin.

Os neuroblastomas são freqüentes nas crianças.

A paniculite mesentérica (lipodistrofia mesentérica) é uma forma rara de necrose gordurosa. Pode ser confundida com neoplasia e dissecação retroperitoneal de pseudocisto do pâncreas. Pode evoluir para a mesenterite retrátil (fibrose do mesentério).

A fibrose retroperitoneal é uma lesão esclerótica generalizada, envolvendo vias urinárias e intestinos. É decorrente de hipersensibilidade ocasionada por medicamentos (metissergida) ou reação auto-imune. Pode ser confundida com neoplasia generalizada.

Forma pseudotumoral da esquistossomose (conjuntivo-hiperplástica). Associa-se à forma intestinal intra ou extramural. Ocorre uma reação hiperplástica exagerada, atingindo, às vezes, grandes volumes.

Os cistos não são raros e diferentes dos originados no rim e pâncreas, de situação retroperitoneal, também.

Eles podem ser:

- Embrionários e de desenvolvimento: entéricos (seqüestro de células entéricas), urogenitais (mesonefro), linfáticos e dermóides.
- Neoplásicos: higroma cístico, linfangiomatose cística.
- Infecciosos e degenerativos: micóticos, parasitário, tuberculoso.

Cisto do mesentério. Afecção cística, em geral benigna, que pode ser classificada como peritoneal por localizar-se entre e atrás dos folhetos peritoneais mesentéricos. Não pertence, portanto, anatomicamente ao peritônio. São retroperitoneais, projetando-se para a cavidade peritoneal.

Hemorragia retroperitoneal. Afecção não rara, uma vez que sob o ponto de vista anatômico o retroperitônio possui o pâncreas, parte do duodeno, rins, ureter, aorta, veia cava inferior, parede posterior da bexiga, supra-renais, músculos, vasos, nervos, linfonodos e tecido conjuntivo abundante. Todas essas estruturas podem produzir sangramento espontâneo ou secundário a trauma, manipulação cirúrgica ou iatrogenia (punções inadvertidas). Como no sangramento retroperitoneal é difícil identificar as estruturas, divide-se o retroperitônio em quatro grandes lojas: central superior (do hiato ao promotório), lombares, e pélvica. Em determinadas situações há hemorragias anatomoclínicas distintas: perirrenal, supra-renal (apoplexia) lombopélvicas.

A infecção retroperitoneal ou retroperitonite é um acometimento bacteriano agudo ou crônico de tecidos retroperitoneais, desde a pelve até a região infradiafragmática.

A cápsula fibrosa perirrenal (Gerota) envolve o rim em cone fechado na região superior, e aberto na base. O folheto posterior, mais espesso (Zückerkandl), insere-se na coluna vertebral. O folheto anterior (reforçado pela fáscia de Toldt, útil para o deslocamento pancreático) continua-se, na frente dos vasos, fundindo-se com a contralateral. Essa cápsula possibilita a existência de três sítios anatômicos onde se instalam infecções: perirrenal, pré-renal e retrorrenal

A doença linfoproliferativa crônica, localizada e multifocal (doença de Castleman) pode evoluir para linfoma (30%), sarcoma de Kaposi, timoma e até carcinoma.

Os tumores retroperitoneais são diagnosticados em 95% dos casos por biopsia dirigida (ultra-sonografia e tomografia computadorizada), com ou sem imagem. Sem esse recurso, realiza-se 25 a 30% de laparotomia desnecessária.

978-85-7241-664-1

CAPÍTULO 77

Estomias

Alcino Lázaro da Silva

Indicações: alimentação, descompressão, lavagem, derivação, exclusão e exteriorização.

São aberturas feitas no aparelho digestivo, destinadas à descompressão ou desvio e à reposição.

Estomia. Estômato – boca ou poro (do grego *stóma*, *stómatos*; do latim *stomachalis*, *stomaticus*).

Se recorrermos ao dicionário, encontraremos estomacal, estomagar (encolerizar-se), estômago, estomalgia ou estomatologia, estomáquico (relativo a estomático [da boca], estomatite, estômato ou estoma, estomatolalia, estomatologia, estomatoplastia. As raízes são *stómachos* ou *stóma*. A primeira, gerando palavras relativas ao estômago e a segunda, à boca.

Temos, portanto, *estoma* ou *estômato* para compor palavras que se refiram à boca.

978-85-7241-664-1

- Estomias:
  - Digestivas:
    - Faringostomia.
    - Esofagostomia.
    - Gastrostomia:
      - Definitiva.
      - Provisória.
      - Por vídeo.
    - Duodenostomia (diverticulização).
    - Jejunostomia:
      - Definitiva.
      - Provisória (tubo em T).
    - Ileostomia.
    - Colostomias.
  - Urinárias:
    - Nefrostomia.
    - Ureterostomia.

- Ureteroileostomia (operação de Bricker).
- Cistostomia definitiva com cateter de Foley.

Estomias de Descompressão ou Desvio

- Cecostomia:
  - Direita: implantação da parede lateral do ceco na abertura abdominal (casos de perfuração, rotura, necrose parcial de parede).
  - Em bolsa (Hédon): realiza-se duas suturas em bolsas, superpostas. Abre-se a luz do ceco no centro da bolsa interna. Introduz-se um cateter com balão (Foley), colocado na abertura da parede abdominal ou por contra-abertura. Fecham-se as bolsas. Invagina-se a parede do ceco deixando a serosa em contato com o cateter. Fixação ao peritônio com aproximação serosserosa e fechamento espontâneo.
- Colostomias (ver Pré-operatório):
  - Histórico:
    - 1710, Littré idealizou a colostomia.
    - 1776, Pillore realizou a primeira cecostomia.
    - 1793, C. Duret realizou a primeira colostomia ilíaca.
    - 1839, J. Amussat realizou a colostomia lombar.
    - 1841, Tilson Dinnick realizou a colostomia em duas bocas com fechamento da distal.
    - 1884, K. Maydl e H. A. Reeves (1892) fizeram uso do bastão.
    - 1908, E. Miles realizou colostomia terminal.
    - 1950, Patey realizou a maturação primária da colostomia em alça.
    - 1952, H. Taylor e C. Butler realizaram a maturação primária da colostomia terminal na operação de Miles.
  - Pode ser dividida em:
    - Descompressiva ou em alça.
    - Disfuncionante com bocas separadas.
    - Terminal.
    - Perineal.

978-85-7241-664-1

Colostomia em Alça

Abertura da cavidade por incisão transversal. Emagrecimento da área a ser exteriorizada (descolamento cólon-omental). Abertura pequena entre a arcada marginal (paralela) e o cólon. Passagem de um cateter de borracha ou plástico. Exteriorização. Fixação das bordas do peritônio à serosa do cólon. Abertura longitudinal ou transversal na face antimesocólica. Sutura da borda do cólon à pele, deixando-se os pertuitos por onde se exterioriza o cateter.

Se o caso não é urgente, a abertura e a maturação poderão ser feitas no dia seguinte (melhor proteção ao peritônio).

Se por qualquer motivo não se puder maturar, deixa-se ao natural, com cuidados higiênicos. A mucosa se aproxima paulatinamente e se acola à pele (maturação tardia).

O cateter é retirado entre 10 e 15 dias.

Em geral, ela é feita no transverso (transversostomia) e no sigmóide (sigmoidostomia).

Colostomia Disfuncionante (Exclusiva)

Pode ser de bocas juntas em cano de espingarda ou com bocas separadas.

O cólon transverso é liberado de seu omento na área a ser aproveitada. Proteção da ferida e cavidade. Secção transversal do cólon. Os cotos são colocados em paralelo. Sutura seromuscular com pontos separados, fixando-os um ao outro. O coto proximal deve ser menor que o distal. Fixação ao peritônio, circularmente e à aponeurose. Exteriorizam-se as duas bocas. Maturação precoce à pele. Como o coto proximal é menor, o distal fica mais proeminente. Isso evita passagem de fezes para ele quando o proximal se esvaziar.

Na disfuncionante com bocas separadas, colocam-se os cotos distantes em aberturas diferentes, de modo a haver uma ponte de pele ou de parede abdominal entre elas. Isso exclui mais ainda o coto distal.

Colostomia Terminal

O cólon distal permanece fechado (operação de Hartmann) ou é retirado (amputação abdominoperineal). O coto é exteriorizado por contra-abertura no flanco e fixado ao peritônio, aponeurose e pele.

Colostomia Perineal

Quando o ânus ou parte do reto é preservado e a sutura deles com o cólon não é segura, exterioriza-se no ânus o coto cólico. Isso pode ser feito pelo espaço retrorretal endoanal (Operação de Duhamel-Haddad), por dentro da luz do reto (telescopagem) ou por esse caminho, após a mucosectomia.

O excesso deve ser ressecado após a maturação completa no períneo.

Princípios Fundamentais

A pele deve ser aberta o suficiente para alojar o cólon sem constrição. Para tanto, a incisão deve ser um pouco maior ou feita em forma de cruz de Malta, ou com retirada de um selo de pele, correspondente ao diâmetro do cólon.

A pele deve ser inicialmente protegida com vaselina, pasta de Lassar, pasta de alumínio ou cimento branco.

As bolsas serão fixadas após higiene bem feita, não traumática e uso de tintura de benjoin. De preferência devem ser usadas bolsas que exigem troca menos freqüente.

978-85-7241-664-1

Dependendo do hábito e entendimento do paciente, para maior conforto, pode-se fazer irrigações cólicas periódicas.

O cólon deve ser fixado ao peritônio com pontos separados de categute cromado, para não ocorrer prolapso e para proteger a cavidade de contaminação precoce.

A maturação deve ser, de preferência, imediata (primária). A secundária sempre se ajusta bem, mas exige mais cuidados no início.

A posição deve ser planejada com a participação do doente, quanto à facilidade de limpeza, local da cintura, veste, tipo de abdome. Em geral, no flanco, linha axiliar anterior, encontra-se o melhor local.

Deve-se marcar a pele antes da laparotomia porque, com o abdome aberto, fica mais difícil de bem posicionar.

Os locais mais usados e mais seguros são: no sigmóide proximal ou cólon descendente, exteriorizados no flanco esquerdo e no transverso junto ao ângulo hepático, no flanco direito. No primeiro após amputação, e no segundo para qualquer procedimento que exija colostomia.

Deve-se fazer sempre à direita porque:

- O cólon é mais anterior e mais móvel.
- O omento tem fixação mais anterior, menos densa e menos perigosa para laceração de víscera.
- O diâmetro é satisfatório.
- O risco de infecção é menor.
- A mobilização é menor que para o ângulo esplênico.
- A via de acesso é menor.
- A vascularização é mais rica.
- Se houver necessidade de cólon para abaixamento, a colostomia não interfere e pode até permanecer para proteção.
- O líquido das fezes já não é tão corrosivo.
- A posição é mais fácil para os destros se cuidarem.
- Nos restabelecimentos de trânsito, cuja maioria se faz à esquerda, a colostomia não interfere. Protege, pelo contrário.
- Se a arcada paralela for lesada ou ligada na confecção da colostomia, não oferece risco a mobilização de cólon porque, em geral, a cólica média está íntegra.
- Pode ser feita sob anestesia local, o que é mais difícil à esquerda.
- O fechamento é mais fácil e seguro.
- Há menos fístula e não é necessária proteção a montante, como às vezes ocorre quando o fechamento é à esquerda.
- A colostomia deve ser evitada sempre que possível, por motivos óbvios. Na dúvida, fazê-la para preservar a vida, prevenindo-se complicações graves. Quando se pensa em indicá-la, conscientemente, deve-se fazê-la.

978-85-7241-664-1

Declaração dos Direitos do Estomizado

978-85-7241-664-1

1. Ter direito a conselho médico pré-operatório.
2. Ter direito ao posicionamento adequado ao local do estoma.
3. Ter direito a um estoma bem feito.
4. Ter direito a atendimento pós-operatório de enfermagem competente.
5. Ter direito a apoio emocional.
6. Ter direito a instrução individual.
7. Ter direito de ser informado quanto à disponibilidade de equipamentos.
8. Ter o direito dos recursos da comunidade.
9. Ter direito de acompanhamento pós-hospitalar e supervisão por toda a vida.
10. Ter o direito de se beneficiar dos esforços das equipes profissionais de atendimento à saúde.

CAPÍTULO 78

Ileostomia Continente

Alcino Lázaro da Silva

978-85-7241-664-1

Depois que Brooke divulgou a ileostomia terminal, algumas alternativas apareceram no sentido de melhorar sua qualidade. Ela pode ser implantada na parede abdominal ou o íleo abaixado e anastomosado à mucosa anal. No primeiro grupo há a proposição de Brooke, Kock, Lázaro da Silva, Mattos, Moreira, Myrvold. No segundo grupo há a proposição de Fonkalsrud, Parks, Pemberton, Ravitch, Utsunomya, Manzioni, Saftale, Goes, Resende Alves, Cavichine, Schraut, Ogilvie e Taylor.

A primeira anastomose íleo-anal foi feita por Nissen, em 1933. Seguindo-se, Resende Alves.

A implantação ileal direta de Brooke ao longo do tempo tornou-se satisfatória. Roy *et al.*, em revisão tardia de 497 pacientes, 90% estava satisfeito com uma morbidez de 5% do pacientes somente.

Mesmo com esse dado, os autores procuram recursos para contenção (reserva): em S (Parks), em J (Utsunomya) e várias outras alternativas.

Avaliações clínicas, manométricas, cintilográficas e por microscopia eletrônica são feitas no sentido de perceber qual a melhor alternativa.

Mesmo assim há insatisfação por parte dos autores e pacientes.

Com relação aos casos graves; em obesos; quando o Cirurgião não consegue constituir uma bolsa eficaz ou fazer uma anastomose segura com o ânus; ou quando for sacrificante pela exigência da radicalidade, ocorreu-nos uma outra alternativa.

Em 1975 comunicamos uma modificação da ileostomia que nos parece útil ao paciente (Lázaro da Silva). Na revisão que fizemos, encontramos apenas uma proposição semelhante realizada por Palma em 1984.

O nosso objetivo é preservar todo o íleo terminal e o piloro ileocecal, cuja importância foi bem estudada por DiDio e Anderson.

Após a mobilização da peça correspondente à área de ressecção, faz-se a ligadura vascular, à direita, entre o ceco e a arcada paralela, de forma a preservar o pedículo terminal da artéria mesentérica superior (ileocecoapendiculocólica). Com esse procedimento, preserva-se a vascularização terminal do íleo e, conseqüentemente, a implantação do piloro ileocecal.

Realiza-se secção do ceco, em torno da abertura ileal (piloro), deixando-se uma orla de mais ou menos um e meio centímetro. Hemostasia rigorosa pelo número grande de vasos.

Faz-se a abertura na parede abdominal, no flanco ou próximo à fossa ilíaca direita, por onde é passado o piloro ileocecal o quel será fixado na pele com sutura entre ela e o remanescente cecal. Fixação do mesocólon direito à parede abdominal posterior e a tecidos adjacentes. Os outros tempos do tratamento são cumpridos após fechado o abdome.

978-85-7241-664-1

Outra maneira de proceder, mais fácil e dando maior extensão ao íleo, é deixar a irrigação da papila por conta da artéria ileal quando não existe interrupção vascular na sua arcada paralela terminal. É rara e perigosa essa oportunidade. A suplência vascular pela via colateral do íleo é precária.

A observação mostra com nitidez a diferença entre a ileostomia direta e a possuidora do piloro ileocecal. Nessa última, o volume de líquidos e eletrólitos é reduzido, nos primeiros dias, a uma porção compatível com um pós-operatório seguro, sob o ponto de vista metabólico e eletrolítico.

No pós-operatório tardio há uma regulação mais continente da ileostomia, não chegando a produzir lesões graves da pele adjacente pela ação irritativa das fezes líquidas e alcalinas.

O orifício é menor, o que facilita mais ainda o uso de bolsas coletoras e, esteticamente, é apresentável porque não se exterioriza com exuberância como na colostomia ou ileostomia convencional.

Essa observação clínica, sob o ponto de vista experimental, foi demonstrada na sua eficácia. Não deve ser usada, obviamente, quando houver neoplasia à direita, o que obrigará a remoção do mesocólon e do íleo terminal. Na retocolite ulcerativa crônica inespecífica e na polipose colônica familiar pode ser usada, uma vez que o tecido remanescente do ceco é muito pequeno. Dificilmente ele será acometido pelos processos já mencionados e a possibilidade de complicações é menor do que em todas as outras formas de ileostomias.

CAPÍTULO 79

Hérnias

Alcino Lázaro da Silva

Conceito

- Hérnia: protrusão de tecido por orifício, formando-se um saco com colo, fundo e conteúdo.
- Pseudo-hérnia: protrusão de tecido por orifício ou solução de continuidade sem constituir-se saco peritoneal.

Indicação Cirúrgica

978-85-7241-664-1

A hérnia é patológica; essencialmente, cirúrgica. Nem toda hérnia, no entanto, deve ser operada. Essa divisão é feita pela oportunidade operatória e depende do quadro clínico e dos fatores de risco.

Pré-operatório

Só devem receber atenção especial quanto à propedêutica os pacientes portadores de hérnias especiais, grandes ou complicadas.

Em geral, o preparo é o rotineiro, estabelecido para a segurança de um ato cirúrgico de nível 1 e 2.

Um dos segredos do sucesso da cirurgia das hérnias é controlar os fatores que provoquem hipertensão abdominal (tosse, obstrução urinária, constipação). Nesses pacientes é preciso cuidar de:

- Compensar distúrbios circulatórios.
- Abandonar o fumo e rapé.
- Fisioterapia respiratória.
- Fluidificantes mucosos (*n*-acetilcisteína).
- Diminuir o volume corporal de água.
- Emagrecer. A obesidade e a gravidez modificam a posição das vísceras.
- Remover focos infecciosos (úlcera, epidermólise).
- Controlar a hipertensão intra-abdominal.

No caso de hérnia incisional, além dos itens anteriormente descritos, em raríssimas ocasiões utiliza-se o pneumoperitônio (Gõni-Moreno). Quando indicado, exige vigilância porque pode acarretar:

- Afrouxamento (esgarçamento) dos tecidos necessários a um reforço seguro.
- Risco de insuficiência cardíaca pelo hiperfluxo venoso atrial, quando a veia cava é descomprimida pela retirada do ar.
- Risco de embolia maciça quando se faz a mesma descompressão.
- Risco de insuficiência respiratória por incompetência tônica do diafragma ou abertura de anastomoses arteriolovenulares nas bases do pulmão, em conseqüência da atelectasia produzida pela hiperelevação diafragmática.

Não há necessidade de medicamentos especiais, analgésicos potentes ou antibióticos. A depilação deve ser feita apenas no local da incisão.

Pós-operatório

Não há cuidados especiais após a cirurgia da maioria das hérnias, exceto para a incisional e de hiato. Nesse caso, é preciso atenção para o estômago que pode não se esvaziar bem, e sua dilatação pode levar a complicações. O cateterismo e a dieta adequada e progressiva controlam o quadro clínico.

Na hérnia incisional de volume grande permanece a vigilância de uma potencial insuficiência respiratória, além dos distúrbios cardiovasculares (insuficiência e embolia). A mobilização precoce ativa e passiva, com oxigenação, se necessário, controla essas possibilidades. O enfaixamento ou o uso de cintas contensivas previnem a dor, facilitam o exercício respiratório e diminuem a possibilidade de formação ou aumento de coleções subcutâneas.

A deambulação precoce, em todas as cirurgias, qualifica o pós-operatório quanto à prevenção ou queda da incidência de trombose e embolias. Nas hérnias de parede abdominal, especialmente as inguinais, em pacientes de risco ou nos idosos, a deambulação deve ser vista por outro ângulo. Sua precocidade pode comprometer suturas enfraquecidas ou tecidos desvitalizados na síntese, desorganizando a área operada e facilitando a recidiva. O caminhar deve ser precoce, mas o retorno às atividades e emprego de esforço deve ser tardio. A diurese deve ser livre e o intestino auxiliado para que se exonere sem esforço (cereais, fibras, óleos minerais).

978-85-7241-664-1

Classificação

Classificar é uma das tarefas mais árduas em medicina. O que se consegue, na maioria das vezes, é agrupar acometimentos num só tema. Dessa forma, todas as possibilidades de hérnias abdominais serão relacionadas como a seguir.

978-85-7241-664-1

Intra-abdominais

- Paraduodenal:
  - Inferior.
  - Direita.
  - Esquerda.
  - Duodenojejunal.
- Retroanastomótica (pós-gastrojejunostomia ou interposições).
- Do ligamento falciforme.
- Do forame de Winslow.
- Aberturas anormais:
  - Mesentéricas.
  - Omentais (epiplóicas).
  - Ligamento largo.
  - Mesocólicas:
    - Ascendente.
    - Transverso.
    - Retroposição do cólon transverso (através da raiz do mesentério).
  - Intersigmóide.
  - Paracecal:
    - Ileocecal:
      - Superior.
      - Inferior.
    - Retrocecal.
    - Ileocólica.
    - Íleo-apendicular.
- Intestinais:
  - Pinçamento intestinal:
    - Duplo (de Maydl).
    - Incompleto (de Richter).
  - Pinçamento de divertículo de Meckel (Littré).

Bacia Pélvica (Pequena)

- Obturatória:
  - Supra-obturatória externa.
  - Intra-obturatória externa.
    - Intersticial.
    - Retropectínea.
    - Antipectínea.
  - Infra-obturatória externa.
- Ciática:
  - Suprapiramidal.

- Infrapiramidal.
- Subespinhosa (ou espinotuberosa).

Perineais

- No homem:
  - Mediana: hedrocele (reto).
  - Laterais:
    - Anterior (perineal anterior).
    - Posterior (perineal posterior).
- Na mulher:
  - Medianas:
    - Elitrocele (pela vagina).
    - Hedrocele (pelo reto-ânus).
  - Laterais:
    - Anterior (posterior do grande lábio).
    - Posterior (perineal posterior).
  - Uterina:
    - Prolapso.
    - Procidência.
- Parede vaginal:
  - Intravaginal:
    - Procidência.
    - Prolapso.
  - Colpocele anterior (cistocele).
  - Colpocele posterior (retocele).
- Retais:
  - Prolapso.
  - Procidência.

Ântero-laterais (Parede Abdominal)

- Umbilical:
  - Onfalocele.
  - Congênita.
  - Adquirida.
- Evisceração congênita da parede anterior do abdome (gastrosquise).
- Epigástrica (linha alba ou lipoma interxifoumbilical).
- Diástases dos músculos retos.
- Semilunar ou ventrolateral (linha semilunar de Spieghel).
- Incisional:
  - Crônica (eventração):
    - Longitudinais:
      - Mediana.
      - Lateral.

978-85-7241-664-1

      - Oblíqua:
        - Infracostal:
          - Paralela.
          - Perpendicular.
        - Fossa ilíaca
      - Transversal.
      - Lombar.
    - Aguda (evisceração).
- Interparietal:
  - Pré-peritoneal: ilíaca anterior, inguinoilíaca, pélvica ou obturatória, inguinovesical, inguinocrural, acima do anel inguinal interno.
  - Inguinointersticial:
    - Entre fáscia transversal e transverso.
    - Entre transverso e oblíquo interno.
    - Entre oblíquo interno e oblíquo externo.
  - Inguinossuperficial (do anel inguinal superficial, tornando-se subcutânea).
- Inguinofemorais:
  - Inguinais:
    - Oblíquas:
      - Interna.
      - Externa:
        - Congênita.
        - Adquirida.
        - Por deslizamento.
    - Direta (fosseta média).
    - Vesicais:
      - Intraperitoneal:
        - Indireta.
        - Direta (Netter).
      - Paraperitoneal:
        - Indireta.
        - Direta.
      - Extraperitoneal:
        - Isolada.
        - Em *pantaloon* ou em W (de Maydl).
    - Lateral ou supravesical (espaço de Retzius).
    - Combinada (indireta e direta).
- Femorais ou crurais:
  - Propriamente dita ou medial à veia femoral.
  - Látero-vascular ou externa (Hesselbach).
  - Através do ligamento lacunar (Gimbernat) (de Lauguier ou de Velpeau).
  - Multidiverticular na fáscia cribriforme (ou de Hesselbach).

978-85-7241-664-1

- Pectineal (Cloquet) (através do pectíneo).
- Retrovascular (Serafini).
- Bilocular (uma sob a fáscia cribriforme e outra sob a pele) (de Cooper).
- Pré-vascular (Narath ou de Moschcowitz).
- Orifício da veia safena magna (Béclard).
- Cruroperitoneal (um saco no local comum e outro entre a fáscia e o peritônio parietal).

• Supravesical ou hipogástrica.
• Recidivadas.

Diafragmáticas

• Hiatais:
  - Paraesofágica ou por rolamento.
  - De hiato esofágico ou por deslizamento.
  - Por esôfago curto ou encurtado.

• Congênita:
  - Póstero-lateral ou do canal pleuroperitoneal (de Bochdaleck).
  - Paraesternal ou anterior (Morgagni-Larrey).

• Traumática:
  - Incisional (elevação unilateral).
  - Perfurocortante (direta).
  - Compressões (indiretas).

Lombares

• Do triângulo superior (Grynfeltt-Lesshaft).
• Do triângulo inferior (Petit).
• Da gordura lombar (panicular, lipofascial).
• Ilíaca (através da asa do osso ilíaco):
  - Cirurgia (enxertia).
  - Osteomielite.

Outros Órgãos

• Cerebrais:
  - Cérebro.
  - Cerebelo.

• Pulmonares.
• Cardíacas.
• Musculares (miocele) ou musculoaponeuróticas.
• Oftálmicas.
• Otorrinolaringológicas.
• Útero e anexos.

978-85-7241-664-1

- Coluna lombar:
  - Meningomieloencefalocele.
  - De disco.
- Parede torácica:
  - Intercostal.
  - Esternal (toracósquise).
- Articular:
  - Cisto sinovial.
  - Cisto de menisco.
- Divertículos.

Diagnóstico

978-85-7241-664-1

Uma hérnia, com exceção das internas ou intra-abdominais, deve ser diagnosticada pelo exame clínico. Nenhuma afecção se presta tanto ao exercício da propedêutica quanto a hérnia.

Há, hoje em dia, um grande arsenal complementar: ultra-sonografia, tomografia computadorizada, radioisótopos, radiografia simples ou contrastada. São exames caros, de risco relativo no caso de radiologia, os quais devem ser usados nos casos difíceis ou em pesquisas eticamente programadas. Na rotina, o médico que se preza como bom propeduta, realiza o diagnóstico na maioria das hérnias.

Conduta Terapêutica

Intra-abdominais

A variedade é grande, como observado na relação anterior.

O diagnóstico, em geral, é difícil no pré-operatório porque, junto a queixas vagas e inespecíficas, alia-se de maneira aguda um fenômeno obstrutivo ou isquêmico. Por essa razão, essas hérnias são operadas em regime de urgência.

O princípio terapêutico se restringe a: redução do conteúdo herniado ou encarcerado, em anel congênito, anômalo ou traumático; se a redução for difícil, não secionar o anel sem verificação segura, porque nas congênitas sempre há uma artéria importante na área da hérnia; tratamento do conteúdo com ou sem ressecção intestinal; sutura da abertura atentando-se para não lesar vasos dos mesos adjacentes.

Quando o conteúdo herniário é antigo, o seu volume pode ser grande e haver aderências fixas a estruturas importantes. Exige manobras terapêuticas especiais, como o esvaziamento de alças (ainda que perigoso); depois, reduzi-las, ressecá-las ou não, e corrigir as aberturas anormais. Outras estruturas podem estar acometidas e devem ser ressecadas, mesmo com maior risco: apêndice, apêndice omental, divertículos (de Meckel, outros), vesícula, trompa, ovário. Alças próximas podem estar acometidas. A sua ressecção deve ser seguida de restabelecimento de trânsito ou derivação, dependendo do preparo da luz intestinal.

978-85-7241-664-1

Pelve

São hérnias de diagnóstico também difícil, sendo freqüentemente encontradas após uma laparotomia urgente. Há em todos os casos um encarceramento em anel ou abertura estreita, isquemias freqüentes e conteúdos de volume pequeno. Obtida a redução, trata-se o conteúdo, conservadoramente ou não, dependendo de sua vitalidade. O anel, apesar de estreito, nem sempre propicia uma aproximação de bordas ou o reforço satisfatório, facilitando as recidivas e obrigando ao uso de próteses sintéticas ou enxertos autógenos (pele, aponeurose).

Perineais

O diagnóstico das hérnias do períneo pode ser feito, na maioria dos casos, no pré-operatório. O exame físico e o conhecimento da anatomia do períneo são fundamentais. Palpa-se a tumefação, em geral visível e redutível. A urgência é raridade, podendo ocorrer encarceramento ou isquemias. Como exame bimanual e abdominoperineal consegue-se definir, através da palpação e toques retal ou vaginal, o conteúdo e a posição do anel herniário. Na mulher é mais fácil definir a hérnia porque o ligamento largo delimita a posição anterior ou posterior a ele.

O tratamento dessas hérnias resume-se aos mesmos princípios: redução de conteúdo e correção do anel herniário ou abertura anormal. O reforço deve envolver o músculo levantador do ânus, a fáscia da pelve ou a fáscia inferior do diafragma da pelve. A via de acesso pode ser abdominal, perineal ou abdominoperineal combinada. Três estruturas importantes são trabalhadas com cuidado para sucesso terapêutico: reto, bexiga e uretra. A lesão de uma delas acarreta complicação grave iatrogênica, sendo a fístula a mais temida.

Julgamos que vale a pena fazer duas comunicações a propósito de técnicas as quais utilizamos, com resultados iniciais satisfatórios na cirurgia do prolapso ou procidência do reto. Como esses vocábulos são sinônimos, devemos, portanto, adjetivar e dizer procidência (ou prolapso) de mucosa ou total.

Primeira Modificação

Nos prolapsos grandes, antigos, em pacientes não muito idosos e em estado geral bom usamos a técnica que se segue.

Laparotomia infra-umbilical, paramediana, pararretal interna, esquerda. Abertura da reflexão peritoneal em todo o contorno retal e descolamento posterior do reto da fáscia pré-sacra, até no nível do cóccix. Descolamento fascial, anterior e lateralmente, sem secionar os ligamentos laterais do reto para não acarretar distúrbios na esfera geniturinária. Tração do reto para a cavidade. Sutura em bolsa (uma ou duas) da fáscia pélvica, de maneira profunda no espaço retrorretal pela

978-85-7241-664-1

manobra de Moschcowitz e Altemeier, a fim de obliterar a área desnuda e fixar a porção inferior do reto. Aproximação dos feixes puborretais dos elevadores, caso sejam vistos com nitidez e permitam sua aproximação por meio de dois pontos, sem tensão e sem secionar a musculatura que é hipotrófica (manobra de Roscoe-Graham).

Sutura escalonada, por pontos separados e de fio inabsorvível, do reto à fáscia pré-sacra, até o promontório (manobra de Cutait-Degni). Ter cuidado com sangramento decorrente da transfixação de veias sacras que se localizam bilateralmente.

Sutura do reto ao promontório pélvico, com pontos separados, fazendo a promontofixação de Pemberton.

Sutura de reto ao ligamento sacroilíaco esquerdo com cuidado para não lesar a veia ilíaca. Essa manobra (de Carrapatoso) fixa e determina a angulação natural sigmoiderretal.

O peritônio, previamente aberto, é suturado à zona desnuda do reto, participando da sua fixação e peritonizando-a.

Síntese da parede por planos.

Segunda Modificação

Nos pacientes com estado geral comprometido, muito idosos, com prolapsos de tamanho pequeno e médio, pode-se tentar somente a via perineal. No prolapso mucoso não há problema porque sua ressecção soluciona o caso. O uso da operação de Délorme no prolapso total, a se julgar pela experiência relatada na literatura, demonstrou recidiva da doença. Acreditamos que o fator mais importante seja a flacidez do conjunto esfincteriano do períneo. A hipotrofia é conseqüente à idade, desnutrição ou desuso, nos casos muito antigos. Imaginamos que se retrocortes dermoepidérmicos maiores do que os executados nas hemorroidectomias fossem associados, determinaríamos uma fibrose, retração centrípeta ao ânus e melhor fixação do assoalho pélvico. Aparentemente a associação resultou eficiente na experiência inicial. O procedimento é realizado por meio da técnica seguinte:

Via de acesso perineal. Posição de litotomia, com projeção do períneo, confortável para o Cirurgião e segura para o paciente. Tração do reto, exteriorizando-o ao máximo. Secção mucosa e submucosa, circular, com linha irregular, próximo à transição mucocutânea, para não ocorrer estenose circular posterior.

Descolamento do cilindro mucoso que envolve o segmento prolapsado até a extremidade da porção procedente (intussuscepto). Sangramento fácil e abundante pelos vasos submucosos. Pinçamento e ligaduras progressivas ou transfixação com categute. Secção do cilindro. A zona desnuda fica entre a linha pectínea e a extremidade do segmento procedente. Dar pontos com categute cromado, circulares e seqüenciais, reparando-os para amarração posterior e conjunta. Os pontos passam pela borda da linha pectínea, depois pela área desnuda, entrando e saindo algumas vezes (à maneira de pontos musculares) até passarem pela borda da extremidade da procedência.

Amarração dos pontos passados e reparados. Com isso, consegue-se engrouvinhar (sanfonar) a parede do reto, realizando a redução automática do segmento prolapsado para o períneo. As bordas mucosas da linha pectínea e da extremidade do segmento se aproximam e são suturadas com pontos separados de categute cromado. Obtida a redução, fica a parede perineal frouxa pela hipotonia ou hipotrofia (ânus flácido). Secção dermoepidérmica triangular, de base larga e de vértices truncados. Ela deve ser iniciada em torno das 2, 5, 8 e 11h a partir da linha pectínea. Hemostasia rigorosa, pois a área cruenta é protegida com gaze oleosa.

Nos pós-operatório faz-se curativo cuidadoso com gaze oleosa. Higiene à base de soro, água boricada ou água oxigenada. A cicatrização se faz rapidamente, por segunda intenção, a exemplo das hemorroidectomias.

Hérnias Ântero-laterais

A hérnia umbilical menor é reduzida e as bordas avivadas para sutura. Outra técnica consiste em secionar o anel em posição lateral e suturar os retalhos em jaquetão. Nas hérnias maiores, com saco herniário exuberante, utiliza-se a técnica descrita para a hérnia incisional (ver adiante).

A hérnia epigástrica ou de linha alba é reduzida e o orifício é fechado com pontos separados. Nas múltiplas, a via de acesso passa a ser longitudinal, mediana, com redução de todos os nódulos gordurosos e reforço de cada orifício.

Na diástase, com os músculos retos do abdome afastados, é usada a manobra de Ferrari, fazendo-se pontos aponeuróticos separados e escalonados em toda a área, invaginando a linha alba e aproximando os músculos. Outra alternativa é a secção bilateral, longitudinal, medial das aponeuroses anteriores dos retos do abdome, obtendo-se quatro bordas. Realiza-se sutura das bordas mediais, direita e esquerda, invaginando a linha alba; e sutura das bordas laterais recobrindo a sutura anterior (manobra de Edouard Quénu).

Nas diástases maiores nas quais há afastamento grande dos retos ou esboço de saco herniário, usa-se a técnica proposta para a hérnia incisional (ver adiante).

A hérnia semilunar é reduzida (lipoma), reforçando-se a área onde as aponeuroses dos retos do abdome se tornam superficiais (linhas semilunar e semicircular).

A interparietal é produto de uma hérnia inguinal ou crural que se desenvolveu e se insinuou entre os planos da parede abdominal, ao invés de seguir seu trajeto natural.

A hérnia crural ou femoral, na urgência, se possível deve ser resolvida por via crural. Após a exérese do lipoma pré-herniário e redução do conteúdo não acometido, fecha-se o saco e fixa-se o ligamento inguinal ao ligamento pectíneo ou de Cooper, tendo cuidado para não lesar ou estrangular a veia femoral. Por

978-85-7241-664-1

via inguinal, na urgência ou de forma eletiva após a redução, fixa-se a fáscia transversal ao ligamento pectíneo (de Cooper), na operação de McVay-Anson.

A hérnia inguinal indireta, na criança, é curada com a redução correta e com ligadura alta do saco herniário. No adulto, é prudente associar a fixação (reforço) da fáscia transversal ao ligamento iliopubiano (de Thomson) ou ao ligamento inguinal (de Poupart), à maneira desenvolvida por Zimmermann. Outra alternativa que vem sendo divulgada e também eficaz é o reforço da fáscia, em forma de jaquetão, com triplo reforço, à maneira de Shouldice.

A hérnia inguinal direta recebe os mesmos tratamentos de reforço propostos anteriormente, cuidando-se de retirar o lipoma pré-herniário e dispensando-se a abertura do saco herniário se ele for pequeno. Nos casos os quais há fraqueza tecidual, afastamento exagerado dos tecidos, defeitos anatômicos de formação, triângulo inguinal largo ou recidivas é prudente usar no reforço uma prótese sintética. Antes dessa alternativa, é possível ustilizar o reforço da fáscia associada a incisões aponeuróticas libertadoras (relaxadoras) ou enxerto do próprio saco herniário (em estudo).

Há uma forma útil para corrigir hérnias inguinocrurais recidivadas e complexas. É feita a via de acesso pró-peritoneal. Abre-se a parede em posição longitudinal (mediana de Cheatle-Henry) ou transversal (Nyhus) até o espaço pró-peritoneal. Descola-se o peritônio e o conteúdo para cima. É obtida, sob visão direta, a fáscia transversal e todos os elementos da parede inguinocrural. É feito o reforço ou colocado, entre o peritônio e os elementos da parede iguinocrural, uma prótese que deixa passar o cordão espermático no homem, ao ocluir os depósitos da parede. Fixa-se a prótese. Fecha-se a parede.

Hérnias Diafragmáticas

São hérnias relativamente freqüentes, variadas, incidindo em todas as idades.

O diagnóstico é realizado pelo exame clínico, testes especiais para refluxo e acidez, radiologia, endoscopia e biopsia e eletromanometria. Em casos especiais, a laparoscopia poderia ser empregada.

978-85-7241-664-1

Um caso a parte com relação à hérnia diafragmática é o da hérnia hiatal por deslizamento. Ela oferece três problemas: no diagnóstico, na indicação cirúrgica e na técnica operatória.

No diagnóstico é preciso cuidado, discernimento e estudo para diagnosticar uma hérnia hiatal por deslizamento na fase inicial. O refluxo é mais importante que a própria hérnia. A radiografia pode localizá-la quando utilizada manobra de posição e compressão do abdome do doente. A posição do doente, a insuflação gástrica aumentando sua pressão, a maior ou menor quantidade de suco gástrico e a hipotonia reflexa criada pelo tubo do endoscópio passado pelo esfíncter facilitam a passagem do suco gástrico para o esôfago, simulando uma alteração funcional.

A indicação cirúrgica exige do médico mais uma demonstração de conhecimento e bom senso ao julgar se o refluxo, a hérnia ou ambos são fatores sintomáticos ou complicadores. Indica-se cirurgia na estenose, hemorragia grave ou repetida, úlcera não cicatrizada, esôfago encurtado pela fibrose reacional, esôfago de Barret não melhorado após tratamento bem conduzido e esofagite grave por refluxo não controlado clinicamente. Além dessas situações, o médico precisa amadurecer bem a indicação porque o insucesso terapêutico cirúrgico, em geral, é mais grave que a doença.

Com a via de acesso por vídeo houve um aumento no número de indicações, ainda mais precoces. Não se atingiu, ainda, o ponto de equilíbrio, em virtude do tempo pequeno de observação.

Em resumo, a hérnia paraesofágica e por deslizamento se beneficiam, quando bem indicada, pela redução, mobilização e confecção de uma válvula grande à custa de esofagogastrofundoplicatura látero-lateral em 270°, à Toupet-Lind ou em manguito total a Nissen. Preferimos a primeira opção por resolver o problema e evitar a disfagia que pode ocorrer na segunda. No esôfago curto congênito a válvula bem confeccionada, mas intratorácica, é satisfatória. No esôfago encurtado ou nas estenoses com fibrose, extensas, a ressecção e interposição de alça intestinal isoperistáltica (Merendino) é uma boa alternativa para solução.

O número excessivo de técnicas deve ser considerado para a história e o aprendizado dessa matéria.

As hérnias congênitas são expostas, sempre por via abdominal, os anéis avivados e suturados com fio inabsorvível. Na impossibilidade desse recurso simples, há várias proposições, mas a que melhor resolve é a colocação de próteses sintéticas, ocluindo a abertura anormal.

Na hérnia traumática, os princípios são os mesmos anteriores. É preciso ficar atentos quanto ao trauma toracoabdominal ou politraumatismo. O aumento da incidência de traumas tem elevado a ocorrência do número de hérnias traumáticas que, muitas vezes, têm passado despercebidas. Lembrar no estudo da propedêutica que a incidência de hérnia traumática à direita deve ser maior do que se diagnostica, uma vez que o fígado bloqueia a abertura, impedindo a sua identificação. A correção se faz por técnica semelhante às das congênitas.

Hérnias Lombares

Há as hérnias do quadrilátero muscular infracostal (Grynfeltt-Lesshaft) e a do triângulo muscular (Petit) supra-ilíaco. São aberturas que ocorrem em locais virtuais sob o ponto de vista anatômico. A gordura lombar pode se exteriorizar, posteriormente, constituindo um nódulo sintomático (hérnia panicular ou lipofascial). Após a retirada da asa do osso ilíaco para emprego em enxertia óssea ou após trauma local cria-se uma passagem de conteúdo nessa solução de continuidade, chamada hérnia de osso ilíaco.

A hérnia infracostal é tratada expondo-se as bordas musculares com sutura de reforço. Se o afastamento é grande pode-se usar uma prótese ou a proposição seguinte, que nos ocorreu (Lázaro da Silva). Afastamento para trás do músculo

978-85-7241-664-1

978-85-7241-664-1

grande dorsal. É possível secioná-lo, se necessário, para trás e para cima ou divulsioná-lo sobre a tumefação. Reduz-se o conteúdo herniário. O reparo do trajeto é problemático porque os tecidos locais têm pouca mobilidade. Em condições normais, o serrátil menor póstero-inferior é desenvolvido e a inserção superior do oblíquo menor é mais alta, de forma que eles se aproximam formando apenas uma fissura a qual dá passagem ao conjunto vasculonervoso. Na hérnia, os músculos estão afastados. O músculo oblíquo menor deve ser desinserido da aponeurose lombodorsal e descolado entre ele e o músculo transverso. O músculo oblíquo é deslizado e fixado com pontos separados de fio inabsorvível à aponeurose do transverso, em uma situação mais alta, o bastante para alcançar a borda ântero-inferior do músculo serrátil. Essa sutura veda a fissura. Em um tempo prévio, deve ser feita plicatura da fáscia transversal reforçando o orifício herniário.

Para a hérnia de Petit realiza-se o reforço, aproximando-se as bordas musculoaponeuróticas. Se o afastamento for grande, utiliza-se a técnica de Dowd, na qual o reforço se faz com um retalho aponeurótico do íliaco, rodado para cima em 180° e ocluindo a abertura.

Na hérnia no nível do osso ilíaco, Bosworth propôs um tratamento cirúrgico radical e que dispensa a prótese.

Retira-se a parte do osso ilíaco que fica acima de uma linha (BC) que vai da espinha do púbis (C) à borda posterior da abertura herniária (B). Preserva-se a espinha ilíaca ântero-superior (A) com suas inserções (ligamento inguinal, sartório, oblíquos, etc.). A linha citada é diagonal de um paralelogramo (BACD). A espinha ilíaca ântero-superior (A) móvel (fixa às inserções musculoligamentares) é elevada até o ponto B, onde é suturada ao periósteo e à aponeurose do glúteo, superpondo-se a pirâmide ACD sobre BAD. Após essa fixação suturam-se, borda a borda, os tecidos restantes, fechando-se a pele com drenagem. Apesar de levarmos a espinha ilíaca ântero-superior para trás, não se prejudica e nem se distende o ligamento inguinal porque o percurso por ele percorrido é o mesmo, apenas muda-se a direção.

Hérnias Incisionais

As hérnias incisionais são: longitudinais, oblíquas, transversais e lombares.

As hérnias oblíquas (infracostais e de fossas ilíacas), transversais e lombares são corrigidas pela técnica da superposição de retalhos, em forma de jaquetão. As formas grandes, complicadas e com perda de domicílio recebem tratamentos especializados e até uso de próteses sintéticas. Deixamos este capítulo por último porque uma técnica, em estudo, vem nos convencendo quando tratamos hérnias incisionais longitudinais (medianas, paramedianas e pararretais externas) e diástases grandes.

As hérnias incisionais mudam a dinâmica abdominal com repercussões sobre a função diafragmática (ponto mais vulnerável, funcionalmente). Em conseqüência, muda-se o ponto de equilíbrio, a curvatura lombar e a posição diafragmática. Pode haver perda de domicílio do conteúdo abdominal. Esse conjunto de alterações resulta de uma abertura anormal na parede do abdome; da perda do ponto neutro de apoio muscular e equilíbrio, que é a linha alba (branca); do afastamento dos músculos retos do abdome e sua conseqüente hipotonia ou hipofusão; e da perda de uma loja aponeurótica para que esses músculos possam se contrair com eficiência.

978-85-7241-664-1

Os objetivos dessa técnica são:

- Recompor as lojas dos retos do abdome.
- Propiciar o seu retorno anatômico à origem, refazendo a linha alba.
- Recobrir as áreas cruentas dos músculos.
- Fechar a abertura anormal.
- Controlar a perda do domicílio, sem elevação comprometedora da pressão intra-abdominal.

  Nessa linha de pensamento fisiopatológico é que se faz a técnica denominada transposição peritônio-aponeutótica bilateral longitudinal. Ela será descrita mais pormenorizadamente para que seu entendimento fique facilitado.
- Incisão longitudinal, retirando-se a cicatriz com cuidado porque abaixo ou aderente a ela pode estar uma alça intestinal. Na dúvida, deixá-la aderente e retirar a cicatriz posteriormente.
- Mobilização dos retalhos dermoepidérmicos junto com o tecido subcutâneo, uni ou bilateralmente, até expor-se o saco herniário e a face anterior da aponeurose do músculo reto do abdome.
- Hemostasia. Colocação dos campos de ferida.
- Tração do saco, com pinças de Allis. Abertura mediana de uma extremidade a outra (crânio-caudal) criando-se dois retalhos maiores; direito e esquerdo. Eles são constituídos por peritônio, restos de fáscia transversal, tecidos colágeno e fibroso e pouca gordura (exceto na região epigástrica onde ela pode ser excessiva e prejudicial).
- Secções de aderências do intestino e omento à parede abdominal, bilateralmente ou somente do lado onde se fará a incisão libertadora (ver adiante). Não secionar o ligamento falciforme.
- Estudar a cavidade procurando doenças associadas que devem ser corrigidas, se possível sem comprometer a segurança do paciente.
- Exposição de um dos retalhos. O escolhido, em geral pela facilidade de trabalho, é o esquerdo. Tração desse retalho, tendo sob visão a face posterior da loja do músculo reto do abdome. Palpa-se sua borda medial. A mais ou menos 1,5cm dela, efetuar secção dos tecidos, envolvendo peritônio, fáscia transversal e aponeurose posterior do músculo. O sentido é crânio-caudal e de forma curvilínea, iniciando e terminando nas extremidades da hérnia,

próximo à linha mediana. Há uma retração natural das bordas da ferida, e a face posterior do reto do abdome é exposta. Lembrar que no terço inferior desse músculo o tecido secionado não apresenta a aponeurose que existe apenas na face anterior.

- Secção contralateral, a exemplo do tempo anterior, na face anterior do reto do abdome, envolvendo a sua aponeurose. As bordas dessa ferida se afastam de modo natural, expondo a face anterior do músculo reto do abdome.
- Essas duas secções liberam os músculos retos que estavam presos a neolojas cicatriciais. Liberados, retificam-se naturalmente para a linha mediana, local de origem anatômica, criando áreas cruentas musculares as quais impõem as sua face anterior de um lado e posterior do outro.
- As seções curvilíneas criam quatro retalhos: medial (menor) e lateral posterior; medial (menor) e lateral anterior. Juntando-se com os dois hemissacos herniários (direito e esquerdo), ficamos com seis retalhos: A, B, C, D, E, F.
- A recomposição se faz em três planos, cujas suturas não se superpõem. No primeiro plano, o retalho (D) do saco herniário é suturado ao póstero-lateral contralateral (A). Com esse tempo operatório, fechamos a cavidade e fornecemos (retalho D) tecido para recobrir a face cruenta posterior do músculo reto do abdome. É preciso ter cuidado com os ângulos da sutura porque, se restar uma fenda, pode haver insinuação de tecidos abdominais facilitando a recidiva ou uma complicação obstrutiva pós-operatória. Os músculos retos já se encontram próximos da linha mediana, sem tração ou tensão, pois com as aberturas de suas lojas eles se retificam naturalmente.
- No segundo plano, intermediário, confeccionamos uma nova linha alba, por meio da sutura dos dois retalhos mediais, anterior (E) e posterior (B). O posterior se volta para fora e o anterior se volta para dentro, e ambos para a linha mediana. Após a sutura de uma extremidade a outra refazemos a loja do reto do abdome que recebeu em sua face posterior o retalho maior, ou seja, o saco herniário.
- No terceiro plano, anterior e superficial, suturamos o retalho maior (hemissaco restante) (C) ao ântero-lateral (F). Com isso recobrimos a área cruenta anterior do reto abdominal, refazendo a sua loja aponeurótica.
- As suturas são feitas com categute cromado, em pontos separados ou em sutura contínua. Não há a preocupação de usar fios especiais, uma vez que as suturas são normotensas ou hipotensas e, como há um número excessivo de nós ou longos fios, uma infecção pode gerar muito corpo estranho.
- Nunca recortamos os hemissacos (retalhos C e D), mesmo quando são muito grandes. As suturas envolvem maior quantidade deles ou passam aquém de suas bordas, de modo que o excesso se insinua atrás de um dos retos, na sutura posterior ou entre ele, e a aponeurose na sutura anterior. A secção do excesso pode ser mal calculada, perdendo-se um tecido rico e importante na reparação das áreas cruentas.

978-85-7241-664-1

- A drenagem é opcional, na rotina. É útil (não obrigatória) em grandes hérnias nas quais a mobilização subcutânea é extensa ou nas dermolipectomias associadas, em que ocorre o mesmo.
- Caso haja indicação para a dermolipectomia, inicia-se com a incisão pertinente como se não houvesse hérnia. Após a mobilização completa da pele é que se inicia o tratamento o qual é complementado pela plástica abdominal. As complicações são as comuns à Cirurgia Geral.
- Um fato, imprevisto no início da experiência, é que para melhor resultado há a necessidade de saco herniário grande. Quanto maior for o saco herniário, melhor é sua correção.
- O anel herniário estreito deve ser alargado para que o saco grande possa se desdobrar e constituir dois retalhos extensos de uma extremidade a outra.
- A hérnia incisional mediana supra-umbilical que atinge o ângulo epigástrico fornece saco herniário muito pobre em tecidos de reforço, e maior conteúdo de gordura pela sua riqueza no ligamento falciforme. Além disso, há um afastamento dos retos, na sua inserção costal, ao contrário de outras formas herniárias em que eles constituem uma extremidade firme por estarem presos à linha alba, abaixo e acima da hérnia. Essa é mais uma das razões para não se fazer incisão mediana supra-umbilical no abdome, uma vez que há laparotomia de qualidade superior que é a paramediana pararretal interna. Nesse caso, a hérnia formada tem extremidades mais firmes, saco herniário mais forte e menos gorduroso.

Herniologia

978-85-7241-664-1

Atualmente, herniologia é um termo que pode ser adotado e difundido. A afecção é freqüente, a maioria dos Cirurgiões tem acesso a ela e o desafio da recidiva continua a exercitar a criatividade do Cirurgião.

Sobre esses aspectos importantes, em determinados grupos de hérnias, existe outro desafio clínico que é o da indicação cirúrgica.

O sucesso depende, portanto, do diagnóstico anatomopatológico correto, da indicação cirúrgica precisa, da oportunidade operatória adequada, da execução técnica primorosa e do uso dos elementos de reforço de uma forma conveniente.

A freqüência da lesão, a procura maior por parte dos doentes e as atuais facilidades para execução do tratamento poderiam juntos gerar um especialista em tratamento de hérnias, dentro de um centro metropolitano. O volume de serviço tornar-se-ia tão grande que propiciaria ao Cirurgião operar exclusivamente hérnia, em conseqüência aprimorando-se ou especializando-se.

Esse é o lado visto de uma metrópole ou pelos que se preocupam somente com a formação de especialistas.

Se voltarmos nossas atenções para o cotidiano do exercício médico, veremos outra realidade, assim resumida: afecção de superfície prevalente e de fácil diagnóstico; procura maior por parte dos doentes; número de profissionais, suficiente ou excessivo, dispostos e operando hérnias, além de remuneração baixa que obriga a estender-se a indicação para aumentar a produção e melhorar a sobrevivência.

Essa realidade, sem dúvida, não é desenvolvida por poucos os quais seriam denominados *Herniologistas*. É vivida pelo médico, pelo iniciante e pelo Cirurgião Geral.

Se a formação técnica é diversa, o resultado deve ser variado. Ele depende da indicação precisa, do estado do doente e da qualificação técnica do Cirurgião.

Se a cirurgia da hérnia é exercida pela maioria, inclusive especialistas que foram Cirurgiões Gerais; se é uma doença freqüente e de acesso fácil, só há uma alternativa para evitar que um profissional pouco qualificado a execute: ensinar.

A partir do momento que o nosso médico brasileiro pode executar qualquer ato, logo após a diplomação e registro no Conselho Regional, a prevenção de insucessos se fará ensinando bem o nosso médico, no nível de pós-graduação e residência. Eis um problema que compete à universidade e não às associações de classe, as quais não participam da política curricular em nossas escolas.

Por ser comum e freqüente, o capítulo das hérnias deve participar no campo da pesquisa. Há claros importantes nos aspectos epidemiológicos, etiopatogênicos, fisiopatológicos, histoquímicos e mesmo técnicos que precisam ser estudados, pesquisados e desenvolvidos. Dentro desse raciocínio, somente o estudo do colágeno fornece trabalho e várias investigações, uma vez que dele depende a perfeita reparação e reforço; e do reforço, o número de recidivas.

Vale, então, ressaltar que no campo da pesquisa dever-se-ia investir no *Herniologista*. Em contrapartida, os currículos devem estimular o aprendizado e treinamento das cirurgias tipo 1 e 2, para que nossos médicos ou Cirurgiões Gerais possam exercer o ato com consciência técnica, beneficiar os pacientes com menos recidivas e usufruírem do produto de seu trabalho para a sua sobrevivência.

Sendo assim, a hérnia deve ficar no domínio da maioria, bem preparada de forma criteriosa e consciente.

978-85-7241-664-1

CAPÍTULO 80

Abdome Agudo

Alcino Lázaro da Silva

- Conceito.
- Importante:
  - Não dar analgésico potente antes do diagnóstico.
  - Diagnosticar precocemente.
  - Tratar adequadamente.
- História clínica: é mais importante do que exame complementar.
  - Dor:
    - Início.
    - Localização.
    - Irradiada ou referida.
    - Qualidade:
      - Constante.
      - Rítmica ou cíclica (cólica).
    - Duração.
    - Intensidade.
    - Natureza (urgente, angustiante, constritiva, retorcimento, surda).
  - Vômitos e náuseas.
  - Idade.
  - Gênero.
  - Posição adotada.
  - Uso de medicamentos.
  - História menstrual.
  - Função intestinal.
- Exame físico:
  - Geral:
    - Posição do paciente.
    - Estado psíquico.
    - Agitação.
    - Aspecto (fácies).
  - Dados vitais:
    - Pulso (taquisfigmia).

978-85-7241-664-1

    - Respiração (taquipnéia).
    - Temperatura (axilar e retal).
- Exame do abdome:
  - Técnica (centrípeta, gentil, cuidadosa, repetida).
  - Posição do paciente.
  - Rigidez (defesa):
    - Unilateral.
    - Bilateral.
  - Hiperestesia cutânea.
  - Palpação de vísceras sólidas (sem importância).
  - Sinal de descompressão (Blumberg).
  - Dor referida (Rovsing).
  - Espasmo do músculo psoas.
  - Ausculta (10 a 20 movimentos/min).
  - Distensão (medir contorno e xifopúbico).
  - Percussão.
- Exame retovaginal:
  - Digital.
  - Culdoscopia.
  - Colpocentese.
  - Exame de secreção.
  - Bimanual.
  - Retossigmoidoscopia.
- Cateterismo vesical.
- Coluna vertebral: posição, postura antálgica.
- Exames complementares:
  - Urina de rotina.
  - Eletrólitos, pH e gases arteriais.
  - Hemograma:
    - Hemácias.
    - Leucócitos.
  - Amilase.
  - Rotina (glicose, uréia, creatinina, coagulação e sangria).
  - Radiografias:
    - Tórax simples (póstero-anterior).
    - Abdome simples.
    - Abdome simples em (pé) ortostatismo.
    - Abdome simples em decúbito dorsal com raios verticais.
    - Abdome simples lateral esquerdo (10min após) e em ortostatismo, com raios horizontais.
    - Contrastado:
      - Oral (nunca, na suspeita de obstrução).

978-85-7241-664-1

    - Trânsito intestinal (*idem* ao anterior).
    - Enema opaco.
    - Pela ferida (fistulografia, sinusografia).
    - Arteriografias seletivas.
  - Punção (após as radiografias):
    - Indicação.
    - Cuidados.
    - Posição do paciente.
    - Local.
    - Injetar soro fisiológico mais $NaHCO_3$ (7,5%), aspirando logo após.
    - Estado do líquido aspirado.
  - Pneumoperitônio (após as radiografias).
  - Ultra-sonografia.
  - Tomografia computadorizada.
  - Videolaparoscopia.
- Classificação:
  - Cirúrgico:
    - Perfurativo.
    - Obstrutivo:
      - Simples.
      - Estrangulado.
    - Inflamatório:
      - Com perfuração.
      - Sem perfuração.
    - Hemorrágico.
    - Vascular (insuficiência mesentérica).
  - Parético ou clínico:
    - Intraperitoneal.
    - Retroperitoneal.
    - Sistêmico.
    - Neurogênico.
    - Simulado.
  - Falso (pseudo-obstrução).
  - Traumático (clínico ou cirúrgico).
  - Pós-operatório.
  - Formas especiais:
    - Recém-nascido.
    - Velho.
    - Gestante.
    - Pós-parto.
    - Trauma.
    - Pós-operatório.

978-85-7241-664-1

- Fisiopatologia (Figs. 80.1 a 80.4 e Quadro 80.1).
- Crítica ao uso de:
  - Gelo (bolsas).
  - Calor (bolsas ou lâmpadas especiais).
  - Taxe (redução manual de material encarcerado).
- Tratamento:
  - Saber ou questionar:
    - Há íleo?
    - Há sofrimento de alça?

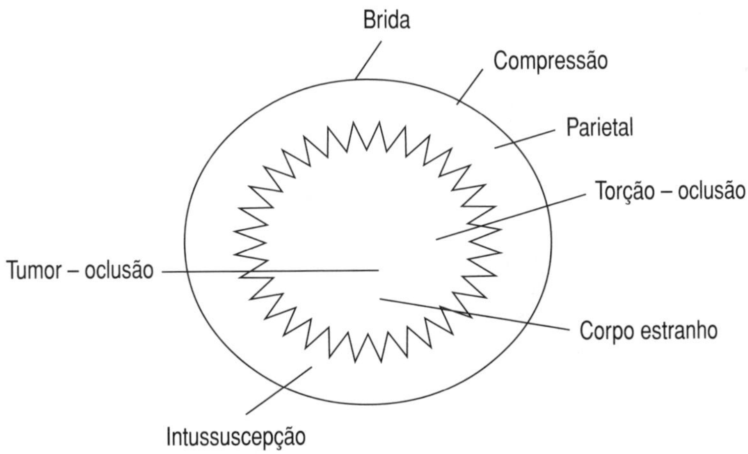

Figura 80.1 – Local do agente obstrutivo.

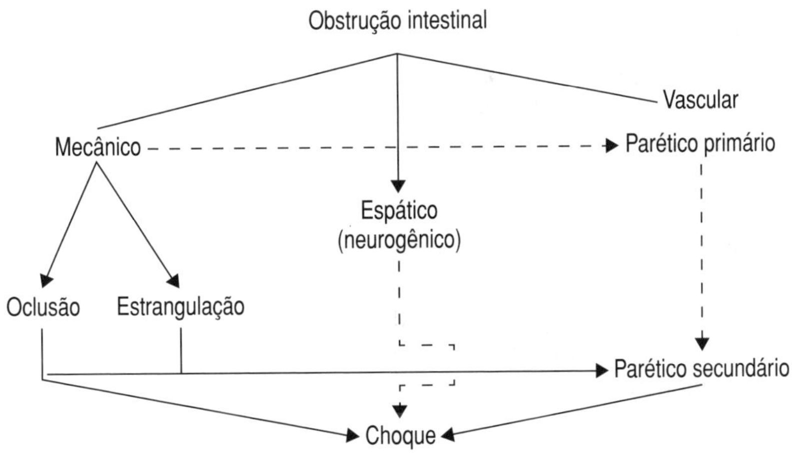

Figura 80.2 – Obstrução intestinal.

978-85-7241-664-1

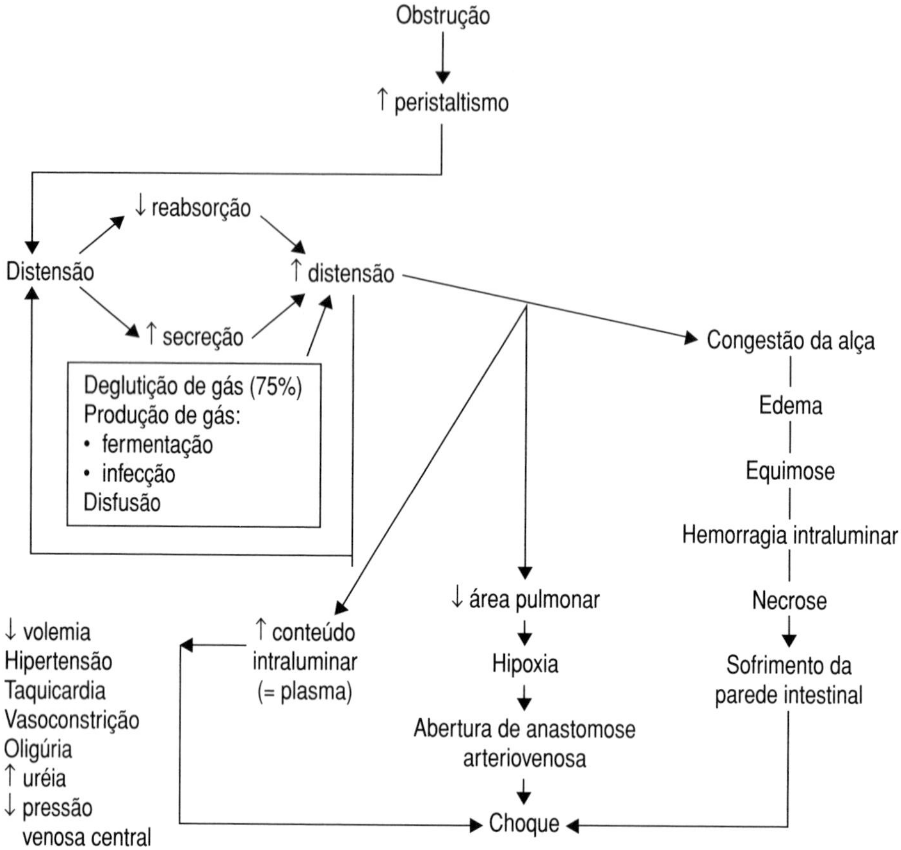

978-85-7241-664-1

Figura 80.3 –

- Há obstrução?
  - É completa ou incompleta?
  - É de intestino delgado ou grosso?
- Há estrangulamento, perfuração ou peritonite?
  - Qual é o nível?
- A obstrução é extrínseca, intrínseca ou luminar?

– Cateterismo nasogástrico, ao passo que a condição geral é melhorada:
- Cateter comum (Levine).
- Cateter especial (Miller-Abott, Cantor, etc).

– Assistência ventilatória:
- Oxigenoterapia.
- Fisioterapia.
- Recúbitos.
- Traqueostomia.

978-85-7241-664-1

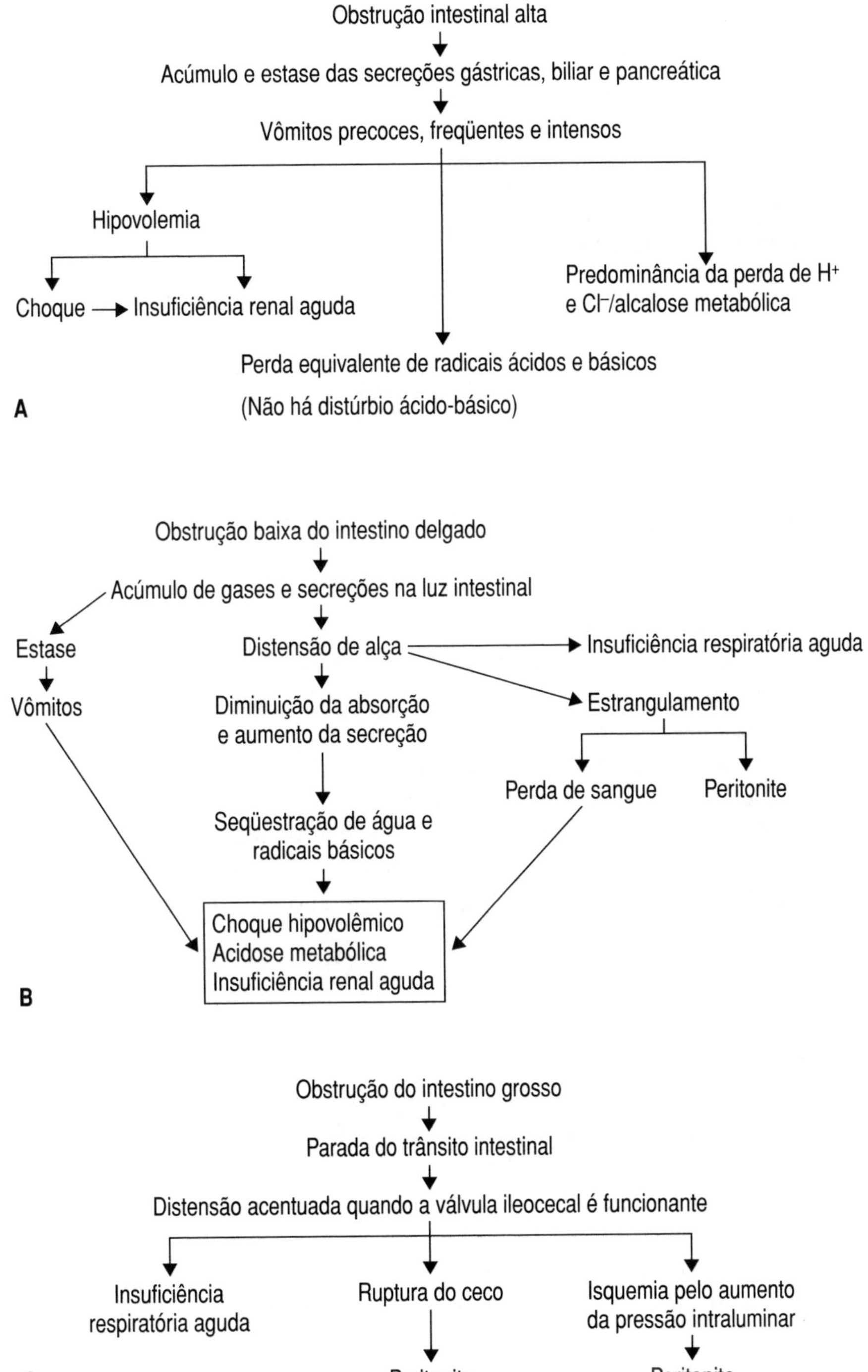

Figura 80.4 – (*A* a *C*) Íleo mecânico.

Quadro 80.1 – Pressão intraluminar

- 2 – 4mm/Hg: normal
- 20 – 30mm/Hg: peristaltismo
- 30mm/Hg: estase:
  - Linfática
  - Sangue
- 50mm/Hg: oclusão de veia
- 90mmHg: oclusão de artéria
- 120mmHg: explosão

- Monitorar para um preparo intensivo.
  - Cateter venoso:
    - Dissecação.
    - Punção.
  - Cateter vesical de demora (ideal é obter 40 a $50cm^3/h$).
  - Cateter nasal.
  - Dados vitais.
  - Eletrocardiograma contínuo.
  - Pressão venosa central (8 a $12cm^3$ H_2O).
- Corrigir:
  - Anemia.
  - Hipoproteinemia (desnutrição).
  - Desvios cardíacos (insuficiência).
  - Perdas anormais (suor, vômito, diarréia, fístulas).
  - Desvios eletrolíticos e ácido-básicos.
- Antibióticos. Obrigatório, especialmente no estrangulamento.

Obstrução Intestinal

Introdução

Íleo significa enrolado. É a parada e eliminação de gases e fezes ou de sua progressão ao longo do aparelho digestivo. Obstrução é um obstáculo, e oclusão é o desaparecimento da luz intestinal.

Os íleos se dividem em:

- Mecânico: obstrutivo, dinâmico.
- Funcional: hipotônico (adinâmico, paralítico, parético), hipertônico (espástico).
- Misto: mecânico e funcional.
- Pós-operatório:
  - Até o terceiro dia, paresia fisiológica.

978-85-7241-664-1

  - Até o sexto dia, íleo funcional.
  - Após o sétimo dia, obstrução.
- Estrangulamento (isquêmico ou não).

No caso do mecânico há um obstáculo orgânico; no funcional, um distúrbio metabólico e motor.

Classificação

Quanto à Etiologia

Mecânico ou Obstrutivo

- Intraluminar: cálculo, enterólitos, vermes, fecaloma, tumores intraluminares, corpos estranhos, bezoares.
- Mural:
  - Congênitos, atresias: jejunoileal, retal (ânus imperfurado), estenoses.
  - Adquiridos:
    - Traumáticas.
    - Inflamatórias (peritonite, periviscerite).
    - Hérnias interna e externa, vólvulos, invaginação, adesões.
    - Vasculares:
      - Embolia.
      - Trombose.
  - Neoplásicas (tumores de parede).
- Extramural:
  - Por tumores (miomas).
  - Por órgãos deslocados.
  - Por coleção purulenta (fleimão, abscesso).
  - Congênitas – vestígio do canal onfalomesentérico.
  - Bridas:
    - Inflamatórias:
      - Peritonite.
      - Periviscerite.
    - Traumáticas:
      - Mesenterite.
      - Operatórias.
      - Acidentais.
    - Divertículos.
    - Acotovelamento do intestino.

978-85-7241-664-1

Funcional

- Humoral (paralítico):
  - Desequilíbrio hidroeletrolítico.
  - Desequilíbrio ácido-básico.

- Inflamações:
  - Infecções extraperitoneais.
  - Peritonites:
    - Locais.
    - Generalizadas.
- Trauma: cirúrgico ou não.
- Neurogênico propriamente dito:
  - Traumas cranianos.
  - Afecções: dos nervos, da medula (tabes, hematomielia).
  - Reflexo:
    - Intervenções cirúrgicas.*
    - Torção de pedículo (cisto de ovário).
    - Cólicas (nefrética, biliar).
    - Traumas do ventre.
    - Histeria.*
    - Helmintíase (áscaris).*
  - Tóxico:
    - Exógenas (chumbo, morfina).*
    - Endógenas (uremia).*

Misto ou Obstrutivo – Funcional

- O obstrutivo, tardiamente em fase de exaustão ou espoliação, transforma-se em íleo funcional.
- O funcional transforma-se em obstrutivo, por plicatura ou acotovelamento de alças ou por grande conteúdo de líquido intraluminar.

Pós-operatório

- Paresia intestinal fisiológica (até mais ou menos o terceiro dia).
- Íleo funcional (até mais ou menos o sexto dia).
- Íleo obstrutivo (a partir do sexto dia).

Quanto à Vascularização

- Simples.
- Estrangulado (deficiência de vascularização).

Quanto à Fisiopatologia

- Orgânico (obstrução, oclusão).
- Funcional (distúrbios metabólicos).

978-85-7241-664-1

* Formas espásticas.

978-85-7241-664-1

Quanto ao Nível

- Alto:
  - Esôfago.
  - Estômago.
  - Duodeno.
- Baixo:
  - Jejuno.
  - Íleo.
  - Cólon.
  - Reto.
  - Ânus.

Quanto à Terapêutica

- Clínica (funcional).
- Cirúrgica (mecânica).
- Clinicocirúrgica (misto).

Quanto à Intensidade da Oclusão

- Total.
- Parcial.

Quanto à Topografia

- Intestino delgado.
- Intestino grosso.

Quanto ao Tempo

- Agudo.
- Subagudo.
- Crônico.

Quanto à Anatomia Patológica

Íleo Mecânico

- Vícios de posição:
  - Invaginação intestinal.
  - Volvo.
  - Acotovelamento do intestino.
  - Estrangulamento herniário.
- Hérnias:
  - Fosseta sigmóide.
  - Fosseta retroduodenal.
  - Ângulo ileocecal.

  - Diafragmática.
  - Hérnias externas:
    - Incisional.
    - Crural.
    - Umbilical.
- Compressões:
  - Largas.
    - Tumores (miomas).
    - Órgãos descolados (ptose renal).
    - Abscessos.
  - Estreitas:
    - Congênitas: persistência do canal onfalomesentérico.
      - Inflamatória:
        - Peritonites.
        - Periviscerites.
        - Mesenterites.
      - Bridas fibrosas (aderências).
      - Traumáticas:
        - Operatórias.
        - Acidentais.
      - Neoplásicas (compressões extrínsecas).
- Obliterações:
  - Fecalomas (megas congênito e adquirido).
  - Cálculo biliar.
  - Tumores endofíticos.
  - Vermes (áscaris).
  - Fitobezoar e tricobezoar.
  - Corpos estranhos (sementes).
- Estenoses:
  - Cicatriciais:
    - Enterites.
    - Colites.
    - Hérnias.
    - Neoplásicas.
  - Congênitas:
    - Atresia de intestino.
    - Imperfuração anal.

Íleo Funcional

- Paralítico:
  - Inflamação: peritonites.

978-85-7241-664-1

- Lesões nervosas:
  - Afecções da medula (tabes, hematomielias).
  - Trauma da medula.
  - Causas reflexas (cisto torcido de ovário).
  - Cólica renal.
  - Intoxicações:
    - Externa: morfina.
    - Interna: uremia.
  - Histeria.
- Espasmódico:
  - Histeria.
  - Helmintos (mecanismo reflexo).
  - Intoxicações (chumbo).
  - Intervenções (mecanismo reflexo).

Fisiopatologia

Por ser complexa e não muito conhecida em algumas situações clínicas, procurou-se simplificá-la como no Quadro 80.1 e nas Figs. 80.1 a 80.4).

Quadro Clínico

A obstrução intestinal (OI) pode ser dividida clinicamente em dois tipos fundamentais: aguda e crônica. Nesse caso, o quadro clínico é pouco ostensivo o que leva o paciente a procurar o médico de maneira tardia ou o próprio médico deixa até de pensar em obstrução (exemplo, câncer de cólon esquerdo).

978-85-7241-664-1

A forma aguda é de aparecimento rápido, com sinais e sintomas evidentes os quais obrigam o paciente a procurar atendimento. Há quatro pontos fundamentais a serem procurados e avaliados:

- *Dor tipo cólica*: além de aguda, forte e persistente, é acompanhada de outras manifestações como: postura especial, agitação física e comprometimento vasomotor ou metabólico, tais como taquicardia, sudorese, hipotensão, palidez. Aparece em crises cujos intervalos diminuem se o paciente tem seu metabolismo ainda equilibrado ou aumentam com a fase de exaustão ou de alteração metabólica. Ela é periumbilical difusa e intensa.
- *Vômitos*: freqüentes e precoces na obstrução alta, e tardios ou até inexistentes na obstrução baixa. No início, eliminam secreções gástricas, em seguida a duodenobiliopancreática e, finalmente, material fecalóide (odor fétido). Eles aliviam a dor e distensão, mas agravam os distúrbios metabólicos. O uso de cateter gástrico previne-os e alivia o paciente, além de propiciar medida do volume eliminado.
- *Constipação*: na obstrução total ela é constante; na parcial pode haver eliminação de fezes e muco pelo ânus.

- *Distensão abdominal*: é presente em todos os casos e mais acentuada na obstrução do cólon esquerdo, em razão do maior diâmetro e elasticidade do cólon. Deve-se principalmente à presença de gases (retidos, produzidos e deglutidos) e, na fase avançada do íleo funcional, ao acúmulo de líquido seqüestrado para a luz intestinal. EÉ menos evidente na obstrução alta.

Outros sinais e sintomas podem ocorrer:

- Náuseas: seguidas ou não de vômitos. Estado nauseoso.
- Anorexia.
- Fácies lívida, apática ou indiferente, na peritonite associada.
- Estado toxêmico (no estrangulamento).
- Desidratação: sede, pele pregueada, olhos encovados, mucosas ressequidas.
- Hálito fecal (fétido) ou cetônico (na acidose).
- Choque (obstrução avançada ou gangrena perfurada em cavidade).

O exame físico deve ser orientado para:

- Procura dos dados vitais.
- Controle das perdas biológicas (anormais).
- Procura de cicatrizes abdominais ou orifícios herniários.
- Observação do abdome descoberto. O peristaltismo de luta nem sempre é visível (síndrome de Kussmaul), sobretudo nos obesos e em casos avançados, quando ocorre a exaustão.
- Apalpação: distensão, sensação de movimentos intestinais além da sensibilidade peritoneal.
- Ausculta: ruídos hidroaéreos exacerbados.

Propedêutica Laboratorial

- Hemograma: anemia, infecção e desidratação.
- Enzimas (amilase, desidrogenase lática, transaminases); sofrimento de alças.
- Glicemia: acidose diabética.
- Eletrólitos e gases arteriais: desequilíbrio hidrometabólico e ácido-básico.

Propedêutica Radiográfica

- Radiografia simples do abdome. O paciente é colocado em pé para a chapa póstero-anterior que estuda os níveis hidroaéreos e pneumoperitônio; em decúbito dorsal e em lateral com os raios horizontais, para estudo de derrames cavitários.
- Radiografia do tórax: observa-se o estado do pulmão, possíveis derrames e posição do diagrama.
- Radiografia contrastada.

978-85-7241-664-1

Por via baixa não cria problemas, a não ser em raros casos de perfuração de cólon por cateter. O bário, penetrando na cavidade, gera uma peritonite (química), além de possibilitar reações peritoneais intensas e tardias. Por via oral, não se deve usar o bário. Ele gera outras obstruções, é de eliminação difícil e pode agravar o estado de uma obstrução, além do risco de penetrar na cavidade peritoneal por perfusão existente.

Nos casos difíceis para diagnóstico, havendo necessidade de radiografia contrastada, usa-se a metilglucamina diatrizoato (gastrografina), contra-indicada no recém-nascido porque exerce efeito osmótico sistêmico.

Na verdade, o único e indispensável exame na obstrução intestinal é a radiografia simples do abdome. Ela informa sobre:

- Distensão de alças.
- Níveis hidroaéreos.
- Coleções intraperitoneais.
- Pneumoperitônio.
- Fases da obstrução: distensão; aparecimento das pregas mucosas jejunais (Kerkling) ou sinal de empilhamento de moeda; edema de parede intestinal; maior distância entre alças (edema e secreção entre elas); níveis hidroaéreos; coleções maiores intraluminares na fase de grande seqüestração e exaustão, e sinal do tripé (três alças em ângulo).

Em resumo: exame clínico cuidadoso; observação rigorosa e permanente; controle de diabetes por glicemia; hidratação; anemia pelo hemograma e radiografia simples do abdome. Esses procedimentos propiciam ao médico a oportunidade de bem diagnosticar e tratar qualquer tipo de obstrução intestinal.

Quanto mais clínico e dedicado for o médico, mais ele diagnosticará e tratará, bem e oportunamente, uma obstrução. Se ele se submeter ou se perder na busca e na espera de exames complementares abusivos ou requintados, o tempo passará e com ele a oportunidade e o sucesso terapêuticos. Na obstrução intestinal há uma luta constante contra o tempo.

978-85-7241-664-1

Indicações

Todas as vezes que temos um paciente com síndrome de estase intestinal aguda (íleo) é necessário, antes de qualquer atitude mais prolongada, propedêutica ou terapêutica, fazer as perguntas que se seguem:

- Há íleo intestinal?
- Há íleo cirúrgico?
- A obstrução é total ou parcial?
- Há estrangulamento (sofrimento de alças)?

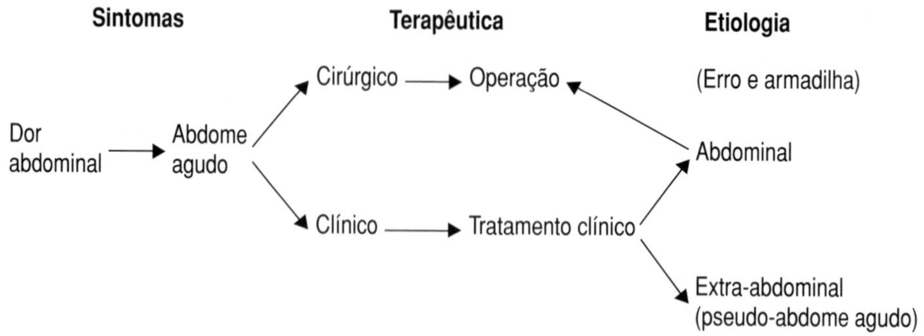

Figura 80.5 –

978-85-7241-664-1

- Há perfusão?
- Há peritonite?
- Há desequilíbrio hidroeletrolítico?
- Há anemia?
- Há trauma?
- Há pancreatite?
- Houve propedêutica anterior?
- Qual o local ou o nível da obstrução?

O objetivo dessas questões é estabelecer:

- Se há sofrimento de alça intestinal, peritonite ou perfuração, fatos que devem acelerar o início da cirurgia.
- Se o paciente está em condições razoáveis para suportar os traumas anestésicos e operatórios.
- Se há doença grave, gerando ou mantendo o íleo.
- Se há iatrogenia.
- Se há necessidade de um preparo especial com base no nível da obstrução e na etiologia.

Tratamento Clínico

- Internamento.
- Jejum.
- Intubação com cateter nasogástrico.
- Aspiração contínua ou periódica.
- Cateterismo vesical de demora.
- Avaliação do estado geral do paciente:
  - Sinais vitais (pressão arterial, pulso, temperatura, respiração).
  - Grau de umidade das mucosas.

- Turgor da pele.
- Reenchimento capilar nas polpas digitais.

- Determinar, clinicamente, o tipo de obstrução, se simples ou estrangulada.
- Intubação venosa periférica ou central, dependendo da gravidade do caso.

A etapa terapêutica inicial deve objetivar:

- Diminuir o vômito e a distensão.
- Prevenir aspiração pulmonar de conteúdo vomitado.
- Ventilar o paciente (O_2 por cateter).
- Corrigir hipovolemia ou mesmo o choque e hemoconcentração.
- Corrigir os grandes desvios hidroeletrolíticos e ácido-básicos.
- Melhorar o fluxo urinário.
- Combater a infecção (antibiótico).
- Corrigir a oligoemia.

978-85-7241-664-1

Tomadas essas providências, se há suspeita de estrangulamento a cirurgia deve ser indicada imediatamente. Quando o quadro clínico é menos grave, pode-se prosseguir no atendimento por mais algumas horas, a fim de tornar o paciente mais estável e com menos risco à indução anestésica e à cirurgia. Em qualquer alternativa, não se deve operá-lo com fluxo urinário-horário inferior a $40cm^3$. Na dúvida da oligúria ser decorrente de hipovolemia (insuficiência aguda pré-renal) ou insuficiência renal, o teste do manitol ou da furosemida ou ácido ectacrínico colabora no diagnóstico diferencial.

Determinar a pressão venosa central por cateter na veia cava superior (cateter na veia cefálica ou na subclávia). O ideal seria a medida da pressão pulmonar com cateter de Swan-Ganz, impraticável na rotina.

Colher sangue venoso para determinar os valores de eletrólitos, hematócrito, hemoglobina e leucócitos. Se possível, esses parâmetros devem ser reavaliados a cada 6h.

Monitoração eletrocardiográfica para controle da função cardíaca e alterações eletrolíticas, em especial o potássio.

Determinar as pressões parciais de oxigênio (PaO_2) e gás carbônico ($PaCO_2$), pH e excesso de bases, nos pacientes mais graves.

Cálculo de volume líquido. Para reposição, pode-se usar a fórmula:

$$\left(1 - \frac{40}{\text{Hto}}\right) \times \text{VLE}$$

onde Hto é o hematócrito e VLE representa o volume do líquido extracelular avaliado em 20% de peso corporal.

O cálculo pode ser feito, sob o ponto de vista clínico, por meio de informações que caracterizam desidratação leve, moderada e grave, respectivamente 4, 6 e 8% de perda de peso corporal. Elas são:

- Medida de volume perdido pelo vômito e cateter nasogástrico.
- Medida de volume urinário.
- Hematócrito.
- Pressão venosa central.
- Velocidade de reenchimento.
- Avaliação clínica (pressão arterial e pulso).

Os líquidos são:

- Soluções eletrolíticas. O Ringer lactato é o que mais se aproxima do líquido perdido. O potássio perdido é maior quanto mais distal for a obstrução (até 30mEq/L na obstrução ileal), além da perda de 40mEq por 24h. Só pode ser administrado com fluxo urinário restabelecido.
- Soluções coloidais (plasma, albumina, dextran), utilizando-se frasco de plasma ou 25g de albumina para cada 2L de Ringer-lactato.
- Sangue é usado em pacientes com estrangulamento o qual acarreta anemias graves.

A velocidade de infusão depende da gravidade do caso. Em geral $10cm^3$/min é suficiente. Se após uma tentativa correta não se obtém resposta volêmica pode-se indicar o corticóide venoso.

Controle da reposição volêmica por meio de:

- Estabilização de pulso e pressão arterial.
- Fluxo urinário bom.
- Pressão venosa central estável.
- Reenchimento capilar adequado.

978-85-7241-664-1

Tratamento Cirúrgico

- Anestesia: geral ou peridural.
- Depilação na área de secção da pele.
- Anti-sepsia rigorosa.
- Laparotomia.
- Incisão paramediana, pararretal interna direita, médio-abdominal, se não houver diagnóstico de certeza do nível obstruído.
- À esquerda deve ser realizada na certeza de obstrução de cólon esquerdo. Fazendo-se à direita, há 80% de possibilidade de acerto.
- Dependendo do diagnóstico e do nível da afecção e da necessidade, aumentar a incisão em posição cranial ou caudal. Nunca fazer a mediana e

muito menos secionar o umbigo. Se há cicatriz de laparotomia anterior, fazer a nova incisão pouco distante em tecido parietal sadio, pois há grande possibilidade de haver alça aderida à cicatriz antiga. Nas crianças, a incisão transversal é útil e propicia toda a solução viável.

- Proteger as alças dilatadas com compressas úmidas, pois após a abertura do peritônio elas se exteriorizam.
- Colheita de secreção para exame bacteriológico.
- Exame da cavidade, evitando desfazer a organização do processo patológico antes de tê-lo sob visão direta e segura. Para isso, muitas vezes é necessária a descompressão. Faz-se uma sutura em bolsa. Abre-se o intestino. Introduz-se um bico de aspirador multifenestrado (de Poole). Fecha-se a bolsa. Aspira-se progressivamente, corrugando o intestino sobre o aspirador. Não deixar o líquido intraluminar se extravasar para a cavidade. Transforma-se, com isso, uma obstrução intestinal em peritonite.
- Aspiração do conteúdo da cavidade, se possível, em todos seus recessos.
- Estudo de todo percurso do intestino para controle de aderência (bridas) e de sua viabilidade vascular.

Métodos para avaliar a viabilidade do intestino isquêmico:

- Cor: rósea, escura, cianótica.
- Constatação de gangrena.
- Palpação do batimento arterial.
- Sufusões hemorrágicas esparsas.
- Uso de dextran 40, IV, 500 a 1.000/cm^3 (expansor volêmico).
- Injeção de prostigmina no mesentério.
- Injeção intra-arterial local de vasodilatadores.
- Uso de microesferas radioativas de tecnécio.
- Uso intra-arterial de azul *trypan* (as alças normais se coram).
- Eletromiografia.
- Termografia.
- Uso de fluxômetro (efeito Doppler).

Operações Fundamentais

- Exploração abdominal.
- Incisão abdominal.
- Punção.
- Redução (de uma hérnia).
- Secção de aderências (bridas).
- Aspiração (aspirador de Poole, duplo e multifenestrado).
- Desinvaginação.
- Desvolvulação (ou distorção).

978-85-7241-664-1

- Enterotomia.
- Enterectomia.
- Exérese de corpo estranho (cálculo, bezoar, parasitos).
- Enterorrafia.
- Derivações internas (ileotransversostomia).
- Ressecção ou exérese intestinal.
- Anastomoses (TT, TL, LL).
- Exteriorização (vólvulo gangrenoso).
- Estomia (colostomia).
- Herniotomia (quelotomia).
- Hernioplastia.
- Pexia.
- Enteroplicatura.
- Tromboendarterectomia.
- Extração de fecaloma (após sua fratura manual).
- Ordenha: bolo de áscaris.

978-85-7241-664-1

Na isquemia mesentérica, muitas vezes é difícil avaliar a viabilidade intestinal. Resseca-se o comprometido e o suspeito. Restando a alça longa, é prudente reabrir 24 ou 48h após, para reavaliação e rerressecção se for o caso.

Não irrigar ou lavar a cavidade, salvo se extravasarem fezes (erro técnico). Dessa forma, transforma-se uma peritonite localizada em generalizada, além de diluir o líquido facilitando a disseminação pelos recessos abdominais.

Revisão da cavidade. Drenagem, se houver loja, secreção evidente ou procedimentos inseguros nas suturas. Fechamento de parede, de preferência com pontos separados. Se houver fator de risco, utilizar um procedimento para reforço. Entre várias técnicas temos usado uma que aprimoramos. Utilizar uma agulha de 3cm ou mais com fio plástico ou aço. A agulha penetra entre epiderme e derme até, mais ou menos, 5cm da borda da ferida. Aprofunda-se e passa por fora do reto do abdome ou dentro de sua loja. Sai no plano extraperitoneal. Esterioriza-se na ferida. Penetra no mesmo plano, no outro lado da ferida. Perfura a loja no músculo ou a parede para fora dele, sai no derma e se exterioriza, na borda da ferida, entre o músculo e a epiderme. Dependendo da extensão da ferida, são dados quatro a seis pontos. Eles devem ser nodados, com múltiplos nós, de forma que se projetem 2cm para fora da ferida, em conjunto com os dois cabos. Secionam-se os cabos exuberantes.

Com isso, as bordas da ferida se aproximam, bem como o peritônio. Se convier, sutura-se a pele, com pontos separados, deixando os espaços por onde os fios são exteriorizados.

Após 20 ou 30 dias, os fios que continuam exteriorizados ficam envolvidos por tecidos de granulação. Tracionados por uma pinça, eles mostram o arco de fio intraparietal que é secionado para retirada completa de fios e nós.

Pós-operatório

Salvo se o diagnóstico e terapêutica forem precoces, o pós-operatório continua preocupando o médico pelos desdobramentos graves que podem ocorrer.

Além das complicações gerais comuns a todo pós-operatório de abdome, podem ocorrer outras graves, como: reobstrução, íleo funcional grave, sépsis, peritonite, insuficiência respiratória ou renal, falência de múltiplos órgãos, eviscerações.

A realimentação somente deve ser estabelecida quando o peristaltismo estiver dentro dos padrões normais.

O uso de antibióticos é sempre útil no pré, trans e pós-operatório, buscando controle de Gram-negativos e anaeróbios.

Evitar antiespasmódicos e opiáceos que comprometem o retorno do peristaltismo. A atenção, vigilância e cuidados médicos são indispensáveis no pós-operatório para consolidação das terapêuticas pré e transoperatórias. Antes de tratar de uma doença local (obstrução), há uma doença metabólica; assim deve ser vista a obstrução intestinal.

Operação sobre o Cólon

Na obstrução:

- Ceco:
  - Ileotransversostomia LL, descompressiva.
  - Hemicolectomia à direita mais ileotransversostomia TT, LL com fechamento dos cotos ou TL e implantação do coto cólico na parede a montante da anastomose.
- Cólon ascendente:
  - Cecostomia:
    - Com cateter.
    - Labiada (implantação).
  - Ileotransversostomia, como mencionado anteriormente.
  - Hemicolectomia, como a citação anterior.
- Ângulo hepático: *idem* ao anterior, estendendo-se a ressecção do cólon para os dois terços do transverso.
- Cólon transverso:
  - Ileotransversostomia mais à esquerda.
  - Ileossigmoidostomia LL.
  - Transversectomia mais dupla colostomia à direita e à esquerda ou anastomose TT mais cecostomia ou colostomia no ângulo hepático.
  - Colocolostomia LL com os segmentos do transverso (se for longo e móvel o suficiente), aquém e além da obstrução.
- Ângulo esplênico:
  - Ileossigmoidostomia LL.
  - Transversossigmoidostomia LL.

978-85-7241-664-1

  - Ressecção com margem de segurança, mais anastomose TT somada a colostomia à direita ou cecostomia.
  - Hemicolectomia à esquerda mais colostomia terminal no transverso à direita e fechamento do sigmóide.
  - Hemicolectomia à esquerda mais anastomose TT e colostomia à direita (ou cecostomia).
- Cólon descendente: *idem* ao anterior, exceto por não haver necessidade de ressecar os dois terços distais do transverso. Basta a metade ou o terço distal.
- Sigmóide:
  - Colostomia à direita.
  - Cecostomia.
  - Ressecção e anastomose TT mais colostomia à direita (ou cecostomia).
  - Ressecção, fechamento do reto e colostomia à esquerda (Hartmann).
  - Hemicolectomia à esquerda mais fechamento do reto e colostomia terminal no transverso.
- Reto:
  - Colostomia à direita.
  - Preparar o paciente e o cólon para a intervenção definitiva, protegida pela colostomia descompressiva ou exclusiva.

Hemorragia

Procurar determinar o local de sangramento. O ideal, pouco acessível, é a arteriografia seletiva. Determinando o ponto, realizar a ressecção seccional com margem (caso se trate de tumor) mais anastomose TT e colostomia protetora ou cecostomia. Nos casos graves, exteriorizar os cotos do cólon. Não sendo por esse recurso, há outros procedimentos práticos.

978-85-7241-664-1

- Colostomia à direita. Observar nas 24h que se seguem por qual coto extravasa o sangue. Tratamento do lado acometido.
- Clampeamento do cólon por secções (no transoperatório). Colotomia. Limpeza. Aguardar um tempo para observar se a luz apresenta sangue. Procedimento perigoso pelo alto risco de contaminação de cavidade.
- Hemicolectomia à direita. Cirurgia cega, mas assertiva em 70% dos casos, desde que há mais sangramento à direita do que à esquerda, caso refira-se à diverticulose.
- Não havendo esclarecimento e a indicação sendo precisa, colectomia total mais ileostomia com preservação da papila ileocecal, e sigmoidostomia ou fechamento.

Perfuração

O julgamento e o tirocínio do Cirurgião devem ser apurados porque há uma peritonite associada. Logo, o procedimento precisa ser radical para a perfuração e parcimonioso para a ressecção associada.

Na dúvida, controlar a perfuração exteriorizando e descomprimindo a fim de tratar em seguida a peritonite e recuperar o paciente. As complementações e soluções definitivas devem ficar para o pós-operatório tardio.

Ressalvada essa prudência, proceder como no roteiro fixado para "obstrução".

Obstrução por Fecaloma

Aguda

Laparotomia médio-abdominal à esquerda, pequena. Se houver volvo ou isquemia de tecidos, fazer a colostomia à direita, por incisão transversal supra-umbilical, fechando a cavidade antes de abrir o cólon.

Se houver isquemia tecidual, dependendo do estado do paciente, fazer:

- Exteriorização do sigmóide por contra-abertura esquerda após a laparotomia. Fechada a cavidade, ressecar o excesso de sigmóide e implantação das bocas na pele (operação de Paul-Mickulicz).
- Ressecção do sigmóide, fechamento do coto distal e implantação lateral do coto proximal (operação de Hartmann).
- Ressecção do sigmóide e implantação dos cotos, lateralmente, em dupla boca ou em bocas separadas.
- Se a ressecção for difícil em razão do volume e estado pétreo do fecaloma, sem isquemia tecidual, realizar a pexia da parede anterior do sigmóide à borda peritoneal, isolando da cavidade uma área do sigmóide. Laparorrafia do restante, se a celiotomia for maior. No segundo ou terceiro dia, fazer a abertura do sigmóide em posição longitudinal (sigmoidostomia lateral). Por essa via, progressivamente vai se retirando o fecaloma aos pedaços.

978-85-7241-664-1

Crônica

Pode-se resolver a obstrução por meios clínicos ou cirúrgicos:

- Clínico (conservador):
  - Dieta hiperídrica sem resíduo, prolongada.
  - Laxativos minerais.
  - Clister glicerinado.
  - Hidratação do fecaloma: passa-se um cateter retal, com cuidado, tentando penetrar o espaço entre parede do sigmóide e o fecaloma, a fim de atingir acima dele. Injeta-se água bicarbonatada, procurando obter uma retenção por tempo prolongado.
  - Lavagens com solução laxativa mais potente:
    - Uma delas:
      - 2L de água.
      - 2 colheres (sopa) de sabão de coco ralado.

  - 2 colheres (sopa) de glicerina.
  - 2 colheres (sopa) de sal.
- Outra, mais concentrada:
  - 2L de soro fisiológico.
  - 2 colheres (sopa) de sabão de coco ralado.
  - 7 colheres (sopa) de bicarbonato de sódio.
  - 100cm^3 de água oxigenada (10 volumes).
  - 200cm^3 de glicerina.

- Endoscópico: pelo toque retal, inicialmente, vai-se retirando aos pedaços a parte inferior do fecaloma. Em seguida, pela anuscopia, tenta-se fraturar com instrumental, cuidando-se de não forçar ou lesar a parede. Para a parte mais alta, procede-se a fratura, por meio da retossigmoidoscopia.
  A seguir, por lavagens intestinais e laxativos via oral, completa-se a limpeza.
- Cirúrgico: colostomia à direita como anteriormente citada. Pela boca distal e pela via anal, uso de clister em número variado.

978-85-7241-664-1

CAPÍTULO 81

Peritonites

Alcino Lázaro da Silva

978-85-7241-664-1

Anatomia

- Histologia: peritônio propriamente dito, membrana serosa (mesotélio), tecido conjuntivo frouxo.
- Gordura pró-peritoneal.
- Fáscia endoabdominal (pélvica, ilíaca, renal, lombar, transversal, diafragmática).
- Comunicação linfática com a pleura.
- Omento (absorção, regulação, defesa).
- Extensão em adulto normal é de $2m^2$ (igual à superfície corpo humano); altamente permeável.
- Divisão:
  - Bolsa maior (cavidade propriamente dita).
  - Bolsa menor (retrocavidade dos omentos).
- Conteúdo:
  - Vísceras (são na realidade retroperitoneais).
  - 30 a $100cm^3$ líquido seroso (2.000 cel/mm^3, sobretudo macrófagos).
  - Espaço virtual e potencial.
  - Pressão positiva.
  - Não há ar.

Fisiologia (Funções)

- Mecânica: deslizamento das alças; pressão; absorção; força propulsora auxiliar na circulação porta; disseminação (infecção e carcinose).
- Regula a circulação através do omento.
- Membrana dialisadora – equilíbrio iônico e isotônico com o meio interno.
- Absorção (sangue, eletrólitos, glicose, antibióticos, tóxicos).
- Excreção (20 a 25g/24h de uréia – diálise peritoneal).
- Reação fibroplástica: edema, eritema, exsudato, fibrina fibrilar ou granulosa (aglutinação), fibrose (aderências).
- Regeneração (suturas, exéreses, enxertos) após 24h.

- Conexão linfática (retroperitoneal, transdiafragmática).
- Invervação (defesa).
  - Cerebroespinhal: medula → centros → nervo motor → contração da parede abdominal.
  - Autônoma (referida):
    - Visceromotor (cornos anteriores → célula motora).
    - Viscerossensitiva (corno posterior).
    - Viscerossecretora (células menores do corno anterior → secreção da glândula).

Etiologia

- Séptica (bacteriana) (germes intraluminares: estrepto, estáfilo, pneumo, coli, Welchii):
  - Ginecológica (via trompa).
  - Cirurgia:
    - Drenagens e aspirações.
    - Laparotomia.
    - Cirurgia gastrointestinal.
  - Traumas.
  - Perfurações.
  - Propagação: hemática, linfática e contigüidade.
- Química (seqüestração):
  - Enzimática (pâncreas, estômago).
  - Biliar.
  - Urinosa.
- Mista.
- Pós-operatória (exógena, deiscência, propagação da luz, hemática, supuração contígua).
- Óbitos: 26% (1942); 13,2% (1963); 5% (1990).

978-85-7241-664-1

Patologia

- Primária:
  - Por Gram-positivo (pneumococo e estreptococo hemolítico).
  - Crianças com infecção respiratória → diarréia → genitália; ou via hemática.
- Secundária: predomínio de Gram-negativo (5 a 7% de óbitos nas necropsia).
- Terciária: não contém a inflamação: supercrescimento bacteriano e transmigração (vírus da imunodeficiência humana, centro de tratamento intensivo).
- Peritonites:
  - Aguda fulminante (óbito em 4h).

978-85-7241-664-1

- Aguda:
  - Localizada: supurada.
  - Generalizada (afirmar só em necropsia).
  - Disseminada (pós-cirúrgica).
- Crônica:
  - Específica (tuberculose, sífilis, malária).
  - Inespecífica (perfuração subaguda).
  - Eosinofílica.
  - Abscedada (diafragmática, pélvica).
  - Tóxica (álcool, chumbo).
- Latente: pós-operatório, em uso de antibiótico.

Fisiopatologia

- Depende de:
  - Agente etiológico (químico, bacteriano, misto).
  - Intensidade, extensão e duração com que ele atua.
  - Resistência específica ou inespecífica do hospedeiro.
- Alterações:
  - Locais:
    - Exacerbam-se à absorção (intoxicação e a exsudação).
    - Paresia intestinal → congestão linfovenosa (defesa).
    - Dilatação intestinal (íleo) → estase venosa (vasodilatação).
  - Aumento do metabolismo: maior consumo de O_2 (inflamação, fibras, atividade muscular)
  - Desequilíbrio hidroeletrolítico:
    - Desidratação por perda de água: pele, pulmão (febre), peritônio.
    - Desidratação com perda eletrolítica: cavidade peritoneal, luz intestinal, tecido intersticial.
    - Desidratação, com perda eletrolítica e proteína: exsudato inflamatório mais comum:
      - Acidose metabólica:
        - Perda de sal.
        - Falta de compensação renal.
        - Catabolismo, gorduras e proteínas.
        - → radicais ácidos.
      - Acidose respiratória.
- Anemia por sangue perdido nos estrangulamentos ou peritonite avançada.
- Toxemia.
- Hipoxia (menos área pulmonar, desvios, acidente vascular pulmonar).
- Conseqüências:
  - Insuficiência renal.
  - Insuficiência respiratória.

- Hipovolemia + infecção → choque.
- Parada cardíaca.

Evolução Clínica

- Fases:
  - Primeira: leucopênica (4h) – reação natural. O indivíduo pode falecer.
  - Segunda: aparecimento da imunidade – reação fibrosa – processo encapsulado incompleto. Cirurgia perigosa por falta de resistência e disseminação.
  - Terceira: reação fibroplástica – plastrão e aderências. Maior imunidade. Cirurgia mais segura após o décimo dia.
- Prospecção:
  - Reabsorção completa (alta vascularização e defesa).
  - Organização de aderência (processo lento, traumático ou químico).
  - Supuração (bloqueio da infecção e virulência).
  - Óbito (alta virulência, infecção maciça ou falta de resistência).
- Exsudato:
  - Seroso (estrepto).
  - Serofibrinoso.
  - Serofibrinopurulento (*E. coli*).
  - Purulento.
  - Necrótico (hemorrágico ou não).

Conduta Operatória Geral

- Não intervir afoitamente (preparo rápido).
- Não anastomosar o cólon na peritonite generalizada.
- Não remover o apêndice se não for o responsável.
- Não traumatizar ou manusear em excesso.
- Não drenar externamente, a não ser cavidades abscedadas.
- Não fazer punções fora de normas técnicas e assépticas.
- Não violar o plastrão organizado (que indica resistência do paciente).
- Não usar antibióticos locais diluídos em soro (não "lavar"). Somente concentrado.
- Não operar uma peritonite primária (a punção revela somente Gram-positivo).
- Não deixar úlceras nas alças descoladas.

978-85-7241-664-1

Conduta Terapêutica

Primeiro Tempo

- Lavagem.
- Drenagem de abscesso.

- Aspiração de material necrótico.
- Drenagem externa da perfuração (vesícula, apêndice).
- Fechamento ou tamponamento da perfuração.
- Drenagem ou não da cavidade.
- Exclusão de segmento de alça.
- Irrigação.
- Desbridamento.

Indicações

- Crianças.
- Idosos.
- Diagnóstico ou indicações tardias.
- Contra-indicação clínica à cirurgia.
- Peritonite aguda fulminante.
- Pré-choque.

Segundo Tempo – Cirurgia Definitiva

- Em um ou um tempos, necessita-se o tratamento da perfuração.
- Cuidados complementares:
  - Jejum.
  - Intubação e aspiração (Miller-Abbot ou Levine).
  - Gastrointestinal.
  - Movimentação do paciente.
  - Usar morfina (alivia e excita o peristaltismo) (?).
  - Hidratação – glicose, cristalóides, expansores.
  - Prevenir ou combater a acidose.
  - Repor o líquido aspirado ou drenado.
  - Controlar a diurese 25 a 50cm^3/h.
  - Pressão venosa central.
  - Evitar a hipoxia.
  - Traqueostomia.
  - Proctólise (para hidratar ou alimentar).
  - Antibióticos.
  - Não atrasar uma indicação.

978-85-7241-664-1

Laparostomia

- Formas:
  - Aberta.
  - Contida (prótese, meia feminina).
- Abdome aberto somente com a xifopúbica.
- Abertura parcial não anula a pressão intra-abdominal e há evisceração.

CAPÍTULO 82

Hemorragia Digestiva

Alcino Lázaro da Silva

Etiologia

Esofágica

- Varizes esofágicas. Não existem válvulas no sistema porta ou quando existem são rudimentares. Na hipertensão porta há o alargamento das conexões entre as tributárias da porta e as veias sistêmicas. As veias da parte inferior do esôfago se anastomosam com a veia gástrica esquerda e com o sistema ázigos. O sangue pode atingir a veia ázigos e o plexo vertebral, e assim a veia cava superior. Depois da úlcera péptica, essa é a causa mais freqüente de sangramento no trato gastrointestinal superior (TGIS).
- Tumores malignos:
  - Necrose e úlcera do tumor podem corroer uma pequena artéria.
  - Mais raramente pode haver necrose da parede da aorta.
- Hérnia de hiato:
  - Esofagite: úlcera péptica. Em 75% dos casos a hérnia ocorre por deslizamento, na qual a junção esofagogástrica é intratorácica no ápice da massa herniada. Em 25% dos casos é paraesofágica. O ápice é alguma porção da curvatura maior. Se o vestíbulo não está em posição, podemos denominar tipo misto.
  - Esofagite de refluxo: a mucosa inflamada é friável e as úlceras, por vezes, originam hemorragias, em geral pequenas, mas que podem conduzir a uma anemia crônica. A hemorragia pode ser aguda.
- Síndrome de Mallory-Weiss: hematêmese e melena após vômitos intensos. É provocada por lacerações em fenda longitudinal, localizadas na junção esofagogástrica ou pouco abaixo. As lacerações levam à ruptura de vasos sangüíneos, principalmente na submucosa. É atribuída a incoordenação do vômito – contração violenta do estômago e da porção cardíaca, o passo que o vestíbulo permanece contraído.
- Ruptura de aneurisma da aorta no esôfago: a incidência de aneurisma em necropsia é de 2%. A maioria dos aneurismas é encontrada entre os 40 e os

978-85-7241-664-1

70 anos. Aneurismas sifilíticos da aorta ainda são encontrados. Atualmente a maioria dos aneurismas é decorrente de arteriosclerose e trauma, infecções e doença vascular congênita. O mecanismo patogênico varia, mas todos levam a um enfraquecimento da média que passa a suportar mal a pressão sistólica.

- Corpo estranho, causando ruptura ou perfuração.
- Tumores benignos de estrutura angiomatosa.

Gástrica

- Úlcera péptica (50% dos casos): o sangramento é provocado pela penetração em artéria, veia ou por tecido de granulação muito vascularizado na base da úlcera. A hemorragia é maior e tende a ser mais grave nas úlceras gástricas. Ela pode estar associada a exercício violento, irritantes gástricos como drogas, fumo, álcool, excessos dietéticos, mas na maior parte das vezes nenhuma causa precipitante é aparente. O sangramento ocorre em pelo menos 25% dos pacientes com úlcera péptica. É a causa mais freqüente de sangramento do TGIS. Síndrome de Zollinger-Ellison – adenoma de células não B das ilhotas do pâncreas somado à hipersecreção gástrica. Síndrome de Wermer - adenomatose endócrina múltipla: paratireóide, células principais de ilhotas do pâncreas, hipófise, tireóide, supra-renais. Gene dominante de alta penetração.
- Úlcera de boca anastomótica.
- Ingestão de drogas ulcerogênicas: salicilatos, corticóides, butazona, reserpina. Úlcera péptica com hemorragia e perfuração podem desenvolver-se durante o uso de numerosos agentes terapêuticos. Os mecanismos de ação podem ser decorrentes de estímulo de secreção ou queda da resistência da mucosa.
  - Reserpina eleva a secreção.
  - Butazona, salicitatos, tolbutamida, colchicina e cincofem baixam resistência porque provocam gastrite e duodenite erosiva hemorrágica.
  - Corticóide: em grandes quantidades e por períodos de tempo muito prolongados; em 30% de úlceras. As úlceras são predominantemente gástricas e ocorrem mais na curvatura maior do que na menor. É mais freqüente em pacientes com artrite reumatóide e lúpus eritematoso, e rara em pacientes com asma, pênfigo e colite ulcerativa recebendo as mesmas doses em tempos equivalentes. Nesse caso há concomitância dos dois mecanismos. As úlceras cicatrizam rapidamente com antiácidos, mesmo que se mantenha o corticóide.
- Gastrite erosiva.
- Carcinoma gástrico: hematêmese não é queixa muito freqüente. A freqüência aumenta nas lesões da cárdia. Quinze por cento relata melena, e a anemia é muito freqüente, identificada pelo sangue oculto.

978-85-7241-664-1

- Tumores benignos:
  – Adenoma: na população de 50 anos, a incidência é menor do que 1%. Em pacientes com acloridria, 2% e, com anemia perniciosa, 5%. A maior incidência está entre os 60 e 70 anos. Mais freqüente no homem e em geral é pedunculado. Os sintomas, quando existem, são desconforto epigástrico, náusea, vômito e sangramento.
  – Leiomioma: em necropsias cuidadosas, a incidência é de 15%. Entretanto, é achado clínico raro e perfaz menos de 1% dos tumores ressecados. É mais freqüente entre os 40 a 60 anos. Geralmente mede 2 a 10cm, mas tumores pesando seis quilos já foram encontrados. Ocasiona úlceras em 60% dos casos. Quando há queixa, o sangramento é o mais comum, na maior parte das vezes provocando anemia, mas pode ser dramático, provocando hematêmese.
  – Hemangioma é bem raro, assim como tecido pancreático ectópico.
- Trauma.
- Corpos estranhos.
- Úlcera de Curling: é a úlcera dos queimados. A incidência é maior entre o 16º e o 24º dia. Ocorre em 20% dos queimados com mais de 1/3 de área corporal afetada. A lesão mais freqüente é a do duodeno. Úlceras múltiplas podem ocorrer entre a posição baixa do esôfago e o jejuno.
- Úlcera de Cushing: em 1932, Cushing postulou a existência de úlcera péptica aguda com lesão intracraniana. Ela seria resultante de um distúrbio do sistema autônomo. Úlceras duodenais, gástricas e esofágicas podem ocorrer como acontecimento terminal de grande número de doentes e a perfuração é comum.

Duodenal

- Úlcera péptica: a hemorragia é menos grave, de um modo geral, que na úlcera péptica gástrica.
- Divertículo duodenal:
  – Divertículo congênito verdadeiro.
  – Divertículo primário (adquirido) mais comum na 2ª e 3ª porção do duodeno.
  – Divertículo secundário (pseudodivertículo) na 1ª porção do duodeno, decorrente de úlcera péptica ou colecistopatia com tração do duodeno.

978-85-7241-664-1

O divertículo primário ocorre na borda medial do duodeno. São raros antes dos 40 anos. Incidência 0,016 a 22%. Em geral são únicos em 90% dos casos, e localizam-se próximos da ampola de Vater. Ocasionalmente um tecido aberrante é encontrado no divertículo. Tecido pancreático acinar e mucosa gástrica aberrante com úlcera péptica e hemorragia têm sido descritos.

- Prolapso da mucosa gástrica para o duodeno.
- Tumores. A 1ª porção do duodeno é o local menos provável de neoplasia. No intestino delgado, a 2ª porção do duodeno é a mais atingida. Os linfomas ocorrem mais no íleo. Carcinomas do duodeno sangram com mais facilidade que os do jejuno e íleo. O sangramento é mais comum nos tumores vasculares e nos miomas.

Leiomiomas, hemangiomas, leiomiossarcoma, hemangioendotelioma maligno.

O adenocarcinoma é a neoplasia maligna mais freqüente. Tem tendência a sangrar.

Biliar

- Erosão do seio de Rokitansky-Aschoff: inflamação de pregas do epitélio da vesícula pode formar pseudodivertículo que pode romper a cápsula de Glisson.
- Colelitíase: ruptura da parede vesicular. Falta de absorção de vitamina K.
- Carcinoma.
- Hemobilia: passagem de sangue da artéria ou veia hepática para os canalículos biliares em conseqüência da comunicação anormal. O diagnóstico do local da lesão no parênquima hepático é, às vezes, muito difícil, mesmo com o abdome aberto.

Pancreática

- Carcinoma da cabeça do pâncreas: a sintomatologia mais freqüente é a dor e a icterícia. A melena pode aparecer quando há comprometimento da parede duodenal com formação de úlceras. Pode haver o distúrbio adquirido de coagulação com queda na síntese da protrombina. A vitamina K é necessária na síntese dos fatores. Como é lipossolúvel, a absorção é prejudicada na ausência de sais biliares.

Jejuno e Íleo

- Divertículo de Meckel: é um divertículo verdadeiro, em razão da não obliteração do ducto onfalomesentérico. Está entre 2,5 a 180cm da válvula ileocecal (em média 54cm). Hemorragia é a complicação mais comum e é geralmente associada a com mucosa gástrica no divertículo. É mais freqüente na criança.
- Helmintíases: ancilostomíase e necatoríase.
- Oclusão da veia mesentérica superior:
  - Decorrente de estados de hipercoagulabilidade sangüínea (policitemia).
  - Congestão local e estase (hipertensão porta).
  - Lesão direta da veia (trauma, compressão, pileflebite secundária a supuração intraperitoneal, radiação).

978-85-7241-664-1

Com freqüência sintomas leves como anorexia, desconforto abdominal mal definido e mudanças de hábitos intestinais podem ocorrer antes do início da sintomatologia mais grave. Vômito e dor abdominal ocorrem e aumentam de intensidade. Febre baixa. Em geral não há sinal de peritonite. Há distensão e íleo. Líquido sanguinolento na cavidade peritoneal e muito na luz intestinal.

- Diverticulose jejunal: raro ocorrer hemorragia maciça.
- Enterite por radiação: a lesão do intestino delgado é menos comum do que a lesão retal, porém é mais séria em suas conseqüências. Dor abdominal, vômito, diarréia, constipação e hemorragia.
  Às vezes há massa palpável, representando alças em aderência. História de radioterapia.
- Lesões vasculares benignas: teleangiectasia hemorrágica hereditária e hemangioma.
- Tumores malignos: o sarcoma de Kaposi difere do hemangioendotelioma.
- Intussuscepção: mais comum em criança. No adulto, perfaz 5% e, em geral, existe tumor ou divertículo como causa inicial.
- Enterite regional (doença de Crohn). Dor abdominal, periumbilical, em cólica, que se agrava com a ingestão de alimentos. Diarréia. Febre baixa. Leucocitose. Dolorimento no quadrante inferior direito.
  Comumente não provoca sangramento retal maciço, a menos que o cólon esteja envolvido. Esses pacientes apresentam anemia em virtude de sangue oculto e má nutrição.
- Tuberculose intestinal: 85% das lesões na área ileocecal e são geralmente secundárias a envolvimento pulmonar. Outros locais por ordem de freqüência: cólon, jejuno, apêndice. Complicações: perfuração, obstrução e hemorragia.
- Febre tifóide: doença aguda causada pela *Salmonella typhi*, é capaz de causar úlcera com hemorragia ou perfuração do intestino delgado. As fezes são,com freqüência, positivas à pesquisa de sangue oculto durante a terceira e quarta semana de doença e, algumas vezes, sangramento mais intenso é observado. Hemorragia, perfuração e colecistite aguda são complicações abdominais importantes. Sangramento mais intenso está presente em 10 a 20% de todos os casos. Perfuração ocorre em somente 2%. Laparotomia é aconselhável para controle do sangramento maciço, entretanto todo esforço deve ser feito para se evitar a operação, pois o sangramento na maior parte das vezes origina-se de numerosos pontos.

978-85-7241-664-1

Cólon e Reto

- Tumores malignos: 95% dos tumores malignos do cólon são adenocarcinomas. As complicações mais freqüentes encontradas nos portadores de câncer são: obstrução, hemorragia e perfuração.

978-85-7241-664-1

A hemorragia é provocada por ruptura da parede de vaso sangüíneo em conseqüência da necrose de parte do tumor. Dependendo da distância do tumor ao ânus, a cor do sangramento varia. O paciente pode queixar de sensação de mal-estar, lipotímia e sudorese. Raramente a hemorragia atinge a intensidade que provoca o aparecimento de choque.

- Tumores benignos: adenomas são os mais freqüentes. O sintoma mais comum é a hemorragia a qual varia de profusa a intermitente, pode passar despercebida e levar o doente à anemia crônica. Hemangioma é raro.
- Amebíase: nas crises de diarréia, as fezes contêm muco e, menos freqüente, sangramento.
- Diverticulose ou diverticulite: os divertículos podem sangrar violentamente na presença ou ausência de infecção.
- Colite ulcerativa: a diarréia na colite ulcerativa geralmente é constituída de muco, sangue e materiais fecais.
- Corpo estranho.
- Hemorróidas. Fissura anal.
- Retite por radiação: história de radioterapia. Uma das complicações da proctite (retite) pode ser o sangramento.
- Prolapso.
- Hemorragia digestiva alta ou baixa: um meio simples de distinguir sob o ponto de vista laboratorial: a relação uréia/creatinina séricos é de 100 milimoles. Na hemorragia digestiva alta, o sangue é parcialmente reabsorvido no intestino delgado elevando os níveis de uréia sérica de tal forma que essa relação fica superior a 100. Quando a hemorragia é baixa isso não ocorre, pois a reabsorção no intestino grosso é inexistente.

Etiologia Relacionada à Homeostase da Coagulação

- Fatores extravasculares: pseudoxantoma elástico.
- Fatores vasculares:
  - Hemofilia vascular (doença ou Willebrand).
  - Teleangiectasia hemorrágica hereditária (síndrome de Sutton-Rendu-Osler-Weber).
  - Doença infecciosa (púrpura fulminante).
  - Doença metabólica: uremia.
- Fatores intravasculares:
  - Trombocitopenia:
    - Diminuição da produção: leucemia.
    - Aumento da destruição:
      - Hiperesplenismo.
      - Transfusão maciça.
      - Anticorpos plaquetários.

Tabela 82.1 – Tratamento endoscópico da hemorragia digestiva alta

Tratamento	Vantagens/desvantagens
Terapia a *laser* (Nd: YAG e argônio)	Cara, transporte difícil, lesa o tecido, requer experiência
Eletrocoagulação monopolar	Lesa o tecido
Eletrocoagulação bipolar	Recomendada para varizes não sangrentas; pequena lesão tecidual
Probe aquecido	Recomendado para varizes não sangrentas, úlceras não vasculares; acurado; pequena lesão tecidual
Escleroterapia	Efetiva quanto aos outros métodos; várias drogas para injeção

978-85-7241-664-1

- Distúrbios de coagulação:
  - Defeito na síntese de fatores de coagulação.
  - Utilização acelerada de fatores de coagulação.
  - Anticorpos circulantes.
  - Proteólise acelerada.
- Fatores extravasculares.
  - Pseudoxantoma elástico. Degeneração prematura de tecido conjuntivo. Hereditária e rara.
    - Apresenta na pele pápulas céreas discretas (nas dobras), circundadas por teleangiectasia (dilatação de capilares).
    - Riscas angióides na retina (síndrome de Grombland-Strandberez). Coriorretinite, arterioesclerose prematura e tendência para sangramento visceral em 10% dos casos – pode ser grave e fatal. Pode haver hemorragias em outros locais.

Fatores Vasculares

- Doença de Von Willebrand: hemofilia vascular. Longo tempo de sangramento e deficiência do fator anti-hemofílico. Gene dominante. Ocorre com a mesma freqüência nos gêneros. Menorragia (menstruação exagerada) e sangramento pós-parto. Hematomas. Epistaxes. Sangramento gengival. Hemorragia no trato gastrointestinal. Hemartrose não é comum. O diagnóstico é feito quando um tempo de sangramento longo é encontrado em pacientes com deficiência de fator 8. Pequena quantidade de plasma conduz o fator 8 a níveis normais por muitas horas.
- Teleangiectasia hemorrágica hereditária (síndrome de Suton-Rendu-Osler-Weber). É transmitida como traço dominante simples. A base da lesão é um defeito na parede de vaso, levando à dilatação visível dos capilares e arteríolas e, às vezes, a aneurismas arteriais e venosos. As lesões típicas podem assumir a aparência de hemangiomas pequenos ou aranhas vas-

culares. A pele e as mucosas podem apresentar lesões de vários tamanhos, as quais aumentam com a idade. Sangramento é comum na vida adulta. Epistaxe e sangramento intestinal são os sintomas mais freqüentes.

- Doenças infecciosas: púrpura fulminante.
- Doenças metabólicas: uremia.

Fatores Intravasculares

- Trombocitopenia: diminuição da produção de plaquetas.
  - Invasão da medula óssea: leucemia, carcinoma, sarcoma e linfoma.
  - Aplasia: drogas, reidratação, agentes oncolíticos.
  - Doenças carenciais: anemias megalobásticas (escorbuto).
  - Alguns casos de trombocitopenia idiopática.
  - Esplenomegalia.
- Aumento da destruição das plaquetas:
  - Esplenomegalia.
  - Estagnação do fluxo sangüíneo: insuficiência cardíaca congestiva (ICC), hipotermia.
  - Transfusões maciças com sangue de estoque.
  - Transfusões incompatíveis.
  - Auto-anticorpos plaquetários: a grande maioria das trombocitopenias idiopáticas.

978-85-7241-664-1

Distúrbios de Coagulação

- Defeitos na síntese de fatores de coagulação:
  - Hereditários:
    - Hemofilia: Gene recessivo e ligado ao gênero. Hematomas nos tecidos moles, sangramento pela mucosa bucal. Hemartroses. Os hematomas podem persistir e se calcificar. Pode ocorrer hemorragia no trato gastrointestinal. Há deficiência do fator 8, fator anti-hemofílico.
      Deve-se realizar transfusão de sangue fresco. A meia vida do fator 8 é de horas. Transfusões totais, de plasma ou concentrado de plasma são necessários, às vezes, em períodos de vários dias para o sangramento não recidivar.
    - Doença de Christmas: deficiência do fator 9. Componente tromboplasmático do plasma. Clinicamente indistinguível da hemofilia.
      É menos comum. A fêmea heterozigótica pode ter deficiência parcial de fator 9. Esse fator é relativamente estável e o paciente pode ser tratado com eficiência por meio de sangue armazenado sob condições usuais, mas grande quantidade de plasma é necessária para que o fator 9 atinja níveis razoáveis. Há várias outras.
  - Adquiridos:
    - Deficiência de vitamina K: essa vitamina é necessária para a síntese de protrombina (fator 2 – 2 E); proconvertina (fator 7 – 2 E); fator

Stuart (fator 10 – 2 E); fator Christmas (fator 9, primeiro estágio), melena é comum. Os compostos com vitamina K são lipossolúveis e escassamente absorvidos na ausência de sais biliares. O sangramento que acompanha a icterícia obstrutiva ou fístulas biliares é, na maior parte das vezes, o resultado da absorção deficiente de vitamina K. Deve ser dada no pré-operatório de obstrução biliar. Deficiência de vitamina K, em grau suficiente para causar sangramento, é encontrada na síndrome de má absorção.

Equimoses, epistaxe, hematúria, sangramento gastrointestinal e hemorragia pós-operatória são comuns. O diagnóstico é feito pelo achado do tempo de protrombina significantemente elevado e por sua normalização algumas horas após a administração de 10 a 20mg de fitomadiona (vitamina K_1).

- Utilização acelerada de fatores de coagulação. Hipofibrinogenia adquirida. Pode ser encontrada em algumas complicações da gravidez: separação da placenta, retenção prolongada do feto morto, doenças neoplásicas (em especial câncer da próstata), hemangioma cavernoso gigante do fígado. Há falta de fibrinogênio. Tratamento com transfusão de sangue fresco e heparina.
- Anticorpos circulantes.
- Protéolise acelerada: desordens fibrinolíticas.
  - Discrasia plasmocitária:
    - Mieloma múltiplo: plasmocitoma solitário múltiplo extramedular.
      É o neoplasma de plásmocitos que se manifesta por destruição óssea, com freqüência associada a anemia, hipercalcemia, insuficiência renal e susceptibilidade aumentada à infecção. Amiloidose, defeito de coagulação, sintomas e sinais relacionados a crioglobulina, além de aumento da viscosidade sangüínea são manifestações menos freqüentes. O defeito de coagulação está relacionado em certos casos de interação de complexos protéicos de globulinas específicas e fatores específicos de coagulação, incluindo fibrinogênio fator 5, 7, protrombina e globulina anti-hemolítica. Pode haver trombocitopenia.
    - Macroglobulinemia: discrasia de células plasmáticas envolvendo as populações celulares normalmente responsáveis pela síntese de macroglobulina gama M. Anemia. Tendência a sangramento. Sintomas relacionados a crioglobulinas (fenômeno de Raynaud, sensibilidade ao frio, urticária ao frio). Complexo de proteína – fator específico de coagulação. Aglutinação de plaqueta. Lesão capilar associada a aumento de coagulação de viscosidade.
    - Amiloidose:
      - Como complicação secundária de doenças crônicas – tuberculose, osteomielite, lepra, Hodgkin, carcinomas. Há infiltrado eosinofílico

978-85-7241-664-1

978-85-7241-664-1

amorfo no fígado, baço, rim e supra-renais. Essa é a amiloidose secundária. Na primária não há infecção crônica nem outra doença aparente. O infiltrado ocorre no tecido mesenquinal, língua, coração, trato gastrointestinal. Em 5% dos mielomas há amiloidose do tipo primário. O infiltrado amilóide é um complexo de proteína-polissacarídeo depositado sob forma fibrilar. Amiloidose secundária pode ser induzida em animais de laboratório por estímulo antigênico excessivo e prolongado no sistema reticuloendotelial, a fim de elaborar moléculas complexas de anticorpos. Há relação entre amiloidose e a normalidade nas sínteses de imunoglobinas. No tipo secundário de amiloidose, as manifestações clínicas principais são hepatoesplenomegalia, síndrome nefrótica e raramente insuficiência da supra-renal.

- De distribuição primária: a principal manifestação é o acometimento cardíaco. Descompensação cardíaca com diminuição entre máxima e mínima, baixa voltagem, arritmia. O acometimento da língua e do trato gastrointestinal leva a macroglossia, disfagia, sangramento gastrointestinal.

O melhor modo de tentar o diagnóstico é pela biopsia da mucosa retal, uma vez que há acometimento das arteríolas – coloração com vermelho Congo.

Eletroforese do soro e das proteínas urinárias. Estudo da medula óssea para documentar a discrasia de células plasmáticas.

CAPÍTULO 83

Depilação

Alcino Lázaro da Silva

Há vários sinônimos: epilação, rapar pêlos, tricotomia. Esse último termo é o mais usado. Ele é, infelizmente, incorreto. Tricotomia quer dizer dividir em *três partes*. Vem do grego *trichotoméo*.

Os pêlos foram criados para proteção da pele, equilíbrio da temperatura e umidade e contra o trauma. O mecanismo de sudorese e de secreção de gordura facilita a renovação bacteriana, por ventura residente no folículo.

Ao rasparmos os pêlos provocamos lesão no folículo, amputando-o parcialmente; lesão na pele e ferimentos; retirada dos pêlos, naturalmente protetores; exposição de folículos que contém germes abrigados; incômodo ao paciente; dor no ato; excesso de manuseio por profissional, às vezes, pouco qualificado; infecção epidérmica ainda que leve e inicial; aumento de despesas.

Ao secionarmos a pele, não podemos secionar os pêlos e deixá-los perdidos nas feridas, pois são corpos estranhos inabsorvíveis.

O ideal, portanto, é compatibilizar a depilação, a qual previne a secção de pêlos pelo bisturi, com a prevenção do exposto anteriormente. Basta que seja rape com lâmina nova, logo após a anestesia ter iniciado, somente o trajeto da incisão, com uma margem que deve variar com o estado piloso do paciente.

O argumento de que o excesso de pêlos impede ou molesta o paciente nos curativos não procede, desde que ele seja usado de maneira excepcional, como se pode ver no capítulo correspondente.

978-85-7241-664-1

CAPÍTULO 84

Cateterismo Nasogastroenteral

Alcino Lázaro da Silva

978-85-7241-664-1

As suas indicações são:

- Drenagem do estômago.
- Drenagem do duodeno.
- Drenagem do intestino delgado alto.
- Realimentação enteral.
- Descompressão gasosa.
- Controle de sangramento.
- Lavagem de luz gastrointestinal.

Os cateteres (melhor dizendo do que sonda) principais são: simples ou de Levine para estômago e duodeno; com dupla luz e balão para as obstruções intestinais ou de íleo graves (Miller-Abott, Cantor); delicados e estreitos para realimentação (polietileno, *Sylastic* ou especializado de DobbHoff), e de calibre maior para lavagem de cavidade nas intoxicações (Faucher).

O uso de cateter deve ser orientado por critérios bem fundamentados em virtude do risco que ele oferece: lesões mucosas, refluxo, esofagite, estenose, perfuração e obstrução.

Há indicações absolutas, facultativas e alternativas. Nas duas últimas, entram na decisão o cuidado, a experiência e o bom senso do médico. Sabendo-se dos riscos, vale a pena usar?

Independente de preferência ou costume, alguns princípios devem nortear-nos quanto a um cateterismo:

- Caso se pense nele, conscientemente deve ser usado.
- Na necessidade de descompressão.
- Se ele não aliviar, há outras causas mais graves para explicar a estase.
- A permanência deve ser a mínima possível.
- Retirar o cateter tão logo diminua o volume de gás ou não haja mais o que aspirar.
- A insistência do paciente para retirá-lo demonstra que já é desnecessário.

- Desaparecimento da náusea e vômito e o retorno de peristaltismo são bons indicadores para a retirada do cateter.
- Se a produção for grande, deve permanecer.
- Não deve haver ortodoxia e nem randomização (aleatório). Utilizar quando bem indicado.
- Pensar em si quando realizar o cateterismo.
- Quando utilizado no pós-operatório imediato a fim de prevenir vômito, retirá-lo após 24h.
- Se houver drenagem contínua, ainda que pequena, fechar por horas antes de retirá-lo no intuito de testar a tolerância do paciente à secreção que se acumula na luz.
- Evitar que o paciente fique em decúbito dorsal ou em Trendelenburg.

978-85-7241-664-1

CAPÍTULO 85

Lavagem de Cavidade

Alcino Lázaro da Silva

978-85-7241-664-1

As cavidades serosas ou neoformadas são, muitas vezes, lavadas com soro fisiológico contendo ou não medicamentos, a fim de abreviar terapêutica ou prevenir novos focos supurativos. Nesse conceito, lava-se o que está sujo, contaminado ou com secreção residual patológica.

Seria um procedimento simplista não fora o impedimento do trauma ao tecido. Quando é feita a lavgem, traumatiza-se o tecido por meio do contato prolongado; pela renovação excessiva de líquidos com temperaturas diferentes durante o mesmo procedimento; uso de medicamentos cujo pH é sempre diferente do tecido; manuseio excessivo por mãos, cateteres e compressas. Além disso, há o risco de infecção, facilitada pelo manuseio e tempo de exposição. O tempo aumentado de anestesia também é um risco maior.

Se nos lembrarmos de que as células mesoteliais têm como maior e mais nobre função absorver ou reabsorver elementos úteis e inúteis, elas devem ser poupadas. Um dos recursos é não traumatizá-las. Por outro lado, os elementos estranhos em número ou volume excessivos são deletérios e por isso devem ser retirados ou diminuídos.

Uma atitude coerente e mais acertada é:

- Lavar, quando existem elementos estranhos em grande volume, tamanhos diversos ou de aspiração difícil (fezes, restos de comidas, tecidos necrosados em excesso, terra, outros detritos, pedaços de madeiras ou roupas, entre outros).
- Lavar, após aspiração, na peritonite generalizada séptica e com grande volume de pus.

Excluindo-se essas duas eventualidades, a lavagem torna-se mais deletéria do que útil, porque lesa o mesotélio (edema e solução de continuidade), aumenta o tempo cirúrgico, facilita ou agrava a infecção e transforma uma peritonite localizada em generalizada.

Portanto, é preferível nas peritonites realizar a laparotomia, controlar o agente etiológico, aspirar cuidadosamente as lojas e recessos, drenar a cavidade (se for o caso) e fazer a síntese definitiva ou provisória (se houver possibilidade de reabertura). Acreditamos que o mesotélio poupado, ajudado por reposições e correções de desvios, além de medicado faz um melhor trabalho que a ação de uma cirurgia para a lavagem sem critério ou indicação.

978-85-7241-664-1

CAPÍTULO 86

Drenagem

Alcino Lázaro da Silva

A drenagem pode ser:

- Simples:
  - Aberta.
  - Fechada em selo d'água.
- Com aspiração.
- Com aspiração e irrigação.
- Os drenos são:
  - Tubos simples.
  - Fios vegetais.
  - Borrachas.
  - Tubos e borrachas combinados.
- A drenagem se faz por:
  - Gravidade.
  - Sinfonagem.
  - Tensão superficial (Penrose).
- As indicações são:
  - Material necrótico localizado.
  - Abscessos.
  - Coleções anormais localizadas.
  - Hemostasia incompleta ou provisória.
  - Potencial grande de infecção pós-operatória (trauma de fígado e pâncreas).
  - Fístula de trajeto definido.
  - Deiscência de sutura.
  - Sutura precária e de alto risco.
  - Suspeita de formação de abscessos em locais infectados.
  - Suspeita de formação de abscesso residual.
- As indicações para retirada são:
  - Infecção por reação a corpo estranho.
  - Dor incontrolável.
  - Reexpansão pulmonar obtida.

978-85-7241-664-1

– Parada de drenagem eficaz.
– Obstrução do tubo.
– Parada de oscilação da coluna líquida na drenagem em selo d'água.

978-85-7241-664-1

Princípios

Drenar em caso de dúvida.

A discussão sempre será estéril. Não se pode dividir o paciente com metade drenada e a outra não. Nenhum estudo, portanto, pode ser conclusivo quanto a eficácia ou não do procedimento.

Escolher o melhor material, com base em tipo, elasticidade, diâmetro, comprimento e tolerância.

Testar antes de instalar o sistema.

Conferir se a luz é pérvia, pois pode haver defeitos de fabricação.

Os drenos devem ser multifrenestrados na parte que se localiza no local a ser esvaziado. Não fenestrar o Penrose porque seu mecanismo de drenagem é por tensão superficial, a qual ficará prejudicada pelas perfurações. O Penrose pode ser usado como capa de tubos de superfície dura ou irregular, para diminuir a possibilidade de lesão e incômodo de trajeto.

Conferir sempre a perviedade, fazendo aspiração ou injetando solução salina estéril.

Fixá-lo bem à pele com pontos separados e imobilizá-lo com sutura entrelaçada, a exemplo de uma sapatilha de bailarina. Trocar curativos quando úmidos. Se não houver escape entre dreno e o orifício, não utilizar curativo. Fica mais fácil o controle.

A extremidade interna deve permanecer no centro do que será drenado e a direção do cateter deve ser oblíqua de cima para baixo. Não drenar a cavidade infectada através do retroperitônio. Há tecido muito frouxo e riqueza de linfáticos que facilitam a disseminação.

A saída deve ser em local mais próximo daquele que facilita a drenagem por gravidade. Nunca drenar pela incisão principal. Faz uma contra-abertura. Evitar a drenagem preventiva pelo risco de infecção. Lembrar-se sempre de que o orifício de drenagem é a porta de entrada para germes. O dreno é corpo estranho, sobretudo se estiver dentro de serosas. Seis horas após sua colocação, o dreno fica encapsulado por fibrina produzida em reação à sua presença, e o isola da cavidade livre. Logo, se não houver coleção a ser drenada, o dreno torna-se apenas um corpo estranho.

Em peritonites generalizadas, o dreno vale para criar áreas enfraquecidas por onde futuras coleções procuram caminho; porém, enquanto disseminada, não há o que drenar. Em abscessos múltiplos de cavidade, é mais importante aspirar do que drenar em maior número. Os drenos menores ou mais delicados podem ser aspirados ou incorporados pelos tecidos, tornando-se corpo estranho.

978-85-7241-664-1

Se houver necessidade de fixar a extremidade interna, fazê-lo com categute e nó frouxo ou de cabos bem curtos.

A permanência prolongada no trajeto facilita a formação de hérnia incisional. O dreno rígido pode lesar vísceras ou ferir anastomoses. A drenagem insuficiente revela obstrução de luz, escolha errada no tipo, má-posição, necessidade de retirada. Não colocar dreno cruzando o pedículo. Fazê-lo paralelamente aos vasos.

Sangramento após a retirada do dreno revela lesão vascular ou exuberância de tecido de granulação relativo a corpo estranho. Espaço vazio não se presta à drenagem e sim a compressão por faixas. Após descolamento grande, se for possível, é preferível a compressão por faixas do que a introdução de um dreno.

A aspiração de coleção por agulha é preferível ao dreno.

O dreno em T colocado em deiscências de sutura, fixado ao peritônio no local de exteriorização, pode prevenir fístula após sua retirada.

CAPÍTULO 87

Curativos

Alcino Lázaro da Silva

Curativos são para curar. Se não há ferida, abertura, secreção, pus, hemorragia, ou seja, se a sutura está íntegra e seca, não há o que curar. Não se deve usar curativos.

Indicações:

- Feridas abertas.
- Proteção da ferida ou sutura contra trauma.
- Necessidade de manter medicamentos contra a área doente.
- Necessidade de compressão ou para prevenir espaço vazio e coleção.
- Absorção de secreções da ferida ou adjacências.
- Manter a umidade, para facilitar a remoção de detritos, crostas ou tecidos perdidos.
- Isolar a ferida do meio externo.
- Evitar que corpos estranhos, poeira, moscas, depositem-se sobre a ferida.
- Feridas dolorosas à exposição.
- Melhorar o aspecto do paciente, após mutilações.
- Proteger tecidos nobres de secreções.
- Evitar desidratação de tecidos frágeis.

978-85-7241-664-1

Na ferida cirúrgica suturada, seca, limpa, com apropinquação, imobilidade relativa e sem espaço vazio, não há o que curar. Não se usa curativo nesse caso, porque:

- A fibrina, naturalmente produzida, faz uma oclusão melhor do que colódio, benjoim ou qualquer curativo, iniciando-se o processo de isolamento tão logo se termine a sutura.
- O curativo a desorganiza ou a retira.
- A colocação de gaze exige faixa ou esparadrapo. O esparadrapo lesa a pele, acarretando até úlceras, uma vez que produz intolerância, irritação, umidade retida e falta de aeração (oxigenação).
- O esparadrapo incomoda e dói.
- Aumenta o trabalho médico.

- Aumenta o custo operacional.
- Ele impede que se examine a sutura mais vezes.
- Ele impede que se diagnostique complicação na fase inicial (coleção, hematoma, edema, infecção e deiscência).
- O paciente se sente inseguro porque a cobertura dá a sensação de reparação demorada ou incompleta.
- A pele seca e oxigenada tem poder de reparação muito maior.
- As bactérias, habitantes da pele, desenvolvem-se mais rapidamente quando fechadas sem oxigênio.
- Nem toda enfermagem tem a mesma qualidade no manusear uma ferida cirúrgica.
- Manuseio excessivo de uma sutura enfraquece-a, tornando a cicatrização mais prolongada.

978-85-7241-664-1

Se o curativo for utilizado, é bom que se cuide de:

- Trocá-lo sempre.
- Usar pouco esparadrapo. Mesmo o esparadrapo poroso (microporo) deixa a pele úmida nos intervalos dos orifícios.
- Evitar que umedeça.
- Não colocar gazes úmidas em soro ou medicamentos.
- Deixá-lo mais aerado.
- Não colocar excesso de gazes ou compressas para obrigar a troca e facilitar o exame.
- Não cobri-lo totalmente com esparadrapo.

Se o enfaixamento for indicado, colocar uma pequena camada de gases sobre a sutura a fim de evitar desgarro de fibrina coagulada.

Se ao trocar o curativo a gaze ficar presa à sutura e não estiver infectada e nem suja, deixá-la no local, pois sua retirada lesa e retarda a cicatrização. A queda deve ser natural ou com o auxílio de líquidos apropriados (água oxigenada).

CAPÍTULO 88

Varizes de Membro Inferior

Alcino Lázaro da Silva

Anatomia das Veias

- Veias profundas (duplas).
- Veias superficiais (centrípetas), destacando-se as safenas magna e parva.
- Veias tributárias ou colaterais, superficiais que se comunicam.
- Veias perfurantes ou comunicantes unindo os internos venosos.
- Válvulas: as veias profundas as têm em menor número porque os músculos lhes dão sustentação.
- Variz: uma veia varicosa.
- Varizes: várias veias varicosas.

Lesão das Veias

978-85-7241-664-1

- Variz primária (familiar, hereditário).
- Microvariz (2 a 4mm).
- Teleangiectasia (estrogênica): vênulas ou anastomoses arteriovenosas intradérmicas.
- Variz secundária: trombose do sistema venoso profundo (edema, pigmentação, hipotrofia de fâneros, úlceras, pele fina e friável, infecções fáceis).
- Veias dilatadas (turgescência) nos atletas ou nos magros.

Esportes nocivos às veias:

- Halterofilismo ou fisioculturismo.
- Esportes ou lutas marciais.
- Remo e similares.
- Futebol e assemelhados.
- Atletismo.
- Esportes de "saltos".
- Esportes eqüestres.
- Alpinismo.

- Esqui no gelo.
- Patinação no gelo.
- Tênis e assemelhados.

Esportes favoráveis ao não-desenvolvimento de varizes:

- Marcha ou longas caminhadas regulares.
- Natação.
- Ciclismo.
- Corrida aeróbia (*jogging*).
- Ginástica de solo, alongamento, etc.
- Musculação *supervisionada*.

Classificação

- Primárias ou essenciais.
- Insuficiência vascular.
- Secundárias à trombose de veias profundas.
- Varículas (subepidérmicas).

Indicação Cirúrgica

- Estética.
- Dor (normalmente aparece quando a compressão se faz acima de 200mmHg).
- Flebites.
- Tromboses.
- Embolias.
- Edema de membro inferior.
- Discromia epitelial.
- Insuficiência de comunicantes.
- Úlcera de perna varicosa.
- Hemorragia.
- Recidiva.
- Alteração epidérmica (epidermólise).
- Linfedema.
- Enrijecimento de membro inferior.

978-85-7241-664-1

Tratamento Clínico

- Suspender anticoncepcional e hormônios.
- Flebotrópico ou flebotônico (melhora a permeabilidade capilar).
- Linfocinéticos (ativam o sistema retículo-endotelial [SRE]).

- Antiinflamatório.
- Tranqüilizantes.
- Compressão elástica (10 a 15mmHg).
- Drenagem postural.
- Regime higienodietético (posição, caminhada, exercício, elevação dos membros, massagem, hidromassagem, evitar obesidade e vida sedentária, constipação).

978-85-7241-664-1

Tratamento Esclerosante

A indicação precisa deve ser nos casos de microvariz, teleangiectasia e discretas flebectasias do vaso poplíteo. As varizes essenciais pequenas, se isoladas, e as residuais pós-cirúrgicas desconectadas do sistema venoso hipertenso respondem bem à esclerose. Em certos tipos, a ligadura pequena associada à lesão química melhora o resultado.

Utiliza-se o oleato de monoetanolamina, diluído a 1 para 20, com pequena quantidade de lidocaina a 1%, sem vasoconstritor. A seringa é a destinada ao uso de insulina. Uma a duas vezes por semana, em locais diferentes.

Uso de ataduras elásticas, em virtude da lesão de endotélio a qual forma o trombo. A reação cicatricial retrátil em torno do 18º dia já apresenta a reabsorção do trombo. As veias mais calibrosas se recanalizam.

A solução pode ser diluída ou espumante. Nessa forma, a menor tensão superficial das bolhas faz um contato irregular com o endotélio. Sua vantagem é atingir maior distância intraluminar.

A punção deve ser cuidadosa e com o paciente deitado. A estase e o excesso de sangue dificultam a esclerose e aumentam as esquimoses. O extravasamento leva a arterites e escaras.

Fórmula utilizada:

- 12mL de oleato de monoetanolamina.
- 10mL de água destilada.
- 25mL de glicose a 25%.
- 1mL de procaína a 1%.
- 1mL de dextroclorofeniramina.

Tratamento Cirúrgico

O exame clínico e o diagnóstico devem ser rigorosos para melhor resultado. Antes, o paciente deve ficar em pé por muito tempo e a perna bem iluminada. Realiza-se a marcação, com tintas à base de nitrato de prata, dos trajetos, novelos varicosos e comunicantes perfurantes insuficientes.

A fleboextração deve ser total ou parcial. Antes, liga-se a croça da veia safena magna (inguinal) ou parva (poplítea). É preciso dissecar até a junção para não restar cotos trombosados. A ligadura e secção isoladas da croça são alternativas de exceção (gravidez final com grande insuficiência ostial). Associadas à injeção retrógrada de esclerosante (operação de Schiassi), são indicadas em caso de risco elevado.

A incisão inguinal ou poplítea deve acompanhar a prega e, no maléolo, deve ser longitudinal.

O fleboextrator (Miers, Degni, Jennings) deve ser introduzido de cima para baixo após a ligadura da croça (perigo de embolia). Caso a veia seja perfurada, para evitar muita incisão tenta-se o descolamento subcutâneo até a incisão por onde será feita a extração fracionada e vice-versa.

Os novelos e pequenas colaterais são abordados por incisões pequenas ou exteriorizados com agulhas para crochê. Disseca-se a veia o mais distante possível, por tração e torção (aumenta a resistência) com pinça mosquito, fazendo-se a miniextração. Usar ligaduras com ácido poliglicólico para evitar o categute.

As veias perfurantes pré-tibiais e maleolares devem ser ligadas no plano subfacial.

As veias em torno da úlcera e no seu leito devem ser ligadas. Nas úlceras fibrosas e antigas, faz-se seu descolamento dos planos profundos, rompendo as veias comunicantes. O uso de enxerto de pele deve ser julgado para cada caso. O melhor tratamento das úlceras é a aplicação tópica de açúcar comum, desde que elas não sejam isquêmicas.

Após qualquer fleboextração, deve-se realizar a compressão local, seguida por contenção elástica moderada.

Principais Qualidades da Substância Esclerogênica Ideal

- Não possuir efeitos deletérios para o membro ou para o organismo.
- Não produzir excessiva sensibilidade dolorosa nos locais aplicados.
- Possuir moderado poder em produzir inflamação vascular ou tecidual.
- Produzir efeito homogêneo e uniforme e nos mesmos tipos de vasos tratados.
- Ter ação limitada e facilmente controlada.
- Ser atrombogênica.
- Ter boa fluidez.
- Deve ter alto poder esclerosante e baixa ação coagulante.
- Ser de fácil utilização e, de preferência, ser de aspecto claro.
- Deve ter grande poder de estabilização (durabilidade).
- Ter baixo custo e ser de fácil obtenção.

978-85-7241-664-1

Principais Ações Vasculares de Substâncias Esclerogênicas

- Solução hipotônica (água destilada): pseudoesclerose com reversibilidade do fenômeno esclerogênico.

- Solução hipertônica (glicose 50%): alteração na osmolaridade celular.
- Solução detergente ionizável (oleato de etanolamina): descamação celular.
- Solução detergente não-ionizável (hidroxipolietoxidodecano): potente venoconstrição.
- Solução alcalina (pH superior a 8): descamação endotelial.

978-85-7241-664-1

Nome:____________ Idade:______ Gênero:______ Cor:______

Estado civil:______ Profissão:______ Nacionalidade:______ Naturalidade:______

Tempo doença:__________ Agente desencadeante:__________

Ectoscopia

Úlcera (local, tamanho, forma, bordas, crostas, granulações, esclerose)
Edema
Dilatações venosas (veia safena magna, veia safena parva)
Erisipela
Eczema
Hiperpigmentação — Dir ( )
Linfangite
Flebites superficiais — Esq ( )
Varículas
Alterações de pododactilos
Adenopatia regional

Provas Funcionais

1) Existe incontinência da veia safena magna?
   Prova de Brodie-Trendelenburg – Positiva ______ Duplo ______ Zero ______

2) Existe incontinência das veias comunicantes?
   Prova de Brodie-Trendelenburg – Negativa ______ Duplo ______

3) Onde estão as veias comunicantes insuficientes?
   Prova de Brodie-Trendelenburg – Fracionada ______

4) Existe incontinência da veia safena parva?
   Prova de Heyerdale-Anderson – Negativa ______ Positivo ______

5) Existe perviedade do sistema venoso profundo?
   Prova de Perthes-Delbet – Obstruído? ______ Pérvio? ______
   Prova de Oschner-Mahoner – Obstruído? ______ Pérvio? ______

6) Sinal de Homan
   Propedêutica especializada Doppler, *Duplex*, Pletismografia

Figura 88.1 – Propedêutica das varizes.

- Solução iodada (iodo-iodetadas): desintegração do cimento intercelular.
- Solução oleosa (morruato de sódio): lesão cáustica endotelial.

Indicações da Escleroterapia Venosa

- Varizes residuais, após realizada a cirurgia radical dos sistemas insuficientes.
- Varizes de calibre pequeno, de localização justadérmica em membro cujos sistemas safenos interno ou externo ou perfurantes apresentem integridade anatômica ou funcional.
- Teleangiectasias simples ou combinadas com as chamadas varículas.

978-85-7241-664-1

Protocolo

- Esquema varizes.
- Documentação de rotina do serviço.
- Operação:
  - Safenectomia.
  - Ligaduras escalonadas:
    - Microincisões.
    - Crochê.
  - Segmentectomias.
  - Ligadura de tributárias (afluentes).
  - Ligadura de croça da safena.
  - Ligadura de perfurantes.
  - Operação de Schiassi.
  - Operação de contorno da úlcera da perna.
  - Chiva: cura hemodinâmica da insuficiência venosa em ambulatório.
  - Chiva:
    - Ligadura da croça.
    - Ligadura da veia safena magna abaixo das perfurantes.
- Hammarsten: ligadura da croça e seus ramos.
- Liga as perfurantes e preserva a veia safena magna (Schiassi).

CAPÍTULO 89

Trombose Venosa

Alcino Lázaro da Silva

O quadro clínico da trombose venosa do membro inferior já é conhecido há vários séculos, particularmente em associação com o parto. O termo *febre do leite*, como esse distúrbio era conhecido, hoje faz parte do vocabulário popular.

Welch (1898) descreveu uma possível etiologia da trombose venosa e postulou três causas:

- Uma lesão primária da parede venosa, que comprometeria em particular o endotélio e originaria tanto alterações inflamatórias quanto a trombose intravascular.
- Alterações nas propriedades físicas ou nos componentes químicos do próprio sangue, resultando em aumento da coagulabilidade.
- Uma diminuição relativa do fluxo sangüíneo ou outra anormalidade do fluxo, resultando em aderência de plaquetas ao revestimento da íntima, desenvolvimento de um trombo misto e reações inflamatórias subseqüentes da parede venosa em razão de presença do trombo.

Desde o reconhecimento de que a trombose venosa decorre da ação de um ou da associação desses fatores básicos, muitas pesquisas foram realizadas para determinar sua importância relativa.

A trombose das veias do membro inferior ocorre em duas regiões anatomicamente separadas: a perna e a coxa.

A trombose das veias da coxa ocorre em cerca de 10% dos casos de trombose das veias da panturrilha e pode ser resultante de dois fatores:

- Propagação a partir do trombo nas veias da perna.
- Trombose primária das veias da coxa, ocorrendo independentemente da trombose das veias da perna (37,7%).

Dentre os casos nos quais a trombose era continuidade das veias da perna e da coxa, nenhum caso foi encontrado em que o trombo da veia femoral superficial deixasse de atingir a extremidade dessa veia. Isso é considerado uma evidência

978-85-7241-664-1

de que um trombo primário depositado nas proximidades da extremidade da veia femoral superficial é uma causa mais comum de trombose femoral extensa do que a propagação do trombo a partir das veias da perna.

As tromboses iliofemoral e iliocava representam, via de regra, extensões do trombo a partir do membro inferior, em alguns casos associadas a lesões pélvicas que produzem pressão nas veias ilíacas.

Histologia

O mecanismo da formação do trombo venoso e sua evolução subseqüente foram investigados por Mantegazza, Zan (1875), Ferge e Aschoff (1924) e revistos por Hadfield (1950). Os estágios da organização do trombo são bem conhecidos, mas as informações a respeito da relação temporal entre as fases intermediárias ainda são incompletas.

Para determinar o momento da formação dos trombos venosos com relação ao óbito foi examinada a aparência histológica de trombos nas pernas e nas coxas. Também foram investigadas as alterações histológicas na musculatura da perna.

Tão logo o trombo é formado, seus elementos constituintes começam a se degenerar em virtude das alterações químicas que ocorrem durante a formação do trombo, da exclusão de oxigênio e outras substâncias e da alteração do ambiente fisiológico.

O trombo desencadeia uma reação de *corpo estranho* na parede da veia adjacente, e a organização começa com a eventual liberação de hemossiderina após a morte e destruição dos eritrócitos. O confinamento prolongado ao leito resulta em falta de utilização e atrofia dos músculos do membro inferior.

978-85-7241-664-1

SEÇÃO 4

Humanidades

978-85-7241-664-1

CAPÍTULO 90

Humanização Médica

Alcino Lázaro da Silva

978-85-7241-664-1

O médico contemporâneo vive a tecnologia em sua explosão e plenitude. O doente insere-se no contexto, não como objeto maior, mas como uma de suas partes. A fragmentação o coloca com diferença quando se trata do relacionamento humano e médico-paciente.

É preciso decidir, portanto, qual rumo tomar no exercício profissional: o do *médico* ou do *graduado escravo* de exame complementar.

O médico, nunca é demais repetir, é quem usa com carinho, atenção, sobriedade e amor os seus sentidos orgânicos – ouve, vê, pergunta, toca e cheira. Aprimorando-se no examinar, ele desenvolve seu sexto sentido, percebendo o interior do paciente em maior ou menor grau.

O graduado em exame complementar não exerce o mister anteriormente descrito, distanciando-se cada vez mais de uma pessoa que necessita, sobretudo, de sua aproximação.

Ambos os médicos, de maneira isolada, ficam incompletos no exercício racional da medicina. Eles se completariam trocando experiências no devido lugar, no tempo certo e na medida adequada. Nessa troca de experiências, a diferença é que para o médico é fácil desenvolver o uso pertinente do exame complementar e para o graduado em exame é difícil desenvolver seu humanismo.

Começando pelo médico, o exame é complementar e não fere a relação médico-paciente. Eles não se despersonalizam, mas sim humanizam-se, integram-se.

Começando pelo exame complementar, o paciente torna-se um número e o graduado passa a ser um iatrogênico em potencial. Não se integram porque estão desviados na função. Não se completam porque não estão em sintonia, simpatia, empatia. O médico frustra-se porque é um repetidor de pedidos, às vezes fora da necessidade do doente. O paciente é descontente porque não acontece o que ele mais busca – *ser ouvido* e *ser examinado*. Seus sentimentos se frustram; ele reage mal, torna-se psiquicamente resistente, os exames não o convencem, a terapêutica não é bem aceita, e o resultado é nulo ou insatisfatório. Diante do insucesso, ele busca outro médico; outro; mais outro! O processo se repete. O descontentamento acontece a cada vez. As mudanças pelos ambulatórios se acentuam. A solução não vem. A iatrogenia física e psíquica permanece ou se agrava.

Mais vale meia hora de "ouvidos" do que dezenas de exames complementares. Eles serão úteis se o doente se convencer do que o médico os utilizará na medida certa como complemento o que são. O médico tendo o exame complementar raciocina com o doente e é orientado ou dirigido pelas queixas, sentimentos, anseios, temores, incertezas e até agressividades.

Acreditem: as provas virão com o exercício profissional, vivido e experiente de cada um de nós. Observa-se que vence o lhano, delicado, carinhoso, atento, presente e de ação contínua. Por essas qualidades é que se impõem os conhecimentos e decisões. Do outro lado, ou seja, perante o graduado em exames, o doente se submete ao prescrito ou à indicação, porém constrangido uma vez que será tratado por uma máquina, como o foi ao ser examinado complementarmente, sem o estabelecimento prévio de integração psíquica ao seu médico.

A faculdade não ensina a ser médico em sua grande parte. A correção deve ser feita. O cientificismo e as tecnologias são incorporados com facilidade pelas atualizações em revistas e congressos. A humanização das atitudes é mais difícil, prolongada e árdua. A educação contínua se faz pelo exemplo na convivência, pela leitura, religiosidade, reflexão em torno de nossos propósitos, cultivo de uma atividade artística e cultural e reciclagem permanente das posturas humanísticas.

Portanto, atenção!
Se não o sacerdócio, a compreensão.
Se não a santidade, a paciência.
Se não o altruísmo, a condescendência.
Se não a caridade, o amor.
Se não a filantropia, a sensibilidade.
Se não a liderança, a participação.
Se não a bondade, a delicadeza.
Se não a cultura, o conhecimento primário.
Se não a elegância, o cuidado pessoal.
Se não cavalheirismo, a educação.
Se não o todo ouvir, a atenção.
Se não o calar, a reserva de palavras.
Se não a poesia, a percepção.
Se não há tempo, há que imaginá-lo e obtê-lo!

978-85-7241-664-1

O dia da transformação radical se aproxima. O dia a partir do qual o médico fará o diagnóstico e orientará a terapêutica sem examinar ou sequer tocar no paciente. Não chegará, no entanto, o dia em que a empatia médico-paciente será dispensada.

É preciso tocar, sentir o calor humano mutuamente, para que a terapêutica, *a priori*, já seja um sucesso, quando bem indicada pela competência.

CAPÍTULO 91

Atitude do Cirurgião

Alcino Lázaro da Silva

978-85-7241-664-1

Resumir a atitude de um Cirurgião perante um caso eletivo ou de urgência, principalmente nessa última, é difícil. Há vários fatores concorrentes ou impedientes.

Atitudes simples (singelas), indispensáveis e primárias devem, no entanto, ser consideradas. Seriam filosóficas ou pueris?

São as seguintes:

- Não fazer o trabalho de maneira apressada, mas não perder tempo;
- Usar antibiótico quando há indicação absoluta: sépsis; bacteremia; celulites; infecções agudas que comprometem os tecidos adjacentes ou o organismo; infecções que podem produzir lesões irreversíveis a distância; pacientes com fator de risco elevado; quando se abre aparelho digestivo não preparado ou em acessos que atinjam mais de uma cavidade.
- Não existe antibioticoterapia preventiva. O antibiótico é administrado para baixar ou controlar colônias bacterianas, porém por estimativa. Mesmo com culturas *in vivo*, quando se conhece os agentes não se deve ficar tranqüilo. Há os germes não determinados, os oportunistas, os resistentes ou os transmigrados. Logo, a antibioticoterapia é terapêutica ou estimativa na esperança do controle do pouco conhecido.
- O uso abusivo ou não controlado do antibiótico torna o Cirurgião menos cuidadoso com a anti-sepsia e menos primoroso com a técnica e o tempo.
- Utilizar calor local, sob a forma de emplastro (mostarda, angu, pano úmido quente), semicúpio (banho de assento) e bolsa de água quente, envolvida por toalha felpuda. O calor local é inócuo, agasalha, diminui a tensão ou distensão, diminui a dor, aumenta a vascularização ativa, eleva a marginalização leucocitária e apressa a reabsorção ou a supuração. Deve, portanto, ser usado sempre que houver infecção em potencial ou instalada, desde que não haja tecido exposto.
- Não ser "Cirurgião PA" (preguiçoso e apressado) e nem "Cirurgião-pavão" (sem humildade).
- É preciso ter em mente sempre, sobretudo na urgência, três siglas: *PP*, *DOV* e *BS*:

- *PP*: paciência e prudência. Essas duas características, aliadas, evitam intervenções intempestivas ou facilitam o acerto da oportunidade operatória. Para isso, ela necessita do DOV.
- *DOV*: deixar em observação vigiada. É o médico do paciente – não o plantonista – ao seu lado, mais ou menos tempo, mais ou menos vezes, dependendo da gravidade da doença. É o médico transformado em mini-CTI ou mini-UTI. É o exame periódico e ininterrupto que nos dá a noção exata de que fenômenos, agressivos e defensivos do organismo, estão se desenvolvendo para o bem ou para o mal. Esse é o melhor caminho para encontrar o melhor momento operatório (CTI = centro de tratamento intensivo; UTI = unidade de tratamento intensivo).
- *BS*: bom senso. Essa atitude coroa e dignifica todas as outras, tomadas tanto na urgência quanto na eletiva.

• Lembrar-se da *Lei das Séries*, de Velpeau: as doenças vêm aos pares. O porteiro de um hospital de Paris é quem fez essa observação.

978-85-7241-664-1

CAPÍTULO 92

Atitudes

Alcino Lázaro da Silva

1. Nada substitui o que é assimilado no contato direto com o paciente: uma boa anamnese, um exame físico minucioso e a perspicácia clínica que resulta da experiência. Disciplina clínica não pode ser aprendida apenas no laboratório ou por meio de leitura ou palestras.
2. A boa prática médica é trabalhosa e exige dedicação. Não é possível tratar de forma apressada pessoas doentes e obedecendo horários rígidos. Exponha claramente a realidade ao paciente ou à família, durante o tempo que for necessário.
3. Seja otimista: muitas doenças são autolimitadas e aliviadas sem muita interferência do médico (o resfriado comum é um bom exemplo, com freqüência tratado de forma exagerada).
4. Seja paciente! Um período de observação é, em certas ocasiões, o único caminho para um diagnóstico correto. Não procure impressionar o doente ou a si mesmo com uma quantidade desnecessária de exames complementares.
5. Não seja por demais erudito. Lembre-se de que as doenças mais comuns ocorrem com maior freqüência; pense nelas primeiramente.
6. Não execute em seu paciente nenhum exame que você não faria em si mesmo ou em seus familiares, em idênticas circunstâncias.
   Não faça excesso de testes que determinadas vezes possam expô-lo ao risco de complicações iatrogênicas.
7. Use novas drogas com cautela; é preferível manejar poucos medicamentos básicos com perícia e segurança do que utilizar os últimos lançamentos do mercado, que ainda não possuem sólida base experimental.
   Muitas doenças iatrogênicas resultam do uso indiscriminado ou excessivo de drogas, como exemplo antibióticos, tranqüilizantes, esteróides e antiinflamatórios.
   (Por outro lado, é importante considerar o aspecto psicológico dos casos e usar critérios de bom-senso. Desse modo, também faz parte da arte médica saber quando tirar proveito do uso de placebo, eficaz em numerosos casos.)

978-85-7241-664-1

8. Conheça a si mesmo: sua força e suas fraquezas.
   Extraia frutos da insatisfação com seu trabalho.
   Cultive a curiosidade acerca das doenças, mas trate tão bem o enfermo como a enfermidade.
   Quando tiver dúvida, procure o auxílio dos mais experientes.
   Cultive o senso de humor e o verdadeiro sentido de humildade.
   Não permita que a admiração de seus pacientes influencie seu raciocínio e conduta.
9. Cultive a discrição quanto a nomes e doenças perante familiares e amigos dos pacientes.
10. Retire sempre uma lição a partir dos erros; errar algumas vezes é humano, mas cada erro deverá transformar-se em aprendizado e obviamente jamais ser repetido.

978-85-7241-664-1

Texto extraído de *Arch. Otolaringol.*, v. 90, jul. 1969.

CAPÍTULO 93

Código de Conduta Profissional

Alcino Lázaro da Silva

Na continuidade do cuidado pré, intra e pós-operatório, nós aceitamos as responsabilidades para com:

- Servir como intercessor efetivo nas necessidades dos nossos pacientes.
- Revelar opções terapêuticas, inclusive seus riscos e benefícios.
- Revelar e resolver qualquer conflito de interesse os quais possam influenciar as decisões de cuidado.
- Ser sensível e respeitoso para com os pacientes, entender suas vulnerabilidades durante o período pré-operatório.
- Revelar completamente eventos adversos e infortúnios médicos.
- Aconselhar os pacientes em suas necessidades psicológicas, sociais, culturais e espirituais.
- Abranger dentro de nosso cuidado cirúrgico as necessidades especiais para com pacientes, fora de possibilidade terapêutica de cura.
- Aconselhar e apoiar as necessidades dos familiares dos pacientes.
- Respeitar o conhecimento, dignidade e perspectiva de outros profissionais da área de saúde.

Nossa profissão é também responsável por nossas comunidades e para com a sociedade. Em troca dessa confiança, como colegas do Colégio Americano de Cirurgiões, nós aceitamos as responsabilidades para:

- Prover a mais alta qualidade no cuidado cirúrgico.
- Ater-se aos valores da honestidade, confidencialidade e altruísmo.
- Participar no aprendizado de uma vida inteira.
- Manter a competência através de nossas carreiras cirúrgicas.
- Participar em nossa própria regulação por meio de manutenção, arranjo e reforço de padrões de prática.
- Aperfeiçoar o cuidado através de avaliações do processo e dos resultados.
- Informar o público sobre os tópicos de nossa especialidade.
- Defender estratégias para melhorar a saúde individual e pública, por meio da comunicação com o governo, organizações de saúde e indústria.

978-85-7241-664-1

- Trabalhar com a sociedade para estabelecer uma distribuição justa, efetiva e eficiente dos recursos para o cuidado na saúde.
- Prover necessário cuidado cirúrgico sem considerar o gênero, etnia, religião, estado social, invalidez e condições de pagamento.
- Participar em programas educacionais endereçados ao profissionalismo.

978-85-7241-664-1

Texto extraído de *J. Am. Coll. Surg.*, v. 197, n. 4, p. 603, 2003.

CAPÍTULO 94

Doenças Iatrogênicas

Alcino Lázaro da Silva

Conceito

- *Iamatos*: remédio.
- *Iatrós*: médico.
- *Iamologia:* farmacologia.
- *Iatron*: local onde eram guardados instrumentos e aparelhos, eram realizadas operações, curadas feridas e dadas consultas (consultório).
- *Iatrio*: consultório.
- *Iatria* (do latim): método de curar.
- *Iátrica* (do grego, *iatrike*): arte de curar.
- *Iatrologia*: é a ciência que trata da cura das doenças.
- *Iatrobotânico*: que cura por meio de ervas.
- *Iatroquímica*: escola que atribuía à doença uma origem química.
- *Iatroleptia*: cura por massagens.
- *Iatrogênico*: induzido pelo médico numa palavra ou numa ação durante o exame (Webster).
- *Iatrogenia*: indica tudo, maléfico ou benéfico, que possa ser induzido pelo médico (palavras, medicamentos, cirurgia). Iatrogenia é o efeito perverso de um ato médico correto (Sanderson).
- *Iatros + gonos*: alteração patológica provocada por tratamento errôneo ou inadvertido.
- *Doenças iatrogênicas*: são os aspectos maléficos da iatrogenia.
- *Erro*: conhecimento falso acerca de um objeto.
  - Evitável.
  - Inevitável.
  - Comissivo (por ação).
  - Omissivo (por omissão).
- *Culpa*:
  - *In faciendo.*
  - *In omitendo.*

978-85-7241-664-1

- *Ignorância*: ausência de conhecimento.
- *Omissão*: falta, lacuna, ausência.
- *Negligência*: desleixo, displicência, não cumprir com a obrigação (como exemplo, deixar um corpo estranho).
- *Imprudência*: insensatez (usar técnica complexa ao invés de simples).
- *Imperícia*: inabilidade, incompetência (prática de desatinos por falta de cabedal).
- *Inadvertência*: imprevidência, descuido.

978-85-7241-664-1

Doença

"É um estado mórbido definido, e não simples alteração funcional ou um sintoma."

"Muitas são simples exacerbações de fenômeno fisiológicos, vencidas em geral pelo próprio organismo quando não são agravadas pela ação profissional."

Não confundir doença com efeito colateral, complicações e acidente.

Não confundir doença iatrogênica (DI) com omissão ou erro.

Discutível

- Complicações:
  - Obrigatórias (inerentes).
  - Iatrogênicas.
- Efeito colateral:
  - Obrigatório.
  - Iatrogênico.
- Doença:
  - Obrigatória.
  - Iatrogênica.
  - Doença iatrofarmacogênica (iamogênica).
  - Farmacoses.

Ponto de Vista

Quaisquer abusos, descuidos ou acidentes, conscientes ou não e que acarretem ao paciente óbito, invalidez, incapacidade física ou mental, morbidez elevada, distúrbios funcionais ou atividade anti-social constituem doenças iatrogênicas.

Glossário

- Patologia da terapêutica.
- Farmacopolia.
- Pretextopatia (doentes que perambulam nos ambulatórios).
- Niilismo terapêutico.
- Doenças do progresso médico.

Classificação

- Doenças iatrofarmacogênicas ou farmacoses.
- Doenças iatrogênicas propriamente ditas:
  - Psicogênicas.
  - Cirúrgicas.

Agentes Morbígenos

- Físicos.
- Químicos.
- Biológicos.
- Psíquicos.
- Mecânicos (cirurgia):
  - Parcos recursos.
  - Excesso de recursos.
    - Iatrogenia.

978-85-7241-664-1

Afecções (Efeitos Indesejáveis Terapêuticos)

- Clínica:
  - Idiossincrasia.
  - Reação alérgica.
  - Reação tóxica.
  - Reação colateral.
  - Resistência.
  - Cuidado! Medicação sintomática.
- Cirurgia:
  - Operações desnecessárias.
  - Operações mal-indicadas.
  - Operações por erros diagnósticos.
  - Operações tecnicamente malfeitas.
  - Acidentes inevitáveis.
  - Descuidos por:
    - Excesso de segurança.
    - Inexperiência.
  - Doenças pós-operatórias:
    - Homeostase.
    - Nutrição.
    - Etc.
  - Doenças da hemoterapia.
  - Doenças anestésicas.
  - Instrumental:

    - Bisturi elétrico.
    - Agulhas (fraturas).
    - Aparelhos (fraturas, perfurações).
- Abuso da propedêutica:
  - Radiográfica:
    - Contrastada.
    - Fluoroscópica.
  - Invasiva.
  - Isotópica.
  - Cirúrgica.
  - Cateterismos.
  - Radiação ionizante.
- Abuso de terapêutica:
  - Números de medicamentos.
  - Números de operações.
  - Números de operadores.
  - Precocidade na especialização.
  - Sobrevivência profissional.
  - Prova e prevenção.
- Psíquica: palavra, ação.
- Corpos estranhos:
  - Acidentes com aparelhos e instrumentos.
  - Esquecimento de material estranho.
- Exercício profissional indevido – crime culposo:
  - Omissão, negligência, imprudência, imperícia.
  - Crime doloso (intencional).

Não se esquecer de que os efeitos ou reações podem “ser exacerbações de fenômenos fisiológicos, vencidos, em geral, pelo próprio organismo.”

978-85-7241-664-1

Prevenção

Bom Senso

- Prudência.
- Paciência.

Tabela 94.1 – Aspectos éticos e médicos-legais

Críticas	Ato médico	Penas
Doente	Médico	Consciência
Família	Médico	Conselho Regional
Sociedade (comunidade)	Médico	Códigos penal e civil

978-85-7241-664-1

Quadro 94.1 –		
A lei sobre	o médico	e a lei
A lei	o médico	sob a lei

- Calor local.
- Calor humano.

Exercício consciente, experiente e culto no uso de medicamentos, da palavra, dos instrumentos e da técnica cirúrgica.

"A palavra do médico é o grande remédio que os laboratórios não conseguirão fabricar" (Bopp).

"A cirurgia, quando não corretiva e plástica, é mutilante. Não lhe cabe culpa, mas é fato que ela começa onde acaba a medicina."

Curiosidades

Primum non nocere.

Hipócrates

I do not want two diseases: one nature-made, one doctor made.

Napoleão

Errata medicorum terra occultat.

Se o doente passa mal – penicilina
Se o doente não melhora – aureomicina
Se o doente piorar – terramicina
Se o doente morrer – terra em cima...

Linhares, A.

CAPÍTULO 95

Aspectos Éticos do Honorário Médico

Alcino Lázaro da Silva

978-85-7241-664-1

Conceito

- Honorário: latim *honore*, honra.
- Remuneração: latim *remunerare*, retribuir presentes.
- Salário: latim *salariu* (*sal*, *salis*), soldo: quantidade de sal que se dava como pagamento.
- Pecúnia: riqueza; deusa do dinheiro; gravação de imagens de gado nas moedas antigas.

Os termos envolvidos na remuneração pelo trabalho médico são:

- Agradecimento:
  - "Deus lhe pague".
  - "Muito obrigado".
- Presentes simbólicos: agrados materiais.
- Salário: número de salários mínimos ou de referência.
- Pagamento sob tabelas, por consenso ou imposição:
  - Previdência.
  - Entidades particulares.
- Por plantões.
- Por atos médicos desenvolvidos (*pro-labore*).
- Complementação.
- Contratos temporários.
- Plano de saúde.
- Porcentagens:
  - Equipe.
  - Auxílios.
  - Rateio.
- Convênio.
- Cooperativas – administração direta pelo médico.
- Autogestão.

- Honorário – honra:
  - Paciente.
  - Médico.
  - Ambiente do trabalho prestado.
  - Condição socioeconômica.
  - Moral da época.
- Corrupção do honorário, no ato da cobrança:
  - Momento de emoções de familiares.
  - Supervalorização de um trabalho simples.
  - Cobrança pelo atendimento afetivo ou social.
  - Negociação do recibo.

Estado Atual do Retorno Pecuniário – Situação do Médico

O retorno em dinheiro pelo trabalho médico está alterado: ou se pede muito ou se recebe pouco quando, nesse caso, se trata de doentes previdenciários. Com isso, há poucos bem remunerados e a maioria desdobrando-se em busca de mais ganho porque os básicos são insuficientes à sobrevivência. Nesse momento, há o risco da corrupção e da descrença ou desconfiança da entidade para com o profissional.

978-85-7241-664-1

Relações Médico-paciente

- *Stricto sensu*: ideal.
- *Lato-sensu*:
  - Exame complementar: interposição de terceiros.
  - Utilidade do exame: remendo psíquico.

Na relação médico-paciente existe um final que deveria coroar-se com um honorário digno e que deixasse, também, o responsável satisfeito.

Esse desiderato se obtém quando o relacionamento é, no sentido estrito, discutido a dois, como veremos adiante.

No sentido lato, há um desvirtuamento do honorário. Para que o exame seja mais rápido, uma vez que o tempo é pequeno e o número de doentes é maior, recorre-se ao exame complementar sacrificando-se a avaliação clínica criteriosa. Se o exame é útil há a recompensa pelo seu valor. Se ele é dispensável, age como um remendo psíquico para o doente e aumenta o ganho, de modo indevido, do profissional que o executa.

Outro agravante é a interposição de terceiros, impondo condições e controlando o necessário ao diagnóstico e à terapêutica. Essa interferência é bastante lesiva, sobretudo, no momento em que o terceiro despersonaliza o médico colocando-o no anonimato. Essa condição diminui sua responsabilidade porque ele passa a ser "o médico do hospital ou o do Instituto Nacional de Previdência Social (INPS)".

978-85-7241-664-1

Postura do Médico

Perante:

- Doente.
- Família.
- Sociedade (comunidade).

O honorário, usado com dignidade e acerto, responsabiliza bastante o médico porque para aplicá-lo há a necessidade de se envolver com o doente, com a família e com a comunidade.

O responsável ganha na comunidade para se manter com a família, mas necessita cobrir, sob a forma de extra, os custos do doente. Nesse exercício, pode haver desequilíbrio econômico para se concretizar o honorário.

Interposição de Terceiros

- Previdência.
- Seguros-saúde:
  - Éticos.
  - Não éticos.
- Clínicas de pré-pagamento.
- Administração hospitalar empresarial.

Médico ou Empresário?

Os elementos estranhos ao honorário não só desfazem uma relação médico-paciente estrita, nobre e respeitada, como também aviltam a remuneração impondo condições. Elas são lesivas porque se baseiam em recursos nem sempre bem planejados, os quais se preocupam mais com a economia do que com o gasto adequado e necessário à recuperação do doente. Aqui há outro aspecto corruptor, pois em geral, infelizmente os gerentes dessas atividades empresariais são médicos que mudaram ou dividem as suas atividades entre profissionais de saúde e empresários. Os empresários visam à economia e ao lucro e o médico consome em favor da cura e da promoção de saúde.

Obrigatoriedade de Atendimento, à Revelia do Ganho

- Aos carentes.
- Na emergência.

- Na urgência: primeiro atendimento ou toda ela.
- Nas intercorrências graves.
- Em Oncologia: para encaminhamento certo, exceto quando em nível institucional.
- Na prevenção: educando através da saúde pública.

O médico não é um profissional melhor que todos os outros. Tem o mesmo nível de todos; cada um na sua competência. O que o diferencia é que sua participação ou atitude se faz necessária em favor da vida ou da promoção de saúde. Por essa exclusiva razão é que, independente do ganho, certas situações precisam ser resolvidas com obrigatoriedade ética ou moral.

Ele atende aos carentes ou àqueles em situações econômicas adversas; na emergência; no primeiro atendimento urgente ou em toda a urgência, se julgar necessário; em intercorrências hospitalares até que o responsável seja localizado; em Oncologia, orientando ou triando o paciente para outro profissional ou instituição especializada e, finalmente, como educador obrigatório que é, orientando ou ensinando a prevenção de doenças no exercício quotidiano.

É indispensável dizer que todas essas obrigatoriedades são extemporâneas e não um compromisso constante, a não ser por opção voluntária.

Posição do Ganho do Ponto de Vista Histórico

- Passado: honorário.
- Atual: salário.
- Futuro:
  - Seguro-saúde:
    - Empresas.
    - Individual.
    - Estadual.
  - Escolha livre (tabelas).
  - Cooperativas médicas.

A prosseguir o estado atual do trabalho médico e da política de saúde no país, o médico terá como alternativa, no futuro, o seguro-saúde, a escolha livre controlada por tabelas unilaterais ou a cooperativa médica.

A cooperativa, se não traz em seu interior o médico como empresário, constitui-se em alternativa ética e adequada à maioria dos profissionais.

978-85-7241-664-1

Ideal

- Solução equilibrada e saudável.
- Seguro-saúde, proporcional a cada rentabilidade, mas com cobertura integral.

- Contrato por ato médico (*pro-labore*, através de tabelas planejadas bilateralmente).
- Escolha livre.

Essa última é a ideal, equilibrada e que soluciona o problema. Ideal porque mantém a relação médico-paciente, *stricto-sensu*. Equilibrada porque ambos ficam satisfeitos e realizados, e perdura o relacionamento de respeito e amizade, gerado por um atendimento digno e eficaz. Soluciona o problema porque traz como exigência precípua a competência, além de estimular entre os profissionais a concorrência erudita e humana. Só obterá o trabalho quem for humano nas atitudes e competente na ação.

Uma lembrança se faz necessária ao fixar os honorários ou pelo menos para influenciar também no quanto a receber. São os gastos que o profissional faz: subsistência; despesas materiais com consultório ou o exercício da profissão; custo da atividade científica e de atualização; construção de um patrimônio para segurança na velhice e algum toque relativo ao lucro ou renda que se ambicione.

Contemporização, até Enfrentar-se o Problema a Fim de Resolvê-lo

- Provisório: a previdência fornecerá cobertura integral a todos que recebem até, por exemplo, cinco salários-mínimos; a partir daí, garantirá exames complementares indispensáveis e a hospitalização básica a todos, deixando o honorário para entendimento direto entre médico e responsável.
- Alternativo:
  - Livre escolha pelo doente.
  - Honorário:
    - Possível (recurso do doente).
    - Discutido entre médico e responsável.

Todos têm direito à saúde e, por cnseqüência, ao tratamento. Ninguém faz pecúlio ou se prepara economicamente para ficar doente. Logo, cabe aos órgãos responsáveis pela saúde garantirem ao cidadão ou dependente a assistência básica mínima e necessária. Nessa oportunidade, para que não haja corrupção de honorário, seria garantida toda a infra-estrutura para o trabalho médico, não interferindo ou liberando o honorário médico. Essa alternativa é útil e eficaz porque deixa ao médico o direito que tem de receber um "Deus lhe pague" ou o honorário justo. Para que isso aconteça, deve ser discutido com o responsável o quanto, materialmente, deve ser reposto pelo trabalho prestado.

978-85-7241-664-1

Para esse exercício ser aprimorado, algumas situações devem ser respeitadas:

- Não questionar em demasia o doente que não cumpriu com a sua obrigação final.

- Não ameaçá-lo.
- Não acioná-lo.
- Não obrigá-lo com artifício algum, a não ser a chamada (duas ou três vezes) para o cumprimento do seu dever.
- Não deixar de atendê-lo em outra infelicidade, mesmo correndo novo risco de perdas.
- Confiar que o atendimento correto, bem-intencionado, eficiente e cuidadoso deverá ser reconhecido pelo doente ou familiares.
- Em geral, quando ocorre um falecimento, os familiares nem procuram para agradecer o trabalho prestado. Isso não deve ser cobrado posteriormente porque, além de não remunerar, denegriria a figura do médico por ele exigir remuneração após um insucesso.
- Considerar o problema irrecuperável e incluí-lo na lista daqueles que, por iniciativa própria e espontaneamente, atendemos de graça.
- Solicitar ao responsável que sugira o preço, o qual será fundamentado por ele em quatro parâmetros, segundo nossa observação: estimativa feita por ele; recursos econômicos disponíveis; valor ou reconhecimento dado à qualidade e eficácia do trabalho e moral da época. A sugestão deve ser motivo para que o profissional discuta o preço à altura das condições econômicas do responsável e do trabalho prestado.

978-85-7241-664-1

Meta Definitiva

Luta persistente e contínua pelo atendimento eficaz e erudito (competente) e pelo retorno material digno do trabalho desenvolvido. Vantagem: obrigar o médico a aprimorar-se para competir intelectualmente, porque o melhor é quem será escolhido e subsistirá.

As vantagens dessa utopia ou meta são:

- Desaparece a desagregação e desespero em que se encontra parte dos profissionais.
- Há personalização médica e conseqüentemente maior responsabilidade no trabalho desenvolvido.
- O médico dá vazão à sua natural tendência à matemática; ao desprendimento e ao desejo de maior renda e melhor estado social e político.
- O superego do médico fica controlado, pois a sensação de culpa ao cobrar o honorário desaparece ou se atenua. O seu arquétipo econômico se recompõe em bases mais humanísticas.
- E, o mais importante de tudo, faz-se uma revolução de honorário no sentido de colocar a competência como parâmetro e a qualidade como meta de trabalho.

Isso tudo traz equilíbrio, satisfação mútua, tranqüilidade econômica e luta permanente em favor da qualificação. Há um retorno afetivo e insubstituível, como um dos honorários que recebemos, entre outros dessa natureza, transcrito abaixo:

978-85-7241-664-1

> "Seu trabalho não tem preço. Por isso é que deve ser quantificado. O senhor e eu sabemos que a quantia é simbólica. Mas se não a estipula, coloca-me ante à questão de quanto vale a minha vida. Também ela não tem preço. Como poderia pagá-lo?
> *Declarando um preço, o senhor me libera de ser sua eterna devedora e me dá a oportunidade de ser eternamente grata.*"

Os médicos devem, portanto, unir-se em favor de uma revolução construtiva na qual nos abdicaremos de qualquer pagamento vil; atenderemos independente de qualquer remuneração e esta será discutida e recebida de maneira direta, desde o responsável mais simples (ou menos aquinhoado) ao mais afortunado em recursos materiais.

Isso traria de volta o respeito da pessoa e da comunidade para com nossa posição, uma vez que todos serão atendidos e bem. Além disso, o médico mais respeitado lutará permanentemente pelo atendimento certo e cada vez mais qualificado, enobrecendo-nos e à profissão mais sublime de todas.

Índice Remissivo

A

978-85-7241-664-1

As páginas seguidas pelas letras *f*, *t* e *q* significam, respectivamente, *figura*, *tabela* e *quadro*.

B

C

978-85-7241-664-1

978-85-7241-664-1

D

978-85-7241-664-1

E

F

978-85-7241-664-1

G

H

978-85-7241-664-1

978-85-7241-664-1

I

J

L

978-85-7241-664-1

978-85-7241-664-1

978-85-7241-664-1

Q

R

978-85-7241-664-1

S

T

978-85-7241-664-1

U

V

978-85-7241-664-1

978-85-7241-664-1